어느 여자치과의사의

턱디스크 이야기

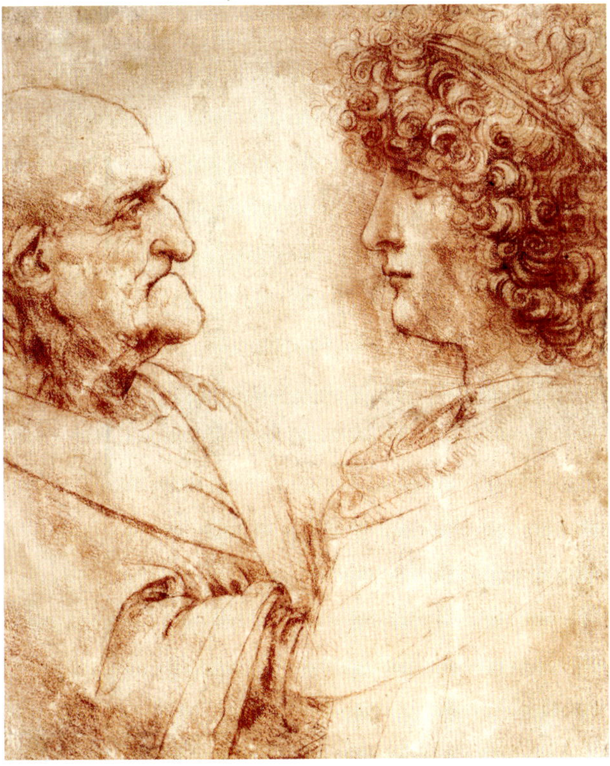

조주온 지음

명문출판사

〈1992년 하버드 대학교 치과대학 보철과에서〉

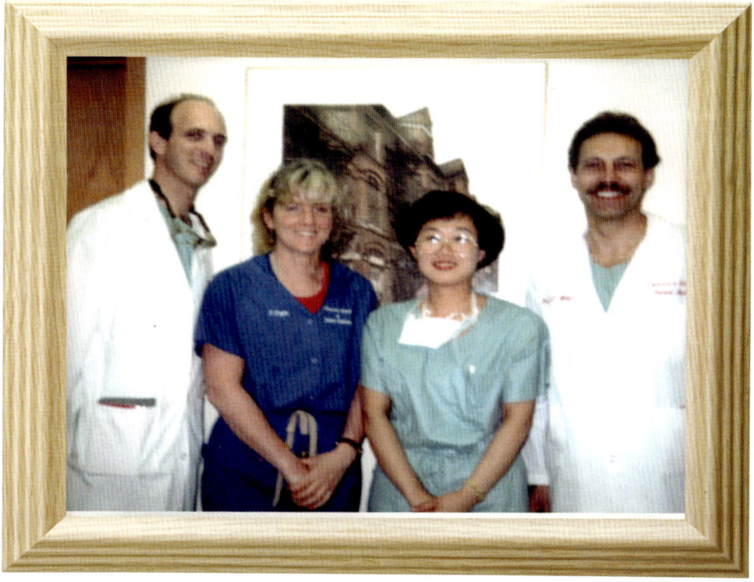

1990년 개원해서 10년간은 보통의 치과의사들처럼 진료하며,
알고 있는 지식을 오직 진리인 것으로 믿으며 세월을 보냈습니다.
그러던 어느날 자고 일어났더니 갑자기 안면 신경마비가 나타났습니다.
모든 의술을 다 동원해서 마비를 풀려고 해도
마비는 변화가 없었습니다. 그러던 중 턱관절 교정으로 보름만에
마비가 풀리면서 인체의 원리를 알게 되었습니다.
이제 저는 25년간 써 온 안경을 쓰지 않게 되었고 온 몸에
통증이란 것이 하나도 없는 새사람이 되었습니다.
참으로 단순함 속에 건강의 비밀이 있다는 것을 깨닫고
나비처럼 마음이 자유로워졌습니다.

| 들어가는 말 |

인간의 몸은 하나의 유기체 입니다.

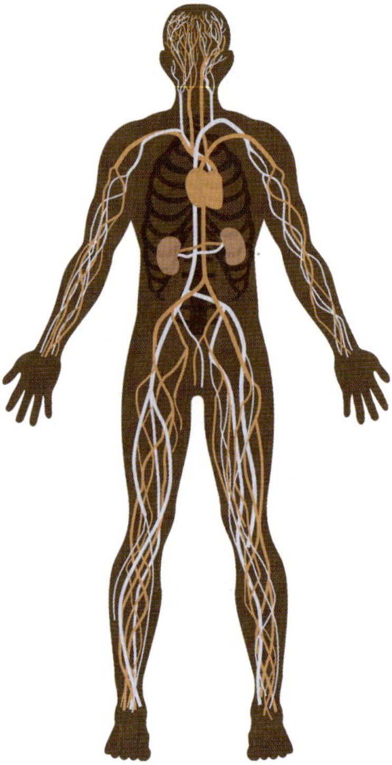

철학자 아리스토텔레스는 이 세상의 모든 존재들은 모두 유기적으로 연결되어 있다고 보았습니다. 저 역시 이런 아리스토텔레스의 주장에 공감합니다.

모든 생명체는 빛이나 공기, 그리고 물이 없이는 살 수 없습니다. 또한 식물은 땅이 없이는 살 수 없고, 동물은 식물 없이는 살 수 없습니다. 가장 진화되었다는 인간도 빛이나 공기, 물뿐만 아니라 식물이나 동물 없이는 홀로 살 수 없습니다. 결과적으로 이 세상의 어떤 존재도 독립적으로 홀로 존재할 수 없는 것입니다. 이 세상 모든 것은 언제나 서로 서로를 의지하며 유기적으로 연결되어 살아갑니다.

그런데 이런 유기체적 관계는 인간의 몸에도 그대로 적용됩니다. 인간의 몸은 개념적으로는 분리될 수 있지만, 엄밀하게 각자 따로 존재할 수 없습니다. 머리면 머리, 손이면 손, 발이면 발로 존재하지 않는 것입니다. 그것들은 언제나 상호 연결되어 유기적으로 활동을 합니다. 머리가 가는 곳에 손이 있고, 손이 가는 곳에 머리가 있고, 손발이 항상 같이 하는 것입니다. 나 홀로 존재하는 신체는 그 아무 것도 없는 것입니다.

이렇게 신체 모든 조직들이 유기적 관계를 맺고 살아가지만, 그 중에서도 가장 중요한 역할을 하는 것이 무엇이겠습니까? 바로 뇌입니다. 뇌는 우리 몸의 모든 신체를 인도하는 리더입니다. 가장 기본적인 먹고 마시는 일에서 가장 고도의 정신적인 모든 활동까지도 뇌의 판단에 따라 모든 것이 이루어집니다. 그래서 뇌는 우리 몸에서 가장 소중하다고 할 수 있습니다. 그런데 우리 몸에서 가장 소중한 뇌의 상태가 턱관절에 있는 디스크 두께에 따라 바뀌고, 또한 어금니의 형태가 디스크의 두께를 결정하게 됩니다.

그래서 어금니의 형태가 좋으면 우리 몸에 이상이 생기지 않지만, 어금니의 형태가 나쁘면 뇌에 변화가 생겨 우리 몸에 문제가 발생하게 됩니다. 우리 몸은 언제나 뇌의 명령에 따라 움직이는 유기체이기 때문입니다.

이런 유기체적 사고방식은 감기나 두통, 요통, 생리통, 갑상선질환, 암, 불임, 피부병, 고혈압, 당뇨병, 심장병 등과 같은 질병을 약물 투여나 수술을 하지 않고 치아 치료를 통해 해결 할 수 있는 방법을 가능하게 합니다.

저는 16년간 임상 경험을 통해 이것을 증명해 왔습니다.

행복은 마음을 다스리는 데서 출발합니다.

턱디스크 치료법 같은 훌륭한 치료법에도 불구하고, 제가 환자들을 행복할 수 있도록 도와줄 수는 있어도 행복하게 해드릴 수 없다는 것을 깨달았습니다. 병이라는 것도 알고 보면 마음의 병에서 출발하는 경우가 대부분이니까요. 마음에 욕심이 생기면 평화가 깨져 잠을 편히 잘 수 없게 됩니다.

욕심이 크면 클수록 고민이 많으면 많을수록 피의 순환을 막는 새우잠이나 칼잠을 자게 되어 다시 육체의 병을 키우게 되는 것입니다. 철학자 아리스토텔레스가 말한 것처럼 행복도 마음먹기에 달렸지만 병도 마찬가지라고 생각합니다. 어떻게 마음을 먹느냐에 따라 몸의 상태가 크게 바뀌는 것을 보아왔습니다. 그래서 건강하고 행복한 삶을 위해서라도 평상시 지나친 욕심을 버리고 마음의 평정을 구하라고 권하고 싶습니다.

그리고 상대방이 잘 되기를 바라는 마음을 갖는 것만큼 몸과 마음을 건강하게 하고 사람을 행복하게 하는 것이 없다는 것이 저의 소박한 믿음입니다.

아무쪼록 여러분들이 건강하고 행복하기를 빌며 저는 미진하나마 여러분들이 그럴 수 있도록 최선을 다하는 사람이 되도록 노력하겠습니다.

| 머리말 |

■ 왜 통증이 있을때나 질병이 있을 때 턱디스크를 치료해야 하나요?

머리의 자세는 아래턱이 주된 영향을 미치는데 치아가 빠지거나 닳아지면 아래턱이 틀어져 턱관절을 누르게 됩니다. 턱관절이 눌리면 머리와 목 부위의 근육에 비정상적인 긴장이 나타나 머리가 앞쪽으로 나가게 됩니다. 그로 인해 목뼈(경추)의 배열이 어긋나 두통과 어깨에 통증을 나타내고 목의 움직임에 장애를 줍니다. 경추의 이상은 흉추, 요추, 천골에 연쇄적으로 이상만곡현상을 일으켜 등과 허리, 골반에 통증을 일으킵니다.

인체의 모든 기관은 중추신경계의 통제를 받고 있는데 척추가 틀어지면 특정 신경이 압박을 받아 해당 기관의 기능에 이상이 나타나고 통증을 느끼게 됩니다. 이때 통증은 물론이고 팔, 다리 저린감, 움직임의 장애, 위장 및 심장 기능에 이상이 나타날 수 있습니다.

이와 같은 이유로 어금니들의 형태를 성형하고, 수면시에 아래턱이 틀어지지 않도록 턱디스크 교정기를 장착하면 턱관절에 가해지는 압력이 풀려서 머리와 목 부위의 근육이 재배치됩니다. 그리고 침과 홀몬 분비가 원활해져서 면역성이 좋아지고 근골격계와 심혈관계의 기능이 정상화됩니다.

■ 어떻게 턱디스크 치료가 항암치료에 도움이 될까요?

우리 몸 속의 60조 개의 세포는 한결같이 뇌의 중앙 통제 기능하에서 작동되고 있습니다. 뇌의 영향력에서 벗어나면 자기 멋대로의 세포가 되어 이를 암세포라고 하고 암세포는 암조직이 되고 암조직은 어느 장기의 암이 되는 것입니다.

턱디스크 치료의 목표는 어금니들을 성형하여 구강 공간을 넓히는데 있습니다. 그러면 턱관절이 열려 머리와 목 부위의 136개의 근육들이 이완되어 이 근육을 따라 흐르는 혈관과 신경이 압박을 받지 않게 됩니다. 그리고 목에서부터 꽁무늬뼈까지의 근육들도 연이어 이완되어 전신으로 가는 혈관과 신경들이 압박에서 풀립니다. 혈관과 신경들이 압박에서 풀리면 해당되는 장기까지 혈액이 잘 들어가고 신경지배가 잘 되어 뇌의 중앙통제기능이 정상화되고 암을 이겨낼 수 있도록 면역력을 강화시킵니다.

■ 정말로 턱디스크 치료가 인체를 정상화시켜줄까요?

턱디스크 치료란 어금니를 성형하고 수면시에만 턱디스크 교정기를 장착함으로써 구강공간을 넓게 하는 술식을 말합니다. 구강 공간이 넓어지면 얼굴과 목 부위 근육들의 긴장이 풀려 뇌로 가는 혈액 순환이 원활해집니다. 치료 받은 즉시 침의 분비가 증가하고 수면시 뇌신경전달물질이 잘 분비되어 자생력이 생겨서 비정상적인 상황이 정상화됩니다. 침과 홀몬의 효과로 저 자신도 16년 전에 안면마비에서 회복되었고 그 이후부터 16년간 수많은 환자들을 각종 질환에서 회복될 수 있도록 도와주었습니다.

그동안 턱디스크 치료로 좋아지게 된 사례들입니다.

간질, 간염, 감기, 갑상선질환, 관절염, 귀울림, 개구장애, 구강건조증, 공황장애, 고관절통증,기관지 확장증, 안압상승, 난시, 당뇨병, 두통, 대상포진, 담배, 류마티스, 무좀, 만성피로, 무릎통증, 발성, 발기부정, 방광염, 백내장, 백혈병, 베체트씨병, 치질, 부정맥, 부종, 불면증, 불임, 변비, 비듬, 비염, 사시, 설사, 생리통, 기억력저조, 시력저하, 식도염, 심근경색, 소화불량, 결절, 심부전증, 습진, 아토피, 알코올중독, 안면마비, 알러지, 암, 어깨통증, 어지럼증, 여드름, 오줌싸개, 요실금, 위산역류, 우울증, 윌리암스 증후군, 이갈이, 자세문제, 자율신경 실조증, 전립선 비대, 조루증, 주의 산만, 중이염, 중풍, 척수염, 천식, 캔디다증, 코골이, 코피, 콜레스테롤, 크론씨병, 저성장, 저체온증, 탈모증, 틱증상, 파킨슨병, 풍치, 편도선염, 편집증, 편두통,피부건조증, 행동장애, 허리통증, 협심증, 고혈압, 저혈압, 비만, 통풍, 하지정맥류, 하지불안증후군, 허리측만증, 폐기흉.

퇴행성 무릎 관절염이라고 해서 줄기세포 기술을 이용한 수술을 받아 통증이 사라졌다고 해도 시간이 경과하면 관절통이 다시 재발할 수 있습니다. 임플란트 시술후나 치과 보철 시술 후 입이 마르고 근육통이 나타날 수도 있습니다. 항암치료후 암이 완치 되었다고 해도 시간이 경과하면 다시 다른 장기에 전이암이 나타날 수도 있습니다.

만성질환으로 수십년간 약을 복용하는데 증상은 그대로고 합병증이 나타납니다.

이 모든 치료 과정 중에 침과 홀몬 분비를 유도하는 턱디스크 치료법이 협진이 되면 재발과 합병증은 나타나지 않고 질병은 완치됩니다.

차 례

서론

저자의 한 마디

1. 1998년. 안면마비로 새로운 삶의 시작
2. 이제는 말 할 수 있습니다.
3. 희망이 되고 싶습니다.

저자의 한 마디

1. 1998년. 안면마비로 새로운 삶이 시작되다.

저는 1962년 전주에서 태어났고 지금의 전주 한옥마을에서 계속 자랐습니다. 부모님은 카톨릭 신자셨고 교육자들로서 경제적으로도 여유가 있었습니다.

학생 시절에는 제게 주어진 일에는 최선을 다했고 성실했으며 세상은 자기 하기에 달려 있다고 믿을 정도로 열정적이었습니다. 치과대학에 들어와 종교 서클인 요셉회에 가입하여 성서공부를 했으나 해야 할 학과 공부 때문에 소극적이었고 미사에 참석할 뿐 큰 변화는 없었습니다. 그러나 의료 봉사활동은 줄곧 참석하여 시골 신자 분들, 공소신자 분들에게 나름대로의 사랑을 전했습니다. 졸업 후 인턴 시절에 대학교수와 결혼한 후 수련의 과정을 마치고 치과를 개원하였는데 저는 항상 피곤하여 봉사활동은 엄두도 못 내게 되어 저의 치과에서만 봉사하기로 마음먹고 환자들에게 최선을 다했고 아무도 모르게 어려운 처지에 있는 사람들을 도왔습니다. 그 바쁜 가운데에도 박사학위를 취득하고 외래교수, 그리고 미국 하버드 대학교에 가서 공부도 할 수 있는 기회도 얻어 정신없이 보냈습니다. 아무리 분주해도 늘 마음속에선 나름대로 하느님과 대화를 하였습니다. 그렇게 10년의 세월이 흐르면서 이제는 지압을 받지 않으면 근육의 통증 때문에 진료를 할 수 없을 지경에 이르게 되었습니다. 디스크 증상, 두통, 불면증, 만성피로, 빈혈로 저는 완전히 지쳐 있었던 것입니다.

1998년 안면마비가 오기 1주일 전에 황영구 박사님의 『치과가 종합병원?』을 읽고 그동안 제가 왜 아파 왔는지를 이해하게 되어 저는 황원장님께 전화해서 진료를 받고 싶다고 말씀드렸습니다. 그리고 며칠 후 저는 안면마비가 되었습니다...

집안에 정형외과, 한의사들이 있어도 속수무책이었고 대학병원과 한방병원에서 보통의 환자대열에 끼어 모든 검사와 치료를 받아도 마비가 된 채 저는 야누스의 얼굴로 집에만 있게 되었습니다. 만일 황 원장님께서 책을 쓰지 않았다면 저는 지금도 부자연스러운 얼굴로 자존감없이 전업주부로 살고 있을 것입니다. 저의 평생의 은인은 황영구 박사님입니다.

마비가 풀린 후 저는 『치과가 종합병원?』과 미국의 폰더 박사의 책과 일본의 마에하라 박사의 책을 성경읽듯이 소중하게 읽고 메모하고 기억하였습니다. 그리고 결심하였습니다. '이 세 권의 책을 믿고 보철 전공의로서 간편하고 빠르게 턱이 좋아지는 술식을 개발하자!'

그리고 TMJ 연구회에 참석해서 제가 개발한 오버레이 보철 술식의 경과를 발표하니 이상덕 회장님께서 칭찬을 해 주시며, 저와 비슷한 방법으로 스웨덴의 런드라는 치과의사가 이러한 논문을 발표한 적이 있다고 하였습니다.

16년이란 세월이 흘러 이제 전주에서는 누가 턱이 아프다든지 두통, 요통이 심하면 장터에서조차 저희 치과를 가보라고 알려준다고 합니다. 일반인들은 이렇게 쉽게 이해하는데 왜 치과의사들은 이 턱디스크 교정에 대해서 불신을 하는지를 생각하다가 또 결심을 하였습니다.

'나의 임상 경험을 쉽게 책으로 쓰자! 어떤 의료인이나 일반인들도 3번을 읽으면 시술을 할 수 있고 이해할 수 있는 실용적이고 진실한 책을 쓰자!' 제가 턱디스크 치료로 암이나 고혈압, 당뇨병, 디스크, 정신질환, 백혈병, 베체트씨병, 크론씨병 등 난치병을 협진 치료한다고 기분나빠하는 의료인이 있다면 그 분은 자신이 진정한 의료인인지를 되돌아 봐야 할 것입니다. 오랜기간 약을 복용해도 낫지 않는 질병을 턱디스크 치료를 병행하면 환자의 면역성이 증가되어 질병에서 벗어나게 되는 길이 있고 그 길을 안다면 환자에게 알려줘야 함이 진정한 의료인이라고 봅니다.

아무 부족할 것 없이 순탄하게 성장한 제가 턱디스크 교정치료를 하면서 법정에 4번을 섰습니다. 3번은 판사님께서 제 편을 들어주셨고 나머지 한 번은 환자 보호자가 법 계통에서 근무를 하고 있었기 때문에 저의 설득이 역부족이어서 패소하였습니다. 자동차 면허를 따서 3번 교통 사고를 내면 순탄하게 운전을 한다는데 저는 법정의 네 번의 경험으로 어떠한 부류의 환자라도 따뜻한 제 마음속에 품을 수 있게 되었습니다. 저는 제가 개발한 이 턱디스크 교정법을 먼저 저와 저의 가족들에게 시술하고 백 여명의 수도자들과 가난한 사람들에게 무료로 시술한 후 임상에서 진료를 시작하였습니다.

턱디스크 교정 치료가 제일 잘 되는 부류는 아이들, 원불교 교무님들, 수녀님들, 농사짓는 시골 분들이었고 제일 치료가 더디 되는 부류는 교수님들, 약을 복용하고 있는 분들이었습니다.

그런데 어떠한 분이라 할 지라도 제가 죽염가루를 제 손가락에 묻혀 환자의 구강내에서 치아 닦는 요령을 알려드리고 닦아드리면 마음의 닫힘이 열려 턱디스크 케어 실에서 잠자는 자세를 기꺼이 교육받습니다. 저는 요즘 대둔산에 자주 가는데 그 곳에 동심바위가 마음에 들기 때문에 시간만 있으면 헉헉거리고 산을 올라 갑니다. 동심 바위의 오른쪽 부분은 어린 아이가 산 꼭대기를 호기심을 갖고 바라보고 있고 왼쪽 부분은 어른이 산 아래를 그저 그렇게 바라보고 있는데 한 바위에 두 얼굴이 양 끝에 있으니 신기합니다. 신라 문무왕 때 원효대사가 대둔산에 올라가다가 이 바위를 보고 넋을 놓고 3일 간 이 곳에 머물렀다고 합니다. 어떠한 만성질환과 마음의 질병의 고통 중에 있는 사람이라도 턱이 좋아지면 뇌로 혈액이 잘 공급되어 뇌신경전달물질인 홀몬과 침이 잘 분비되어 희망과 감사의 동심이 그 사람을 지켜줄 것입니다.

2. 이제는 말 할 수 있습니다.

전북대학교 치과대학에서 보철과 수련을 받고 석 · 박사학위까지 다 받았지만 진료실에서 접하는 의외의 경우에 대해 마음속으로 "왜 이 환자는 보철물이 이렇게 빨리 닳아 질까? 왜 저 환자는 틀니를 저렇게 잘 적응하지 못할까?"라는 의문을 간직하며 진료를 해나갔습니다. 합금관에 구멍이 생기는 경우는 치과 임상에서 흔하질 않는 데 내과적인 질환이 있는 분들은 보철물에 쉽게 문제가 생기고 틀니 적응력도 떨어져 보통의 경우보다 틀니 조정을 많이 하게 되기 때문입니다. 그런데 그 의문이 1998년에 풀렸습니다. 제가 안면신경마비 즉 구안와사에 걸렸다가 턱관절 교정기 장착 3일 만에 마비가 풀리면서 모든 의문이 해결된 것입니다. 또한 턱관절 치료로 저의 고질병인 편두통과 견비통 허리디스크 빈혈 어지럼증 만성피로가 치유 되면서 구강 내의 상하악 어금니의 형태가 건강에 큰 영향을 미치게 된다는 것을 깨닫게 되었습니다. 즉 상하악의 어금니의 형태가 닳아져 있으면 좋은 턱관절을 가지지 못하여 혈액순환과 근골격계에 이상이 온다는 것을 깨닫게 되었습니다. 또한 하악의 사랑니 발치가 턱관절을 치명적으로 약하게 한다는 사실도 알게 되었습니다.

그리고 미국과 일본의 치과의사들이 쓴 책을 보고 장 단점을 파악한 후 제 전공에 접목시켜 교정 보철물을 디자인하였습니다.

또한 암이나 원인 불명증으로 고생하시던 신부님이나 수녀님들이 치과의 소문을 듣고 전국에서 내원하여 턱디스크 교정치료를 받으셨는데 그 일이 계기가 되어 2014년까지 4년 간 천주교 전주교구 인터넷방송 〈생생토크 생생처방〉을 진행했습니다. 〈생생토크 생생처방〉에서는 각종 질환을 현대의학적으로 원인을 파악한 후 투약이나 수술이 아닌 턱디스크 치료로 회복되는 이론적인 근거를 설명합니다. 저는 에이즈환자를 제외하곤 모든 종류의 질환을 턱디스크 치료와 협진을 하면 회복시킬 수 있다고 확신합니다.

3. 희망이 되고 싶습니다.

제가 턱디스크 치료에 대한 책을 써야겠다는 결정적인 생각이 든 사건은 두 가지입니다.

하나는 신문에서 광주에 사는 기모씨 부부가 5살 아이의 행동장애치료에 대해 비관하여 온 가족이 스스로 목숨을 끊었다는 기사를 읽고 이제는 세상에 알려야 겠다고 결심한 것이고, 두 번째는 치과 진료실에서 어쩌다가 환자가 하는 말 때문입니다. 다른 치과의사 선생님이 자신의 어금니를 보고 한심하다는 듯이 쳐다보는데 덩달아 자기도 턱디스크 교정이 아무 효과도 없는 것 같고 쓸데없는 치료를 받은 것 같다고 말할 때입니다. 그 환자는 만성피로로 처음 내원시 눈에 피로가 가득하여 지쳐있었던 분이었는데 지금은 언제 그랬느냐는 듯이 기세등등하게 말소리도 힘찹니다.

사람은 누구나 일생동안 겪는 기쁨과 고통의 양은 같다고 하는데 저의 고통은 턱디스크 교정으로 인한 마음의 고통일 것입니다. 고생도 모르고 칭찬만 받고 자랐던 제가 턱디스크 교정 때문에 세상의 쓴 맛을 톡톡히 맛보았지만 그럼에도 불구하고 제가 꿋꿋하게 치과 진료를 하고 있는 것은 턱의 비밀을 이미 알아버렸기 때문입니다!

링컨대통령은 노예제도 해방과 국가 중심적 연방제도만이 미국의 살길임을 알고 남북전쟁을 결정하여 결국 미국의 민주주의를 굳건하게 만들었습니다. 150여 년이 지난 저의 눈에도 너무나 많은 질병에 대한 노예들이 보였습니다. 링컨 대통령이 노예가 아니었기 때문에 노예를 해방시킬 수 있었듯이 저도 질병에 대한 노예가 아니기 때문에 온갖 약물과 수술에 묶여 기쁨도 못 누리고 불안속에 사는 사람들을 약물과 수술로부터 해방시킬 수 있었습니다.

우리 몸에서 가장 중요한 것은 뇌입니다. 그런데 뇌의 기능을 결정짓는 곳이 바로 턱관절과 고관절입니다. 턱관절은 치아로 조정하고 고관절은 잠 자세로 조정하여 뇌의 자생력을 회복시켜 온갖 난치병들을 회복시켰던 것입니다.

이 책 속에는 저의 16년 간의 열정과 고독과 인내가 스며있습니다.

이 기간동안 힘들때마다 제가 찾아뵌 분은 천주교 전주교구 이병호 주교님입니다. 성경 말씀을 늘 외우시고 생명을 다 바쳐서 하느님을 사랑하는 주교님의 모습에서 저는 인술을 펴는 살아있는 치과의사가 되어 주교님의 은혜에 보답해야 겠다는 다짐을 했습니다. 그리고 순한 엄마가 사회에서 따돌림 당하며 고생하는 것을 보고 중2 때부터 자기가 법조인이 되어 엄마를 도와주겠다며 열심히 공부해서 명문대 법대 장학생으로 든든하게 자라준 외아들 성우의 용기와 열정에 박수를 보내고 늘 나를 믿어주는 친구 은희와 현숙이, 선미, 미경이에게 고마움을 전합니다.

저의 글이 턱디스크 치료를 어려워하거나, 근육통으로 고생하시는 의료인 들께 도움이 되길 바라고 항암치료중이거나 질병으로 고생하시는 일반인들께 희망이 되길 빕니다.

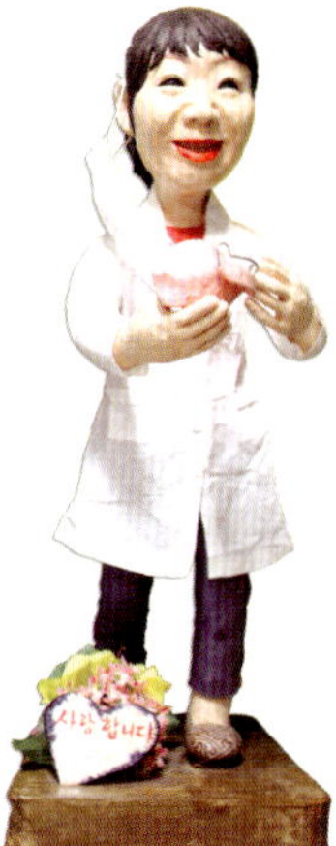

본론 1
턱디스크에 대하여

01. 턱디스크(턱관절장애)란?
02. 턱디스크 증상 및 특징
03. 턱디스크의 원인
04. 턱디스크 진단
05. 턱디스크 치료의 이론적 근거
06. 턱디스크의 치료

“

당신의 치통이 충치 때문이 아니라면 그 치통은 턱관절 때문입니다.
그리고 당신의 몸의 통증이 출혈이나 사고 때문이 아니라면
그 몸의 통증은 면역력 때문입니다.
저는 면역력의 가장 중요한 인자가 침이라고 생각합니다.
당신이 뭔가를 깨물면 침이 나옵니다.
침분비는 면역력을 증가시키고 스트레스를 줄여주고
걱정을 완화시켜 줍니다.
어금니들을 길게하면 침분비가 증가됩니다.
이것이 턱디스크 치료가 면역력을 높인다는 이유가 됩니다.
따라서 턱디스크 치료는 비록 시간(2-4년)이 오래 걸리지만
모든 비정상을 정상으로 유도합니다.
모든 비정상이란 중풍, 모든 종류의 암, 백혈병, 당뇨병, 고혈압,
아토피 피부질환, 알츠하이머병, 루게릭병, 심장질환,
정신질환 등등을 의미합니다.

”

턱디스크에 대하여

사람이 차렷 자세로 서 있을 때 머리가 어느 한쪽으로 기울고 좌, 우의 어깨높이나 팔 다리 길이가 서로 다르면 비정상의 시작이라고 볼 수 있습니다. 머리의 자세는 아래턱에 주된 영향을 미치는데 특별한 외상이 아닌 경우엔 치아가 빠지거나 닳아지면 아래턱이 정상위치에서 벗어나 턱의 관절에 변형이 생겨 머리와 목 부위의 근육에 비정상적인 긴장이 나타나 머리가 앞쪽으로 가게 됩니다. 이런 현상은 목뼈의 배열을 어긋나게 하여 두통과 목에 심한 통증을 나타내거나 목의 움직임에 장애를 주는 원인이 되기도 합니다. 목뼈의 이상은 그 아래 흉추 요추 천골 미골에 영향을 미쳐 척추가 틀어지게 됩니다. 인체의 모든 기관은 중추신경계의 통제 하에 놓여있고 이 통제는 척추내의 신경을 통해서 연락이 이루어지기 때문에 척추가 틀어짐으로써 특정 신경이 압박을 받으면 해당기관의 기능에 이상을 초래할 수 있습니다. 이 때 통증은 물론이고 팔, 다리 저린감, 움직임의 장애, 위장 및 심장 기능에 이상이 나타날 수 있습니다.

1. 턱디스크(턱관절장애)란?

턱관절이란 아래턱뼈와 머리뼈 사이에 있는 관절로서 이 관절뼈 사이에는 디스크(물렁뼈)가 있습니다. 디스크는 뼈와 뼈가 직접 만나 움직일 때 생길 수 있는 부작용을 방지하는 완충 역할을 합니다. 이 디스크의 모양이 변형이 되면 턱관절 운동에 장애가 나타나고 연이어 주변 근육 및 연조직에 이상을 초래하면서 복잡한 증상들이 나타나게 됩니다. 이러한 일련의 턱관절 증후군을 턱디스크라고 합니다.

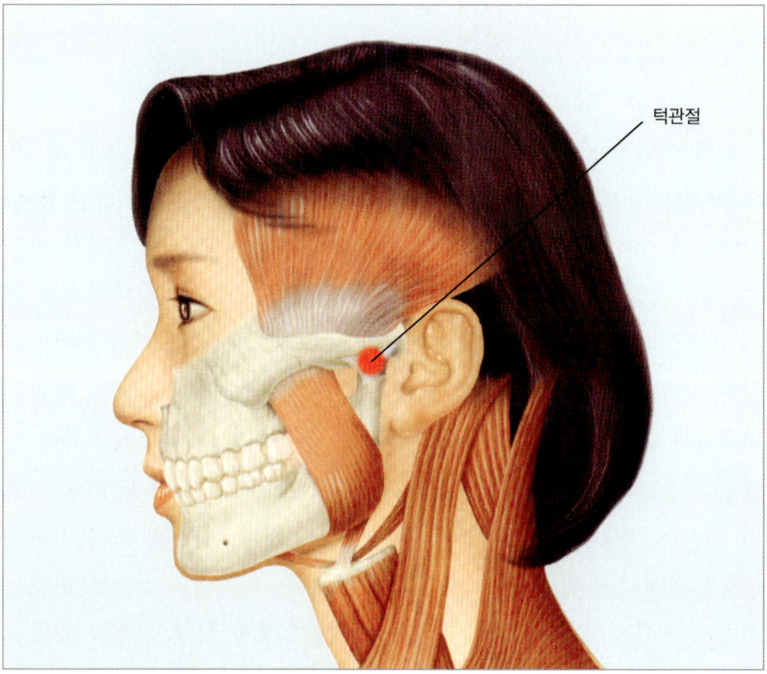

턱관절. TMJ. (Temporo Mandibular Joint)

턱관절이란 머리뼈에서 측두골과 아래턱이 만나서 생긴 양측성 관절을 말합니다.
TMJ라고도 합니다. 이곳은 뇌신경 12개 중 9개가 지나는 아주 중요한 장소입니다. 이 부위엔 혈관, 신경, 림프, 신경총이 분포하고 있습니다.
얼굴과 목 부위에는 136개의 근육이 있어요. 턱관절내의 디스크가 얇으면 이 근육들이 압박을 받게 됩니다. 그래서 근육을 따라 지나가는 신경이 눌려 통증이 야기되죠.

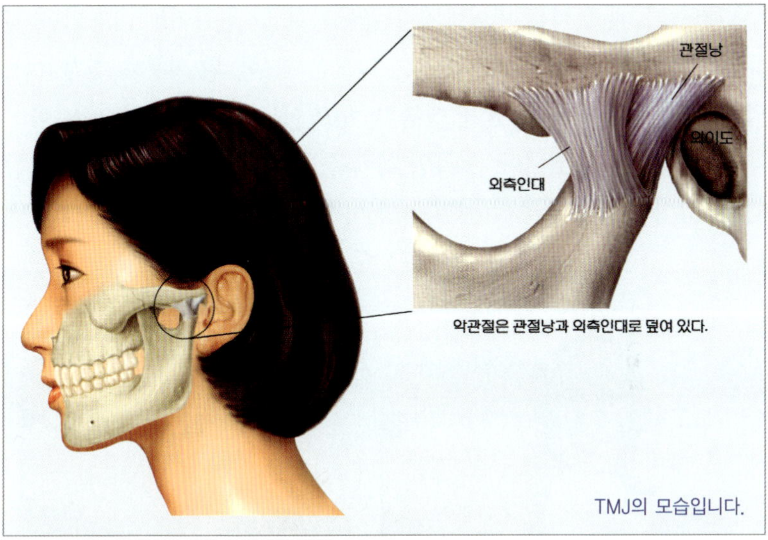

TMJ의 모습입니다.

귀 앞에 두개골과 아래턱이 만나는 곳에 턱관절이 있습니다. 이 관절을 TMJ라고 합니다. 그림에서처럼 턱관절은 〈인대〉에 의해 덮여 있습니다. 운동을 하면 턱관절 근육들과 이 인대에 힘이 생깁니다. 그래서 턱디스크 교정 치료시 하루 20분 달리기 혹은 1시간 빨리 걷기가 필수사항입니다.

관절원판을 디스크라고 합니다

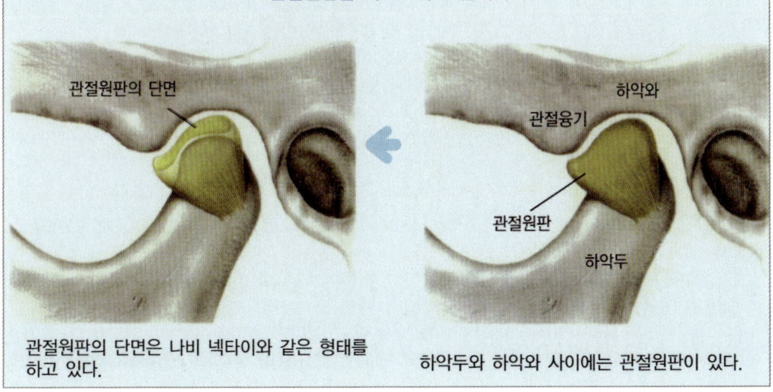

인대 안쪽에 물렁뼈인 디스크가 있는데 이 디스크는 뼈와 뼈 사이에서 쿠션 역할을 하는 것입니다. 디스크와 귓구멍이 가까이 있음을 눈여겨 보시길 바랍니다. 이 간격이 좁아지면서 턱디스크 증상이 나타나게 됩니다.

디스크가 제 위치를 벗어나거나 얇아지면 늘 움직이는 아래턱은 귓구멍쪽으로 압력을 가하게 됩니다. 그곳은 측두골의 일부로 청각기관, 세반고리관, 경동맥관, 삼차 신경절, 안면 신경관, 안면 신경절, 슬신경절 등이 있는 곳입니다. 이곳이 압력을 받음으로써 청력저하, 어지럼증, 뇌압상승, 안면근육의 떨림과 마비, 구강건조증상이 나타납니다.

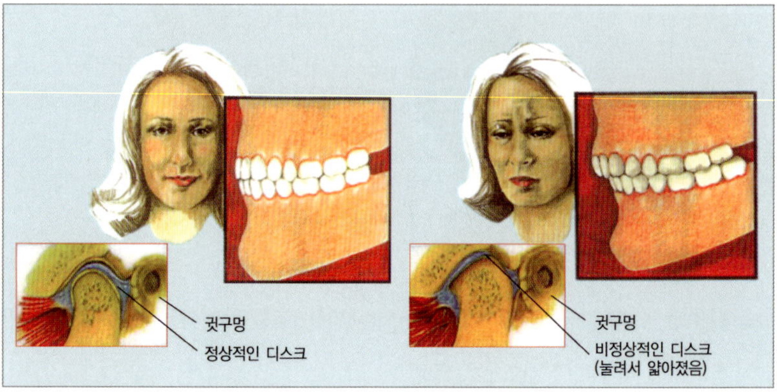

- 정상적인 디스크 : 정상적인 턱관절 모습입니다.

  뇌로 혈액이 잘 공급되기 때문에 뇌의 조절을 잘 받아 어지간한 일에도 차분하고 지혜롭게 대처해 나갈 수 있습니다.
  옆에서 봤을 때 윗턱 앞니와 아래턱 앞니가 거의 같은 평면상에서 닿고 있고 아래 앞치아가 거의 다 보이죠! 이러한 사람은 턱관절내의 디스크가 두껍습니다.
  원래 얼굴에서 움직이는 뼈는 아래턱뿐입니다. 윗턱은 움직이지 않지요. 앞니들이 같은 평면상에서 만난다는 것은 아래턱이 뒤로 밀려가지 않았음을 알려주는 것입니다. 그렇기 때문에 관절 뒷부분의 혈관을 누르지 않게 되고 해부학적 구조물들이 어떤 압박도 받지 않아 건강한 상태를 유지하고 있습니다.

- 비정상적인 디스크

  턱디스크 환자의 전형적인 모습이예요. 턱관절에 있는 디스크가 너무 얇아져 있어요.
  양쪽 미간을 찡그리고 있죠?
  왜냐하면 뇌로 혈액이 잘 공급되지 않아 피로하기 때문이죠.
  위아래 어금니로 다물었을 때 아래 앞니가 거의 다 보여야 건강한 사람입니다.
  또 위아래 앞니들이 같은 평면에 있어야지 위 그림처럼 아래 앞니가 안으로 들어가면 귀쪽으로 아래턱이 밀려 뇌로 가는 혈관이 눌리고 또 목뼈 1, 2번이 압박을 받게 됩니다.

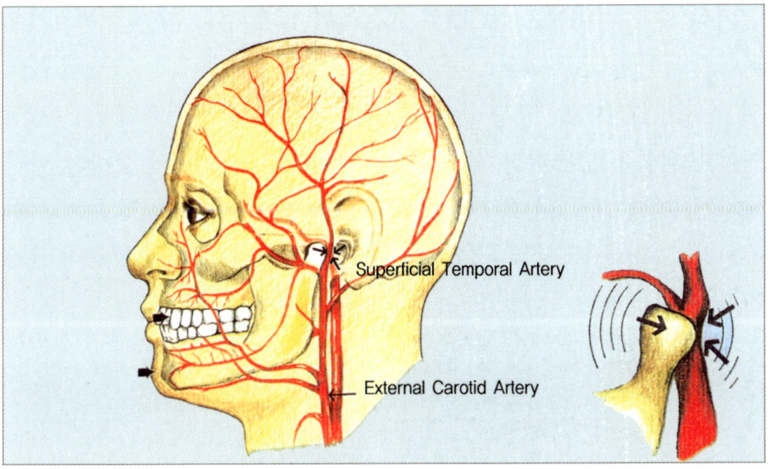

아래턱과 귓구멍사이 이 부위를 눈여겨 보시길 바랍니다. 이 길목이 좁혀지면 먼저 혈행에 이상이 오고 귀와 측두골, 접형골, 두정골 등 머리뼈들이 차례로 압박을 받게 된다는 것을 알게 됩니다. 혈관의 출입구들이 좁아지면 결국 뇌신경기능에 이상이 오게 되는 것입니다. 또한, 머리가 전방으로 이동함에 따라 목뼈가 틀어져 척추 전체에 영향을 미쳐 척추질환을 일으키게 됩니다.

화살표 3개가 만나는 곳을 보십시오.
턱관절의 디스크가 얇으면 아래턱이 잘 때 귀 쪽으로 밀려 혈관과 귓구멍을 압박하여 뇌와 눈, 치아, 귀로 가는 혈액순환을 방해합니다. 턱디스크 교정으로 이곳의 압박을 풀어주면 혈액순환이 회복되어 고혈압이나 두통, 이명, 난청, 어지럼증, 백내장, 안압상승, 치통 증상이 개선됩니다.

머리와 목 부위에는 136개의 근육들이 있습니다. 치아가 빠지거나 닳아지면 목뼈 앞 부위의 근육의 수직 길이가 줄어들겠죠. 그러면 목뼈 뒤 부위의 근육은 앞 부위 근육처럼 짧아지도록 힘을 받습니다. 그래서 치아가 닳아지거나 빠진 지 오래되면 뒷목과 어깨근육에 통증이 나타납니다. 이때 어금니들을 성형하면 다시 목뼈 앞 부위의 근육들이 이완됩니다. 그러면 목뼈 뒤 부위의 근육도 압박을 받지 않아 통증이 사라집니다.

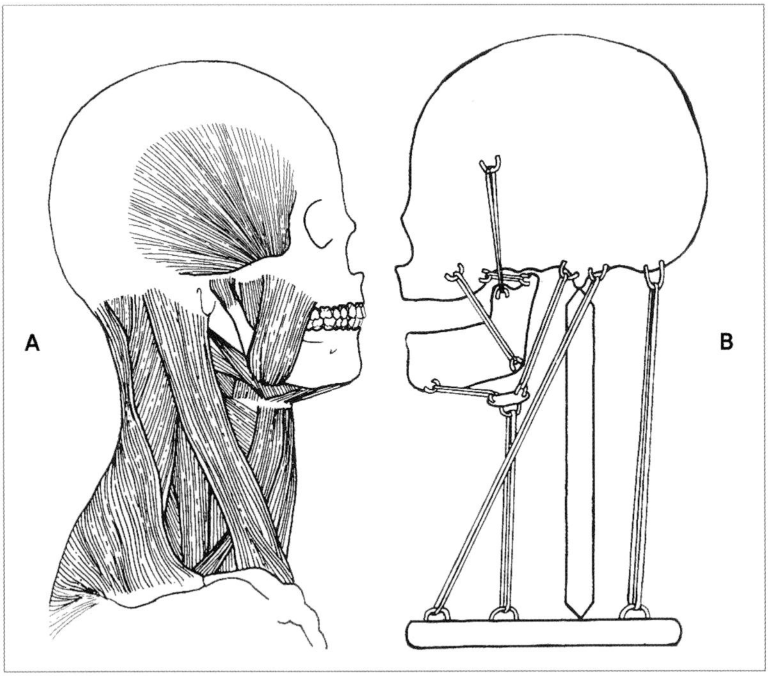

적절한 머리의 위치와 기능을 유지하기 위해서는 무경부 근육의 정확하고 복합적인 균형이 반드시 존재해야 한다.

A. 근육계

B. 각각의 주요 근육은 고무줄처럼 작용한다. 주어진 장력이 적절한 머리 위치를 유지하는 균형에 정확히 기여해야만 한다. 만일 하나의 고무줄이 끊어지면 전체계(system)의 균형이 파괴되고 머리 위치는 변화한다.

2. 턱디스크 증상 및 특징

턱디스크 증상들로는 연령별로 다소 차이가 있지만 가장 흔한 증상은 두통이며 다음으로 눈의 통증, 목과 어깨부의의 통증, 척추측만증, 이통 및 이명증, 현기증, 요통, 인면통증, 딕관질의 장애와 통증 등이 나타납니다. 턱관절 자체의 증상보다는 다른 부위의 증상이 훨씬 많이 나타나는 것이 특징입니다.

- 입을 벌릴 때와 닫을 때 턱에서 소리가 나거나 통증을 느낍니다.
- 입이 잘 안벌어지고, 마르며 혀가 화끈거립니다.
- 귀에서 소리가 나고 통증이 있으며 소리가 잘 안들립니다.
- 두통과 편두통이 있습니다.
- 호흡기 계통에서는 만성감기, 코 뒤로 뭔가 흐르는 느낌, 인후통, 편도선염, 기관지 천식이 나타납니다.
- 눈에서는 염증, 안압의 상승, 빛에 예민한 반응등과 눈이 침침하고 가렵고 눈주변이 떨립니다.
- 피부와 모발에서는 발진, 피부염, 여드름, 피부건조등, 비듬, 탈모가 나타납니다.
- 내장계통에서는 속쓰림증, 메스꺼움, 배탈, 변비, 방광염, 신장염이 나타납니다.
- 여성의 경우 생리통, 주기의 불규칙, 유산 또는 불임이 나타납니다.
- 정신과적으로 우울증, 불안감, 건망증이 나타납니다.
- 자세의 문제로는 척추 만곡증, 측만증, 머리기움, 다리길이가 다르게 나타납니다.

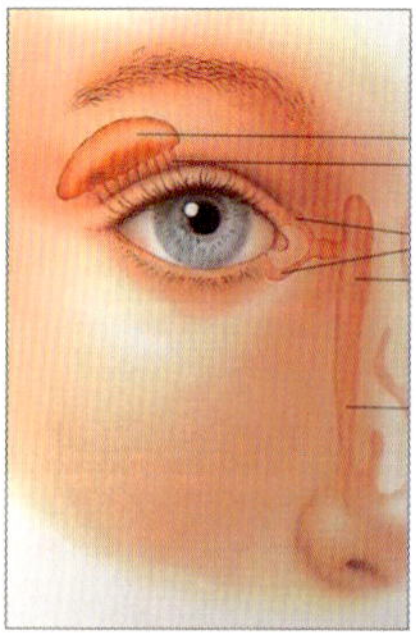

눈 : 염증, 안압, 빛예민, 난시, 시력저하
코 : 비염, 코피, 코막힘

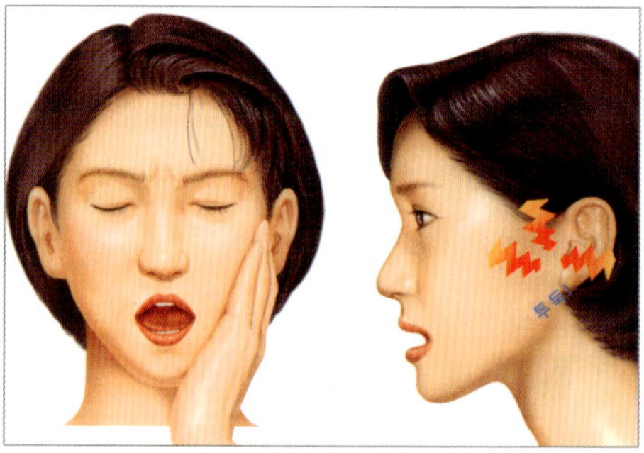

턱 : 턱에서 소리가 나요

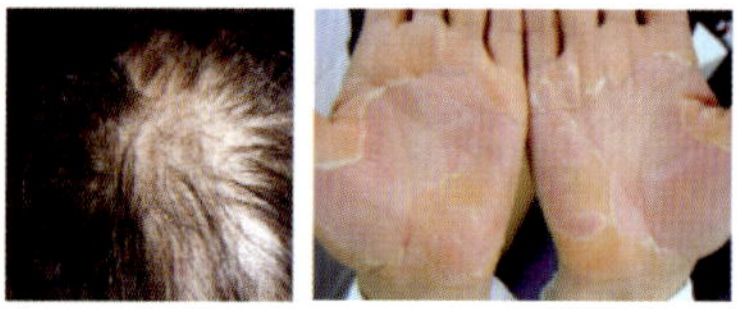

피부, 모발 : 발진, 피부염, 여드름, 피부건조증, 비듬, 탈모증

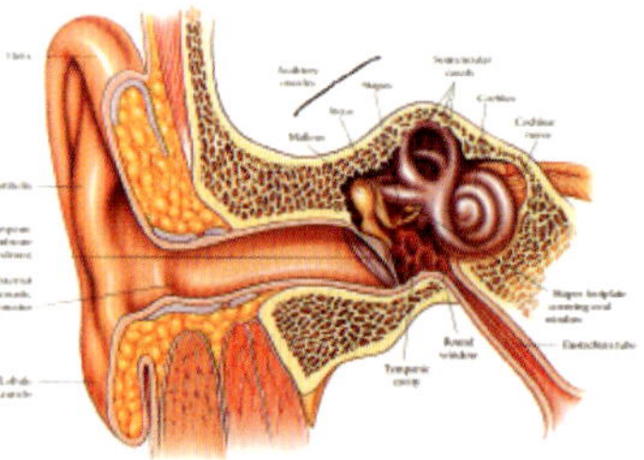

귀 : 이명, 이통, 난청, 어지러움, 현기증, 중이염

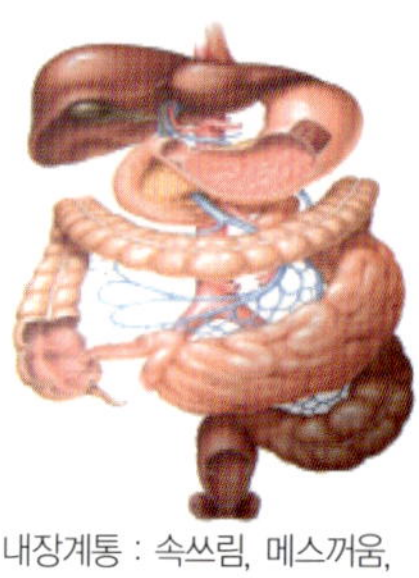

내장계통 : 속쓰림, 메스꺼움, 방광염

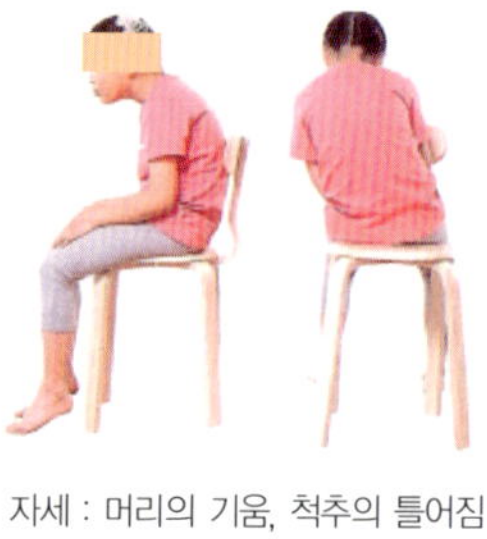

자세 : 머리의 기움, 척추의 틀어짐

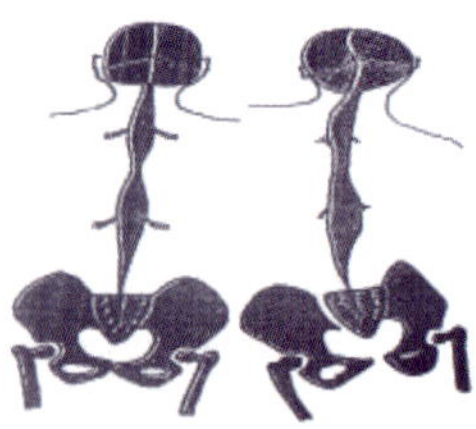

골반회전 : 다리의 길이가 달라짐 비뇨 생식기에 기능 이상

턱디스크 정신적 증상들

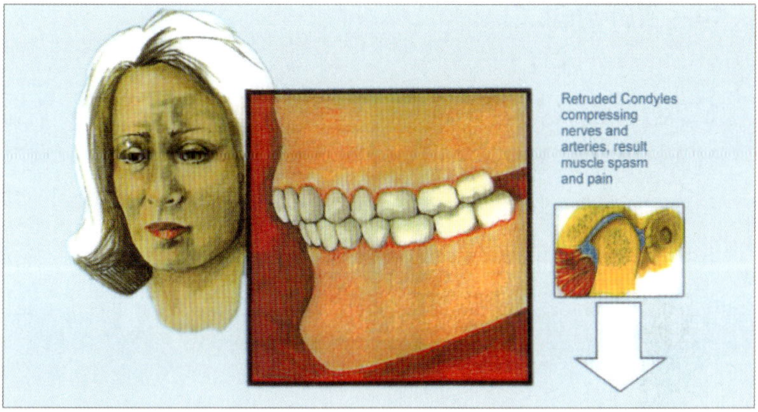

만성피로, 우울증, 불면증, 신경과민

■ 아래 증상 중 10개 이상의 해당사항이 있을 땐 턱디스크 치료를 받는 것이 좋습니다.

1. 가끔 두통이나 현기증이 있다. □
2. 가끔 뒷목이 뻐근하거나 땡긴다. □
3. 입을 열거나 닫을 때 "달그락" 거리는 소리가 난다. □
4. 입을 열거나 닫을 때 턱이 Z자 형태로 움직인다. □
5. 가끔 입을 크게 열면 "딱" 하는 소리가 난다. □
6. 입을 크게 열고 닫을 때 통증이 난다. □
7. 이갈이를 한다. □
8. 가끔 한쪽 귀가 아플 때가 있다. □
9. 대체로 귀에서 귀지가 많이 나오는 편이다. □
10. 한쪽 귀가 잘 안 들릴 때가 있다. □
11. 가끔 귀에서 "윙" 하는 소리가 난다. □
12. 가끔 눈이 침침하고 충혈될 때가 있다. □
13. 카메라 후레쉬같은 아주 밝은 빛에는 눈이 많이 부시다. □
14. 가끔 코에서 목으로 끈적끈적한 점액이 넘어간다. □
15. 가끔 한쪽 어깨가 뻣뻣하고 아플 때가 있다. □
16. 뒤쪽 머리나 등에 여드름 같은 것이 자주 생긴다. □
17. 변비가 심하다. □
18. 가끔 가슴이 답답하고 숨쉬기 곤란한 적이 있다. □
19. 가끔 가슴이 조일 때가 있다. □
20. 누운 자세에서 코로 숨쉬기보다 입으로 쉬는 것이 편하다. □
21. 가끔 허리가 뻐근하거나 아플 때가 있다. □
22. 허리의 통증이 다리로까지 내려온다. □
23. 딱딱한 의자에 오래 앉아 있으면 통증을 느낀다. □

24. 다리의 장딴지 근육이 뭉치면서 아프다. ☐

25. 한쪽 다리가 갑자기 떨릴 때가 있다. ☐

26. 팔다리에 쥐가 잘 나는 편이다. ☐

27. 몸이 한쪽으로 기울은 느낌이다. ☐

28. 다리나 팔의 길이가 다르다. ☐

29. 몸의 중심이 안 잡히고 잘 넘어진다. ☐

30. 많이 걸으면 발바닥이 아프다. ☐

31. 손발이 가끔 저리거나 무감각한 적이 있다. ☐

32. 가끔 눈꺼풀이 떨릴 때가 있다. ☐

33. 대체로 아침에 일어나기 힘들다. ☐

34. 쉽게 화가 잘나는 편이고 참을성이 적다. ☐

35. 가끔 우울증이 온다. ☐

36. 항상 가시지 않은 만성피로가 있다. ☐

37. 침을 연속해서 3번 이상 삼키기가 힘들다. ☐

38. 다른 사람에 비하여 생리통이 심하다. ☐

39. 자세가 꾸부정하고 척추가 휜 듯한 느낌이 든다. ☐

40. 신경이 아주 예민한 편이다. ☐

41. 쉽게 마음의 상처를 받는다. ☐

3. 턱디스크의 원인

- 치아의 결손
- 치아의 발육이상, 배열의 이상
- 나쁜 습관(옆으로 잠, 엎드려 잠, 손가락 빠는 경우 등)으로 인한 치아 마모
- 턱관절에 가해진 외상
- 두개골의 삐뚤어짐(분만 시 신생아 뇌손상, 나쁜 잠자세)
- 틀니를 빼고 잠자는 것

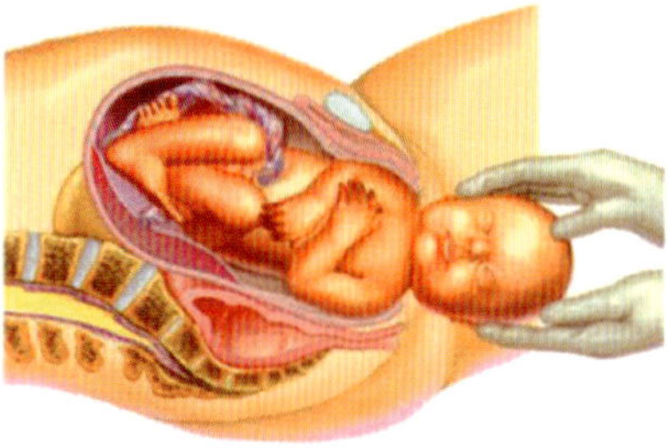

두개골의 비뚤어짐(분만시 신생아 뇌손상)

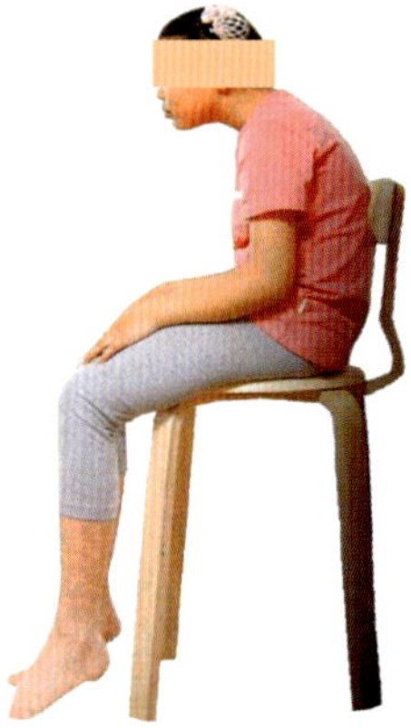

나쁜 습관

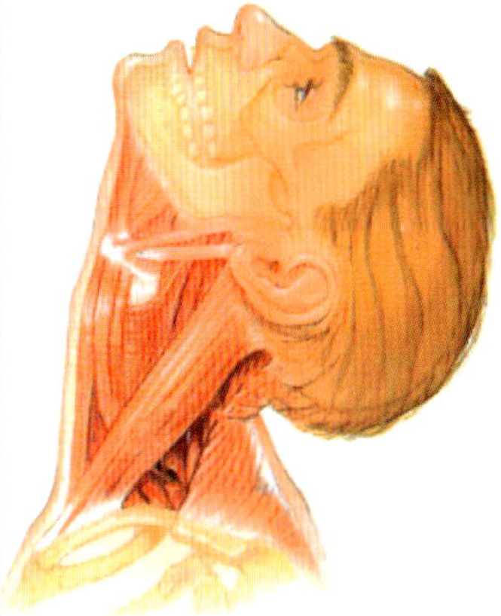

사고로 인한 외상

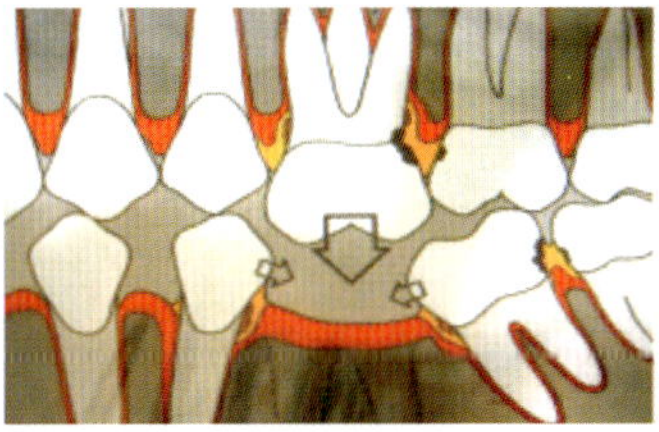

치아의 상실

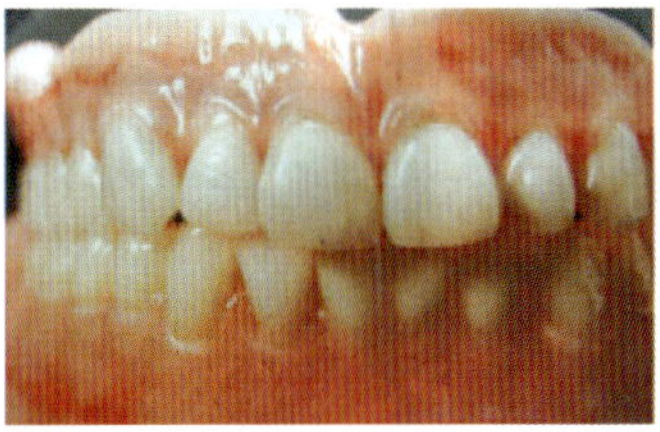

틀니를 빼고 잠자는 것

4. 턱디스크 진단

턱의 운동량에 제한이 있는가, 부정교합인가, 코골이, 이갈이 습관이 있는가?

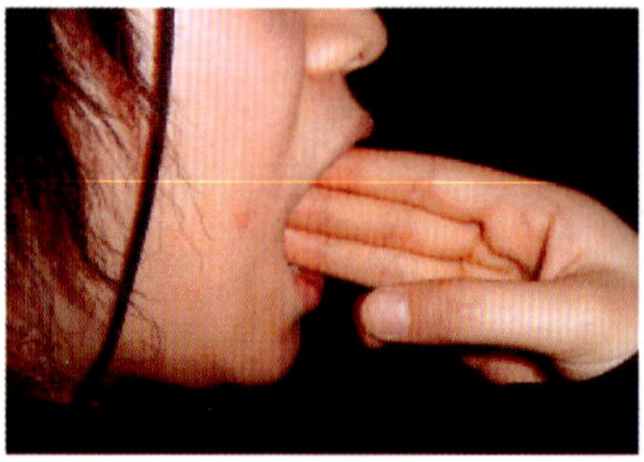

턱 운동량에 제한이 있는가

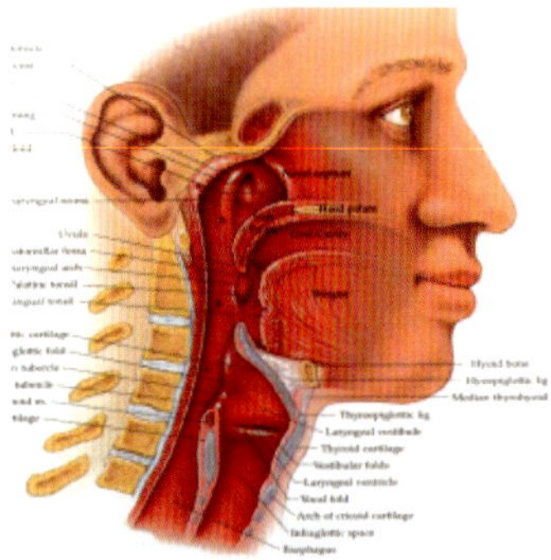

코골이

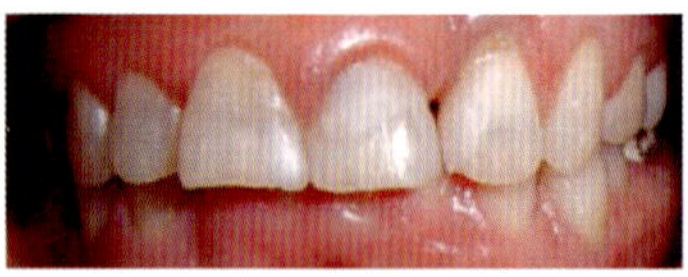

부정교합
(폐구시 하악 앞니가 거의 보여야 정상교합임)

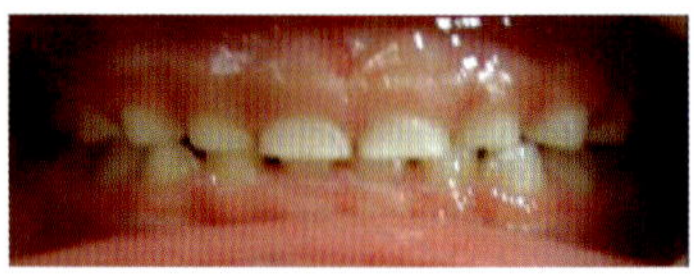

이갈이

이러한 증상이 있을 땐 턱디스크 치료를 받습니다.

5. 턱디스크 치료의 이론적 근거

- 턱관절 분야의 대가인 미국의 치과의사 폰더 박사는 치아 문제에서 발생한 스트레스가 각종 질환과 만성통증을 가져온다고 보고하였습니다. 즉 잘못된 치아가 전신질환을 야기한다는 것인데 폰더 박사는 이를 가르켜 〈치아성 스트레스 증후군, DDS, Dental Distress Syndrome〉이라고 했습니다.
- 미국 남가주 대학의 재활의학과 의사인 카일리에는 머리 위치를 정상화 시켜줌으로써 몸의 자세를 정상화시켜 줄 수 있다고 했습니다.
- 머리의 자세는 아래턱이 주된 영향을 미치는데 치아가 빠지거나 닳아지면 아래턱이 틀어져 턱관절을 누르게 됩니다. 턱관절이 눌리면 머리와 목 부위의 136개 근육에 비정상적인 긴장이 나타나 머리가 양쪽으로 나가게 됩니다. 그로 인해 목뼈(경추)의 배열이 어긋나 두통과 어깨에 통증을 느끼고 목 움직임에 장애를 줍니다. 경추의 이상은 흉추, 요추, 천골에 연쇄적으로 이상만곡현상을 일으켜 등과 허리, 골반에 통증을 일으킵니다.
- 인체의 모든 기관은 중추신경계의 통제를 받고 있는데 척추가 틀어지면 특정 신경이 압박을 받아 해당 기관의 기능에 이상이 나타나고 통증을 느끼게 됩니다. 이때 통증은 물론이고 팔, 다리 저린감, 움직임 장애, 위장 및 심장기능에 이상이 나타날 수 있습니다.
- 즉 치아가 빠지거나 닳아지면 두통과 어깨통증이 생기고 방치하면 허리통증이 생기며 고관절이 틀어지면서 다리에 통증이 나타납니다. 이러한 상황은 만성피로를 느끼게 하고 결국 우울증과 불면증으로 이어집니다.
- 이와 같은 이유로 치아의 형태를 성형하고 수면시에 턱디스크 교정기를 장착하여 턱관절에 가해지는 압력을 풀어주면 머리와 목 부위

의 근육이 재배치되어 면역성이 좋아지고 근골격계와 심혈관계의 기능이 정상화됩니다.

6. 턱디스크의 치료

1) 턱디스크 치료란?

어금니를 성형하고 턱디스크 교정기를 이용하여 구강공간을 넓게하는 술식을 말합니다.

얼굴과 목 부위의 136개 근육의 피로를 풀어서 뇌로 가는 혈액 순환을 원활하게 유도합니다.

치료 받은 즉시 침의 분비가 증가하고 수면시 뇌신경전달물질이 잘 분비되어 면역성이 좋아지고 근골격계와 심혈관계 기능이 좋아집니다.

2) 턱디스크 치료 전 · 후

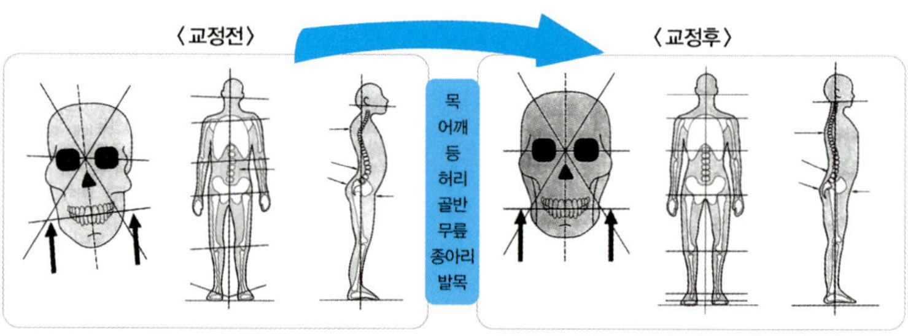

측두하악관절의 불균형에 따라 경추, 흉추, 요추, 골반 등이 변한 모습

측두하악관절이 정상적이고 교합평면이 수평이므로 경추, 흉추, 요추, 골반 등이 안정 상태를 유지하고 있는 모습

3) 턱디스크 치료 종류

▶ Type 1 보존치료와 보철치료로 교합 고경만 교정하는 경우
▶ Type 2 보철치료를 한쪽 악궁만 시행하고 교정기를 장착하는 경우
▶ Type 3 보철치료를 양쪽 악궁에 시행하고 교정기를 장착하는 경우

4) 턱디스크 치료 내용

교합 고경 회복(충전물, 수복물), 턱디스크 교정장치, 물리치료(턱관절 근육이완 치료), 바른 잠자세(바른 자세 침구세트), 운동(하루 힘찬 운동 20분), 영양학적 치료

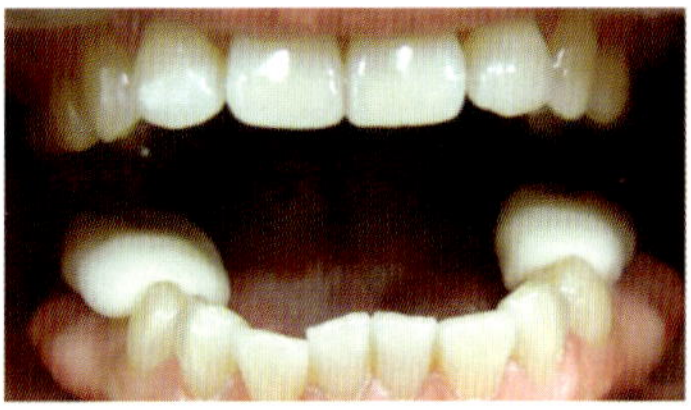

임시 재료를 이용한 경우-레진

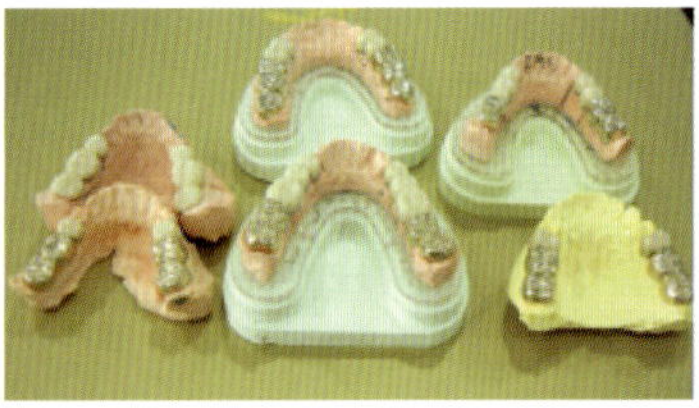

어금니 성형치료-보철물

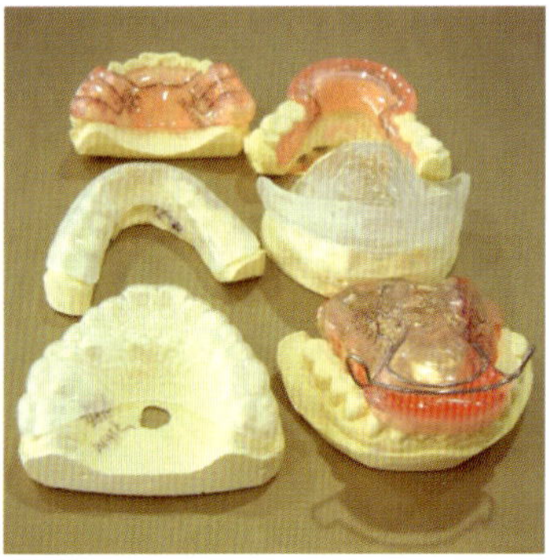

정형학적 기능교정장치(턱디스크 교정기)

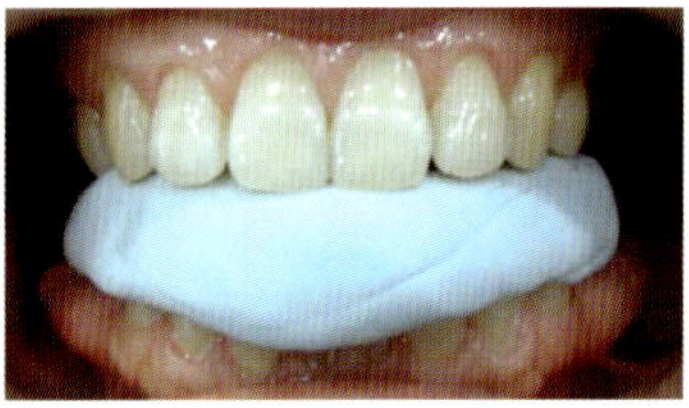

임시 재료를 이용한 경우-고무

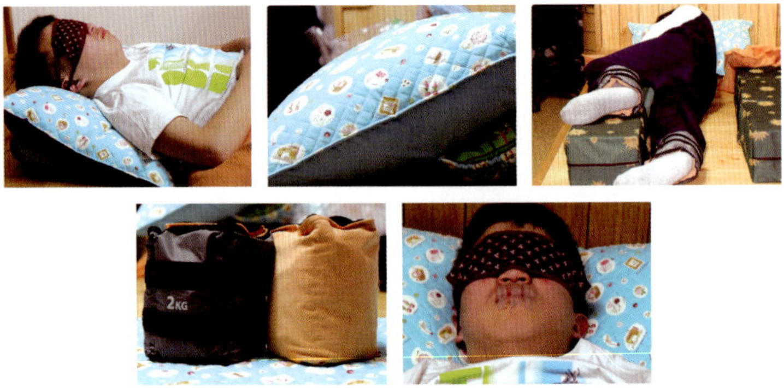

바른자세 침구 세트(턱관절과 고관절을 수면시 안정화 시킴)

본론 2

턱디스크와 각종 질병과의 관계

“

2014년 3월 우리나라에서는 일부 의사들이
『갑상샘암 과다진단 저지를 위한 의사연대』를 만들어서 “세계 어느 나라, 어떤 의사도
증상이 없는데 갑상샘을 검사하는 경우는 없다” 면서
“우리나라만 열심히 하고 있는데 이걸 법으로 막아야 한다”고 말했습니다.
연간 초음파 검사 비용 추계치가 최대 1조 4905억원이랍니다.
그러자 『대한 갑상선학회』가 “초음파 검사를 통해 갑상샘암 조기 발견과 조기 치료의
이득을 보게 될 상당 수 환자의 권리를 국가나 일부 단체 누구도 막을 수 없다”는
입장을 발표 했습니다. 우리는 이러한 나라에서 살고 있습니다.
분명히 어느 한 그룹은 선한 의사일 것입니다.

”

턱디스크와 각종 질병과의 관계

1. 감기약의 진실

EBS 다큐프라임에서는 3일 전부터 기침이 나고 맑은 콧물과 가래가 나오며 열이 약간 나는 환자가 한국의 병원에서 진료 및 처방을 받는 모의실험을 진행했는데 과연 각국의 의사들은 모두 동일한 처방을 내렸을까요? 모의실험이 진행된 대부분의 미국과 유럽의 병원에서는 한 알의 약도 처방하지 않은 반면, 한국의 병원에서는 평균 5알, 많게는 10알의 약까지 처방했습니다. 대체 왜 이렇게 다른 결과가 나온 걸까요?

정상인 상태의 실험맨이 우리나라 병원 3곳을 다니면서 전형적인 초기 감기증세를 이야기 하였고 그 결과, 실험맨은 모든 병원에서 약을 탔습니다. 그중 한곳은 놀랍게도 10개의 알약을 주었는데요, 감기 증상에 처방되는 주요 약품으로는 열을 떨어뜨리는 해열제, 콧물과 눈물을 멈추게 하는 항히스타민제, 두통과 몸살기운을 가라앉히는 진통소염제, 가래를 삭혀주는 진해거담제, 균을 없애는 항생제, 소화기능을 도와주는 소화제입니다.

EBS는 저 약을 가지고 영국, 미국, 독일, 네델란드 등 소위 선진국이라는 나라들의 문을 두드렸습니다. 그 결과는 우리의 생각보다 좀 더 충격적입니다. 의사들은 감기에 대해 감기약을 먹은 그룹과 플라시보를 먹은 그룹(가짜 약을 먹은 그룹) 그리고 어떤 약도 먹지 않은 그룹이 모두 같은 속도로 감기가 회복되었다고 하였습니다.

한 약사는 우리나라의 약을 보고 "Oh, my Godness...!"하며 한국의 감기약 시장이 어마어마한 이유를 이제야 알겠다고 말했습니다.

또한 EBS는 10살 아동이 실험맨과 같이 3곳의 소아과를 돌아다니며 받은 처방전과 약을 외국의 의사들에게 보여줬습니다. 영국의 세인트 메리병원 감염전문의 피터 오픈셔는 "놀랍군요. 항생제가 있네요! 감기는 바이러스에 의한 질병이기 때문에 항생제는 전혀 효능이 없습니다. 항생제는 모든 세균을 죽이는 역할을 하는 약이어서 몸에 이로운 세균을 죽여버려, 면역력이 더 약해질 수 있습니다." 또 펜실베니아 주립대학교 의대 이안 M 폴은 10살 어린이에게 내려진 처방전을 보며 "이 처방전에 적혀 있는 그 어떤 약도 제 딸에게 주지 않겠습니다."라고 말하였습니다. 이러한 이야기를 하는 이유는 당연히 그 약들은 감기를 치료하는 약이 아니기 때문입니다.

외국의사의 말입니다.

"아마도 이 다큐멘터리를 시청하는 시청자들은 분명 '저 의사는 그냥 약을 싫어하니까 그렇게 말하는 거겠지' 라고 생각할 수 있습니다. 그리고 '나는 분명 약을 먹어서 좋아졌어. 저 사람이 말하는 건 틀렸어' 라고 생각할 수 있습니다. 하지만 저의 이런 이야기는 저 혼자 우겨서 할 수 있는 것이 아닙니다. 전 세계 수많은 의사들이 수많은 실험을 통해 도출한 결론이며, 이것은 전세계 모든 의사들이 다 아는 사실입니다."

그래서 PD가 "그러면 의사들은 왜 약을 처방하는 걸까요?"하고 물었습니다. 그러자 의사는 "아마도 감기에 관한 기적의 약이 아직 개발되지 못했고, 그 이유는 이러이러 하다라고 말하는 것 보다 여기 약이 있다 라고 말하는 것이 편하기 때문이 아닐까요?"라고 대답하였습니다.

이미 50년전, 수많은 나라에서 감기약을 개발하기 위해 연구소를 설립했지만, 하나같이 모두 문을 닫고 말았습니다. 그 이유는 감기 바이러스는 변이가 너무 빨리 되기 때문에 그 치료약을 개발할 수 없었던 것입니다. 그리고 앞으로도, 그런 마법의 약은 개발될 가능성이 희박하다고 하는군요.

그렇다면 시중에 이 감기약들은 대체 왜 이렇게 판을 치는 걸까요?
감기약은 건강한 사람에게 판매하는 약이기 때문이라는 것입니다. 몇 안되는 불치병 환자의 약보다 전 세계 수억 명의 건강한 사람에게 파는 약이 가장 돈이 된다는 슬프고 불행한 사실, 바로 돈이라는 힘 때문에 가능할 수 있었던 슬픈 현실이었습니다. 그리고 10살 이하의 어린이의 감기약에 항생제가 있으면 그 어린이는 환각을 볼 수 있다고 경고합니다. 부모들은 그것이 감기 때문이라고 생각하지만, 사실 약을 중단하면 환각은 멈추어진다는군요.

2. 감기와 턱디스크와의 관계

독감 예방 접종을 하실 계획이세요?

저는 신 신종 플루예방접종이 있다고 해도 받지 않을 것입니다.

'감기에 걸리게 되면 큰일이야' 하는 두려움 대신 예방 주사의 부작용을 꼼꼼히 검색해보시고 감기에 대한 정확한 지식만 있으면 추운 겨울이 얼마나 상쾌한지 깨닫게 되실 것입니다.

감기는 사람이 흔히 겪는 질병입니다. 통계적으로 보아도 사람들이 제일 많이 앓는 질병이 상기도 감염이라고 합니다. 상기도 감염질환에서 주가 되는 것이 감기입니다. 그러면 감기는 왜 걸릴까요? 그것은 말할 필요도 없이 감기를 옮기는 바이러스에 감염되기 때문입니다.

같은 교실이나 같은 직장에 바이러스가 퍼져도 모두가 감기에 걸리는 것은 아닙니다. 똑같이 감기 바이러스에 감염되어도 어떤 사람은 머리가 아프고 콧물이 난다며 드러눕는데 어떤 사람은 아무렇지도 않습니다. 이것은 사람마다 면역성에 차이가 있기 때문입니다.

그러면 우리 몸에서 면역 기능을 담당하는 곳은 어디일까요?

림프 계통입니다. 림프계는 1차 림프계와 2차 림프계로 나뉘어지며, 1차 림프계에는 흉선과 골수가 있고 2차 림프계에는 림프절과 골수, 그리고 비장 등 여러 기관이 관여하고 있습니다. 1차 림프 기관은 림프구가 생성되는 중요한 장소이며, 2차 림프 기관은 일단 발생된 면역 반응을 퍼뜨리는 역할을 합니다. 치과에 오는 환자들의 흉선을 촉진 해보면 의외로 통증을 호소하시는 분들이 많습니다. 턱디스크 교정 후 대부분의 경우에 자주 걸리던 감기도 걸리지 않고 코도 막히지 않으며 알러지 증상이 사라지게 되는 것은 흉선과 골수의 회복으로 면역 기능이 강화되었기 때문이라고 생각합니다.

턱디스크 교정을 받지 않고도 흉선이 회복되는 경우가 또 있습니다. 그것은 웃는 것과 좋은 소금을 복용하는 것입니다. 웃으면 턱관절 근육이 이완되어 뇌와 몸으로 가는 산소량이 많아져서 모든 장기들이 회복되게 됩니다. 이때 억지웃음도 도움이 됩니다. 단 판매직 직원들의 고객을 위한 억지웃음이 아닌 자신을 위한 순수한 웃음이 면역에 도움이 됩니다.

자신을 위해서 활짝 웃어보세요!

턱디스크 교정을 받으면 흉선의 기능이 좋아져 감기에 잘 걸리지도 않고, 걸려도 약 없이 거뜬히 이겨낼 수 있습니다.

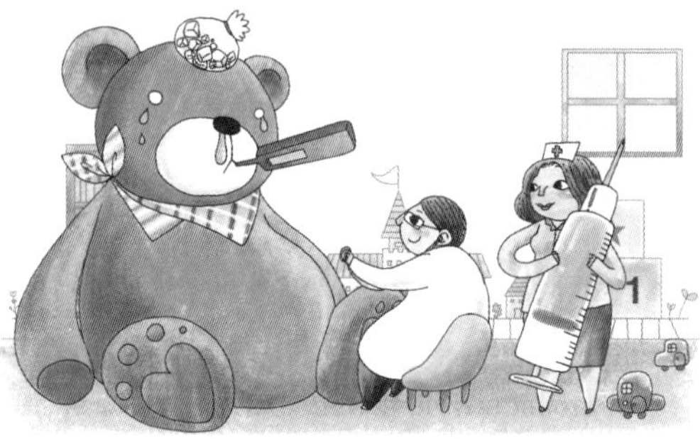

3. 갑상선 결절과 턱디스크와의 관계

갑상선이란 목의 한가운데에서 앞으로 튀어나온 물렁뼈의 아래쪽에 있는 내분비선을 말합니다. 이곳이 부분적으로 커져서 생기는 병을 갑상선 결절이라고 하며 전 인구의 5%내외에서 발견되는 매우 흔한 질환입니다. 그러나 대부분의 갑상선 결절은 양성이며 암인 경우는 전체 갑상선 결절의 5% 정도에 불과합니다.

갑상선 결절이 있는 경우 갑상선암의 가능성을 확인하여 암인 경우 수술을 하여야 하나 양성 갑상선 결절에서는 갑상선기능은 정상인 경우가 대부분으로 결절이 매우 커져서 주변 조직을 눌러 증상을 일으키지 않는 이상은 단지 미용 상의 문제만이 될 뿐 결절 자체가 건강에 해를 주는 경우는 없는 질환입니다.

갑상선 결절의 원인은 확실하지 않으며, 단지 갑상선 세포 한 개가 계속 분열하여, 똑같은 성질의 세포를 많이 만드는 현상에 의해 발생된다고 보고 있습니다.

갑상선 결절의 증상은 미용 상의 문제만 되는 경우가 많고 자각증상이 나타나는 경우는 상당히 드물어 대부분의 갑상선 결절은 우연히 발견됩니다. 대부분의 결절은 양성이며 양성결절은 다른 곳으로 퍼지는 일이 없고 매우 서서히 자라납니다. 그러나 간혹 결절 내로 출혈이 되면서 결절이 갑자기 커지고 매우 아픈 경우가 있습니다. 드문 경우지만 결절이 매우 커져서 주변 조직을 누르게 되면 숨이 차거나 삼키기가 곤란해지는 등의 압박증상이 나타날 수 있습니다.

갑상선 결절의 진단은 혈액검사와 CT, MRI등의 검사와 감상선 세포검사 및 조직검사를 하여 악성인지를 감별 진단하게 됩니다.

갑상선 결절의 치료는 수술이나 홀몬제를 투여하여 그 크기를 줄이려는 시도를 하기도 합니다. 수술법 중 고주파 치료술이라는 것이 있는데 이 방법은 비절개로 혹을 제거하여 흉터가 거의 없는 방법입니다. 결절 그 자체는 어느 정도까지는 크지만 그 이상은 더 자라지 않기 때문에 그냥 놔두어도 대개는 문제를 일으키지 않습니다. 또한 양성종양이 악성종양으로 발전하지도 않습니다.

충남 당진에서 30세 여자 환자가 갑상선 결절이 커져서 목이 풍선처럼 부풀어 내원하였는데 턱디스크 교정을 통해 홀몬제도 끊게되고 수술도 받지 않고서 정상적인 목의 형태를 회복하였습니다. 이것은 턱디스크 교정으로 경추에 가해지는 압박을 풀어 갑상선으로 공급되는 혈액량을 늘려 갑상선 기능이 회복되었기 때문입니다. 신체의 기관들과 장기에 나타나는 비정상은 그곳으로 주행하는 혈액공급에 이상이 생겨 자체의 자생력이 약해져서 발생하기 때문에 혈액공급을 정상화시켜주면 비정상적인 증상은 사라지게 되는 것입니다.

턱디스크를 교정하고 반듯하게 자면 목 부위에 있는 해부학적 구조물들이 눌리지 않아 갑상선의 기능이 정상화 됩니다.

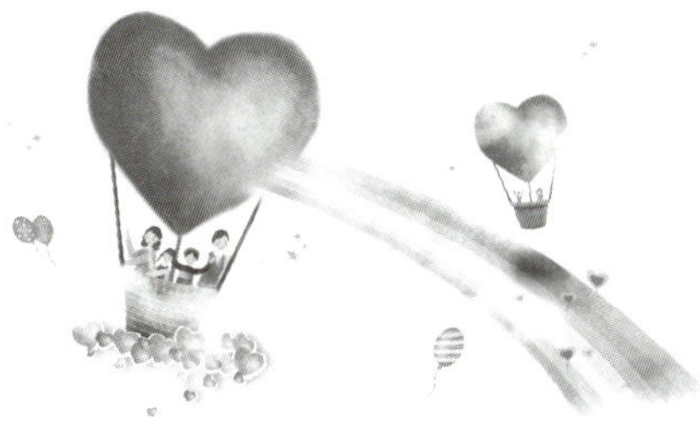

4. 갑상선 질환과 턱디스크와의 관계 I

전남 나주에서 갑상선 항진증 환자가 턱디스크 교정으로 완치되자 그 때부터 여수, 목포, 광주지역의 갑상선 저하, 갑상선 항진증 환자들이 계속 내원하고 있습니다. 치료 방법은 어금니를 성형하고 턱디스크 교정기를 잘 때 장착하고 바른 자세 세트에서 자는 것은 같지만 평소에 갑상선 부위에 숯생약을 부착시킨다는 점이 다릅니다. 환자 분들 스스로 호흡이 좋아지고 오후가 되어도 피곤하지 않다고 목 부위에 붙이고 생활합니다.

갑상선은 목을 지나가는 기관을 나비모양으로 둘러싸고 있는 호르몬 분비샘으로 혈액으로부터 요오드를 추출해서 두가지 호르몬, 즉 티록신과 티로닌을 만들어 냅니다. 이곳에서 나오는 갑상선 호르몬은 대장간의 풀무에 비유될 만큼 몸의 에너지 대사 활동을 조절합니다.

호르몬이 많이 분비되면 우리가 먹은 음식이 빨리 타면서 열을 발생시키기 때문에 몸이 더워지고 땀을 많이 흘리며, 음식물 섭취량은 많은 데 비해 체중은 오히려 줍니다. 이것을 갑상선 기능 항진증이라고 합니다.

반대로 호르몬이 적게 분비되면 에너지 생산이 감소하므로 추위를 많이 타며, 행동이 느리고 살이 찌는데 이것을 갑상선 기능 저하증이라고 합니다.

우리 몸에서 하루에 생산되는 갑상선 호르몬의 양은 0.0003g정도밖에 되지 않습니다. 그러나 이 미량의 호르몬이 인체에 미치는 영향은 대단해서 갑상선의 미세한 기능 차이가 여러 가지 질병을 일으킬 수 있습니다.

갑상선 기능 항진증의 경우 여자가 남자보다 3-4배 많으며 저하증은 무려 여자가 남자보다 30배나 많습니다.

치아와 갑상선은 어떤 관계가 있을까요?

갑상선은 경추부위에 있는데 턱디스크 질환으로 목뼈 부위의 근육들이 수축되어 갑상선이나 기관지 편도, 후두, 성대로 가는 신경, 혈액, 림프 순환이 제대로 되지 않게 됩니다. 이러한 압박 상태가 되면 갑상선으로 들어가고 나오는 혈관이 눌려 갑상선 호르몬의 생성과 분비에 영향을 줄 수 있고 갑상선과 직접 연결되어 있는 근육에도 변화가 생겨 결국 갑상선의 기능에 직접 영향을 줄 수 있는 것입니다.

모든 해부학적 구조물들은 근육에 의한 압박을 받으면 혈액 순환이 되지 않아 이상 현상이 일어나게 되어있습니다.

또한 치아는 뇌하수체 호르몬의 생산과 분비에 많은 영향을 줄 수 있다고 앞에서 말씀드렸는데 턱디스크로 뇌하수체에 공급되는 혈액이 적게 공급되면 갑상선 자극 호르몬이 적게 분비되어 결국 갑상선 호르몬의 기능에 이상이 생기게 되는 것입니다.

갑상선질환은 가장 먼저 목과 어깨의 통증과 만성피로감을 해결해야 치료될 수 있으므로 선불리 투약이나 수술쪽으로 마음을 결정하지 마시고 자신의 치아 교합이나 턱의 상태를 유심히 관찰해 보아야 할 것입니다.

턱디스크를 교정하면 목뼈부위에 있는 근육이 눌리지 않게 되어 갑상선으로 혈액이 잘 공급되어 갑상선 기능이 정상화 됩니다.

5. 갑상선 질환과 턱디스크와의 관계 II

갑상선은 목을 지나가는 기관지를 나비모양으로 둘러싸고 있는 호르몬 분비샘으로 혈액으로부터 요오드를 추출해서 두 가지 호르몬(티록신, 티로닌)을 만들어 냅니다. 이 호르몬은 우리 몸의 신진 대사와 성장에 필요한 것으로 난로의 장작과 같은 기능을 합니다. 즉 호르몬이 많이 분비되면 우리가 먹은 음식이 빨리 연소되면서 열을 발생시키기 때문에 한 겨울에도 몸이 덥고 심장이 빨리 뛰며 땀을 많이 흘리고 음식물 섭취량은 많은 데 비해 체중은 오히려 감소합니다. 반대로 호르몬이 적게 분비되면 대사 기능이 떨어져 식은 난로처럼 열 발생이 적어 추위를 많이 타며 행동이 느리고 의욕이 떨어지는 특징이 있습니다. 호르몬이 적게 분비되는 이유는 인체의 면역세포가 갑상선 세포를 적으로 인식해 공격하고 그 결과 세포에 염증이 생겨 호르몬 분비기능이 망가지기 때문입니다.

갑상선 기능 항진증의 경우 여자가 남자보다 3-4배 많으며 갑상선 기능 저하증은 여자가 무려 30배나 많습니다.

갑상선 질환을 검사하는 방법으로는 호르몬 측정법, 자가 항체 검사, 방사성 요오드 섭취율을 진단하는 기능 검사, 종양 여부를 가리는 초음파 및 컴퓨터 단층촬영, 암이 의심될 때 하는 세포 및 조직 검사 등이 있습니다.

갑상선 기능 항진증으로 내원한 환자 사례입니다.

이 분은 안구가 돌출되어 있고 눈이 충혈되고 안염이 자주 생기고 건조해진다고 했습니다. 그리고 불면과 천식증상 불안 초조 증상과 함께 자그만 일에도 불쑥 화가 난다고 했습니다. 다니던 병원 측에서 갑상선

일부를 떼어내야 한다는 진단을 받고 저희 치과에 내원을 했는데 지금은 어떤 투약도 없이 피로감이나 불면증 충혈 증상 없이 차분하게 생활하고 있습니다.

갑상선 기능 저하증으로 내원한 환자 사례입니다.

이 분은 매사에 의욕이 없고 쉽게 피로를 느끼며 근육통과 경련이 일어나고 월경 양이 너무 많아 고생을 많이 한다고 했습니다. 이 분 역시 턱디스크 교정으로 갑상선 수치가 정상으로 돌아와 피로감에서 해방되어 현재 아르바이트까지 하며 생활에 활력을 찾게 되었습니다.

갑상선 질환의 3대 수술합병증으로 성대로 가는 신경이 손상될 수 있다는 점, 부갑상선을 건드릴 수 있다는 점, 손과 발에 쥐가 나고 저릴 수 있다는 점을 들 수 있습니다. 수술보다는 치아를 이용해서 갑상선 자극 호르몬이 분비되는 뇌하수체를 활성화시켜 갑상선 기능을 정상화 하는 것이 바람직하다고 생각합니다.

턱디스크를 교정하면 목뼈부위에 있는 근육이 눌리지 않게 되어 갑상선으로 혈액이 잘 공급되어 갑상선 기능이 정상화 됩니다.

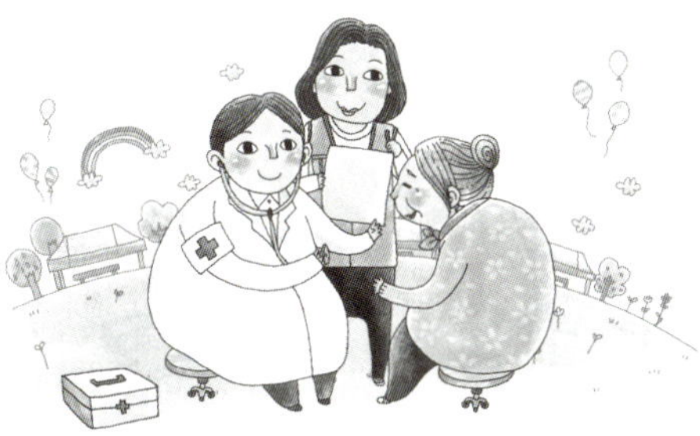

6. 고혈압 같은 만성 질환에 좋은 식품

우리 몸 속 세포의 중요 성분은 수분입니다. 주로 수분으로 되어있는 세포 내의 주요 물질은 칼륨이고, 세포 밖의 주요 물질은 천연의 나트륨입니다. 이들 칼륨과 나트륨이 균형을 이루면서 근육과 신경을 포함한 전체 몸의 기능을 가능하게 해주는 것입니다. 그러나 현대인들은 가공식품을 통해 과도하게 흡수되는 나트륨에 의해 나트륨과 칼륨의 비율이 보통 5:1이 됨으로써 고혈압을 유발하게 됩니다.

이때 고혈압 치료제를 복용하게 되면 그 치료제 역시 화학 물질로써 간과 콩팥의 기능이 저하됩니다. 고혈압이 영양 상태가 균형을 이루지 못하고 칼륨, 마그네슘, 칼슘, 인, 황 등 미네랄이 부족해서 생기는 질병이기 때문에 미네랄이 많이 함유되어 있는 된장, 간장, 고추장, 청국장등이 포함된 전통식품으로 식단을 바꾸고 과일과 야채를 통해 칼륨을 충분히 섭취하여 나트륨과의 비율을 1:1로 유지하면 혈압은 정상적으로 관리됩니다.

또한 야채에 함유된 질산염은 혀에 있는 박테리아에 의해 아질산염으로 변해, 위에서 분해됩니다. 이때 아질산염으로 분해되면서 혈관 내막에서 생성되는 산화질소가 동맥을 이완시켜 혈압을 낮춰줍니다.

또한 자연에서 쉽게 얻을 수 있는 그리고 우리나라에서 양념으로 흔히 사용하고 있는 마늘은 고혈압 뿐만 아니라 피로 회복, 항암 효과, 당뇨병, 노화 지연 등에도 탁월한 효능이 있습니다. 마늘 속의 알리신은 혈액 내 혈소판이 서로 달라붙지 않게 하여 혈전이 생기는 것을 막아주기 때문에 심장 질환 예방에 큰 효과가 있고 또한 페니실린보다 강력한 살균 작용과 항균 작용을 하기 때문에 감염성 질병이나 상처에도 효능이 우수합니다.

고혈압을 예방하기 위해서는 전통 발효식품과 채식을 통해 칼륨과 칼슘, 미그네슘, 섬유소를 충분히 섭취하며, 알고올과 카페인을 적질히 섭취하고 적절한 운동을 유지하는 것이 필요합니다. 이러한 모든 시도는 우리 몸의 가장 강력한 효소인 침을 많이 분비하기 위한 것들입니다. 알코올은 혈관을 이완시켜주는 좋은 성분입니다. 의학박사인 나구모 요시노리도 디저트와 알코올은 비싼 걸로 조금만 드시라고 말했죠!

고혈압에 좋은 음식은 칼륨이 많이 들어 있는 전통 발효 식품과 채식입니다.

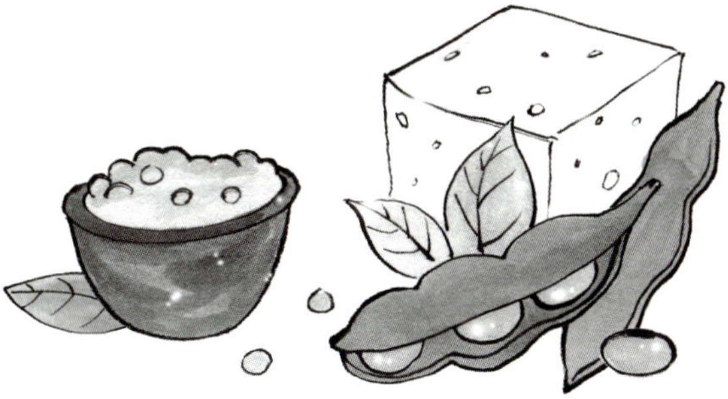

7. 고혈압과 턱디스크와의 관계

일본의 마에하라 박사는 고혈압 환자의 어금니를 2미리정도 길게 (lengthening)해서 목 부위의 설인신경의 압박을 해소시켜 고혈압을 정상혈압으로 고쳐줍니다. 치과에 아주 마른 50대 여자 분이 마른 기침을 하며 치료의자에 앉아 저를 기다리고 있었습니다. 파노라마 사진을 보니 아래 앞니들 전체가 안 보일 정도로 부정교합이 심했습니다. 그러나 치과 치료를 받은 적은 한 번도 없었습니다. 제가 환자 분에게 현재 고혈압약을 드신다면 치아가 시리게 됩니다. 혈압약 드시나요? 하고 물었습니다. 환자 분은 남들은 살도 안 찐 사람이 무슨 고혈압이냐고 말들 하지만 자신은 고혈압 환자여서 약을 6년째 먹고 있고 오늘은 이가 시려서 치과에 왔다는 것입니다. 제가 어금니 뿌리와 잇몸의 경계부인 치경부의 마모가 너무 심하니 칫솔을 사용하지 말고 죽염가루를 손가락에 묻혀 치아를 닦으세요. 그리고 고혈압 약을 끊고 싶으시면 일본의 마에하라 선생님이 하는 방법으로 어금니를 성형하시면 되요. 약을 복용하면 병이 나아야 할 텐데 평생 약을 먹어야 한다면 그건 약이 아니라 밥이죠. 뭔가 이상하지 않으세요? 약을 장기적으로 복용하면 침이 줄어 면역이 떨어지고 간과 콩팥의 기능에 이상이 옵니다. 하고 설명해 주었습니다. 또한 약을 장기적으로 복용하는 분들은 미네랄이 부족해지므로 공복에 죽염가루를 혀끝으로 자주 찍어 먹고 식사는 무염식으로 하면 됩니다. 그런데 성장기 어린이들과 공부하는 학생들은 뇌신경이 활발히 분화하기 때문에 미네랄 보충을 목적으로 음식에 죽염을 많이 넣어 간간하게 해줘야 하니 어른과 아이의 음식의 간은 달라야 할 것입니다.

현대인들에게 혈압은 건강의 중요한 포인트가 되고 있습니다. 대개의 경우 혈압이 높아서 신경을 쓰지만 반대로 혈압이 낮아서 고생을 하는 사람도 있습니다. 혈압이 높든, 낮든 양쪽 모두가 좋지 않습니다. 고혈압은 140/90mmHg 이상을 말합니다. 고혈압 같은 경우는 현대의학으로 치료가 불가능한 것으로 알려져 있습니다. 고혈압은 혈관이 좁아지거나 심장이 한 번에 내보내는 혈액의 양이 늘어남으로 인해서 혈압이 높아지게 되는 병입니다.

고혈압의 원인을 아는 경우는 10%정도에 불과하며 나머지 90%는 원인을 잘 모릅니다. 원인을 잘 모르는 이 90%의 고혈압을 본태성 고혈압이라고 부릅니다. 그런데 문제는 이 본태성 고혈압입니다. 원인을 잘 모르다 보니 의사들도 어쩔 수 없이 근본적인 치료보다는 증상만 치료할 수밖에 없습니다. 고혈압의 증상은 머리가 무겁고 아프고 쉽게 피곤해지고 뒷목이 뻐근하고 어지럽고 귀가 울리고 얼굴이 빨개지고 눈이 충혈되며 코피가 자주 나고 숨이 차고 가슴이 두근거리며 손발이 저리고 발이 붓습니다. 고혈압을 앓다보면 혈관속의 노폐물들이 혈관을 점점 좁게 만들어서 심장병이나 뇌졸중 등의 원인이 되기도 하고 췌장의 혈액순환이 원활하지 못하게 되어 당뇨병이 발생되는 원인으로 작용하기도 합니다.

저혈압의 경우도 사정은 마찬가지입니다. 원인을 모르는 경우가 대부분이기 때문에 그 증상만 치료할 수밖에 없습니다.

그래서 치아와 혈압과의 관계에 대해서 말씀드리려고 합니다.

여러 회에 걸쳐서 치아가 빠지거나 닳아졌을 때 턱관절이 눌리면 제 1번 경추 즉 첫 번째 목뼈와 두 번째 목뼈가 어긋날 수 있다고 말씀드렸습니다. 이렇게 되면 경추, 즉 목뼈의 횡돌기 구멍으로 올라가는 동맥이 눌릴 수 있습니다. 또한 제 1번 경추와 머리뼈가 닿는 부위인 후두골 사이가 좁아져 있는 것을 많이 볼 수 있는데 이런 경우에도 동맥이 눌려서 혈압에 영향을 줄 뿐만 아니라, 앉았다 일어날 때 어지럽거나 뇌의 뒷부분에 혈액이 잘 공급되지 않아서 기억력이 떨어지거나 정신 집중이 안 되고 건망증 등의 증상이 나타날 수 있습니다. 또 치아에 문제가 있으면 자율신경에 많은 영향을 주게 되는데, 특히 목 뒷덜미 부근인 상경부 교감 신경절에 영향을 줍니다. 이렇게 되면 혈관이 수축하고 혈압도 올라가게 됩니다.

고혈압과 뇌졸중, 심근경색, 비만, 골다공증, 신장염등 온갖 성인병의 원인이 되는 것이 소금이라고 지난 시간에 말씀드렸는데 소금 속의 나트륨과 중금속 때문입니다. 인체에 소금이 흡수되면 소금 안의 나트륨이 물을 잔뜩 끌어 들여 물이 많아지면서 혈액량이 급격히 늘어나게 되고 혈관이 고무풍선처럼 팽팽하게 부풀어 올라 혈압이 높아집니다. 이것이 고혈압입니다. 수은이나 비소 납 같은 중금속이 우리 몸에 축적되면 근육, 관절이 수축하여 호흡이상과 통증이 나타납니다. 소금을 856° 이상으로 가열하면 나트륨 양도 감소하고 중금속도 사라지고 각종 미네랄이 많아져 혈관과 근육이 이완됩니다. 이러한 이유 때문에 좋은 소금이 고혈압을 치료하는 식품이 될 수 있습니다.

어금니를 성형하면 목뼈 1, 2번이 좋아져서 목뼈를 지나는 동맥이 눌리지 않아 고혈압이 정상화 됩니다.

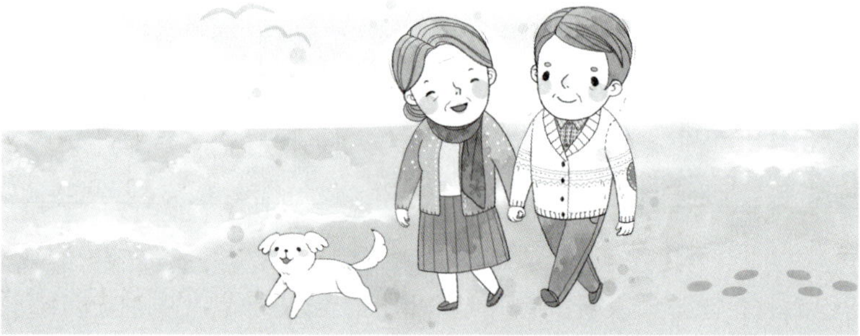

8. 골반 및 무릎 통증과 턱디스크와의 관계

강원도에서 오신 어떤 수녀님을 치료해 드렸는데 치료가 모두 끝난 날 수녀님께서 자신이 온 관절이 나쁜데도 버틸 수 있었던 것은 이것이 다며 저보고 많이 만들어서 환자들한테 일러 주라고 하면서 배낭에서 꺼내 저에게 주셨습니다. 그것은 바로 무릎끈이었습니다. 저는 무릎끝을 즉각 만들어서 실험을 한 결과 묶고 푸는 번거로움도 없고 표시도 안 나는 엉덩이 벨트를 만들어서 턱디스크 교정과 숯생약과 함께 무릎 통증, 고관절 통증을 치료하였습니다.

우리몸의 뇌와 척수는 두껍고 질긴 막으로 둘러싸여 있습니다. 그 막의 이름을 뇌 경막과 척수 경막이라고 하는 데 이 뇌척수경막의 전체 모양은 흡사 올챙이 같습니다. 머리뼈는 1분에 여섯 번 내지 열두 번 움직임을 보이는데 숨을 들이 쉴 때는 머리뼈가 양쪽으로 벌어지고 내쉴 때는 반대로 머리의 크기가 줄어듭니다. 이러한 머리뼈의 움직임으로 뇌척수액의 순환이 일어납니다. 뇌척수액은 뇌에 영양분을 공급해주고 각종 부산물을 제거해주며 뇌에서 생성된 엔돌핀 같은 신경전달물질들을 각 해당기관에 전달하는 역할을 합니다.

그런데 잠을 엎드리거나 옆으로 자게 되면 머리뼈가 눌려 그 부위에 부착된 뇌경막이 틀어지고 올챙이 모양의 뇌척수경막도 틀어져 장력으로 천골과 골반도 틀어지게 됩니다. 인체는 따로 따로가 아니라 줄줄이 사탕처럼 연결이 되어 하나이기 때문입니다.

골반이 틀어지면 골반의 좌우 높이가 서로 다르게 되면서 양쪽 다리 길이가 달라지게 되는 것입니다.

뇌척수 경막의 해부학적 형태로 다리 길이가 다른 사람은 뇌척수액

순환이 원활하지 않아 호흡과 피로회복에 문제가 있다는 것도 미루어 짐작할 수 있습니다.

또한 골반의 회전은 골반 내부의 장기 즉 비뇨 생식기에 비생리적이고 물리적인 압박을 가해 비뇨 생식기의 기능이상과 통증을 일으킵니다.

허벅지 부위에 있는 넙다리 빗근과 두덩정강근은 골반에서 시작하여 무릎에 부착하는데 한쪽 골반의 높이가 올라가면 그쪽의 무릎도 올라가게 됨으로 무릎에 부착된 근육이 당겨져 신경을 자극하여 무릎이 시큰거리게 되고 무릎관절에 통증이 나타나게 되는 것입니다.

응급치료법으로는 무릎을 묶고 잠으로써 틀어진 골반 높이를 같게 하여 골반과 무릎 사이의 근육을 늘려 해당 부위에 있는 근육에 산소를 공급시키고 신경을 안정시켜 통증을 완화시킬 수 있습니다. 매일 매일의 습관이 뇌척수경막의 모양을 만들고 그 얇은 경막이 틀어지면 크고 강한 척추와 골반이 틀어져 우리 몸에 통증을 일으킴을 보았습니다. 뭔가를 바꾸는 것은 크고 강한 것이 아니라 작고 하찮은 것임을 우리 인체에서도 보게 됩니다.

몸에 통증이 있으신 분은 병원부터 생각하실 일이 아니라 기본 습관부터 점검하시기 바랍니다.

어금니 길이를 증가 시키고, 턱디스크 교정기를 장착하고, 바른 자세 세트에서 자면 골반 높이가 같아져 골반과 무릎의 통증이 사라집니다.

9. 공황장애와 턱디스크와의 관계

공황장애란 뚜렷한 이유도 없이 즉 주변 환경이 공격적이지도 않은데 갑자기 가슴이 두근거리고 극도의 불안감으로 숨을 제대로 쉴 수 없는 불안장애의 일종을 말합니다.

공황장애는 잠을 반듯하게 못자고 심리적으로 충격을 받았거나 또는 약을 복용하는 환자에게서 주로 나타납니다. 이들의 공통점은 혈액 내에 사람을 안정시켜주는 세로토닌이라는 신경전달 물질의 양이 현저히 적다는 것입니다.

공황장애의 통상적인 치료 방법으로는 항우울제와 항불안제를 복용하는 것입니다. 투약을 통해 혈액 내에 〈세로토닌〉의 양을 증가시켜 환자를 안정시키는 것이 목적입니다. 그런데 턱디스크 교정치료는 약물을 사용하지 않고 턱관절 근육들의 긴장감을 풀어주고 목뼈 1, 2번의 틀어짐을 회복시켜 머리뼈 움직임을 정상으로 유도하여 뇌에서 만들어진 세로토닌이 원활하게 분배되어 특별히 세로토닌의 혈중농도를 높이는 항우울제나 항불안제 등이 필요 없게 됩니다. 턱디스크 교정 후 환자의 첫 번째 변화로는 잠을 편히 자게 되고 호흡이 깊어지게 되고 안정이 되어 폭식이 사라지고 소화기능이 좋아지게 되는 것입니다.

공황장애가 완치된 사례입니다. 환자는 송○○씨(61세. 남자)입니다.

이 분은 1998년에 공황장애가 나타나 여러 가지 방법으로 치료를 해보아도 진전이 없자 친척 소개로 본 의원에 내원(2004년 2월)하게 되었다고 했습니다.

환자분이 비행기와 차를 못 타니까 치료를 가급적 한 번 내원하실 때 여러 가지를 동시에 서둘러서 치료를 했었습니다. 그래서 이 분은 내원하신 첫날 임시 장치를 하지 않고 바로 정식 교정치료에 들어갔습니다. 송○○씨는 1998년 전교조 해직 조치 때 해직된 후 전교조 사립학교교사협회 회장이 되었는데 그때부터 형사가 계속 따라 다녔다고 합니다. 그러면서 잠을 못 자게 되고 갑작스런 두려움에 사로잡혀 죽음의 공포에 시달리는 증세를 가지고 있다고 부인이 설명을 해주었습니다. 교정 시작 후 1년간은 환자분 스스로 말씀하시는 경우가 거의 없었던 것으로 기억합니다.

송○○씨는 어금니를 다물었을 때 아래 앞 치아가 반절 정도 덮힌 상태로 내원했었고 턱관절 근육의 힘이 좋아서 하악 치아만 성형하고 바로 턱디스크 교정기를 장착하였습니다. 교정 치료 후 6개월 후 쯤 그의 아내가 이제는 공황장애 약을 안 드시고도 일상생활을 하신다고 전화가 왔었습니다. 이분의 경우 치료 기간이 지연되었던 원인은 잠을 반듯하게 못자는 데에 있었습니다. 보통의 경우 환자들은 교정치료가 끝나면 습관의 중요성에 대해서 교육을 받는데 이 분은 내원 일 수가 적어 주의사항을 따로 교육을 받을 수가 없었기 때문입니다. 그토록 반듯하게 자는 잠 자세는 모든 치료의 기본입니다.

그 이후로 송○○씨는 치과의 단골 환자가 되어 스케일링과 정기 검진을 받기 위해서도 몇 시간 차를 타고 치과에 오실 정도로 아주 밝아지셨습니다. 뇌신경전달물질이 잘 분비되고 심장의 기능이 좋아지면 자존감이 생기게 되고 생활 속에서의 걱정거리는 작아지게 느껴져서 정신적으로 육체적으로 건강하게 살아가게 되는 것입니다.

턱디스크를 교정하고 반듯하게 자면 뇌로 혈액 공급이 잘 되어 세로토닌 분비가 잘 되어 공황장애가 치료될 수 있습니다.

※ 공황장애 완치사례입니다.

2009년에 김○○(39세. 여자)씨가 저희 치과에 처음 내원(2009년 5월 7일)해서 상담을 받고 임시 턱디스크 장치를 12일간 착용하고 제거했던 적이 있습니다. 그때 호흡이 좋아졌음을 느꼈기 때문에 2년 후 심한 공황장애로 응급실을 자주 가게 되자 치과에 내원하여 턱디스크 교정을 받게 되었습니다.

환자는 2급 부정교합 환자였고 불면증과 공황장애 갑상선 종양수술(4년전)을 받은 적이 있고 어깨통증과 두통을 지니고 있다고 하였습니다. 그런데 환자는 치과 핸드피스 돌아가는 소리만 들어도 울어버리기 때문에 저와 간호사는 처음에 난감했었습니다. 턱디스크 교정 치료는 마취가 필요 없고 통증이 없는 치료법입니다. 그런데도 공황장애 환자는 치과 의자에 누워 물 흡입기 소리만으로도 공포에 질리게 되는 것입니다. 며칠간의 임시장치를 장착한 후 환자는 밝은 표정으로 내원하였고 예정대로 턱디스크 교정에 들어갔습니다. 대부분의 환자들은 임시 턱디스크 교정 장치를 장착한 것만으로도 숙면을 취하게 됩니다.

그 후 충분한 대화를 통해 환자는 자신감을 얻게 되었고 복용하는 콩코르 5mg, 헤르벤서방정 90mg 아모잘탄 아달라트 등을 모두 복용하지 않게 되었습니다. 턱디스크 교정치료를 시작한 지 두 달 여 만에 이 공황장애 환자는 정신적으로 평화를 되찾았고 어떤 약도 복용하지 않고 일상생활을 하게 되었습니다.

10. 과잉 척추수술의 이유

이춘성 서울아산병원 정형외과 교수에 대한 기사입니다.

이춘성 교수는 학계에서 척추 수술계의 양심으로 불리고 있습니다. 미디어에서 황당한 비법이나 검증 안된 수술 관련 기사가 나가면 밤새 반박 자료를 만들어 e-메일을 보냅니다. 10여 년 전 과잉 척추수술을 처음으로 비판하고 나서면서부터 이춘성 교수는 척추 수술계 논란의 중심에 섰습니다.

과잉 척추수술의 대표적인 사례는 성급한 수술, 과도한 수술입니다. 디스크 수술은 6-12주, 척추성형술은 2-3주, 척추고정술은 최대 3개월 물리치료와 운동요법 등을 한 뒤 차도가 보이지 않으면 수술하게 돼 있습니다. 영국의 국립보건임상 연구소도 요통 환자의 상태에 따라 12주간 에어로빅과 스트레칭등의 운동프로그램, 물리치료, 침, 진통제등의 약물치료등을 선택하도록 의무화하고 있습니다.

기자가 척추 과잉 수술이 얼마나 심각한가라는 질문에 이 교수는 "외과의사 수만큼 수술이 는다' 는 얘기가 있다. 인구가 비슷한 미국 뉴욕과 캘리포니아의 수술 건수가 두 배가량 차이가 난다. 미국학회에서 조사해 봤더니 척추를 수술하는 의사 수가 딱 그만큼 차이가 있다. 우리나라도 척추 수술 전문 병원이 우후죽순 생기고 있는 게 그 원인일 수 있다."

최근 비수술 문제에 대해서는 "우리가 과잉 수술을 지적한 지 벌써 10년이 넘었다. 어느 정도 공론화되니까 심평원에서 엄격한 잣대를 들이댔다. 계도가 돼서 그런지 이제 과잉 수술이 줄긴 했다. 과잉 수술을 하면 삭감해버리니까 풍선 효과로 비수술이 횡행하고 있다."

신경성형술에 대해서는 "보통 수술 뒤엔 아물면서 유착이 생길 수 있다. 이 부위를 풀어주는 치료를 하는게 신경성형술인데, 이길 일반 척추환자에게 무조건 적용한다. 수술하지 않은 환자는 유착이 안 생겨 쓸 필요도 없는데 말이다. 꼬리뼈 신경술, 레이저신경술 등 다양한 이름으로 쓰이고 있다. 사실은 스테로이드 주사가 통증을 줄이는 역할을 한다. 눈속임일 뿐이다. 통증만 줄이려면 일반 급여가 인정되는 주사를 놓으면 된다. 비수술 치료를 한답시고 200만원에 가까운 치료비를 받는다. 비수술 치료가 돈이 되다 보니 정작 진짜 수술을 해야 하는 환자가 수술 시기를 놓쳐버리는 일도 벌어진다."

이상은 척추 수술이 늘어나는 추세에 대한 서울 아산병원 정형외과 이춘성 교수님의 말씀이었습니다. 의료선진국인 미국에서조차 외과의사 수만큼 수술건수가 증가한다고 하니 우리나라는 얼마나 심각하겠습니까!.

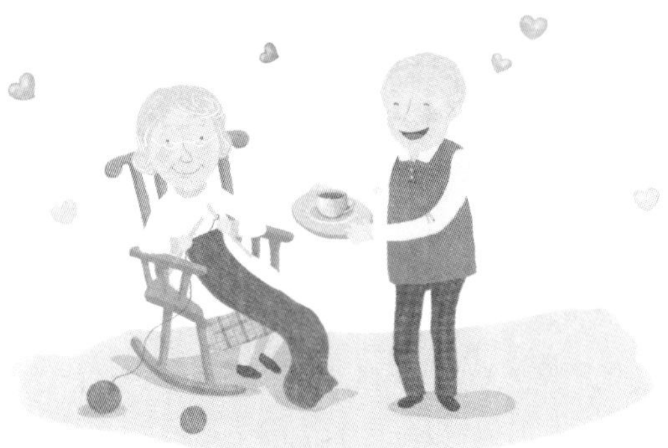

11. 과체중과 턱디스크와의 관계

과체중이란 체중이 비만과 정상사이일 때를 말합니다.

얼마 전 신문기사에서 한국인의 54% 그러니까 절반 이상이 자신이 과체중이라고 생각하는데 이 수치는 전 세계 평균치인 48%보다 높다는 것입니다. 전문조사기관 닐슨이 56개국 25,000명 이상의 소비자를 대상으로 체중 감량법 조사를 한 결과 한국인 10명 중 6명은 현재 체중 감량을 위해 노력중이며 가장 선호하는 체중 감량법으로 1. 운동 2. 식이요법을 들었습니다. 그리고 전 세계 응답자들은 1. 식이요법 2. 운동을 꼽았습니다. 순서야 어찌 되었든 우리가 관심을 기울여야 하는 것이 input 즉 우리 몸에 들어오는 것 즉 음식입니다. 식이요법 방법으로 모든 사람들은 지방섭취를 줄인다. 초콜릿과 당류 섭취를 줄인다. 음식량을 줄인다. 신선한 음식을 섭취한다 등 이었는데 맨 마지막 신선한 음식이란 말에는 나트륨 즉 염분의 함량이 적어야 함을 말합니다.

미국의 의사 데이비드 케슬러는 〈과식의 종말〉이라는 책에서 설탕과 지방 소금은 더 많은 설탕과 지방 소금을 먹게 만들고 고당분 고지방 음식은 뇌신경전달물질류인 오피오이드를 분비시켜 음식에 대한 충동을 더 일으키고 섭취하는 사람으로 하여금 고통과 스트레스를 감소시켜 마음을 진정시켜준다고 하였습니다. 그런데 이러한 오피오이드 회로 효과는 일시적인 것이라고 했습니다. 그래서 아주 맛있는 음식을 먹으면 오피오이드 회로가 활성화되고 이 회로가 활성화되면 맛있는 음식 섭취를 늘리는 식으로 순화과정이 이루어집니다. 그래서 사람은 자신이 맛있게 먹은 음식의 기억의 덫에 걸리게 된다고 합니다.

샌프란시스코의 지역사회 정신의학자인 로마 플라워즈는 이렇게 말합니다. "대부분의 사람들은 음식을 먹고 나서 기분이 좋아졌다고 느낍니다. 불안할 때 음식을 먹으면 마음이 편해집니다. 음식이 그야말로 신경안정제 역할을 하는거죠. 하지만 이런 효과는 물론 일시적입니다."

고당분 고지방 고염분 음식의 유혹을 이기는 방법이 바로 자율신경을 안정시키는 방법입니다. 목뼈 1,2,3,4번이 이완되면 호흡이 편해지고 침 분비가 왕성해져 너무 달거나 기름지거나 짠 음식에는 거부감을 느끼게 됩니다. 그래서 턱디스크 교정을 한 후 환자들은 왜 자신이 이토록 짠 음식을 먹고 있었는지 모르겠다며 음식을 싱겁게 바꿔 나갑니다. 혀의 미뢰 기능을 회복시켜 맛 기능이 정상화되어 너무 자극적인 것을 거부하게 만드는 것입니다. 뇌신경이 안정이 되면서 자극이 적은 순한 음식을 섭취하게 되고 성격도 유순해져 충동적인 자극에 차분하게 대응을 할 수 있게 되는 것입니다.

그래도 순간적으로 고당분 고지방 음식의 유혹이 있을 때 이러한 음식의 충동자극을 무시하는 방법으로 데이비드 케슬러는 음식을 보고 이렇게 생각하라고 합니다.

1. 이 음식을 먹어도 기분이 좋은 건 잠깐 뿐이야.
2. 이 음식을 먹으면 함정에 빠지는 거야.
3. 음식을 안 먹으면 행복해 질거야.
4. 이 음식을 안 먹으면 내일 몸무게가 줄어들거야.

턱디스크를 교정하게 되면 뇌신경이 안정이 되어 저자극 음식을 섭취하게 되어 과체중이 치료될 수 있습니다.

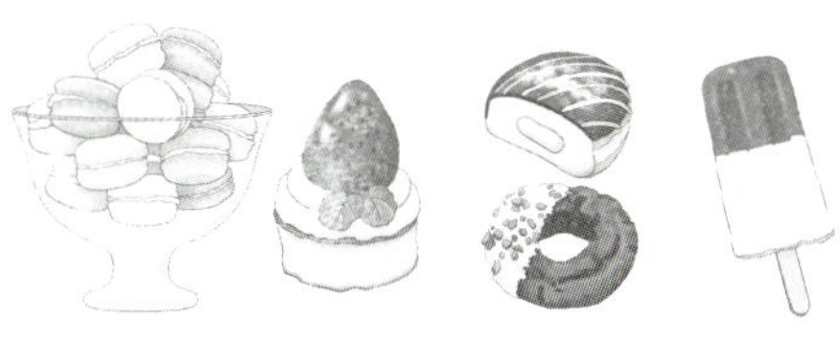

12. 구강건조증(입마름병)과 턱디스크와의 관계

입 안의 점막조직에 감염이 있어서 서○○ 병원 구강내과에서 조직검사와 치료를 받아도 입은 더 마르고 점막이 쓰라려서 괴로운 나날을 보내던 60대 여자 분이 내원하였습니다. 그리고 턱디스크 교정 치료 한 달 후 점막이 완전 정상으로 되었습니다. 이 때부터 이 분은 누가 입이 마르다고 하면 아예 모든 일을 제끼고 턱디스크 홍보대사가 되어버렸습니다.

구강 건조증이란 음식물을 삼키기가 곤란하다든지 말을 하기가 불편하다든지 하는 건조감 자체로 인한 불편감 뿐만 아니라 치아우식증 및 치주염의 발생증가와 악화, 진균감염, 입이 화끈거리는 구강 작열감 증후군, 구취, 혀가 갈라지는 열구설, 맛을 잘 못 느끼는 미각장애, 입 안이 허는 구강궤양의 발생에도 영향을 미치게 되기 때문에 입이 건조해진다는 증상 자체에 바로 대책을 마련해야 합니다.

구강 건조증을 일으키는 주된 원인은 항히스타민제나 정신신경계에 작용하는 약물복용이라고 할 수 있고 이외 목이나 얼굴 부위의 방사선치료나 스트레스와 긴장으로 인해 입안이 건조해 질 수 있습니다.

40세 이후의 여성에서 주로 나타나는 자가면역질환인 쉐그렌 증후군은 구강건조증, 안구건조증과 함께 류마토이드 관절염이나 전신성 홍반성 낭창과 같은 자가면역질환을 동반하기도 합니다. 구강건조증이 의심이 된다면 내원하여 타액분비량을 측정하여 실제 타액분비가 감소하였는지를 알아보아야 합니다. 타액분비량이 객관적으로 감소하였다면 방사선사진이나 타액선스캔, 소타액선 조직검사, 혈액검사 등의 검사로 타액선의 기능이 정상인지를 알아보아야 합니다.

여러 가지 검사를 통해서 구강건조증으로 진단되면 수면시 가습기를 이용하고 입술 등에 보습제를 바르며 무설탕 껌이나 신음식 및 과일 야채 등으로 타액의 분비를 자극하는 것이 좋습니다. 술과 담배는 타액분비를 더욱 감소시키므로 삼가야 합니다. 이러한 보조적인 방법만으로 구강건조증이 해소되지 않는다면 인공타액을 사용한다든지 타액분비를 촉진하는 약물을 사용하는 등의 치료를 받아야 합니다.

그런데 이렇게 복잡한 치료방법에 비해서 턱디스크 교정 치료로 구강건조증은 어떤 약물도 사용하지 않고 완치가 됩니다. 어느 경우에서든지 구강이 건조해지는 것은 얼굴과 목 부위의 근육 136개가 수축함으로써 침샘으로 들어가는 혈액 양이 감소하여 타액 분비가 줄어든 것입니다. 그래서 환자의 하악 양쪽 어금니를 성형하면 곧바로 근육이 이완하여 침샘으로 혈액이 왕성하게 공급되어 침이 분비가 잘 되게 되는 것입니다. 이 밖에 입이나 혀가 화닥거리는 증상이나 입이 잘 허는 경우도 모세혈관까지로의 혈액이 왕성하게 공급되어 증상이 완화됩니다.

또한 송진이 함유된 친환경 치약과 먹는 치약을 사용하여 구강이 화학 약품에 노출되지 않도록 주의를 기울이면 좋습니다. 손가락에 죽염가루를 묻혀 치아를 닦는 방법은 좋습니다.

턱디스크를 교정하면 침샘으로 혈액이 잘 공급되어 침 분비가 왕성해져서 구강 건조증이 치료됩니다.

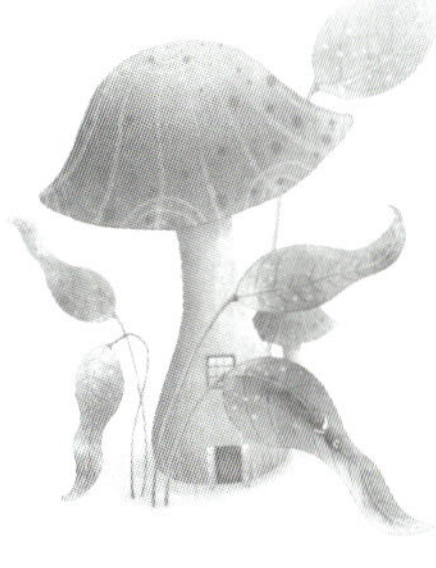

13. 귀 질환(메니에르, 이통, 이명, 청각장애, 어지럼증, 현기증)과 턱디스크와의 관계

진료실에 영화배우 같은 분이 오셨는데 말씀도 참 예쁘게 합니다. 저는 파노라마 사진을 보며 "입이 마르지 않나요? 어지럽지 않으세요? 고등학교 땐 엄청 건강하셨군요. 그런데 왜 이렇게 보철을 많이 하셨어요?" 하고 물었습니다. 환자는 "맞아요! 저는 ○산병원 이비인후과까지 온갖 병원을 다 다녔는데 어지럼증이 고쳐지지 않아요. 그리고 입이 말라서 괴로워요" "걱정하지 마세요! 어금니들이 낮아져서 턱이 눌렸고 잘 때 아래 턱이 귀를 압박하여 귀의 해부학적 기관들의 무게중심이 틀어지고 귀 뒤의 소뇌가 눌려서 몸에 균형이 틀어지는 거예요. 오늘 턱디스크 임시장치를 부착하고 근육 마사지받고 바른자세 세트에서 주무시면 내일 아침 상쾌하게 일어나게 될 거예요. 그리고 교정치료가 끝나면 다니셨던 병원에 가셔서 낫게 된 경위를 선생님께 말씀드리세요. 의사 한 사람이 깨달으면 환자 삼천명이 고생을 안합니다." 하고 말했습니다.

턱관절 공간과 귀의 내이는 해부학적으로 petrotympanic fissure 라는 갈라진 틈쪽으로 통해 있기 때문에 이통이나 귀울림증(이명), 중이염, 청각장애, 어지럼증, 현기증과 밀접한 관련이 있습니다.

미국의 이비인후과 의사인 코스텐은 코스텐 증후군을 발표하면서 치아의 상실로 아래턱 뼈가 후상방으로 이동하여 귀 부위의 근육을 눌러 귀 구멍을 압박하고 고막 안의 압력을 혼란시키고 난청과 귀울림증 이통 어지럼증 인후통 혀와 코의 작열감이 나타난다고 하였습니다.

치아가 빠졌는데 귓병이 생기고 혀가 뜨겁고 콧물이 자꾸 흐른다고 하니 믿어지십니까? 이러한 사실을 1930년 대에 이비인후과 의사가 지적했던 것입니다.

겔브는 턱디스크 환자의 40%가 귀울림증의 병력을 가지고 있으며 스프린트 장치를 사용하여 증상이 줄어 들거나 사라졌다고 했습니다.

또한 미르호그는 치아를 꽉 깨물 때 고막 긴장근이 수축함을 현미경으로 관찰하였고 귀울림증은 삼차신경이 분포하는 근육의 지속적인 자극과 스트레스로부터 오는 피로 반응의 일종이며 치아교합의 불균형 때문에 발생하는 턱관절 증상의 하나로 본다고 하였습니다.

현재 미국에서도 이비인후과적으로 원인이 확실히 드러난 몇 가지의 귀울림증 치료를 제외하고는 귀울림의 효과적인 치료 방법이 없는 상태입니다. 이러한 상황에서 치과 치료로 귀울림증을 치료하는 치과의사들의 임상보고들은 굉장한 소식이 되고 있습니다.

상하악 구치부의 치관 길이를 높이고, 턱디스크 교정기를 장착하고 바른 자세 침구 세트에서 잠을 자면

① 고막 긴장근이 이완되고

② 삼차 신경이 안 눌려서 이명, 메니에르, 청각장애, 중이염 등을 치료하게 됩니다.

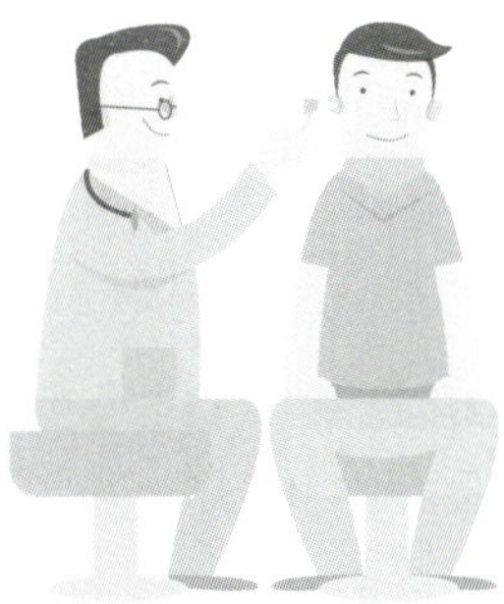

14. 귀 질환(중이염)과 턱디스크와의 관계

청주에서 고등학교 남학생의 안면 비대칭을 고치기 위해 부모가 함께 내원하였는데 아이의 구강 내 임시 장치 시술로 치아의 중심선이 맞게 되어 1주일간 임시 장치를 장착하고 몸의 경과를 보자고 돌려 보내려고 했습니다. 그런데 환자의 아빠가 참 인상이 좋으셔서 저는 얼굴 근육을 보고 "선생님은 주무실 때 코골이를 하시는데 어금니가 어디 빠진 곳 있나요?"하고 물었습니다. 환자의 아빠는 "네 양쪽 어금니가 하나씩 빠졌어요." "그러면 귀로 가는 혈액에 문제가 생겨요. 제가 임시장치 해드릴 테니까 1주일 간 끼고 계세요" 하면서 양쪽 어금니에 임시 장치를 부착해드렸습니다. 1주일 후 환자의 아빠는 "눈 밑의 다크써클이 사라졌어요. 그리고 제가 귀에서 진물이 자꾸 나서 이비인후과 치료를 받아도 별 효과가 없었는데 여기서 가고 난 후부터 귀에서 진물이 안 흘러요." 저는 환자의 솔직한 말씀에 기쁜 마음으로 임시장치를 제거하고 레진으로만 어금니를 코팅해서 중이염을 응급으로 치료해 주었습니다. 보철 오버레이를 안 한 이유는 아들의 교정치료도 경제적으로 부담이 되어 아빠까지 치료를 할 수 없었기 때문입니다.

중이는 고막 바로 안쪽에 있는 기관으로 바깥귀길과 안쪽귀길사이에 끼여있으며 중이염은 말 그대로 중이에 염증이 생긴 것을 말합니다. 이비인후과에서 꾸준히 치료를 받는데도 귀에서 물이나 고름이 계속 나오는 환자를 가끔 봅니다.

바깥귀길과 안쪽귀길(이도)은 펌프와 같은 기능을 하는데 이 귀길에 기능장애나 협착증세는 중이쪽에 환기 장애와 음압상태를 만듭니다. 그러면 점막에서 액체가 나와 중이에 고이게 됩니다. 귀길의 장애가 일시적이라면 급성삼출성 중이염으로 진행될 수도 있지만 귀길 기능 장애의 원인이 지속되면 만성 삼출성 중이염이 됩니다.

비행기가 이착륙할 때 심한 경우에는 중이에 염증이 생기기도 하는데 이것을 항공성 중이염이라고 합니다. 이러한 항공성 중이염은 하강이나 상승시에 적절한 기압 유지운동, 예를 들어 하품을 크게 하거나 침을 삼키거나 아래턱을 벌리면 이도가 열려 중이의 기압을 정상으로 유지시켜 예방할 수 있습니다.

특히 발살바 요법이라는 것이 있는데 이 방법은 코와 입을 막고 인체 내부의 공기를 귀 쪽으로 불어 넣어 이도를 열어주어 비행기 이, 착륙 때 기압을 적절히 조절하는데 도움이 됩니다. 이 밖에도 껌 등을 씹는 것도 좋은 예방법이 됩니다. 또한 심한 감기에 걸려 있을 때나 과로 상태에 있을 때 그리고 이도가 약한 유아기 때 중이염이 생길 수 있습니다.

정상적인 경우 중이에 있는 액체는 귀길 주위에 있는 근육(구개범장근이나 내익상근 구개거근등)의 이완과 수축으로 이도로 간 후 목구멍으로 나가게 되는데

- 턱관절에 문제가 있어서 내익상근이 긴장하게 되면 이도가 잘 열리지 않아 액체가 중이에 모이게 되고 일정 기간이 지나면 세균에 감염되어 고름이 생길 수 있습니다.
- 또는 치아에 문제가 있어서 아래턱뼈가 귀 쪽으로 자꾸 이동하면서 턱관절을 덮고 있는 캡슐의 염증이 내이로 전파될 수가 있습니다.

이러한 이유로 어린이 중이염 환자에게 항생제를 투여하지 않았을 때 턱관절 주위의 근육이 경직되어 입이 잘 벌어지지 않는 것을 종종

볼 수 있는 것입니다. 최근엔 의학의 발달로 다른 합병증은 줄고 있지만 삼출성 중이염은 오히려 증가 추세에 있다고 합니다.

삼출성 중이염은 소아난청의 가장 흔한 원인이 되기 때문에 주의를 해야합니다.

턱의 위치이동으로 귀주변의 근육들이 눌려 귀길의 펌프기능에 이상이 생겨 염증이 생기므로 약에 의존하여 수동적으로 치료되길 바라지 말고 근본 원인인 자세를 수정하여 몸과 머리를 반듯하게 하고 자야 귀 질환이 생기지 않을 것입니다.

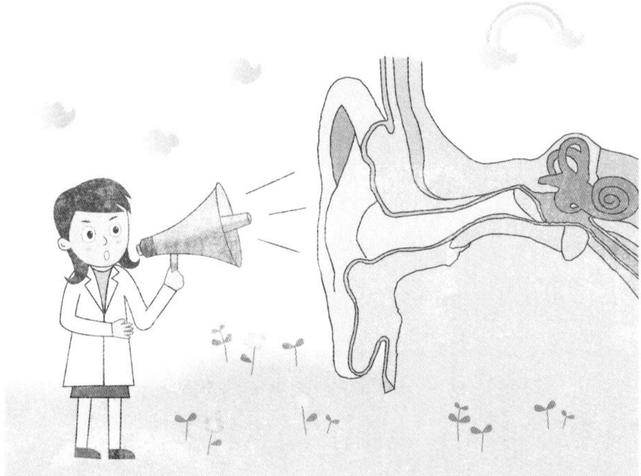

15. 금연과 턱디스크와의 관계

턱디스크 교정 치료를 하면 침이 많이 분비되는데 평소 담배를 피우시는 분들은 90%정도는 담배 맛이 싱거워졌다고 말합니다. 그리고 이대로 가면 담배를 끊을 수 있겠다고 하면서 환자분들 대부분이 금연에 성공합니다.

니코틴이란 말은 담배 농장의 이름에서 유래되었고 담배에 있는 니코틴은 1904년 픽텟과 크레포에 의해 처음 인공적으로 합성되었습니다.

니코틴은 토마토나 감자 그리고 가지와 피망에도 약간 들어있는데 니코틴은 포유류에게 각성효과를 보입니다. 그리고 이 각성효과 때문에 흡연이 습관성이 되는 원인이 됩니다. 미국 심장협회에 따르면 "니코틴 중독은 역사상 가장 끊기 힘든 중독중의 하나이다"라고 한 바 있습니다.

〈니코틴 중독〉이란 담배를 피우다가 안 피우면 잠이 안 오거나 정신을 집중할 수 없고 머리가 아프고 기침이 나오며 아주 신경이 예민해지는 이러한 금단 증상을 보이는 상태를 말합니다. 그런데 니코틴 중독이 흡연가의 80% 이상을 차지한다고 합니다.

니코틴 중독의 원인은 아직 밝혀지지 않고 있지만 모든 중독성 약물의 원인으로 생각되는 뇌 안에 있는 뇌신경 전달 물질이 관여되는 것으로 알려져 있습니다. 니코틴에 의한 질환은 구강암과 기관지염 폐암 방광암 심장질환 등이 있습니다.

니코틴의 약리학적 작용은 즉 담배를 피우면 심장박동과 혈압을 증가시키고 침 분비를 더욱 자극시키고 뇌를 각성시키고 마음을 이완시키고 진정시키며 식욕을 감소시키고 물질대사를 증가시켜 체중감소를 유도하기도 합니다.

담배를 피우면 니코틴이 혈액 내로 스며듭니다. 그리고 7초 이내에 폐로부터 두뇌에 전달되고 뇌는 즉각적으로 아세틸콜린, 도파민 등 화학 전달물질을 배출시킵니다. 즉 니코틴을 원하는 사람의 신체의 특징은 중추신경계와 자율신경계(교감신경계) 기능이 저하된 사람임을 알 수 있습니다.

니코틴 중독의 치료법은 금연밖에 없습니다. 그래서 각종 금연교실이나 교육 프로그램 니코틴 패치나 니코틴 껌 전자담배 또 최근에는 니코틴 독을 소변으로 배설시킨다는 약품까지 나왔지만 그 모든 것은 근본적인 치료법은 못 됩니다. 저는 14년간의 턱디스크 교정치료로 어금니를 성형시켜 금연에 대한 놀라운 효과를 보았습니다. 즉 뇌로 가는 혈액 양과 침의 분비를 증가시켜 니코틴의 맛 감각을 떨어뜨리고 경추를 이완시켜 자율신경계를 안정시켰더니 그 어떠한 극심한 중독 환자인 경우라 하더라도 3-6개월 이내에 흡연에 대한 욕구가 사라져 환자들이 자신있게 담배를 끊게 되었다고 환하게 미소짓는 모습을 보게 됩니다.

턱디스크 교정치료란 바로 뇌신경전달 물질의 부조화를 조화롭게 해주는 치료이기에 니코틴 중독이나 알코올 중독 치료등 여러 중독치료에 탁월합니다.

턱디스크를 교정하면 뇌신경 전달 물질이 잘 공급되어 니코틴 중독에서 벗어나게 됩니다.

16. 기관지확장증과 턱디스크와의 관계

기관지 확장증이란 폐 속의 공기길 즉 큰 기도인 기관지가 과거에 심한 호흡기계 염증으로 두껍거나 확장된 상태를 말합니다. 이러한 변형이 정상으로 회복되기가 어려워서 정상적인 기관지의 객담 배출 기능이 약해집니다.

기관지 확장증의 원인은 전에는 백일해와 홍역 같은 어린이 감염이었으나 오늘날에는 낭포성 섬유증 같은 선천성 질환이 있는 환자들에서 반복적인 폐의 세균성 감염이 주요 원인이 됩니다. 또는 폐결핵을 심하게 앓은 후 완치되었으나 그 후유증으로 기관지 확장증이 발생하여 계속 객혈을 하는 수가 있습니다.

증상은 급성보다는 몇 개월 수년에 걸쳐 서서히 악화됩니다. 평소보다 누웠을 때 기침을 더 심하게 한다거나 기침 시 진한 녹색 또는 노란색의 가래가 많이 나옵니다. 때에 따라 기침 할 때 피가 섞여 나오기도 합니다. 숨을 쉴 때 좋지 않은 냄새가 나기도 하며 호흡 시에 색색거리는 소리가 나고 숨이 가쁩니다. 손톱에 이상증세가 나타나기도 하고 손가락 끝 부분이 커지는 증상이 나타나기도 합니다.

진단은 CT촬영으로 기도가 손상되었는지를 확인하고 흉부 X-선 검사와 폐기능 검사 그리고 가래를 검사하여 감염 유무를 알아봅니다.

기관지 확장증을 치료할 땐 염증이 쉽게 폐 조직으로 전이하지 못하게 하기위해 가래치료에 집중하게 되는데 염증이 존재하는 한은 가래 증상은 호전과 악화를 반복할 뿐입니다. 그래서 염증을 치료하는 것이 중요하다고 봅니다. 기관지의 염증 발생량을 줄이기 위해서는 면역체계를 바로 잡을 수 있는 자율신경의 균형치료를 해야 합니다. 그리고 염증이 잘 배출되도록 혈액 순환에 관심을 기울여야 합니다.

기관지의 자율신경 지배는 흉추 3번과 연관이 있고 치아는 상악 소구치와 하악 대구치들이 관여하므로 턱디스크 교정으로 흉추를 이완시키면 염증의 배출력이 좋아지고 자율신경안정이 됩니다. 기관지로 혈액이 잘 순환되면 내부의 노폐물과 염증 인자를 회수하고 신장에서 소변과 함께 배출을 하도록 해서 염증이 감소되는 것입니다. 턱디스크 환자인 경우 몸 안의 땀이나 수분 침 혈액 등의 진액이 적어 혈액이 탁하고 양이 줄어 염증 배출이 더디다가 교정후엔 침이 다량으로 공급되고 땀 배출이 원활 해지는 것을 흔히 볼 수 있습니다.

이외에 달리기와 요가와 같은 무산소, 유산소 운동 그리고 반듯하게 잠자기 등은 흉추의 긴장을 완화시켜 혈액순환을 잘되게 도와줍니다.

턱디스크 교정기를 장착하고 반듯하게 자면 흉추가 이완되어 기관지 확장증은 치료될 것입니다.

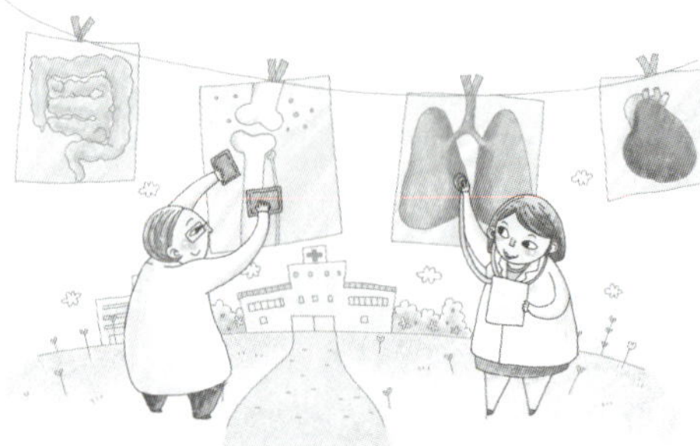

17. 기억력 상승효과와 턱디스크와의 관계

2009년 11월 어느 날 포항에서 수녀님 한분(박 마리아 수녀. 52세)이 치과에 내원하셨습니다.

두통과 견비통 난소종양 턱관절 잡음 좌측 저작불편 좌측 눈 깜빡거림이 내원 원인이셨습니다. 뇌파 검사와 파노라마 사진 촬영결과 수녀님께서는 목뼈 1, 2번이 심하게 압박 받고 있음을 알 수 있었습니다.

4일간의 임시장치 장착으로 수녀님께서는 뒷목의 뻐근함이 사라지고 눈이 편해지고 턱관절에서의 소리가 사라지고 통증이 사라졌다고 하였습니다.

구강내에 상악 6개와 하악 8개의 보철교정을 시행하고 수면시 턱디스크 교정기를 장착하도록 지시하고 3개월 후 치과에 오셨습니다.

수녀님은 집으로 가신 후 지구가 돌 듯이 머리가 빙빙 돌아 며칠 고생했지만 그 후에 이마에 튀어나왔던 뼈가 어느 날 들어갔고 눈 깜빡거림이 없어졌고 침이 너무 많이 나와 고민일 정도라고 행복해 하였습니다.

다시 2년 후 2012년에 치과에 내원하였습니다. 수녀님께서 긴 여행을 해도 목이 안 아프고 왼쪽 어금니로 마음대로 깨물 수 있고 잠을 잘 잔다고 말씀하셨습니다. 그리고 재미있는 이야기를 해주셨습니다.

수녀님은 예수성심시녀회 소속인데 창설자 신부님이 프랑스 신부님으로 그 남 신부님의 교리책을 갖고 수녀님들의 골든벨 대회가 열렸다고 합니다. 박 수녀님은 옛날 같으면 어림도 없는 일이지만 턱디스크 교정 후 기억력이 좋아져 자신감을 얻은 터라 교리책을 한번 쭉 훑어

보고 대회에 나갔는데 그렇게 열심히 공부하신 수녀님들을 제치고 2등을 해서 너무 놀랐다며 저보고 〈세상에 이런 일이〉라는 프로에 꼭 나가야 한다고 말씀하셨습니다.

턱디스크를 교정하면 뇌기능이 좋아져서 기억력이 상승합니다.

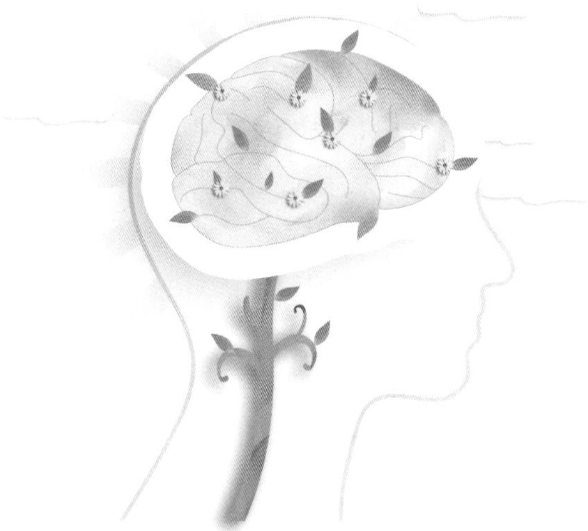

18. 뇌건강(뇌신경)과 턱디스크와의 관계

미국의 정신과 전문의의자 뇌 영상 전문가인 다니엘 G 에이멘 박사의 말입니다.

돌아서면 잊어버리는 사람은 귀 근처에 있는 뇌의 측두엽에 문제가 있기 때문입니다. 잠을 자도 늘 피곤한 사람은 뇌의 심층 변연계에 문제가 발생된 사람입니다. 툭하면 넘어지고 부딪히고 물건을 떨어뜨리는 사람은 귀 안쪽에 있는 소뇌에 문제가 있기 때문입니다. 그리고 초콜릿과 커피, 사탕을 입에 달고 사는 사람은 이마 부위에 있는 뇌의 전전두엽에 문제가 있는 사람입니다. 자신이 화가 났는데 왜 화가 나는지를 자신도 모른다면 귀 근처에 있는 뇌의 측두엽에 문제가 있는 사람입니다.

에이멘 박사는 20여년간 55,000건이 넘는 뇌 스캔 작업과 풍부한 임상 사례 연구를 통해 뇌와 정신, 그리고 뇌와 몸의 연결 고리를 찾았습니다. 우울증과 강박증, 주의력 결핍 등 흔히 정서의 문제로 여겨지는 증상의 원인이 뇌의 생리학적인 문제에 있으며 뇌가 건강하고 아름다우면 우리의 몸도 건강하고 아름다워지고 뇌에 문제가 생기면 곧바로 우리 몸에 이상이 온다는 것입니다.

제가 듣던 중 제일 반가운 소리는 뇌는 사고, 행동, 감정, 언어뿐 아니라 피부 상태, 체중, 몸매, 수면습관, 운동 능력, 일의 성과, 식습관 등 한 사람이 생활하면서 겪게 되는 모든 요소에 뇌는 영향을 받는다는 것입니다.

제가 늘 강조하는 턱관절이 바로 뇌로 올라가는 혈관의 순환상태를 좌우합니다. 그래서 턱관절에 있는 턱디스크를 교정하면 뇌로 혈액이 잘 공급되어 뇌의 전두엽이나 전전두엽, 측두엽 소뇌 변연계 등 뇌 전체의 상태가 회복되어 우울증이나 강박증 만성피로 비만 자율신경장애를 비롯하여 몸의 통증들이 사라지게 되는 것입니다.

턱디스크를 예방하려면 첫째 반듯하게 자는 것입니다. 둘째는 매일 20분 야외에서 달리기를 하든지 1시간 빠르게 걷는 것이고 이때 50자 정도 되는 글자를 매일 암기합니다. 셋째는 된장 청국장 고추장 등 자연 발효식품을 일주일에 3회 이상 드시는 것입니다. 그리고 마지막으로 소금은 중금속이 없는 고온에 가열된 소금을 사용하고 설탕은 천연 사탕수수가루로, 치약은 친환경치약을 사용하는 것입니다.

다음은 작년 2011년 11월에 조울증으로 신경정신과 약을 복용 중이던 22살 여자 환자가 쓴 글입니다. 턱디스크 교정을 시행한 지 현재 3개월 째인데 첫 내원 시엔 아무것도 집중할 수 없고 그저 멍한 상태의 모습이었는데 얼굴의 크기가 감소하고 미소와 인내심 그리고 자신을 돌아보는 글까지 쓸 수 있는 상황이 되었습니다. 아래 글은 환자가 직접 쓴 글이고 이 분은 원불교 신자입니다.

현재 턱디스크 교정과 원불교의 마음 수련공부를 병행하여 치료하고 있습니다.

감기에 걸렸다. 그 이후로 교당에 오고 싶은 마음이 없어졌다. 집에서 쉬고 싶었다. 하지만 집에만 있는 건 안 좋은 일이었다. 처음엔 춥고 감기에 걸렸다는 것 때문에 가기가 싫었지만 잘 생각해 보니 이건 일상수행의 요법에서의 경계 같았다.

아빠가 교당에 가라는 말씀도 있었고 내 마음도 달라져서 교당에 오게 되었다.

턱디스크를 교정하면 뇌로 가는 혈액양이 많아져서 뇌 기능이 좋아지게 됩니다.

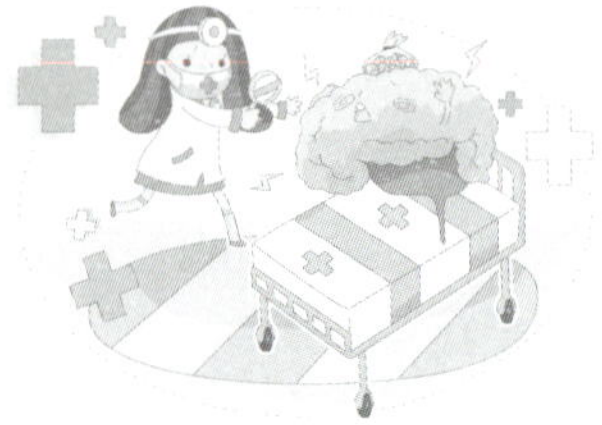

19. 눈물과 턱디스크와의 관계

노스캐롤라이나 대학교의 달스트롬 교수는 의대생과 법대생을 대상으로 분노와 죽음의 관계를 연구했습니다. 적대감이 높은 그룹과 낮은 그룹을 정하고 25년이 지나 그들이 50대가 되었을 때 사망률을 조사했습니다. 결과는 분노와 죽음의 연관성을 분명하게 보여주었습니다. 적대감이 높았던 그룹은 낮은 그룹보다 사망률이 7배나 높았고 심장 질환자도 5배나 많았습니다. 법대생들의 경우에도 법대생 시절 적대감 수치가 높은 그룹은 이미 20%나 사망했고 적대감 수치가 낮은 그룹의 사망률은 4%에 불과했습니다.

적대감이나 분노, 사람을 미워하는 감정이 해결되지 못한 채 마음에 남아 있는 경우 그 사람은 감정이 원활하게 흐르지 않습니다.

사람을 감동시키는 체액은 땀과 눈물 그리고 혈액 이 3가지입니다. 이 세 가지가 갖고 있는 공통점은 모두 따뜻한 체온을 품고 있다는 것입니다. 땀과 눈물 그리고 혈액은 사람의 체온을 반영하고 있습니다. 온도만 옮기는 것이 아니라 사람의 인격과 감정과 마음을 담고 있습니다. 땀에는 노동이 눈물에는 감정이 혈액에는 생명이 실려 있습니다.

눈물은 감정이 움직일 때 흐릅니다.

그런데 신기한 일이 있습니다. 실컷 울고 난 후나 감동적인 영화를 본 후 전신이 개운해진 경험이 혹시 있지 않았나요? 눈물에는 카테콜라민이라는 스트레스성 독소물질이 함유되어 있거든요. 정신적으로 육체적으로 스트레스가 쌓이면 우리 몸 안에서는 독소가 나오잖아요! 그 독소가 눈물을 흘릴 때 〈누관〉을 통해 나간다니 얼마나 인체가 신비로운지요!

자 그러면 생각해 볼 점이 있습니다.

눈물이 여간해서는 안 나오는 사람과 눈물이 너무 많은 사람입니다. 울고 싶은 데 눈물이 안 나오는 사람은 마음이 완고하든지 몸에 독소가 없는 사람이겠죠. 눈물이 너무 많은 사람은 몸 안에 독소가 많아 심장이 약함을 의미합니다. 그러니까 사람들 앞에서 눈물을 안 보이는 것이 일단은 점수를 따고 들어가는 것입니다. 운다는 것은 약함을 보여 주는 것이니까요! 진정한 눈물은 혼자 있을 때 우는 것이 좋은 것입니다.

턱디스크 교정을 받으면 일단 아무리 무뚝뚝한 환자라도 감정 표현을 잘하게 됩니다. 그것은 목과 허리가 눌리지 않게 되어 혈액이 잘 순환이 되니 속이 편해지고 기쁨의 물질인 뇌신경전달물질이 잘 분비되어 기분이 좋아지게 되고 소화가 잘 되기 때문에 인간의 욕구인 표현능력이 살아나게 되는 것입니다. 그래서 인공 눈물을 주기적으로 넣었던 환자들이 더 이상 안과에 가지 않게 됩니다.

여러분 자신이 스스로 생각할 때 아무런 분노나 적대감도 없고 불만도 없이 살아가는데 울고 싶을 때 눈물이 잘 안 나오거나 평소에 심장이 나쁘다면 자신의 턱관절이 압박을 받아 목과 허리가 눌려 지금 몸이 스트레스 상태에 있기 때문이라고 생각하면 됩니다. 어금니를 성형하여 스트레스 상태를 풀어주면 땀과 눈물 혈액이 잘 순환되어 기쁨과 찬미가 넘쳐흐르게 될 것입니다!!!

턱디스크를 교정하면 감정표현이 부드러워져 눈물을 흘려야 할 때 눈물이 잘 분비됩니다.

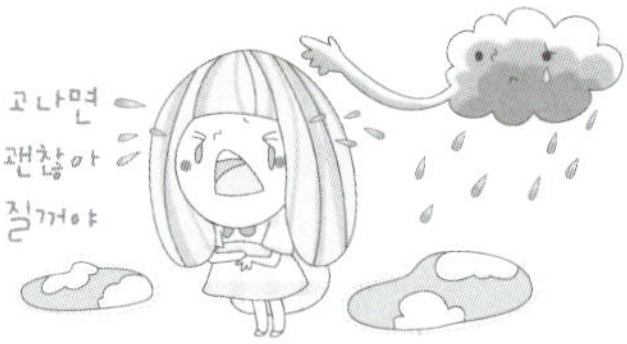

20. 당뇨병과 턱디스크와의 관계

토요일 아침 60대 여자 환자가 왼쪽 아래 어금니 부위가 부어서 내원하였습니다. 저는 임시장치를 다른 부위 세 군데에 부착시켜 부은 어금니들이 윗치아에 닿지 않도록 해주었습니다. 2주 후 환자는 아침 일찍 경사가 났다고 치과에 내원하여 자기 당뇨수치가 떨어졌는데 왜 그러냐고 했습니다. 저는 당뇨병은 원래 침이 적어 생긴 병이니 침이 분비가 잘되어 췌장이 편해져서 그래요. 하고 알려주었습니다. 이 분은 수 년간의 당뇨약 복용으로 면역이 저하되어 치주의 염증과 신경치료 후 통증이 사라지지 않자 늘 찡그리고 다니다가 건강식품 판매하는 곳에서 우연히 치과 말을 듣고 무작정 치과에 왔다고 하였습니다. 저는 이 환자의 위 아래 어금니 16개를 보철로 성형하고 턱디스크 교정기를 잘 때 장착하고 자게 끔 마무리를 하였습니다. 환자는 자신이 다니던 내과에 가서 당뇨약을 복용하지 않아도 된다는 내과원장님의 말씀을 전해주며 앞으로 당뇨병 환자가 있으면 자신의 이야기를 하라고 코치까지 하고 가셨습니다.

그동안 당뇨병을 많이 완치시켜드렸지만 유난히 당뇨병환자들은 마음이 아침 · 저녁으로 바뀌어 참 힘든 기억이 많습니다.

당뇨병은 췌장의 혈액순환이 원활하지 못하게 되어 발생되는 질병으로 우리나라 30세 이상 국민 중 10% 즉 500만 명 정도가 당뇨로 고통을 받는 국민 병이 되어 버렸습니다. 더 무서운 점은 뇌졸중과 심장병 뿐만 아니라 당뇨 망막증. 신경계 손상, 족부 궤양(발부위의 궤양), 성기능 장애 등의 합병증을 유발한다는 데 있고 만성신부전증도 일반인에 비해 3배나 높습니다.

다양한 인종이 모여 사는 하와이 보건당국의 건강실태 조사 결과 한국인 이주민의 당뇨 발병률이 백인보다 3배 높게 나타났다고 보고했습니다.

우리나라 당뇨병 환자들은 비만형보다 마른형 당뇨가 더 많습니다. 배만 불룩 나온 일명 '거미형 인간'이 많다는 것입니다. 당뇨병의 주원인으로 췌장에 있는 인슐린을 만들어내는 베타세포의 감소를 들 수 있는데 복부비만의 원인인 내장지방이 췌장 기능을 더욱 감소시켜 당뇨를 악화시킵니다. 이밖에 불규칙한 식습관, 만성적인 수면 부족, 잦은 과음 등이 당뇨의 원인입니다. 당뇨병의 기본적인 증상은 음료수를 많이 마시는 다음, 소변을 자주 보는 다뇨, 음식을 많이 먹게 되는 다식입니다.

당뇨병은 전 세계적인 문제입니다. 일본은 2006년부터 '3.3 운동'을 통해 당뇨를 관리하고 있습니다. 3.3 운동이란 체중 3kg과 허리둘레 3cm를 줄이자는 운동입니다. 이 운동으로 일본에서는 당뇨 환자가 70-80% 감소했다고 합니다. 당뇨병뿐만 아니라 모든 질병은 운동을 통한 산소공급과 식품을 통한 영양공급 즉 올바른 생활습관으로 회복된다고 생각됩니다.

당뇨약은 체내 혈당수치와 관계없이 인슐린 분비를 자극하거나 민감성을 높이는 방식으로 작용합니다. 하지만 장기적으로는 부작용으로 췌장에서 인슐린을 분비하는 베타세포 숫자가 줄어 인슐린이 잘 분비되지 않게 됩니다. 특히 최근엔 인슐린 감수성을 증가시키는 당뇨약〈아반디아〉가 심혈관계 부작용으로 미국, 유럽에 이어 국내에서도 처방이 중단됐습니다. 이에 따라 부작용을 최소화한 인크레틴 신약이 각광을 받고 있습니다. 이들 인크레틴 신약은 체내 혈당수치에 따라 인슐린 분비를 조절하는 방식입니다. 즉 혈당이 높을 때만 인슐린 분비를 촉진하는 인체 본연의 혈당조절 시스템을 회복시키는 인체 친화적 치료제로 부작용도 크게 줄었습니다.

그러나 턱디스크 교정시술은 왕성한 침분비로 췌장기능을 회복시키고, 척추의 압박이 완화되어 콩팥으로의 혈액순환이 잘 되어 혈액이 맑아집니다.

어금니를 성형하고 턱디스크 교정기를 장착하고 반듯하게 자면, 침이 잘 분비되어 췌장의 기능이 회복되고 콩팥으로 혈액이 잘 공급되어 당뇨병에서 해방될 수 있습니다.

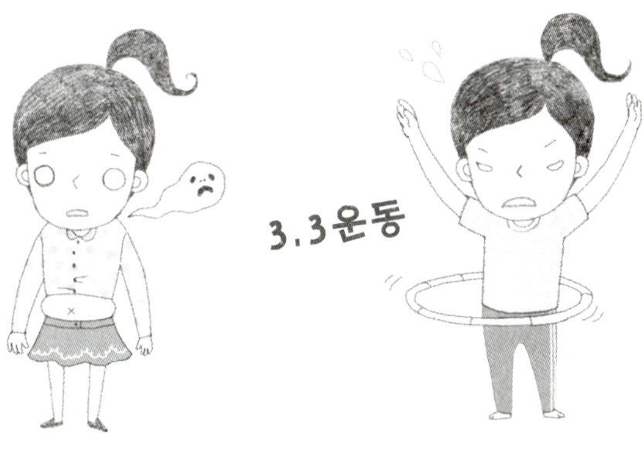

21. 대상포진과 턱디스크와의 관계

대상포진은 수두 대상포진 바이러스가 소아기에 수두를 일으킨 뒤 신경 주위에서 무증상으로 남아 있다가 수두 대상포진 바이러스에 대한 면역력이 떨어지면 신경을 타고 나와 피부에 발진이 생기면서 심한 통증을 유발하는 질병입니다.

대상포진의 원인은 주로 고령이나 장기 이식후 면역저하제를 사용하여 면역이 떨어진 상태에서 바이러스가 증식하여 신경을 따라 피부로 다시 나오는 것으로 알려져 있습니다. 이외에 항암치료나 방사선요법 장기간 스테로이드를 복용하는 경우 그리고 질병이나 사고 스트레스 등으로 우리 몸의 면역력이 약해졌을 때 대상포진이 발생할 수도 있습니다.

일본의 왕세자비가 2003년 39살에 대상포진으로 입원한 후 요양생활에 접어들어 대중에게 드러나지 않은 지가 10년째입니다. 이토록 왕세자비를 괴롭힌 대상포진이 최근 우리나라 젊은이들에게 많이 나타나고 있습니다. 그 이유로 중앙대학교병원 김범준 피부과 교수는 최근 젊은이들이 야근 등 과도한 업무와 학업 등으로 스트레스를 받는 환경에 자주 노출됐기 때문이라고 지적합니다. 특히 김 교수는 잠을 많이 자지 못했을 때 분비되는 홀몬인 코티졸은 신체면역력을 떨어뜨리기 때문에 충분한 수면과 휴식이 중요하다고 강조합니다.

대상포진의 증상은 주로 몸통이나 엉덩이 부위에 잘 생기지만 신경이 있는 부위이면 어디든지 즉 얼굴, 팔, 다리 등 어디든지 발생할 수 있습니다. 초기 증상은 몸살감기와 비슷한데 주로 발생하는 증상은 통증입니다. 몸의 한쪽 부분에 국한되는 경우가 대부분이며 아프거나 따끔거리는 증상이 발생합니다. 이러한 증상이 하루 이틀 지속된 이후에 붉은 발진이 일어나게 되고 열이나 두통이 발생하게 됩니다. 수포는

2-3주간 지속되며 이것이 사라지면 농포나 가피가 형성되고 점차 사라지게 됩니다.

대상포진의 치료는 항바이러스제를 사용하여 치료하며 가능한 조기에 투약하는 것이 효과가 좋다고 합니다. 수포 부위에 박테리아 감염이 되는 경우 치료가 지연되는데 만약 통증이 지속되고 붉은 기운이 증가하거나 다시 나타나게 되면 의사와 상담을 해야 합니다.

대상포진의 예방법은 면역력을 강화시키는 방법이겠죠. 침 분비가 많아지면 면역력이 강화되기 때문에 침이 많이 생기도록 운동과 죽염복용 그리고 밥 따로 물 따로 식사법 등을 생활화하시면 도움이 됩니다.

그런데 특이한 현상은 턱디스크 교정 환자에서 명현반응으로 대상포진이 아주 많이 발생된다는 것입니다. 그 이유는 턱디스크 교정을 하면 혈액 순환이 잘 되어 신경 주위에 남아 있던 수두 대상포진 바이러스가 피부로 밀려 나오게 되기 때문입니다. 그래서 저는 평소 근력이 약했던 환자분들에겐 턱디스크 교정을 받게 되면 미리 대상포진이 나타날 수도 있다고 말해줍니다. 대상포진이 발생된 환자들의 경우 침이 항바이러스제이기 때문에 따로 투약을 하지 않아도 시간이 지나면 대상포진 증상은 사라집니다. 일반인에서 대상포진 증상이 나타날 땐 어금니에 나무젓가락 등을 계속 물고 있게 하거나 죽염 물을 공복에 하루 3컵 씩 복용하면 회복될 수 있습니다.

어금니를 성형하면 침 분비가 왕성해져서 면역력이 강화되어 대상포진이 치료될 수 있습니다.

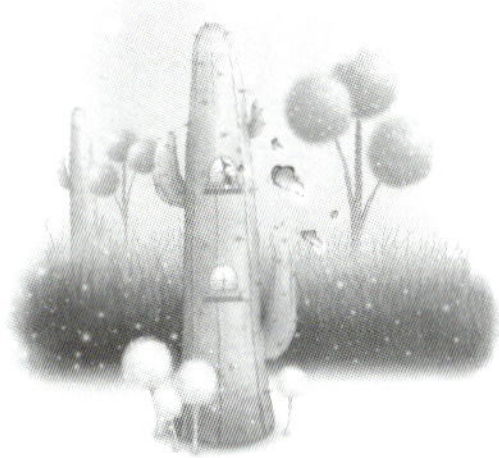

22. 돌연사와 턱디스크와의 관계

우리나라가 경제개발협력기구인 OECD 국가들 중에서 부끄러운 1위를 차지한 것들입니다. 40대 남성 사망률, 간질환 유병률, 흡연율, 알코올 소비율, 알코올 중독 비율, 자살률 등이 부끄러운 1위입니다.

40대 남성 사망률 1위는 우리나라 남성들이 과로와 스트레스, 과음, 흡연, 운동부족 상태가 심각하다는 사실을 말해줍니다. 이러한 나쁜 건강습관은 계속 누적되면 우리 몸의 정상적인 생리현상을 방해하고 면역력을 떨어뜨려 질병에 저항할 수 없게 만듭니다. 즉, 심장과 뇌혈관 등에 동맥경화를 일으켜 결국 몸에 큰 스트레스가 가해질 때 이를 이겨내지 못하고 사망에 이르게 하는 것입니다.

육체적으로 건강하기 위해서는 뇌나 심장, 소화기 등의 신체 장기에 혈액이 원활하게 공급되어야 합니다. 원활한 혈액 공급을 위해서는 심장에 관련된 〈혈관〉들이 깨끗하고 압박을 받지 않아야 합니다. 심장이 신체에서 펌프와 같은 역할을 하여 뇌나 각 장기로 혈액을 공급해 주기 때문입니다.

일본의 치과의사 마에하라는 턱디스크 환자들이 첫 번째 목뼈와 두개골(후두골) 사이가 좁아져 있는데 이렇게 되면 이 부위의 혈관(척추동맥)이 눌려서 앉았다 일어날 때 어지럽거나 뇌의 뒷부분에 혈액이 잘 공급되지 않아서 기억력이 떨어지거나 정신집중이 안되고 건망증 등의 증상이 나타날 수 있다고 했습니다. 또 머리 속의 혈액이 심장으로 돌아올 때 이 부위의 상황을 뇌로 전달해 주는 신경이 설인신경과 미주신경입니다. 그런데 어금니가 빠지거나 닳아 지면 이들 신경이 압박을 받아 압박 자체를 정보로 받아들여 뇌로 잘못된 정보를 보냅니다. 그러면 뇌는 그 신경이 보낸 정보만 가지고 혈압이 정상인데도 더 높이라고 하거나 또는 낮추라고 명령할 수도 있다고 마에하라는 말했습니다. 그래서 고혈압 환자에게 혈압약을 처방하는 것이 아니라 어금니를 성형하여 혈압에 관여하는 신경을 안정시켜 고혈압을 정상혈압으로 유도하는 것입니다.

돌연사의 진행과정입니다. 이가 빠지거나 옆으로 자는 습관은 턱관절과 목뼈를 더욱 눌러 아래턱과 귓구멍 사이로 지나가는 외경동맥에 압박을 가하게 됩니다. 그러면 귀와 머리뼈들이 압박을 받아 뇌로 가는 혈관이 좁아지고 혈관과 함께 주행하는 신경이 눌려 뇌신경기능에도 이상이 오는 것입니다. 목뼈가 눌리면 우울증과 무기력이 나타나고 그 아래에 있는 흉추와 요추 등이 차례로 눌려 심장과 폐, 간에 공급되는 혈액 양이 감소하게 되고 혈관내벽에 여러 가지 이물질이 쌓여 굳어지면서 동맥경화가 나타나게 됩니다. 또한 척추 디스크가 얇아져서 척추 사이사이에서 나오는 신경이 압박을 받아 통증을 호소하기도 합니다. 이러한 상황이 될 때 투약과 수술에 의존하면 육체는 서서히 뇌의 통제를 벗어나게 되고 한계상황이 왔을 때 장기의 기능이 멈춰버리게 되는 것입니다. 이를 돌연사라고 합니다.

잠을 잘 때 턱관절이 압박을 받지 않도록 반듯하게 잠을 자고 코골이와 이갈이 습관을 없앤다면 아무리 힘든 업무에 시달리고 스트레스를 받는다 하더라도 우리의 뇌와 심장은 안전하리라고 생각됩니다.

턱디스크를 교정하고 반듯하게 자면 평소의 잘못된 자세에서도 외경동맥이 눌리지 않게 되어 돌연사가 발생되지 않습니다.

23. 두통과 턱디스크와의 관계

두통은 살면서 흔히 경험하는 질병 중의 하나입니다. 제가 13년 간 턱디스크 치료를 해오면서 두통 환자는 매월 전체 환자중 30-40%정도였습니다.

지금 기억에 남는 환자로는 서울에 사는 초등학교 여학생이 있는데 이 아이는 첫 내원시 편두통으로 거의 걷지를 못했습니다. 두통 환자의 25%가 편두통 환자입니다. 아이 표현으로는 20개의 바늘이 왼쪽 머리를 숨도 못 쉬게 찌른다는 것이었습니다. 통증은 눈에 보이질 않기 때문에 환자가 어린이인 경우엔 엄마는 아이가 아파서 울부짖을 때마다 어떻게 할지를 몰라 지옥 체험을 한다는 것입니다. 그만큼 두통은 잠을 잘 수도 없고 견디어 낼 수도 없는 지독한 질병입니다. 이러한 두통은 근 긴장성 두통으로 턱관절 근육을 이완시켜 주면 통증은 사라지게 됩니다.

두통은 두경부에서 나타나는 통증으로 혈관성 두통, 근긴장성 두통, 견인성 두통, 염증성 두통, 신경통 이렇게 5가지 원인이 있습니다.

이 5가지 원인 중 〈근 긴장성 두통〉이 전체 두통의 90%를 차지하는 것으로 알려져 있습니다.

근 긴장성 두통은 치아 교합이 문제가 있을 때 아래턱이 후방 상방으로 이동하면서 머리가 앞으로 나가게 되는 데 앞으로 나가 있는 머리를 받쳐주기 위해서 목덜미와 양어깨 근육이 긴장하게 됩니다. 이렇게 되면 뇌에서 만들어지는 뇌신경전달물질 세로토닌 생성에 이상이 오거나 호흡 이상으로 심장판막의 이상이 나타나거나 뇌신경에 염증이 나타나게 되는 것입니다.

SBS 방송의 건강코너를 담당하는 한의사 선생님이 편두통은 담에 걸렸거나 빈혈이 있을 때 발생하는데, 진통제는 중추신경계에 작용하여 기억력을 저하시키고 위장과 간 콩팥에 지장을 주기 때문에 발효차나 녹차로 혈압을 낮추고 혈당을 떨어뜨려야 한다고 말씀하셨습니다. 치과에 내원하기 전 환자들은 거의 진통제를 복용하고 있는데 위와 같은 이유로 저는 진통제 복용을 금지시키고, 근육의 긴장을 풀어 주는 방법을 총 동원하여 두통을 가라앉힙니다.

평소 생활 중에 두통이 나타났을 때 가장 쉽게 할 수 있는 방법으로는 달리거나 헉헉거리는 운동을 하여 근육에 산소를 공급하는 방법이 있습니다. 그런데 운동을 할 수 없는 경우엔 온찜질이나 고온으로 근막을 이완시켜 신경에 가해지는 압박을 해소시킵니다. 그리고 커피 관장법이나 식이 섬유 등을 이용하여 숙변을 제거 하고 양쪽 어금니에 나무젓가락을 물고 상체와 하체를 완만하게 올려 편안한 자세로 누워있으시면 됩니다. 위의 방법 중에서 달리기가 가장 쉬운 방법이 되겠죠! 운동이 최고입니다.

어금니를 성형하면 아래턱의 각도가 좋아져 머리를 잘 받쳐줘서 두경부 근육의 긴장이 풀려 두통이 사라집니다.

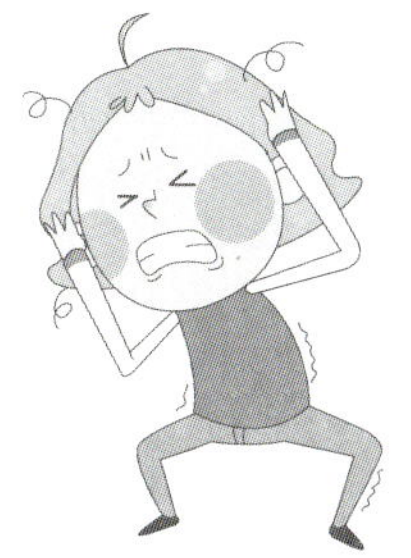

24. 류마티스 관절염과 턱디스크와의 관계

류마티스 관절염은 당뇨병과 고혈압과 같은 만성질환으로 분류하는데 손가락과 손 발, 손목, 발목, 무릎 등 여러 관절이 아프고 붓는 염증이 있으면서 근육, 피부, 폐, 눈 등 여러 장기에도 이상을 초래할 수 있는 전신적인 만성 염증성 질병입니다. 우리나라 인구 중 약 1%가 류마티스 관절염을 앓고 있습니다.

류마티스 관절염의 증상은 쉽게 피곤하고 양쪽 관절이 쑤시고 아프고 열이 나고 오후보다 오전에 통증이 심합니다. 또한 류마티스 관절염 환자에서 아침에 일어났을 때 턱관절과 목관절이 아프거나 뻣뻣한 경우가 종종 있어서 관절염 환자가 치과에 종종 내원하기도 합니다. 관절염의 원인은 아직 알려져 있지 않고 있으며 단지 신체의 면역 체계에 이상이 생겨 자신의 관절 조직을 스스로 공격하여 관절에 염증을 일으키는 것입니다. 이렇게 생긴 염증은 관절내 활액 액체를 과잉으로 생산시켜 관절을 붓게 하고 그로인해 신경을 압박하여 통증을 일으킵니다. 이러한 상황이 지속이 되면 연골 및 기타 연조직 손상을 일으키고 기형 상태가 발생되는 것입니다.

류마티스 관절염의 진단은 혈액내 류마티스성 인자가 있는지 그리고 류마티스성 통증이 있는지를 보고 판단합니다. 치료법은 염증을 감소시키기 위한 소염진통제가 기본이고 스테로이드성 호르몬제나 항 류마티스성 약물을 투여하는 것입니다.

턱관절이든 전신의 관절이든 관절을 치료하는 경우에는 미국의 재활의학과 교수인 닥터 카일리에와 로벳형제의 원리를 알아야 합니다. 닥터 카일리에는 병을 치료하는데 있어서 몸을 치료하기 보다는 머리의 자세를 먼저 치료해야 한다고 했는데 이 말은 몸은 머리를 따르기 때문에 머리의 자세를 정상화시켜 줌으로써 몸의 자세를 정상화시켜 틀어진 관절을 바로 잡아야 한다는 뜻입니다. 또한 로벳 형제는 우리 몸의 31개 척추는 독립된 것이 아니라 하나로 연결되어 조화롭게 움직이는 기관이므로 목뼈 1번은 허리뼈 5번과 목뼈 2번은 허리뼈 4번과 상호관계를 갖고 있어서 목뼈가 틀어지면 곧 허리뼈도 틀어진다고 하였습니다. 학계의 보고에 따르면 류마티스 관절염 환자는 목뼈 5번과 허리뼈 1번의 위치와 연관이 있다고 하였습니다. 턱디스크 교정으로 류마티스 관절염환자의 목과 허리뼈를 이완시켜 투약이나 수술 그리고 스테로이드성 약물 주사없이 증상을 완화시켜 줍니다.

즉, 손가락이나 손이 아플땐 목뼈를 이완시켜 손가락이나 팔의 감각을 담당하는 신경을 압박하지 않으면 되고 발이나 발목, 무릎이 아플땐 허리뼈와 꼬리뼈를 이완시켜 발쪽으로 주행하는 신경을 자극하지 않으면 통증이 감소되기 때문에 턱디스크 교정으로 류마티스 관절 통증이 감소되는 것입니다.

류마티스 관절염의 완전한 치유는 턱디스크 교정으로 골격을 정상화시킨 후 식이요법으로 체질을 개선하여 위, 장에 유익한 미생물을 많이 생성시켜 면역을 증강시키면 됩니다. 류마티스 관절염 환자에게 가장 권장할 만한 음식은 컬러푸드라고 하여 빨강이나 주황 노랑 파랑 보라색 등등 색깔 있는 과일이나 채소류 잡곡류 등인데 이러한 색깔있는 음식은 항염 효과를 갖고 있습니다.

턱디스크를 교정하고 반듯하게 자면 목뼈 5번과 허리뼈 1번이 눌리지 않아 관절의 통증이 줄면서 류마티스 관절염 통증이 완화됩니다.

25. 맹장염과 턱디스크와의 관계

서울 성북구에 사는 고등학교 2학년 신모양은 학교 수업도중 5일 연속 배에 통증을 느껴 소화제와 진통제를 복용했다고 합니다. 증상이 호전되는 듯했으나 시간이 지날수록 배꼽 아래 부위에 통증이 심해졌고 메스꺼움과 구토도 동반됐습니다. 신양은 지난주 고려대 안암병원에 맹장염 진단을 받고 맹장 일부 절제술을 받았습니다.

요즘은 맹장염 환자 환자가운데 신양 같은 10대가 많은 것으로 보고되고 있다고 합니다. 2013년 6월 건강보험심사 평가원에 따르면 지난해 맹장염으로 치료받은 환자 15만 여명 중 10대가 3만 여명으로 전체의 24%를 차지했다고 합니다. 그리고 30대와 20대 젊은 층이 그 다음으로 많다고 합니다.

맹장염은 이물질, 기생충, 음식 등이 끼거나 세균 감염 등으로 부은 림프선이 맹장 입구를 막아 발생하는 병입니다. 정확한 병명은 충수염입니다.

고려대 안암병원 외과 김진 교수는 "맹장염을 과거의 질환으로 인식하는 사람이 많지만 10대에서 30대 젊은 세대에선 여전히 많이 발병하고 있다"면서 "육식 등 서구식 식단이 보편화되면서 식이섬유가 적은 식사를 하기 때문"이라고 말했습니다. 김 교수는 "맹장염 예방을 위해선 식이섬유가 풍부한 현미, 보리, 메밀등과 같은 통곡과 채소, 물을 충분히 섭취해야 한다고 덧붙였습니다.

저는 척추 측만증이 있는 10대 20대 환자에서 맹장수술을 받은 경험이 있다는 말을 종종 듣습니다. 사람의 소장과 대장의 총 길이는 5-6

미터입니다. 소장은 요추 1번에서 3번 부위에서 십이지장을 시작으로 공장과 회장이 구불구불 포개져 놓여있고 대장은 맹장과 결장 그리고 직장으로 되어 있습니다. 이 6미터의 구불구불한 장들 사이에는 장간막이 있습니다. 여러분 이 장간막 때문에 장들은 서로 붙지 않고 고유의 무게중심을 찾아 압박을 받지 않고 정 위치에 있는 것입니다.

그런데 이 장간막을 받쳐주는 텐트의 지지대 같은 역할을 하는 것이 〈요추〉입니다. 옆으로 자거나 엎드려 자면 경추 1, 2번과 요추 4, 5번이 틀어지고 눌리게 됩니다. 그러면 서서히 소장과 대장들 사이의 장간막이 눌리게 되고 6미터 장은 고유의 무게중심을 잃게 되죠. 맹장은 이로 인해 압박을 받고 혈액 순환이 잘 안되어 염증이 생기고 염증반응으로 붓고 통증을 반복하게 됩니다.

이때 수술을 하지 않고 어금니를 성형하여 요추에 가해지는 압박을 풀고 바른 잠 자세로 장의 정위치를 유도해주면 맹장과 충수는 정상적인 혈액공급을 받게 되어 염증과 통증이 사라지게 됩니다. 또한 장들 사이에 있는 장간막들이 힘있게 장들을 잡아주기 위해서 운동이 또한 필수적입니다! 사실 음식은 맨 마지막 이 모든 습관들을 바로 잡아 준 다음에 살펴야 합니다! 모든 요인은 본인 자신의 습관 때문입니다!

턱디스크를 교정하고 잠을 반듯하게 주무세요!

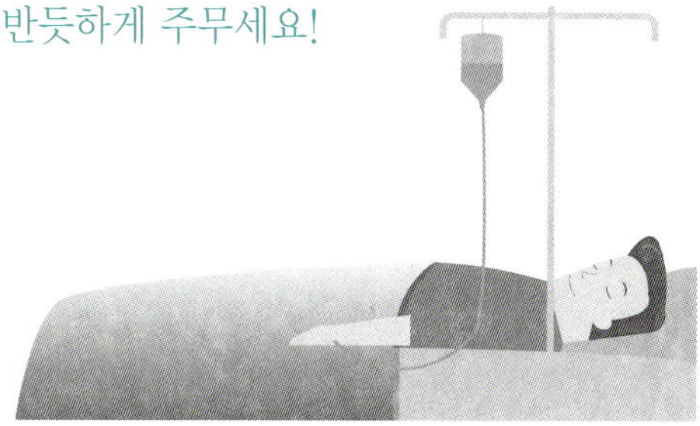

26. 모유와 턱디스크와의 관계

대부분의 직장 여성들이 경험했듯이 저 역시 수련의 시절에 대학원 시험일정을 맞추느라고 출산 예정일보다 앞당겨서 유도분만을 하여 아이를 낳았습니다. 자연분만을 했지만 분만 촉진제 주사를 맞고 출산을 했기 때문에 몸이 준비가 되질 않아 모유도 나오지 않았을뿐더러 병원에서 권하는 유축기가 효과가 없어 모유수유를 단번에 포기해버렸습니다.

1995년에 설립된 한국 모유수유협회의 김혜숙 교수는 모유수유는〈엄마의 의무이며 아기들의 권리〉라고 하며 인터넷 사이트를 통해 모유수유, 임신, 태교, 출산, 산후조리 등에 관한 질문과 답코너를 운영하면서 엄마들의 궁금증을 해소해주고 있습니다.

김혜숙 교수는 엄마들이 모유수유를 하고자 해도 병원에서 초기 모유수유를 성공할 수 있도록 도움을 주지 못하는 경우가 많다며, 낳자마자 30분 이내에 엄마젖을 먹여야 한다는 사실을 강조합니다. 또 처음에는 젖이 잘 나오지 않는 것처럼 느껴질 수 있지만 아기에게 자주 물려야 젖이 돌아 잘 나오게 된다고 합니다. 〈젖병〉을 무는 것은 혀의 위치나 무는 힘 등이 완전히 달라 아기에게 유두 혼동을 일으키게 되며 모유수유 실패의 가장 큰 원인 중 하나라고 합니다.

건강한 몸과 마음을 만들어 주는 모유수유에 대한 교수님의 말씀입니다.

"저는 한 마디로 지덕체를 강조하고 싶어요. 인간이 성공하기 위한 세 가지 요건 역시 지덕체를 갖춰야 한다는 것 아니겠어요? 우선 신체적으로 건강해야 하죠. 엄마젖을 먹은 아이들과 분유를 먹은 아이들의 면역체계 형성이 다르고 한 번 형성된 면역체계는 평생을 좌우합니다.

모유를 먹고 자란 아이들이 건강한 면역 체계를 갖게 되는 것은 당연한 일이죠. 그리고 다음으로 애착형성인데, 정서적으로 건강해진다는 거예요. 아이를 낳고 신생아실에 떨어뜨려 놓으면 스트레스 호르몬 수치가 굉장히 높아지는 것을 볼 수 있어요. 이 뿐만 아니라 모유수유는 아이의 지능지수도 높게 만듭니다."

김교수님은 엄마들이 모유수유를 하는 데 있어 방해가 되는 요인으로 모유수유를 권장하는 분위기를 악용해 이익을 창출하려고 하는 사람들이 있다는 사실을 꼽았습니다. 대표적 사례가 유축기입니다. 반드시 유축기가 필요한 경우도 있지만 대부분은 그렇지 않다는 것이 협회측 설명입니다. 또 건강한 아이를 낳아 놓고 유축기를 사용해 젖병에 담아 먹이는 경우도 젖병으로 키우는 것이나 마찬가지라고 지적합니다. 그리고 가장 좋은 유방 마사지는 아기가 젖을 빠는 그 자체이므로 불필요하게 유방마사지를 할 필요가 없다는 군요. 마지막으로 함몰유두로 고민하는 엄마들에게 진짜 함몰유두는 얼마되지 않고 편평 유두가 대부분이라고 하네요. 둘다 10cc짜리 주사기를 준비한 후 바늘이 꽂히는 앞부분을 잘라내고 고무 피스톤을 주사기 반대로 꽂아서 유두에 대고 빨아주면 된다고 합니다. 진짜 문제는 함몰유두가 아니라 함몰유두라서 젖을 못 먹인다고 처음부터 단정 짓는 엄마들의 마음이라고 합니다!!!

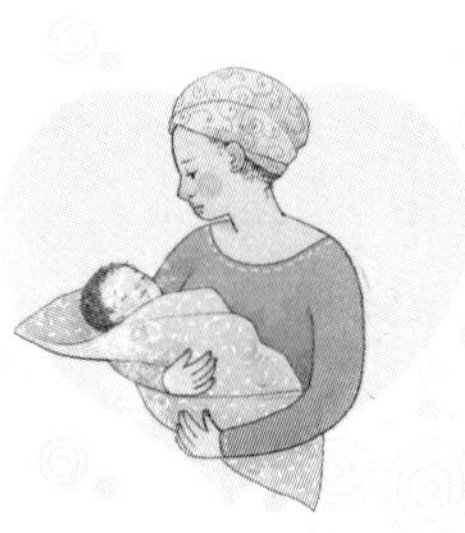

27. 목디스크와 턱디스크와의 관계

현재 우리나라 목디스크 환자가 급증하고 있다고 합니다. 국민 건강보험공단 자료에 따르면 허리디스크 환자는 2006년 대비 2010년에 118% 증가한 반면 목디스크 환자는 131%로 가파른 상승세를 나타냈습니다.

목디스크의 정확한 명칭은 〈경추추간판 탈출증〉입니다. 목뼈를 경추라고 하는데 우리 몸에는 경추가 7개가 있습니다. 이 7개의 경추사이사이에는 경추추간판이라고 하는 쿠션 장치가 있습니다. 이 추간판 즉 디스크가 있기 때문에 사람이 아무리 무거운 것을 들거나 힘든 자세를 반복적으로 취해도 척추뼈들이 자기들 끼리 맞부딪히지 않고 닳아지지도 않는 것입니다. 경추가 어떤 원인으로 눌려 디스크를 압박하면 그 디스크가 견디다 견디다 못해 어느 순간 옆으로 빠져 나가게 됩니다. 탈출해 나간 디스크가 그 주변을 지나가는 신경을 압박하면서 증상이 나타나는데 이것을 〈경추추간판 탈출증〉이라고 합니다. 이 목디스크의 증상이 심하면 목 주위를 지나가는 신경을 압박해 하반신이 마비되는 최악의 사태도 발생할 수 있습니다.

※ 다음은 목디스크를 의심할 수 있는 증상입니다.

목과 어깨부위가 뻣뻣하고 아프다, 고개를 숙일 때보다 뒤로 젖힐 때 더 아프다, 글씨를 쓰거나 물건을 쥘 때 힘이 없다, 손가락에 부분적인 감각이상이 있다, 팔의 특정부위가 저리다, 팔을 양쪽으로 벌린 상태에서 머리를 누른 후 고개를 좌우로 돌리면 심하게 아프다, 뒤통수에서 이마까지 지끈거리는 통증이 있다. 이상의 증상이 일상생활을 하는데 한가지 이상 자꾸 느껴진다면 목 디스크라고 생각하셔야 합니다.

최근엔 일반 병원에서도 전신마취하에서 수술하는 대신 30분간의 신경성형술로 목디스크를 치료하는 곳이 많아지고 있습니다. 즉 전신마취와 흉터 그리고 출혈을 일으키는 수술보다는 비수술적 요법인 신경성형술쪽으로 시술의 방향이 옮겨지고 있습니다.

수술적이든 비수술적 방법이든 그러한 통증을 일으키는 근본 원인을 해결하지 않으면 또 다시 재발하거나 다음 단계의 더 큰 증상을 가져오는 것이 우리 인체입니다.

척추통증을 이야기할 때 로벳 형제의 원리가 아주 중요한 데 로벳 형제의 원리란 목뼈 1번은 허리뼈 5번과 연관이 있고 목뼈 2번은 허리뼈 4번과 상호관계를 갖고 있어서 목뼈 1번이 아프면 허리뼈 5번도 아파온다는 원리입니다. 그래서 목디스크가 심해지면 허리디스크가 심해져 하반신 마비까지 될 수 있는 것입니다.

턱디스크를 어금니를 성형하여 치료하면 경추 1, 2번에 가해지는 압박이 풀리게 되고 경추 사이에 있다가 빠져나간 디스크가 제 위치로 자연스럽게 돌아오게 됩니다. 그렇게 되면 목 주위를 지나가는 신경이 압박을 받지 않아 더 이상 증상을 호소하지 않게 되는 것입니다. 외과적이거나 화학적인 방법으로 몸의 통증을 치료하기 전에 어금니를 성형하여 근본적으로 통증에서 해방되어야겠습니다.

어금니를 성형하면 목뼈 1, 2번에 가해지는 압박이 풀려서 목 디스크 통증이 완화됩니다.

28. 백내장과 턱디스크와의 관계

몸의 등불은 눈이라고 하였습니다. 우리 눈이 성하면 온 몸이 밝을 것이고 눈이 병들었으면 온 몸이 어두울 것입니다.

제가 주의력결핍 과잉행동장애(ADHD) 어린이들을 치료할 때 어금니를 성형하여 아이들 목뼈의 압박을 풀어주면 시력이 좋아지면서 운동을 하려고 하고 언어 표현력도 좋아지는 현상을 봅니다. 목뼈 1, 2번이 눈의 기능과 연관이 있고 뇌로 가는 혈류를 증가시켜 언어중추 기능이 좋아지기 때문입니다. 어린이들이 이유 없이 행동에 이상이 있다는 것은 눈이 제 기능을 하지 못해서 몸이 어두운 것이라고 생각하시면 됩니다. 여기서 눈은 곧 뇌를 가리키기도 합니다. 저는 환자들에게 눈은 밖으로 드러난 뇌라고 자주 말합니다. 눈물이 적으면 뇌에 수분이 적은 것이고 눈에 핏발이 서 있으면 안압이 높아 현재 뇌압이 높아 있음을 의미하니까 습관을 올바르게 교정해야 한다고 알려드립니다.

카메라에서 가장 중요한 것이 무엇일까요? 렌즈입니다. 우리 눈이 카메라라면 그 렌즈에 해당하는 것이 바로 수정체입니다. 백내장이란 이 수정체에 이상이 생겼을 때를 말하는데 먼저 우리 눈에 대해서 간단히 말씀드리겠습니다.

눈은 속이 빈 구형의 구조물로 직경이 2.5cm정도 됩니다. 눈의 맨 바깥은 3층의 막으로 둘러싸여 있고 그 안에 안구가 있습니다.

우리가 눈으로 보는 부분들은 바깥의 막들이죠. 즉 맨 겉 층의 각막, 눈동자 색을 말해주는 홍채입니다. 동공도 보인다구요? 동공은 홍채가 구멍 뚫린 원판상 막이라서 홍채의 뚫린 구멍으로 그 안에 보이는 동그라미구멍으로 그것을 동공이라고 합니다.

이 홍채 바로 뒤에 있는 탄력성의 투명한 물체로 양면이 돌출된 볼록

렌즈 모양의 구조물을 〈수정체〉라고 합니다. 수정체는 전면보다 후면이 더 만곡되어 있고 주변의 안구걸이 인대에 의하여 섬모체에 연결됩니다. 섬모체근의 이완과 수축에 의해 수정체의 만곡도가 조절되어 초점을 맞춥니다. 수정체는 태생기에는 혈관이 있으나 출생후에는 혈관이 없으며 생제에서는 유연하나 죽은 후에는 경화, 백닥이 됩니다.

백내장이란 이 수정체가 백탁이 되어 빛의 투과를 막아 시력장애를 일으킬 때를 말합니다. 즉 정상적인 수정체는 맑고 투명하여 광선을 굴절시키면서 잘 통과시키는데 수정체에 유연성이 사라져 노화가 되면 빛의 투과를 막아 시력이 떨어지게 되는 것입니다.

백내장의 초기 증세는 안개가 낀 듯 희미하게 보이고, 물체가 겹쳐 보이기도 합니다. 돋보기 없이도 책을 읽을 수 있으나 점점 경과되면 시력이 감소되며 그 후에는 아주 안보이게 됩니다.

수정체는 카메라의 렌즈같은 역할을 하는데 이 수정체가 젊어지는 길은 바로 유연성에 있습니다. 즉 수정체 주변의 인대와 섬모체 근육의 힘을 키워 수축과 이완을 자유자재로 하게 하여 수정체 모양을 유연하게 만들면 됩니다. 그러면 맨 먼저 반듯하게 자서 안구로 혈액이 잘 들어가게 하는 것과 눈동자 근육을 강화하는 안구 운동과 걷기나 달리기 같은 동적 운동을 희망을 갖고 꾸준히 하면 됩니다.

턱디스크를 교정하면 안구로 가는 혈류가 많아져 안구 구조물들이 유연해지고 근력이 좋아집니다.

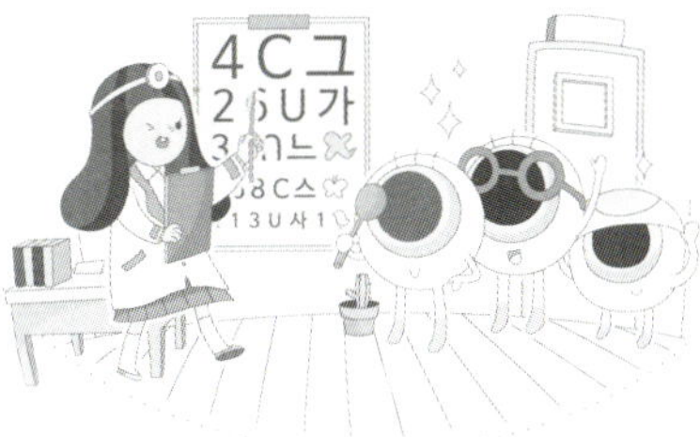

29. 베체트병과 턱디스크와의 관계

베체트병은 터키의 피부과 의사인 훌루시 베체트가 발견하여 그의 이름을 따서 명명된 것으로 입안과 성기가 자주 헐고, 심한 경우 눈과 장에 염증을 일으켜 시각 및 소화기 장애, 피부 과민반응, 그리고 말기엔 신경장애까지 일으키는 희귀성 난치병입니다.

베체트병의 원인과 발생과정에 대해서는 확실하게 알려져 있지 않으며 유전병도 아니고 전염성 질환도 아니라고 보고되고 있습니다. 베체트병 환자에서 관찰되는 대부분의 증상은 우리 몸 안에 있는 혈관에 염증이 발생되어 나타나게 됩니다. 그래서 전번에 말씀드린 궤양성 장 질환인 크론병과 증상이 비슷합니다.

환자가 주의하여야 할 사항은 과로를 피하고 과로하였을 때 적절한 휴식을 통하여 피로가 누적되지 않도록 하는 것입니다. 병세가 심하지 않은 상태에서는 조깅이나 산책, 수영과 같은 운동을 하여 체력을 증진시키는 것이 도움이 됩니다.

치료법은 아직 만족할만한 치료법이 없는 상태라고 하는데 면역억제제를 주로 사용하지만 장기 복용을 하면 다른 부작용이 생길 수 있다고 피부과에서는 말하고 있습니다. 현재는 부작용을 막기 위해 3-4개월 간격으로 정기적인 혈액검사와 소변 검사만을 하고 있는 실정입니다.

※ 치과에 내원하여 완치된 베체트환자 사례입니다.

환자 분은 익산에 거주하다가 현재 장성으로 이사를 가신 분으로 2007년 치과에 처음 내원하였습니다. 내원시에 갑상선암과 두통, 빈혈, 베체트병, 눈에 염증이 자주 생기고 손과 발이 저리고 소화장애,

만성피로, 어깨통증, 고관절 통증, 구강건조증상을 보였습니다. 환자의 구강 상황은 하악 구치부의 치관이 많이 닳아 있으므로써 상악 앞 치아들이 하악 앞 치아들을 반절이나 가리고 있었습니다. 그래서 12개의 구치부 치관들을 성형하고 수면시 교정기를 장착시켜 턱관절에 가해지는 압력을 줄였습니다.

제가 환자의 상 하악 구치부를 성형하고 턱디스크 교정기를 수면시 장착하게 하는 것은 턱관절 공간을 넓혀 머리와 목 부위 근육을 이완시켜 혈액이 잘 순환되게 하기 위한 것입니다. 그리하면 뇌로 혈액이 잘 공급되고 호르몬과 침 분비가 잘되게 됩니다. 부족했던 침이 분비되면 구강 궤양이나 소화기궤양을 해결하고 장내 유익한 미생물 숫자를 늘려 면역이 향상되어 피부과민반응이 감소됩니다. 그리고 머리와 목 부위의 근육이 이완됨으로써 경추와 요추의 틀어짐이 개선되어 눈이 밝아지고 촉촉해지며 팔과 다리 고관절의 통증과 저림 증상이 감소됩니다. 이리하여 베체트병의 주 증상인 구강내 감염, 소화기 장애, 피부과민반응, 관절통등이 사라지고 왕성한 침 분비로 기초 체력이 향상되어 항암 효과까지 있게 되어 현재 환자는 어떠한 투약도 하지 않고 건강하게 생활하고 있습니다.

턱디스크를 교정하면 뇌로 혈액이 잘 공급되고 침과 호르몬 분비가 왕성해져서 궤양과 면역 저하가 해결되어 베체트씨 병이 좋아지게 됩니다.

30. 변비와 턱디스크와의 관계

변비란 장내에 대변이 비정상적으로 오래 잔류하는 상태로 1주일에 2회 이하의 배변을 보는 것, 그리고 너무 딱딱하거나 배변이 어렵거나 배변 후에도 대변이 안에 있는 기분이 드는 것을 말합니다.

건강보험공단에 따르면 2002년부터 2009년까지 건강보험 진료비 지급자료를 분석한 결과 변비 진료환자 수는 92만 여명에서 142만 여명으로 최근 7년간 1.5배 증가했다고 합니다. 성별로는 같은 기간 남성이 41만 명에서 63만 명으로 늘었고 여성은 52만 명에서 80만 명으로 남성보다 여성이 더 증가했습니다.

특히 80세 이상 노인과 9세 이하 아동 층 환자가 가장 많았고 인구 10만 명당 연평균 환자 증가율이 가장 높은 연령대는 10대였다고 합니다.

일산병원 소화기내과 조용석 교수는 '변비는 고령층에게 자주 찾아오는 병으로 인구고령화와 함께 자연스레 변비환자가 늘고 있다' 고 말합니다.

배변의 원인은 식사량 감소나 불규칙한 식사나 배변 습관, 그리고 노령이나 운동부족 전신질환으로 생긴 장관운동 저하가 있고 고혈압이나 심장질환 등 만성질환으로 약물 과다 복용을 들 수 있습니다. 변비의 종류로는 대장암이나 당뇨병 등에 의해 생긴 〈기질성 변비〉와 장기능이 저하되어 생긴 〈기능성 변비〉 대장운동이 약해 변을 밀어내지 못하는 〈이완성 변비〉등이 있습니다.

변비의 치료 방법으로는 아침 식사 후 대변이 나오든 안 나오든 규칙적으로 화장실에 가는 배변 훈련과 완화제와 하제 등의 약물치료 그리고 관장요법이 있습니다만 근본 치료는 될 수 없습니다. 즉 변비는 나쁜 생활습관을 고치지 않으면 누구나 변비에 걸릴 수 있는 것입니다.

전문가들은 인스턴트 음식이나 수분 부족, 운동 부족이라고 지적하지만 미국 아리소나주의 치과의사 폰너 박사는 변비가 허리뼈 눌림과 섭취한 음식의 대사 작용의 문제가 원인이라고 말합니다. 열 번째 뇌신경인 미주신경은 목과 가슴, 귀, 혀, 인두, 후두, 식도 흉부, 복부의 기관에 분포하여 정보를 뇌에 전달하는데 허리가 눌리면 그 부위를 지나가는 미주 신경의 주행경로가 압박을 받게 됩니다.

그러면 장내에서의 변비나 설사 문제가 뇌로 전달이 안 되어 변비나 설사가 개선되지 못하는 것입니다. 허리가 좋아지면 미주 신경이 제 기능을 다하여 뇌로 정보를 전달하여 적당한 물질이 분비되어 변비나 설사가 해결되게 되는 것입니다. 이외에 대장 기능에 관여하는 천골 신경이 꼬리뼈 위에 있는 천골에서 나오는 데 허리가 좋아짐으로써 이 신경이 눌리지 않게 되어 변비가 호전되기도 합니다.

턱디스크를 교정하면 요추의 기능이 좋아져 장 운동이 회복되어 변비가 치료될 수 있습니다.

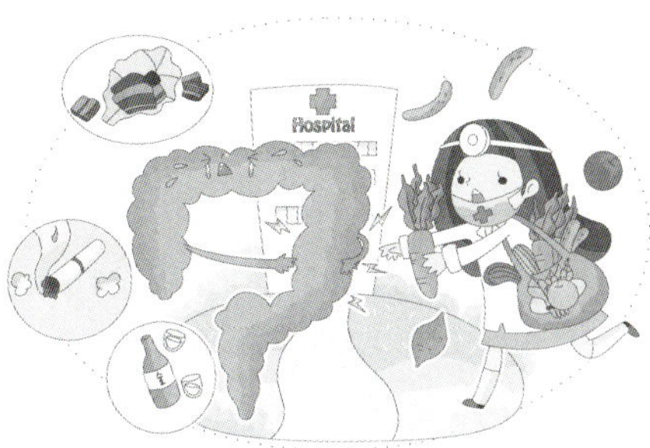

31. 병원에 가지 말아야 할 81가지 이유

저자 허현회님은 성균관대학교 법과대학을 졸업하고 신문사에서 근무했고 이후에 시민단체와 정당에서 활동하고 있습니다. 이 책은 본인이 4가지 질병으로 투병생활을 하면서 자신이 회복되기 위해 공부를 한 결과로 얻은 지식을 정리한 책입니다.

병원에 가지 말아야 할 81가지 이유 중 몇 가지를 알려드리겠습니다.

1. 관상동맥 우회술과 성형술을 받은 환자의 83%가 과잉수술이었다(미국 의협).
2. 심장혈관 수술의 대부분은 필요하지 않은 과잉수술이었다(의학윤리).
3. 심장 질환의 50%는 약의 부작용 때문이다(데이빗 베이츠, 베리 찰스).
4. 의료비 지출이 많을수록 건강은 더 나빠진다(미, 다트머스 의대 교수. 피셔).
5. 디스크 수술이 효과를 거둔 경우는 1%에 불과하고 나머지 99%는 잘못된 진단으로 오히려 증세를 더욱 악화시켰다(영국, 글래스고 웨스턴 병원. 고든와델).
6. 치아 충전용 아말감에 들어있는 중금속 수은이 신장 기능을 악화시켜 고혈압과 심장질환을 일으킨다.
7. 독감보다 타미플루 백신이 더 위험하다. 타미플루에는 동물의 암세포와 발암물질, 중금속 등이 들어 있고, 접종하면 알러지 등 부작용이 일어날 수 있다(유럽 평의회 보건의장. 볼프강 보다르크).
8. 암 조기 발견은 곧 조기 죽음을 의미한다. 치료의 부작용으로 결국 진짜 암이 발생한다. 현대의학은 양성 종양에 대해서만 치료

할 수 있고 악성 종양은 전혀 치료 효과가 없다(일본의 곤도 마코토 교수, 미국의 하딘 교수).

9. 유제품은 당뇨병과 각종 암을 유발하는 독이다. 유제품의 단백질이 인체를 산성화시켜 뼈의 칼슘을 몰아내기 때문에 골다공증이 발생하고 혈액으로 들어간 칼슘은 혈류를 따라 인체를 순환하다가 곳곳에서 혈전을 일으켜 심장 마비의 주원인인 관상동맥질환을 유발하기도하고 신부전증을 일으키기도 한다.

10. 임신중 철분이 부족해지는 현상은 철분을 통해 바이러스가 태아에게 감염될 수 있기 때문에 철분이 감소된 것이다. 임신중 철분이 감소된 것은 태아를 보호하기 위한 생명의 신비인 것이다. 그래서 임신중 철분제 복용은 독이 될 수 있다.

11. 중이염에 소염제는 위험하다. 열, 통증, 염증은 면역체계가 정상적으로 작동하고 있다는 증거이다. 중이염이 있을 때 염증과 통증은 우리 몸이 살아있다는 뜻이다. 해열, 진통, 소염제 복용은 면역반응을 방해하는 행위이다.

12. 류마티스 관절로 통증이 느껴질 때 신경을 마비시키는 소염진통제를 복용하면 결국 망가진 관절을 더욱 망가지게 하여 고가의 인공관절 삽입의 최후의 방법을 선택할 수 밖에 없고 이것은 체내에서 전자를 발생하기 때문에 심장과 신장, 뇌, 관절에 부작용을 일으킬 수 있다.

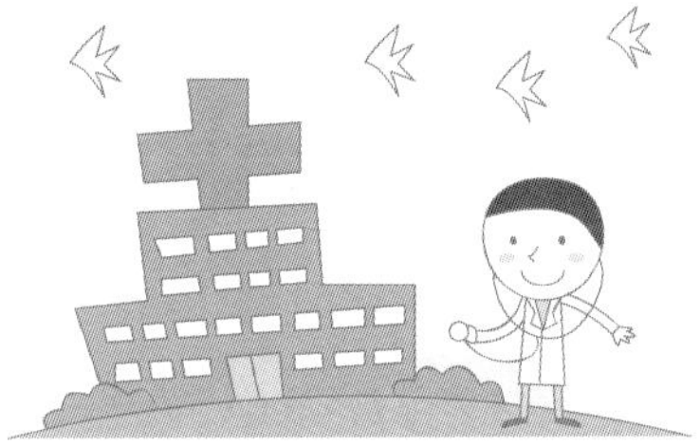

32. 불면증과 턱디스크와의 관계

불면증(insomnia)이란 수면을 이루지 못하는 증세입니다.

불면증은 습관적 만성을 이르는 말인데 짧은 수면, 얕은 수면, 꿈을 많이 꾸는 수면 등 수면의 길이나 질이 문제로 되나, 실제로는 불면이 아닌데 불면으로 생각하는 신경증으로서의 불면증도 상당히 많습니다. 따라서 이와 같은 증세에 시달리는 사람은 항상 수면 부족을 호소하게 됩니다.

불면증은 뇌로 가는 혈행에 장애가 생김으로써 발생되고 자율신경이나 내분비의 이상에서 오는 경우 또 정신질환으로 발생됩니다.

그리고 흥분하거나 불안감으로 정신상태가 항진되어 있을 때, 커피, 홍차 등을 많이 마셔 흥분해 있을 때 또는 각성제나 혈압 상승제 비타민제 등의 약제사용도 불면의 원인이 될 수 있습니다.

불면증의 치료방법으로 수면제, 항우울제, 멜라토닌 처방이 있지만 항우울제를 장기복용하는 사람이 일반인에 비해 당뇨병에 걸릴 위험이 2-3배 높다고 런던 대학 연구팀이 미국 당뇨병 전문지 인 〈당뇨병 치료 Diabetes Care〉에 보고한 바 있고 키비마키 박사는 항우울제의 부작용 중 하나가 체중증가라고 한 바 있습니다. 또한 멜라토닌 복용은 오히려 멜라토닌 분비 기능이 저하될 수 있다고 학계의 보고가 있으므로 주의하셔야 합니다.

치아가 뇌로 가는 혈행이나 자율신경계 그리고 내분비계에 밀접한 관련 있고 또 수면과 직접 연관이 있는 호르몬인 멜라토닌이 치아와 연관이 있다고 지난 11회 때 말씀드렸죠. 멜라토닌은 뇌의 송과선이라는 곳에서 분비되는 호르몬인데 이 멜라토닌의 분비에 이상이 생기게 되면 수면 장애가 나타나는 것입니다.

러셀 라이트 교수는 스트레스가 멜라토닌의 분비에 관계된다고 하면서 육체적 스트레스든 정신적 스트레스든 스트레스가 있게 되면 그로 인해 생기는 물질이 멜라토닌의 양을 굉장히 빨리 줄인다고 하였습니다.

턱디스크 교정은 치아 교합을 변화시켜 치아성 스트레스 증후군을 치료하여 멜라토닌의 분비와 농도를 정상화시켜 불면증을 어떤 투약도 하지 않고 치료합니다.

불면증 환자였던 김모씨는 3년 동안 수면제를 복용하고도 불면증을 해결하지 못하다가 어금니 형태를 바꾼 후 불면증에서 해방되었습니다.

턱디스크 교정을 하면 뇌로 가는 혈행이 원활해져서 불면증에서 벗어날 수 있습니다.

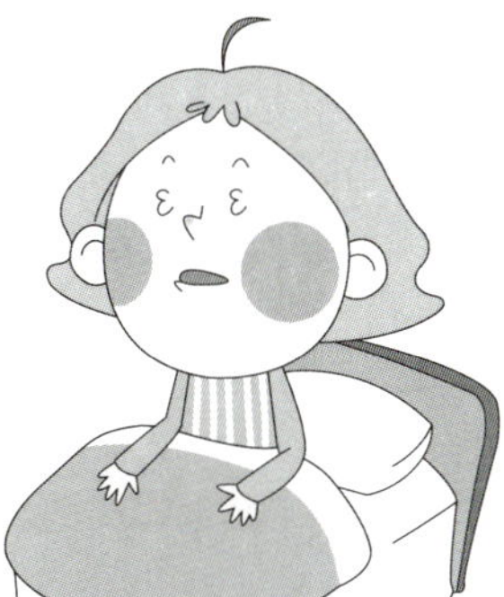

33. 비만 치료제의 부작용

최근 인류가 이전에는 꿈에도 상상 못했던 신약들을 많이 개발하여 많은 질병을 정복하고 있지만 아직 뚜렷한 성과를 내지 못하는 분야가 있습니다. 바로 비만 치료제 분야입니다. 전 세계적으로 비만 인구가 늘며 비만은 이제 체질 문제가 아닌 질병으로 인식되기 시작했습니다.

미국과 유럽에서는 비만 인구가 전체 인구의 50%를 넘어섰습니다. 비만은 고혈압, 당뇨병, 심장병, 뇌졸중 등 성인만성질환들을 일으키는 주범입니다.

비만 치료제는 식욕 억제제와 지방분해효소 억제제가 주성분입니다. 일반적으로 향정신성 식욕억제제는 4주간 복용하는 것으로 돼 있습니다. 이 약물은 중추신경을 자극하여 가만히 있어도 식은땀이 나고, 가슴이 두근거리고 가슴이 아파지고, 혈압이 상승하고, 불안하며, 현기증이 나고 잠이 잘 안 오고 위장에 부작용을 나타낼 수 있습니다. 그리고 장기적으로 중독되었을 때는 중증의 피부병과 불면증, 자극과민, 신체기능의 과도한 증가, 성격변화, 정신분열증과 유사한 정신이상 등이 있습니다.

살 빼는 한약도 부작용이 있을 수 있습니다. 일례로 최근 살 빼는데 효과가 있는 것으로 알려지며 유행을 타고 있는 마황이라는 것이 있는데 마황은 발한, 거담작용이 있어 천식과 기침, 감기에 처방되는 한약재입니다. 그런데 마황을 평소 땀을 흘리지 않거나 식은땀을 자주 흘리는 사람, 성격이 급하고 활동량은 많은데 불면증이 있는 사람에게는 금해야 합니다.

최근 종○○ 제약회사에서 획기적인 비만치료제 물질인 CKD-732를 찾아냈다고 합니다. 이 물질은 항암제를 개발하다가 찾아낸 물질인데 비만 억제 효과도 있음을 확인했고 이에 대한 특허를 출원하면서 한 달에 4kg 감량효과가 있는 이 물질을 비만 치료제로 본격적인 개발을 시작한다고 합니다. CKD-732는 체내의 지방을 활동 에너지원으로 사용하여 기능을 하는 약물이라 식욕 감소효과도 있고 중성지방과 해로운 콜레스테롤도 감소시키고 심혈관 질환에 걸릴 위험을 줄여준다고 합니다.

그런데 비만의 주범은 바로 뇌의 도파민 부족임을 아셔야 합니다. 비만이 해결되기 위해서는 뇌가 바꾸어져야 하는 것이지 일시적인 약물로 되는 것이 아님을 아셔야 합니다. 식욕이라는 우리의 욕구를 조절하는 곳이 뇌이기 때문에 우리의 마음을 안정되게 바꾸고 도파민이 잘 분비되도록 뇌로 가는 혈액 양을 늘려야 하는 것입니다.

지금까지 알려진 뇌신경전달물질은 30-45로서 그중 대표적인 뇌신경전달물질은 도파민, 아세틸콜린, 가바, 세로토닌, 엔돌핀이 있습니다. 이들은 사람의 성격이나 활동량 행동양식 등을 결정합니다. 그 중 도파민은 자동차의 휘발유와 같은 에너지 역할을 합니다. 도파민이 뇌의 중뇌에서 충분히 분비되면 뇌에서 베타파가 잘 생성되어 일의 에너지원으로 작용합니다. 도파민이 넘치면 지나치게 긴장되고 충동적인 사람이 되고 부족해지면 베타파가 약해져 둔하고 느리며 무기력한 파킨슨환자처럼 되는 것입니다. 도파민을 적절히 조율하는 역할을 하는 물질이 세로토닌입니다.

이러한 뇌신경전달물질이 잘 분비되기 위해서는 턱관절이 좋아져서 수면시 뇌로 혈액이 잘 공급되야 합니다. 또한 혈액의 질이 좋아지기 위해서는 운동과 공복시 생수를 마셔야 합니다.

비만 치료제를 복용하여 부작용으로 고생하는 대신 운동과 혈액순환으로 마음을 가라앉혀 비만을 극복하면 좋겠습니다!

34. 비염과 턱디스크와의 관계

비염이란 콧물, 재채기, 가려움증, 코막힘 중 한가지 이상의 증상을 동반하는 비점막의 염증성 질환을 의미합니다.

비염은 임상적인 양상에 따라 급성 비염, 만성 비염, 위축성 비염으로 나뉩니다. 급성 비염은 흔히 감기라고 말하는 감염성 비염이며 만성 비염은 원인에 따라서 감염성과 비감염성으로 나눕니다. 비감염성 만성비염의 원인으로는 알러지 비염, 비강 구조의 해부학적 이상, 자율신경계의 불균형, 호르몬 이상, 정서 불안 등이 있습니다.

원인에 관계없이 대부분의 만성 비염 환자들은 증상의 심한 정도의 차이만 있을 뿐 비슷한 양상을 보입니다. 코막힘이 주된 증상으로 보통 좌우가 교대로 막히며 심할 때는 양쪽 코가 모두 막혀 코로 숨을 쉬는 것이 힘들어지므로 환자는 입을 통해 호흡을 하게 됩니다. 콧물 역시 잘 나타나는 증상이며 대개의 경우 맑은 콧물이 나옵니다. 콧물이 뒤쪽 목구멍으로 흘러내리는 경우가 많이 발생하는데 이를 후비루라고 합니다.

치료는 원인에 따라 방법이 다르지만 부비동염, 편도염 등이 있는 경우에는 이들의 치료를 먼저 하기도 합니다. 알러지 비염의 경우에는 원인 항원을 피하는 회피 요법과 항히스타민제, 국소 스테로이드, 항클린 스프레이 등을 사용하는 약물요법 그리고 면역요법으로 치료합니다. 이외에 고주파나 레이저를 이용한 수술요법도 있습니다.

그러나 이 모든 치료를 해도 호전되지 않고 보통 오래 지속되는 것이 현실입니다.

왜 그럴까요?

바로 콧물 기능과 연관이 있는 안면신경 즉, 우리 몸의 자율신경의 혼란을 바로 잡지 않았기 때문입니다. 턱디스크 증상을 교정하면 아래 턱의 위치 변화로 자율신경에 영향을 줄 수 있다는 말씀을 여러번 드린 적이 있습니다.

즉 치아 교합을 변화시켜 턱관절의 압박을 풀어 턱관절 뒤에 위치한 안면신경을 정상화시키면 여러 종류의 비염 증상이 치료됩니다.

이비인후과적인 수술이나 투약없이 어금니의 형태와 아래턱의 위치를 교정함으로써 여러 종류의 비염을 치료하는 시대가 되었습니다.

턱디스크를 교정하면 턱관절 뒤에 위치한 안면 신경이 눌리지 않게 되어 비염 증상이 사라지게 될 것입니다.

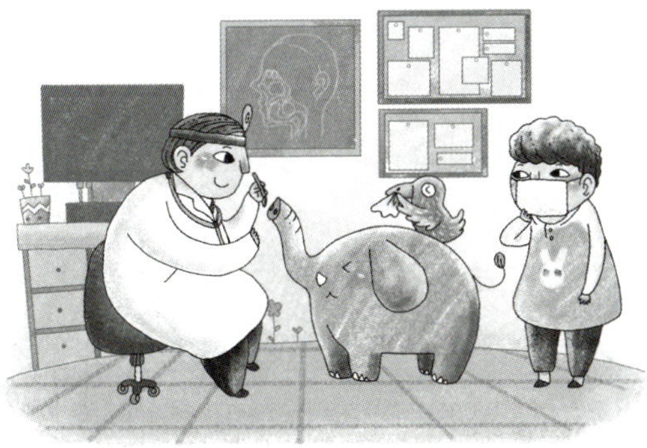

35. 사랑니 통증과 턱디스크와의 관계 I

제가 치과의사이면서도 〈생생토크 생생처방〉에서 치과에 대해 별반 이야기가 없었죠. 그것은 제가 늘 말씀드리는 기본 생활습관만 잘 실천하면 치아는 건강해 지기 때문입니다. 즉 반듯하게 자고 매일 운동하고 친환경치약을 사용하고 치아의 바깥면을 가볍게 칫솔질 하고 발효식품을 자주 드시면 치과 치료의 필요성을 못 느끼게 됩니다.

치과에서 자주 접하게 되는 환자의 유형은 바로 사랑니와 연관된 통증 환자입니다. 사랑니는 세 번째 큰 어금니를 말하며 18세 전후에 맹출하기 시작합니다. 사랑니는 귀와 어깨, 심장 그리고 호르몬 분비에 영향을 끼치며 사랑니를 발치하게 되면 구강공간이 좁아지고 턱관절은 더욱 위축되어 두통과 어깨통증 허리통증 만성피로감을 야기시킬 수 있습니다. 상악의 사랑니는 발치를 해도 턱관절에 별 영향을 주진 않지만 하악의 사랑니는 가급적 발치를 하지 않아야 합니다. 하악 사랑니를 발치한 경우엔 턱관절 근육이 급격히 수축하고 그로 인해 아래턱이 틀어지게 됩니다.

최근에도 24세 남자 환자가 하악 오른쪽 사랑니 잇몸이 붓고 입이 잘 안 벌어져서 내원하였습니다. 저는 환자에게 파노라마 방사선 사진에서 턱관절에 있는 디스크가 얇아져 있는 상황을 보여주고 평소에 잠을 엎드리거나 옆으로 잤기 때문에 근육이 눌려 생긴 염증이라고 설명해주었습니다. 그리고 임시 장치를 어금니에 장착시켜 입을 다물었을 때에 사랑니 주변의 잇몸이 닿지 않게 해주었습니다.

그리고 먹는 치약을 처방하였습니다. 먹는 치약은 천연송진으로 구강내 조건을 알카리성으로 바꿔 구강내 바이러스 균을 감소시키고 턱관절 근육들의 근막을 늘려 통증을 완화시킵니다. 다음날 환자는 환하게 웃으며 내원하였습니다. 그리고는 통증이 사라졌고 임시장치가 답답해서 임시장치를 떼어 내야겠다고 했습니다. 저는 떼어 내면 다시 아파오니까 어금니 성형을 할 때까지 부착시키고 있어야 한다고 말했고 환자는 집으로 돌아갔습니다.

며칠 후 환자가 치과에 내원하여 하는 말입니다. "사실 안 아파서 좋기는 좋은데 어금니를 성형을 하려 해도 보통의 치과의사들 중 반절이라도 이렇게 성형하는 시술이 좋다고 말하면 치료를 받겠어요. 그런데 오직 여기에서만 성형을 하라고 하니까 불안해서 턱교정을 선뜻 받을 수가 없어요. 그렇다고 다른 치과에서 하라는 대로 사랑니를 빼고 싶지는 않아요!" 저는 일단 임시장치를 제거 하고 아프면 그때 어금니를 성형하자고 말했습니다. 2주 후 환자는 다시 사랑니 주변의 잇몸이 아파서 치과에 내원하여 턱디스크 교정을 받게 되었습니다.

이러한 경우 어금니를 성형하려면 수십만원이 들지만 발목에 모래주머니를 차고 자고 매일 20분씩 달리고, 먹는 치약을 사용하면 사랑니와 연관된 치통과 근육통은 감소하게 됩니다.

어금니를 성형하면 아무리 아픈 사랑니 주위염이라도 통증이 사라지게 됩니다.

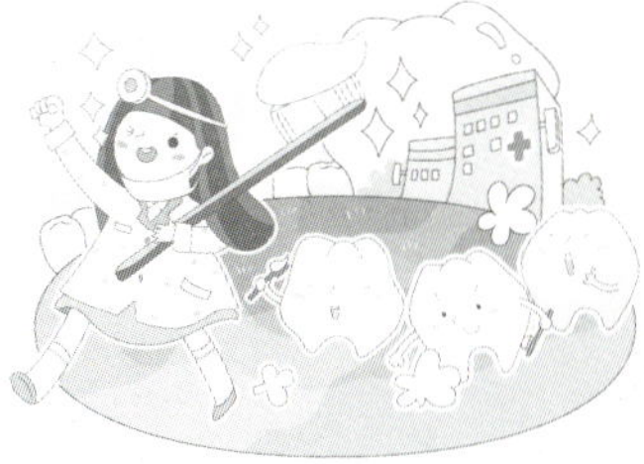

36. 사랑니 통증과 턱디스크와의 관계 II

지난 51회때 사랑니 통증으로 내원한 24세 환자의 사랑니를 발치하지 않고 턱디스크 교정으로 통증을 치료한 예를 말씀드렸습니다.

사랑니는 귀와 어깨, 심장 그리고 호르몬 분비에 영향을 끼치며 사랑니를 발치하게 되면 구강 공간이 좁아지고 턱관절은 더욱 위축이 됩니다. 턱관절이 위축되면 두통과 어깨통증 허리통증 만성피로감을 야기시킬 수 있습니다.

한 환자가 치과에 내원하여 사랑니를 발치한 후 몇 달 후부터 계단을 오를 때 예전보다 숨이 많이 차서 내과에 가서 심전도 검사 등 모든 심장 검사를 해보았는데도 정상이었다고 말을 하였습니다. 저는 즉시 임시 턱디스크 장치를 제작해드렸고 잠 자세와 운동등 기본 습관을 알려드렸습니다. 환자는 일주일 후 환한 웃음과 함께 숨쉬기가 너무 편해졌다고 선물을 들고 찾아왔습니다.

치과에서 사랑니 발치를 권하는 경우는 1. 사랑니가 수평방향으로 누워 있어 앞쪽 어금니 뿌리를 미는 경우 2. 사랑니 부근에 음식이 자주 끼이고 잇몸이 부을 때 3. 사랑니에 충치가 생겼을 때 4. 사랑니와 사랑니 앞 치아사이가 벌어져 음식이 낄 때, 사랑니를 발치하라고 권합니다. 그러나 위의 경우 때문에 사랑니를 뺀다면 일 년도 안되어 머리나 어깨 허리의 근육통과 피로감을 느끼게 됩니다.

충치가 있는 하악의 사랑니는 충치치료를 한 후 사랑니와 그 앞 치아를 보철물로 수복하고 충치가 없는 하악의 사랑니가 앞 치아사이에 음식이 낄 땐 발치를 하지 말고 앞 치아와 함께 보철 수복을 하는 것이 좋습니다. 그러나 상악의 사랑니는 발치해도 턱관절에 별 영향을 주지 않습니다.

사랑니나 그 주변의 잇몸에 통증이 있을 땐 공복에 죽염물을 수시로 마시고 잠을 반듯하게 자고 아픈 부위에 치솔질을 하지 말고 먹는 치약을 잇몸에 바르면 도움이 됩니다. 그래도 통증이 사라지지 않을 땐 치과에 내원하여 사랑니 앞 부위의 어금니들을 홈메우기 등으로 키를 키워 턱관절을 이완시키면 사랑니 통증은 사라지게 됩니다.

미국의 알런박사가 〈미주리 태평양 노동자병원〉에서 밝힌 바대로 연약하고 나약하며 잘 걷지 못하는 노인들에게 치아의 불균형 교합을 바로잡고 적절한 교합을 회복시켜 줌으로써 스스로 잘 걷도록 해 준 사실은 유명합니다. 일본에서는 후지이 박사의 치아의 교합조절을 통한 두통, 어깨통증, 허리통증 등의 만성 통증치료방법을 일본 전역에 공급하고 있다고 합니다. 턱디스크 교정치료는 어금니 형태를 성형하여 통증의 원인을 찾아 주고 균형을 잃은 근육과 골격계를 정상화시켜주는 치료법입니다.

어금니를 성형하면 사랑니 주변 잇몸이 눌리지 않아 사랑니 통증이 사라집니다.

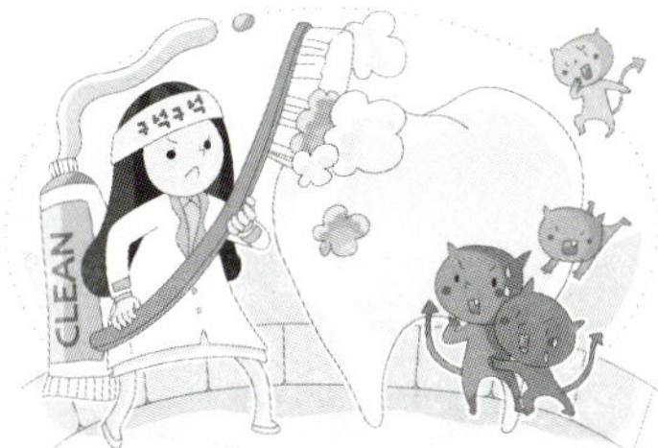

37. 생리통, 불임, 유산, 폐경과 턱디스크와의 관계

통계에 따르면 여성의 95%가 생리통으로 고생한다고 되어 있습니다. 학생시절에 저도 그러하였고 저의 친구들도 이 통증을 병적이라고 생각하지 않고 그 시절을 보냈습니다. 생리통은 프로스타그란딘이라는 생리 활성물질이 자궁근육을 심하게 수축시켜서 빈혈 상태를 만들기 때문에 생기는 것입니다. 자궁 근육은 주로 홀몬에 의해서 조절되지만, 신경에 의해서도 영향을 받습니다. 교감 신경은 자궁과 혈관을 수축시키며, 부교감 신경은 교감 신경과 반대 작용을 합니다. 그런데 치아는 홀몬의 균형과 교감신경과 부교감신경에 영향을 미치기 때문에 턱디스크 교정으로 홀몬 분비가 안정화되고 교감신경을 덜 자극시켜 생리통을 사라지게 하는 것입니다.

잦은 유산과 불임은 자궁으로 가는 혈액 순환이 원활하지 않을 때 발생합니다. 한방 학술대회에서 한방 치료로 불임을 극복한 305명을 조사한 결과, 그 중 33.5%인 102명이 턱관절에 이상이 있어 일반적인 약물, 침 치료 외에 턱관절 교정 치료를 함께 받고 O-링테스트를 해 본 결과, 기의 순환이 훨씬 원활해졌고, 배란 기능도 향상 되었다고 보고한 바 있습니다. 임신이 되려면 체온의 고온기가 14일 정도 유지되어야 하는데 불임 환자의 경우엔 10일 정도밖에 되질 않습니다. 일본의 마에하라 박사도 이러한 불임환자들에게 턱 교정 치료를 실시하였더니 체온의 고온기에서 기초 체온도 치료 전보다 높고 고온기 기간도 14일 정도로 거의 정상에 가까워졌다고 보고 하였습니다. 저는 치과에서 모 종합병원의 임상병리사가 인공수정으로 임신이 계속 실패하자 소개를 받고 치과에 내원하여 턱디스크 교정 8개월 만에 자연 임신이 된 바 있습니다. 오랜 불임기간후 턱디스크 교정으로 임신한 사례는 빈번합니다.

질병관리본부 국립보건연구원이 우리나라 여성들은 평균 49세 정도에 생리가 멈춘다고 보고하였습니다. 폐경이란 마지막 월경이 있은 후 1년 동안 월경이 없는 경우를 말합니다.

자궁이 건강하려면 자궁의 신경지배가 정상적이어야 하고 자궁 근육의 수축과 이완이 정상적이어야 합니다. 자궁을 지배하는 신경은 흉추 12번과 요추 1번 그리고 천골 2, 3, 4번에서 나오기 때문에 이 부위에 통증이 있는 경우엔 자궁기능에 이상이 오게 됩니다.

치아가 부정교합일땐 경추 1, 2번과 요추 4, 5번에 통증이 온다고 말씀드렸습니다. 이 요통은 점차 요추 하방으로 가해져 천골을 눌러 자궁 기능을 감소시켜 폐경을 빨리 일으킬 수 있습니다. 저는 조기폐경이 된 환자들에게서 턱디스크 교정 후 생리가 정상적으로 나타났다는 소식을 많이 접하고 있습니다. 턱디스크 교정 전에 저는 호르몬제나 일체의 약물을 중단시키기 때문에 환자들은 턱디스크 교정을 전적으로 신뢰합니다.

치아는 우리 몸의 스트레스나 자율신경, 혈액순환, 홀몬균형, 소화기능, 자세, 면역 기능, 근막, 뇌신경, 척수신경, 뇌척수액 흐름, 머리뼈 움직임에 영향을 미치기 때문에 생리통과 유산 불임 폐경은 턱디스크 교정으로 쉽게 정상화시킬 수 있는 것입니다.

어금니를 성형하면 자궁의 신경 지배가 정상적이 되어 생리통, 불임, 유산 등이 치료될 것입니다.

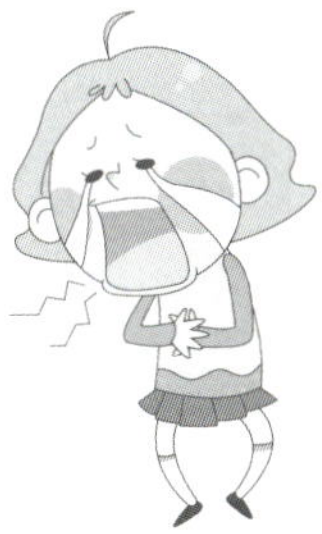

38. 성대결정, 후두암과 턱디스크와의 관계

사람의 목에는 음식의 통로인 식도와 공기의 통로인 기도가 세로로 놓여있습니다. 기도는 콧구멍 뒤에서 시작되어 그 아래로 인두, 후두, 기관과 기관지, 폐까지 마치 '시옷' 자 모양의 가지로 우리 몸의 전면에 떡 버티고 있습니다. 성대에 영향을 주는 기관은 인두와 후두입니다.

성대 결절이란 성대의 점막에 좁쌀만 한 크기의 작은 혹이 생기는 질환을 말하고 후두암이란 호흡 및 발성에 관련된 기관의 세포에 혈액 순환이 정상적으로 되질 않아 이상세포가 증식된 질환을 말합니다.

성대결절의 원인은 지속적인 음성 남용이나 무리한 발성으로 성대에 과 긴장성 발성을 요구해서라고 합니다. 어린 남자에서, 성인 여자에서 많은 편이며 주로 교사나 가수, 상업종사자, 크게 소리 지르며 노는 어린이 등에서 잘 발생합니다.

성대결절의 증상은 주로 쉰 목소리이며 쉽게 음성이 피로해지며 고음에서 음성의 분열과 중복음이 있어서 일반적인 대화나 노래를 부르기 어렵습니다. 하지만 통증은 없습니다.

성대 결절을 진단할 때는 후두 스트로보스코쁘로 성대 진동을 확인하여 결정합니다. 성대 결절은 대개 일정한 크기 이상으로 자라지 않기 때문에 기도폐색으로 인한 호흡 곤란은 발생하지 않으며 악성화 경향도 없습니다. 그러나 지속적인 음성 남용은 성대 결절의 섬유화를 초래할 수 있으며 적절한 치료로 성대 결절이 호전되었다고 하더라도 재발할 가능성이 많다고 합니다.

저는 치과에서 성대결절로 아예 소리를 못 내고 종이에 메모를 해서 의사표시를 했던 수도원 수녀님을 외과적 수술 없이 턱디스크 교정치료와 생활 습관 교정으로 목소리를 회복시켰고, 갑상선암 수술 후유증으로 성대근육에 이상이 와서 목소리를 못 냈던 성악가를 치료를 한 바 있고, 후두암과 갑상선암 환자분들을 정상생활을 할 수 있도록 회복시켜 드렸습니다. 이 환자분들의 공통점은 잠 자세에 문제가 있고 코골이를 하고 어금니들이 닳아져 구강 공간이 좁았습니다. 이런 환자들을 수술 적 처치로 결절을 떼내고 큰소리 내는 습관을 삼가라고 한다면 그 환자의 삶은 왠지 뭔가에 위축되고 언제 또 결절이나 이상 조직이 생길지 모른다는 부정적인 나날이 되지 않을까요! 완전한 의술은 수술이나 약품이 아닌 혈액 공급을 정상화 시키는 근본 처치임을 또 강조하는 바입니다.

우리의 목에는 해부학적으로 아주 큰 근육인 혀가 있습니다. 잠을 엎드려 자거나 옆으로 자면 혀가 하방으로 쳐지고 입이 벌어져 목에 있는 해부학적 구조물인 인두와 후두에 압박을 가하여 혈액 순환을 방해하고 입과 인두와 후두를 건조하게 만듭니다. 결절이나 암 조직은 혈액 순환이 안 될 때 생기는 것이기 때문에 해당 부위만의 수술로 해결하지 말고 혈액 순환을 유도하는 턱디스크 교정과 생활 습관 교정으로 근본적인 치료를 해야 할 것입니다.

턱디스크를 교정하고 잠을 반듯하게 자면, 목뼈가 눌리지 않아 성대 결절과 후두암이 정상화될 것입니다.

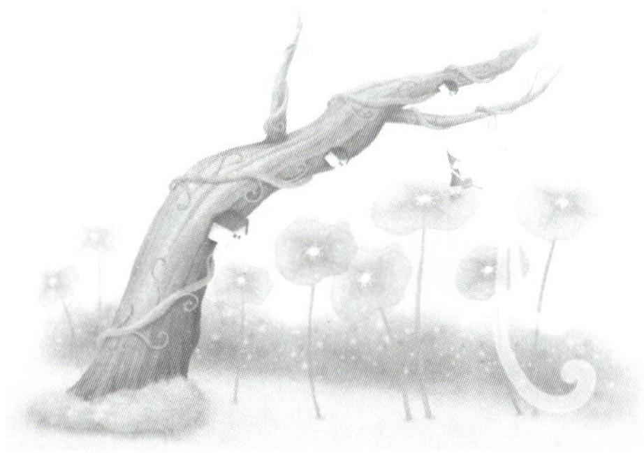

39. 수면제와 턱디스크와의 관계

불면증환자에겐 대부분 수면제를 처방합니다. 하지만 수면제는 의존성이 높아 복용을 중단하기 어렵습니다. 아침까지 약 기운이 남아 있어서 오전엔 기억력과 집중력이 떨어집니다. 심한 불면증이 아니면 치료제 복용보다 생활습관 개선이 강조되는 이유가 여기에 있습니다.

숙면을 취하는 최적의 신체환경은 뇌에서 분비되는 수면 홀몬인 멜라토닌에 의해 결정됩니다. 밤에 분비되는 멜라토닌은 체온을 약 1도 떨어뜨려 신체가 잠들 준비를 할 수 있게 징검다리를 놓습니다. 멜라토닌은 뇌에 있는 송과체에서 분비되고 세로토닌을 통해 합성됩니다.

자 그러면 멜라토닌만 잘 생성 되면 수면제가 필요 없게 됨을 알 수 있습니다. 멜라토닌이 충분히 생성되려면 뇌의 송과체로 혈액이 잘 공급 돼야겠습니다. 그리고 세로토닌도 많아야겠지요. 세로토닌은 곡류와 콩류 바나나 달걀에 많이 있습니다.

뇌로 혈액이 잘 공급되도록 잠을 반듯하게 주무시고 식탁위의 밥과 반찬을 천연 수면제라고 생각하고 드시면 불면증은 사라지게 될 것입니다.

어금니를 성형하면 뇌로 가는 혈류량이 증가하여 수면 장애가 사라질 것입니다.

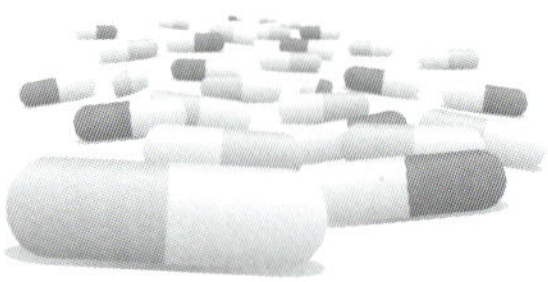

40. 아토피성 피부염과 턱디스크와의 관계

어느날 여자 분이 치과에 내원하였습니다. 너무나 얌전한 그 환자는 조곤조곤 자신의 아토피 증세에 대해서 말을 해 주고 보여주었습니다. 어떤 피부과를 다녀도 소용이 없고 잠도 제대로 잘 수 없는데 정말 침이 이 아토피를 낫게 해줄 수 있느냐고 물었습니다. 저는 교정이 끝내놓고 피부가 가려울 땐 피가 나게 긁고 죽염가루를 비벼 멸균을 시키고 물로 씻은 후 피부에 난황유를 바르고 게르마늄 크림을 발라 피부가 마르지 않게 하면 된다고 알려주었습니다. 저는 모든 아토피 환자를 이렇게 치료하고 있습니다. 그리고 어떤 음식도 먹고 싶은 음식을 먹으라고 말해줍니다. 단 어떠한 일이 있어도 하루에 20분간은 숨찬 운동을 야외에서 하라고 강조합니다. 아토피 환자들이 자신의 삶의 터전을 떠나 시골에서 산다든지 음식을 선별해서 특별하게 먹고 생활용품들을 특별하게 사용해야 한다면 어딘지 이상하다는 느낌이 들지 않냐고 환자 보호자들에게 반문합니다. 우리 몸의 모든 비정상적인 증상들은 뇌가 깨닫기만 하면 최고의 약인 5가지 진액을 분비시켜 비정상적인 몸의 상태를 정상적인 몸으로 바꿔 주는 것입니다.

아토피라는 말은 과민반응을 일으키는 원인 즉 항원에 노출될 때 즉각적으로 생리적 반응이 일어나서 체액이 혈관에서 조직으로 들어가게 되는 과민증의 한 유형을 말합니다 알러지는 항원에 노출될 때 수시간 또는 수일 뒤에 나타나는 과민증을 말합니다. 아토피성 피부염이나 알러지성 비염은 생체에서 어떤 원인에 대해 과민하게 반응한다는 점에서는 같습니다. 아토피성 피부염은 성장장애증후군의 대표적 질환으로 영아습진 또는 알러지성 습진이라고도 하는데 영아에게 가장 흔한 알러지성 증세입니다. 아토피성 피부염은 만 두 살 경에 감소하기도 하고 곧이어 천식 증세를 나타내면서 성인이 되면 알러지성 비염이나 천식으로 발전합니다.

공식 교육이 시작되는 학동기의 아이들에게는 팔이 겹쳐지는 부위나 오금부위 사타구니의 발진이 나타나며 몹시 가려워하며 탈색이 오는 경우도 있습니다.

아토피의 치료제는 면역억제제 형태의 약물로 체내 모든 면역계의 기능을 약화시키기 때문에 장기 치료시 몸의 전반적 기능 저하와 내성이 생긴다는 문제점을 지니고 있습니다.

현재 전국 8개 자치단체가 아토피 정책을 주요 시책으로 추진하고 있는데요. 농촌 진흥청은 최근 고려인삼에 함유된 진세노사이드 F2가 아토피 피부염을 가라앉히고 가려움증을 억제시키는 효과가 있다고 최근 밝혔습니다. 가려움증 억제라는 뜻의 〈항소양〉 소재를 발굴하는 과정에서 생물 전환에 의해 생산된 진세노사이드 F2가 항염과 항소양에 탁월한 효과가 있다는 것을 밝혀낸 것입니다. 또한 가톨릭 의대 인천 성모병원 피부과 조상현 교수팀이 생쥐를 대상으로 홍삼의 약효를 실험한 결과 기존 유명 아토피 피부염 치료제와 거의 비슷한 효과가 있는 것으로 나타났습니다.

고려대 박용근, 윤원석 교수등 미생물유전학 연구팀이 국제학술저널 (EMM, Experimental Molecular Medicine)에 기존 아토피 치료법의 약점을 보완한 새로운 방법을 개발했다고 2월 28일 밝혔습니다. 이 저널에 따르면 박 교수팀은 아토피 피부염을 유발하는 면역유전자 (CCL22RNA)를 억제하는 유전자를(small interference RNA) 만들고 이를 살모넬라균을 통해 대량 생산하는데 성공했다고 합니다.

그런데 인삼, 녹용보다 더 좋은 보약이 침이라는 이야기 들어 보신적 있으시죠? 사람의 몸에서 생기는 진액이 피부에서는 땀이고 눈에서는 눈물이며 살에서는 혈액이고 콩팥에서는 정액이며 입에서는 침인데 땀, 피, 눈물, 정액등은 몸에서 한 번 빠져나가면 돌아오지 못하나 오직 입 속의 진액인 침만은 되돌려 순환시킬 수 있습니다. 침은 음식물의 표면에 붙어서 입에서부터 대장까지 전체 소화 기관에 걸쳐 작용하는 유일한 항생제입니다. 이외에 침 속에는 면역 작용을 하는 IgG, IgM, IgA가 포함되어 있으며 살균제와 바이러스 억제제가 들어있습니다. 턱디스크 교정은 자율신경을 안정시켜 침과 호르몬의 분비를 증가시키는데 이점 때문에 바로 아토피성 피부염에 턱교정이 탁월한 효과가 있는 것입니다. 홍삼과 발효식품 그리고 중금속이 없는 소금으로 조리한 식품과 함께 턱디스크를 교정하면 아토피성 피부염은 좋아지게 될 것입니다.

어금니를 성형하면 침 분비가 왕성해지고 5가지 진액이 잘 공급되어 아토피에서 벗어나게 될 것입니다.

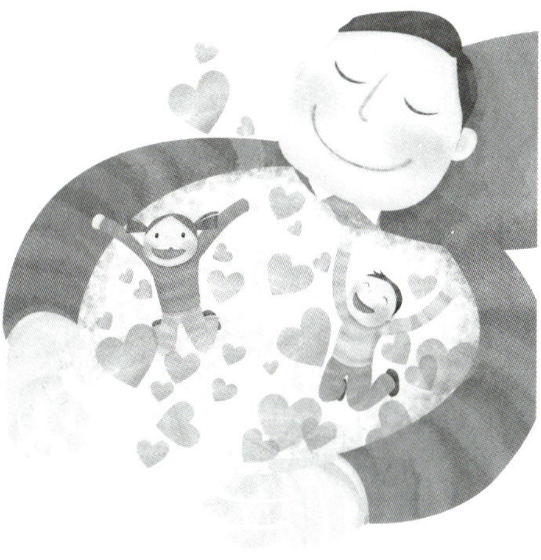

41. 안과적 질환(안구 건조증, 안구 충혈, 시력 저하, 눈물 과다 분비, 백내장, 녹내장등)과 턱디스크와의 관계

어느날 서울에서 자기 아들의 안압이 계속 높아져 불안해서 살 수가 없어 성당에서 울며 기도하다가 우연히 말을 듣고 용기를 내어 전화한다고 하였습니다. 또 진천에 사는 백혈병이 완치된 아이가 바로 자기 친척이라며 여기는 서울 신림동인데 자기 딸이 시력이 계속 떨어지고 사시가 있어서 혹시 턱교정이 눈하고도 연관이 있냐며 전화가 왔습니다. 저는 두 엄마의 아들, 딸의 잠자세부터 먼저 고쳐 안구의 무게중심을 바로 잡아 눈으로 혈액이 잘 들어가게 해야 한다고 강조했습니다. 그리고 턱디스크 임시장치를 1주일간 장착시켜 몸이 편안해 진다고 하는지를 체크하게 하였습니다. 안압이 높았던 학생은 아무런 문제 없이 정상적인 군대생활을 끝내고 이제는 가끔 여자 친구와 함께 치과에 들르고 신림동 초등학생은 더 이상 시력 때문에 엄마를 불안하게 하지 않고 공부도 잘 하고 지낸다고 부모가 일부러 치과에 들러서 알려주었습니다.

턱디스크 치료를 하다 보면 치아와 눈 사이에 밀접한 관계가 있음을 알 수 있습니다.

오늘도 상악 좌측 송곳니에 염증이 생긴 환자가 내원하였는데 같은 쪽 눈까지 부워있었습니다.

제가 턱디스크 치료를 할 때에 임시장치를 하악 어금니 부위에 장착시키면 불과 30분도 안되어 눈이 맑아 졌다고 하는 환자도 있고 안압이 내려가 눈이 편해 졌다고 하는 환자분들이 많이 있습니다.

현재 성인과 학생 모두에서 두 명 중 한명이 안경을 착용하고 있다고 하는데 저는 25년 간 안경을 착용하며 지내다가 턱디스크 교정 후 안경을 벗게 되었습니다. 턱디스크 치료시 임시로 어금니를 높여 놓으면 아래턱 뼈가 전, 하방으로 나오기 때문에 몇 초 혹은 몇 분 만에 침침하던 눈이 밝아지고 두통이 사라지며 어깨 통증이 없어지고 허리 아픈 것이 줄어들며 자세가 바르게 되고 어지럼증이 없어지며 막혀 있던 코가 뚫리며 마음이 안정되고 혈압이 내려가는 등의 변화를 관찰 할 수 있습니다. 물론 이 짧은 시간 동안에 모든 환자에게서 이런 반응이 나타나는 것은 아니지만 이러한 변화를 치과에서 흔히 볼 수 있습니다.

그러면 어떤 경로를 통해서 치아의 변화가 눈에 영향을 주는지 말씀드리겠습니다.

치아가 빠지거나 닳아지면 뇌와 척수를 싸고 있는 뇌척수경막이 틀어져 그 안을 흐르는 뇌 척수액의 흐름이 원활하지 못하게 됩니다. 그러면 시신경의 주위를 둘러싸고 있는 뇌척수액의 순환에도 영향을 주어서 시신경이 영향을 받을 수 있다고 6회와 8회 때 말씀드렸습니다. 뇌는 천막으로 구획이 나눠어 지는데 천막 상부에 대뇌가 있으며 천막 하부에 소뇌가 위치합니다. 시신경과 안구를 움직이는 동안신경이 소뇌 천막을 뚫고 지나가는데 치아에 문제가 있어서 뇌를 둘러싸고 있는 경막이 당겨지면 소뇌천막도 당겨지게 되고 이렇게 되면 소뇌천막을 통과하는 시신경과 동안신경이 영향을 받아 눈의 밝기나 눈동자의 움직임에 변화가 올 수 있습니다.

눈물에 대해서 말씀드리겠습니다. 눈물은 광학적으로 균일한 각막 표면을 유지하게 하고 각막과 결막 표면으로부터 세포의 노폐물이나 이물을 물리적으로 세척해 내며 각막에 영양을 공급하고 항균 작용을 하는 등 눈의 건강을 위해서 여러 가지 중요한 작용을 하는 액체입니다. 눈물의 분비에 관여하는 신경은 삼차신경과 안면신경 그리고 뒷목 근처의 상경부 교감 신경절의 교감 신경입니다. 그런데 이 세 신경은 치아와 아주 밀접한 관계가 있습니다.

턱디스크를 치료하다 보면 이유 없이 눈물을 많이 흘리거나 반대로 눈물이 적게 나와 안구가 건조하여 눈이 까칠까칠하다거나 눈이 따갑다는 이야기를 자주 듣습니다. 그런데 안과에 가서 검사를 받아보아도 특별한 이상은 발견되지 않는다는 분들이 있습니다

이런 분들이 바로 턱디스크 환자입니다.

턱디스크 치료로 눈이 침침한 증상, 눈부심, 눈물 과다 분비, 안구 건조증, 안압상승, 눈 깜박거림, 안구충혈 등 여러 가지 안과 질환이 좋아지는 것을 치과에서도 자주 볼 수 있습니다.

턱디스크를 교정하고 반듯하게 자면 시신경이 눌리지 않고 안구로 혈액이 잘 공급되어 안구건조증, 시력저하, 눈물과다분비, 백내장, 녹내장 등이 치료될 것입니다.

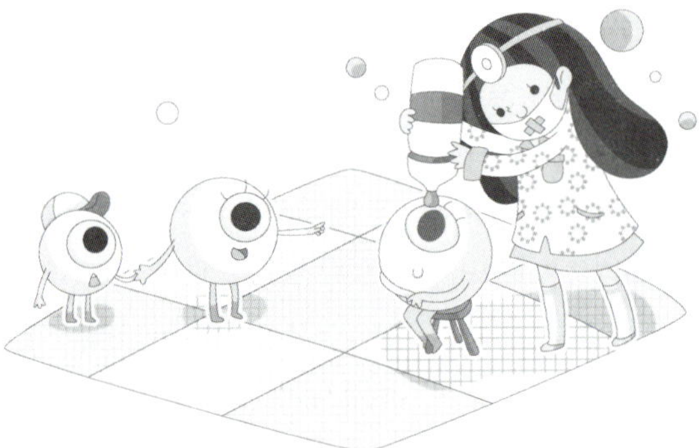

42. 안면신경마비와 턱디스크와의 관계

안면신경마비는 뇌종양이나 뇌혈관장애 뇌염등에 의하여 안면신경 핵부위가 침범되었을 때 일어나는 〈중추성〉 안면신경마비와 안면신경 핵보다 말초 측에서 신경장애가 일어나는 〈말초성〉 안면신경 마비가 있습니다.

제 자신이 16년 전 그러니까 1998년에 안면신경마비에 걸렸기 때문에 그 어느 누구보다도 이 병에 대해서는 잘 알고 있습니다.

1998년 김병엽 신부님께서 교통사고로 돌아가신 지 몇 달 후 자고 일어나 보니 제 이마가 무감각해지면서 야누스의 얼굴처럼 얼굴 오른쪽이 완전 마비가 되었습니다.

치과대학에 입학하고 졸업한 후 인턴과 레지던트 수련생활하면서 결혼하고 학위취득에 외국생활까지 그리고 치과 개원을 쉴 틈 없이 해내면서 몸은 빈혈과 편두통 요통 어깨통증 생리통 코골이까지 성한 곳이 하나도 없을 지경이 되었습니다.

마비가 일어나기 6개월 전부터 저는 자다가 일어나서 귀가 가렵다고 한참을 귀를 만졌고 이유 없이 어금니가 시렸고 시력이 떨어지고 코골이를 하게 되었습니다. 또 자그마한 일에도 짜증이 심했으며 입 밖으로 나오는 말이라곤 모조리 부정의 말 뿐이었습니다. 그때 당시 자다가 귀가 가려웠던 이유는 제가 잠을 옆으로 잤기 때문에 아래 턱이 귀를 압박하여 귀 내부 기관들이 눌려 귀가 가려웠던 것이었습니다. 그리고 안면신경이 침과 눈물의 분비에 관여하는데 안면신경이 압박을 받음으로써 자그만 스트레스와 긴장상태에서도 입이 바싹바싹 탔고 눈이 건조해지고 속눈썹이 자꾸 빠져 눈을 찔렀습니다. 제가 이러한 고통 속에 있었을 때 누군가가 지금처럼 잠을 옆으로 자면 안 된다고 말해주는 사람이 있었다면 아마 저는 안면마비까지는 가지 않았을 것입니다.

척추 교정과 침술 그리고 물리치료에도 별 진전이 없어 서울에 있는 황영구 치과를 찾아가 턱관절 교정을 받고 저는 완전히 새로운 사람이 되었습니다. 마비는 물론 그동안 저를 옥죄어 왔던 목과 어깨, 허리의 통증이 완전히 사라져 버린 것입니다. 안면마비의 일반적 약물요법으로 사용되는 스테로이드나 혈관확장제 그리고 성상 신경절 블록이라는 수술 그 어떤 것도 하지 않고 저는 완벽한 얼굴로 되돌아 온 것입니다. 안면 마비 환자들은 회복이 된 후에도 약간의 흔적이 있기 마련이지만 저는 안면 신경을 압박하지 않게 하는 근본 치료를 받음으로써 완벽한 얼굴로 되돌아오게 된 것입니다!

은혜는 단 은혜와 쓰디쓴 은혜가 있다고 하는데 단 은혜는 합격이나 당첨 같은 소원이 이루어지는 것을 말하고 쓰디쓴 은혜는 사고나 패배 시련 병 등 원하지 않는 사건들이라고 합니다. 제가 쓰디 쓴 은혜인 안면신경마비를 겪고 신앙에 눈을 뜨게 되고 의학과 치의학을 다시 공부함으로써 턱디스크 교정에 관한 한 둘째가라면 서러울 정도의 치과 의사가 된 것입니다.

턱디스크를 교정하고 반듯하게 자면 안면 신경이 눌리지 않게 되어 안면 신경마비가 풀리게 됩니다.

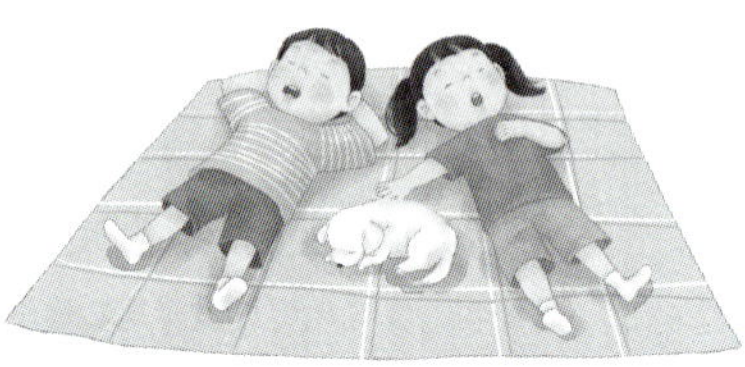

43. 알코올 중독 치유효과와 턱디스크와의 관계

알코올 중독은 술에 대한 의존 상태를 말합니다. 스스로 술을 마시는 것을 조절할 수 없고 신체적으로 정신적으로 의존 상태가 된 것을 말합니다.

알코올 중독의 정확한 원인은 아직 밝혀지지 않고 있으나 여러 요인들이 얽혀 중독의 원인이 되는 것으로 추정됩니다. 우선은 유전적 요인으로 가족력을 들 수 있고 신체적 원인이 중요하게 여겨지는데 뇌 안에 있는 신경 전달 물질이 관여하여 중독에 대한 요구를 늘린다는 가설이 이야기 되고 있습니다.

그리고 심리적 원인으로는 비교적 수치심을 잘 느끼고, 소외되어 있고 침착하지 못하며 자극 과민성이 있고 불안해하며 예민하고 성적으로 억압을 많이 하는 경향이 있는 이들에게서 중독이 잘 일어난다고 합니다. 사회적 원인을 보면 지적 수준이 높은 사람, 사회, 경제적 수준이 높고 도시에 사는 사람들일수록 알코올성 장애의 빈도가 높게 나타나며 카톨릭 신자가 개신교 신자에 비해 많은 편이라고 합니다.

그리고 미혼자에 많고 이혼이나 별거 등의 어려움도 알콜 문제의 빈도를 높인다고 합니다. 우리나라 사회와 같이 음주에 대해 허용적인 사회에서는 역시 음주로 인한 중독의 문제가 많습니다.

알코올 중독의 증상은 신체적 내성과 금단 증상을 특징으로 합니다. 내성이란 같은 양의 술로는 원하는 효과를 낼 수 없는 것, 그리고 전과 같은 효과를 내기 위해 양이 점점 늘어나는 것을 말합니다. 금단은 이렇게 술을 마시고 난 후 신체 내의 농도가 떨어지면서 나타나는 불편함과 이를 보완하려 술을 찾게 되는 현상을 말합니다. 영화 부러진 화살에서 박 변호사의 행동이 바로 금단 증상입니다.

알코올 중독의 치료는 스스로의 의지가 없으면 불가능합니다. 즉 니코틴 중독처럼 뇌신경전달물질과 관계가 있기 때문에 자신의 본성을 거슬러야 함으로 정말 끊기가 어려운 것입니다. 일반적으로는 입원 치료로 환자 교육 그룹 치료, 가족 개입 및 상담, 직업 치료, 단주 모임 소개 등으로 이루어지지만 모든 중독 현상은 어떤 엄청난 계기가 없이는 즉 뇌가 바뀌지 않고서는 치유될 수 없습니다. 중독 현상을 치료 하겠다며 약물치료를 하는 것은 미생물학 유전정보체계인 세컨드 게놈에 변화가 초래되기 때문에 주의 깊게 처방 되어야 합니다.

알코올 중독의 가장 안전한 치료법 역시 턱디스크 교정 치료로써 뇌의 전두엽과 변연계 그리고 뇌간으로 가는 혈액 양을 증가시켜 자연스럽게 중독 증상이 치유되어야 할 것으로 사료됩니다.

턱디스크를 교정하면 뇌신경전달물질이 잘 공급되어 알코올 중독에서 해방되게 될 것입니다.

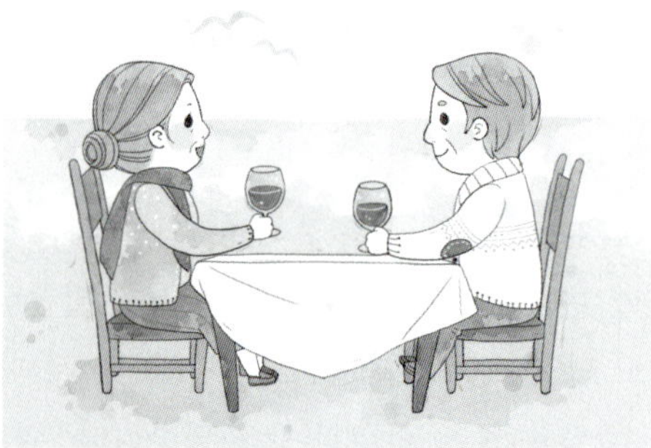

44. 알코올 중독과 턱디스크와의 관계

올해 나이 50세 남성인 손○○씨는 4년 전에 알코올 중독자인 상태로 어머니에 의해서 치과에 내원하였습니다. 당시 손씨는 오로지 집에만 있고 노모에게 왜 자기를 이 세상에 태어나게 했냐며 비난과 불평으로 술 이외에는 어떤 음식도 먹지 않고 어떤 것에도 관심이 없이 살았던 환자였습니다.

그런데 턱디스크 교정 후 지금은 노모의 자랑거리 인생이 되었습니다. 어둠을 탈탈 털고 현실을 자각하며 술을 끊고 폐품을 모으는 일로 바쁜 나날을 보내고 있습니다. 가끔은 술을 마시기도 하지만 다시금 일을 하러 나가기 때문에 손씨의 어머니는 저에게 지금의 아들이 고맙기만 하다고 하였습니다.

알코올은 아마도 우리의 가장 오래된 치료제이면서 기분전환용 약일 것입니다.

수없이 많은 사람들이 자신의 불안이나 우울을 술을 마시면서 치유하고 있습니다.

반드시 알코올 중독자만이 알코올 문제를 가진 것은 아닙니다. 절제하지 못하고 건강이 망가지고 있다는 것을 알면서도 여전히 자신의 기분을 달래고 스트레스를 덜어내기 위해 술을 찾습니다. 알코올에 집착하는 사람들은 뇌신경전달물질이 감소했을 때 알코올을 갈망하게 됩니다. 술을 마시게 되면 뇌신경전달물질의 활성수준은 일시적으로 증가했다가 다시 더 낮은 수준으로 떨어지게 됩니다. 저조한 기분을 달래는 치료제인 술이 사실상 더 저조한 기분으로 되돌려놓는 것입니다.

치아를 이용하여 턱디스크를 교정하면 구강공간이 넓어져 호흡이 깊어져서 뇌로 가는 혈액공급이 좋아지게 됩니다. 그리하여 뇌신경은 회복되고 뇌신경이 회복되면 뇌신경전달물질이 분비되어 사람의 육체와 정신은 정상으로 회복되는 것입니다.

저희 치과의 치료 방법을 알려드리겠습니다. 저희 치과에서는 알코올 중독이든 니코친 중독이든 턱을 교정하여 침 분비를 촉진시킨 후 바로 음식치유교육을 병행하게 됩니다. 매일 먹는 밥과 반찬이 병의 실마리이기 때문에 밥과 반찬의 혁신 없이는 건강해 질 수 없기 때문입니다.

모든 음식은 태양의 빛을 받아서 만들어진 것입니다. 우리의 먹거리에서 불순물을 제거해야 사람은 건강해 질 수 있는 것입니다. 그 불순물을 제거하기 위한 방법은 열처리와 발효처리인데 저는 환자분들께 맨 먼저 주방 소금을 856도 이상으로 가열한 소금으로 바꾸게 하고 이러한 소금으로 간을 맞춘 닭고기 튀김요리와 청국장, 친환경 만두, 현미 숯가루로 영양공급을 시키고 체내 독소를 제거시킵니다. 튀김은 기름이 산패가 안 일어나는 수유식 튀김기계에서 조리된 것을 말합니다.

턱디스크를 교정하면 뇌로 가는 혈류가 좋아져서 뇌신경전달물질이 잘 공급되어 알코올에 대한 의존도가 떨어지게 되어 중독에서 해방되게 될 것입니다.

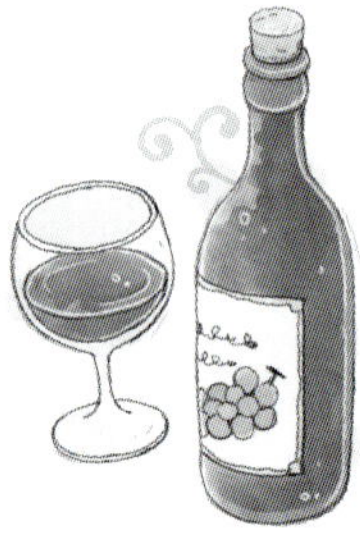

45. 암 치유능력과 턱디스크와의 관계

암 유전자 연구의 권위자인 미국의 매사추세추 공대 교수인 로버트 와인버거 교수가 '살아있는 것 자체가 암을 낳는다. 암은 다세포 생물의 숙명이다' 라고 말했습니다. 제가 턱디스크 교정으로 암 환자를 완치시키는 것을 보고 친구 의사들은 '어떻게 치과 교정으로 암을 그것도 백혈병을 완치시킬 수가 있냐고 묻습니다.

저는 그러한 질문을 받을 때는 너무나 신이 납니다. 제가 이미 눈으로 보아왔고 정확히 알고 있는 것을 말한다는 것은 자신이 있기 때문입니다.

대자연의 생명체가 태양의 힘으로 살아가는 것과 같이 우리의 인체는 입에서 나오는 침과 뇌에서 분비되는 뇌신경전달물질의 힘으로 살아갑니다. 침과 신경전달물질이 분비되지 않으면 그 사람의 몸에는 생명의 기운이 떨어져 의욕이 없어지고 희망도 사라지고 짜증과 불만이 수위가 높아집니다. 그러면 인체에는 독소가 분비되고 그 독소를 청소해 낼 침과 신경전달물질이 더욱 감소되어 독소는 더 많아져 잘 돌아가던 장기가 자신의 기능을 하기에 힘들어지게 됩니다.

우리 몸 속의 전 세포 60조개는 한결같이 침과 뇌신경전달물질의 영향을 받고 그 물질의 기운으로 살아가는데 그 영향력에서 벗어나면 자기 멋대로의 세포가 되어 뇌의 통제를 벗어나게 되는 세포가 됩니다. 이를 암세포라고 하고 암세포는 암조직이 되고 암조직은 어느 장기의 암이 되는 것입니다.

턱디스크 교정치료의 목표는 어금니를 성형하여 구강 공간을 넓히는 데 있습니다. 그러면 턱관절이 열려 머리와 목 부위의 136개의 근육들이 이완되어 이 근육을 따라 흐르는 혈관과 신경관이 압박을 받지 않게 됩니다. 그리고 목에서부터 꽁무늬 뼈까지의 근육들도 연이어 이완되어 전신으로 가는 혈관과 신경관들이 압박에서 풀리고 해당되는 장기까지 혈액이 잘 들어가고 신경의 지배가 잘 되어 뇌의 중앙통제기능이 강해지게 됩니다.

신기한 것은 제가 턱디스크 교정을 완성한 후에도 병에 차도가 없는 환자는 거의가 자신만만한 즉 겸손하지 않거나 마음속에 비밀을 간직한 어른들이었습니다. 그런데 그들이 고통의 극심한 상황에서 겸손해지게 되는 순간 병은 치료가 되는 것이었습니다. 턱 교정으로 침은 분비되었지만 마음이 완악하면 뇌신경전달물질이 잘 분비되지 않아 반쪽짜리 치료였던 것입니다. 뇌신경전달물질은 회개와 감사가 마음속에 있어야만 분비되니까요!

내가 아니라 타인을 위하여 희생하며 살면, 우리 안에는 분노와 서운함 적개심이 사라지고 세상을 감사하게 바라보게 하는 뇌신경전달물질이 분비됩니다. 그러면 우리 안에는 생명의 기운이 넘치게 되는 것입니다. 즉 암을 이기려면 마음에 회개와 감사가 있어야 하고 육적으로는 턱관절이 좋아져서 뇌신경전달물질과 침이 분비되어야 하는 것입니다!

턱디스크를 교정하면 뇌신경전달 물질이 잘 분비되어 암 치유 기능이 상승됩니다.

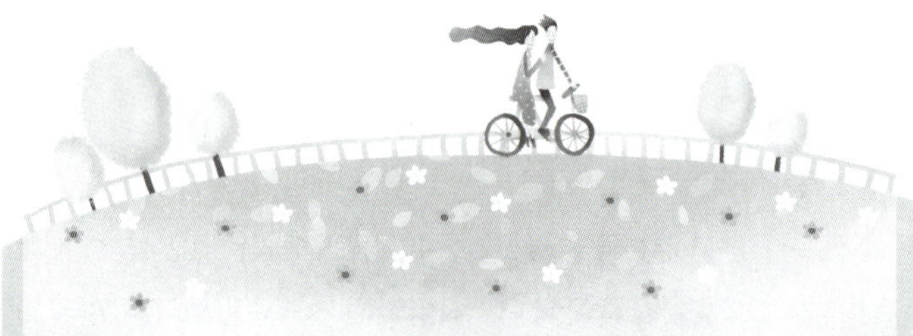

46. 암환자의 면역성과 턱디스크와의 관계

일본의 저널리스트이자 논픽션 작가인 다치바나 다카시는 올해 72세입니다. 한국 독서시장에도 〈나는 이런 책을 읽어 왔다〉 〈21세기 知의 도전〉으로 비교적 널리 알려진 작가인데 그가 뜻밖에도 2007년에 방광암 진단을 받게 되고 아내와 장인의 암 투병을 지켜본 후 작가의 감각을 살려 이 모든 상황과 느낌을 기록으로 남겼습니다. 그리고 암의 본질을 추적해보겠다는 염원을 갖고 세계를 돌며 최고의 암 전문가들을 인터뷰했습니다.

암 유전자 연구의 권위자인 로버트 와인버거 매사추세츠공대 교수, 마이클 클라크 스탠포드대 교수 등으로부터 최신 정보를 얻게 됩니다. 와인버거 교수의 "살아있는 것 자체가 암을 낳는다. 암은 다세포 생물의 숙명이다"라는 말에서 다치바나는 큰 깨달음을 얻게 됩니다. 암이란 암세포가 눈으로 볼 수 있게 드러나거나 보이지 않게 잠복돼 있거나의 차이가 있을 뿐이라는 얘기입니다. 전문가의 인터뷰를 통해 그가 내린 결론은 〈암과 싸우지 말라는 것〉입니다. 암이란 현대적 질병이 아니라 수천 년 역사를 가지고 있으며, 앞으로 20-30년 안에 완전 퇴치할 가능성은 거의 없기 때문에 암과 함께 사는 방법을 모색하는 게 현명하다는 애기입니다. 항생제 사용에 강한 의문을 제기하는 것은 그 때문입니다. 대부분의 암은 항생제가 듣지 않고 오히려 부작용만 강하기 때문입니다.

다치바나가 쓴 〈암, 생과 사의 수수께끼에 도전하다〉를 감수한 명승권 국립암센터 과장은 " 암 치료의 한계적 측면에서 저자가 경험하고 느낀 바를 진솔하게 파헤쳤다 '고 평가했습니다. 이 책의 내용은 일본의 NHK 방송 다큐멘터리에 방영이 된 바 있습니다.

2011년 보건복지부가 발표한 2009 국가 암 등록 통계를 보면 우리 국민이 평생 암에 걸릴 확률도 일본과 똑같이 세 명 중 한명은 암에 걸릴 수 있다고 되어있습니다.

다치바나는 '현대사회에서 암을 아는 것은 가장 중요한 교양' 이라고 했습니다.

암에 대해서 공부해 보시지 않겠습니까? 저는 턱디스크 교정을 통해 설암, 유방암, 자궁암, 위암, 대장암, 혈액암, 구강상피세포암, 임파선암, 갑상선암, 안암, 비암 등 수많은 암을 치료하여 완치시켰습니다. 이 분들의 공통점은 어금니를 성형하여 침과 홀몬의 원활한 분비로 소화기능을 회복하여 자생력 즉 면역기능이 확실하게 작동된다는 것입니다. 이렇게 면역 기능이 회복되니까 변이가 생긴 유전자가 원상으로 복구되어 환자들은 암에서 자유로워 지게 되는 점입니다. 단 턱디스크 교정에 대한 믿음에 따라 1.항암치료와 턱교정을 병행하는 환자가 있고 2. 아예 암 진단을 받은 처음부터 투약과 항암치료를 거부하고 턱디스크 교정으로만 암이 완치되는 경우 두 부류가 있습니다.

저는 교정치료에 들어가기 전 암환자에게 열왕기 하 20장의 히즈키야 왕이 거의 죽게 되었을 때 그가 주님께 하소연한 내용을 들려주고 (제 목숨을 살리려는 사람은 잃을 것이며, 주님 때문에 또 복음 때문에 자기 목숨을 잃는 사람은 살게 될거라)는 마르코 복음 8장 말씀을 들려줍니다. 그러면 의외로 비신자나 타종교 신자들이 이 말씀에 감동을 받고 평안을 얻어 암을 이겨내는 경우가 많습니다. 저는 암을 이기려면 일단 자신의 처지에 대한 생각을 잊어버리고 지나온 삶을 회개하고 감사의 마음이 생기면 턱디스크 교정으로 충분히 암에서 해방되리라고 생각합니다. 가장 강력한 항암제이며 최고의 효소는 입에서 분비되는 침이고 이 침이 최고의 명약이기 때문입니다!

턱디스크를 교정하면 항암 치료중의 환자의 면역 기능이 좋아지게 되어 항암 치료를 잘 버텨내게 해줍니다.

47. 야뇨증과 턱디스크와의 관계

소아 턱디스크를 교정하면서 저는 유치원생들과 초등학생들에게 오줌싸개가 많다는 사실을 알게 되었습니다. 저도 어릴 때 그랬으니까요!

결론적으로 야뇨증은 그 증상이 아무리 심해도 6개월이면 증상이 사라지게 됩니다.

야뇨증이란 정상적인 배뇨기관을 지니고 있고 신경학적으로도 이상이 없는데 소변을 가리지 못하는 증세를 말합니다. 문화권에 따라 다르지만 대부분의 아이들은 서너살 사이에 소변을 가리게 됩니다. 이 시기가 지나서도 잠자리에서 소변을 가리지 못한다면 야뇨증이라고 볼 수 있습니다.

야뇨증의 원인은 명백히 알려져 있지 않습니다. 시몬즈는 야뇨증의 약 50%가 신경계의 기능 이상 때문이라고 했으며 기질적 이상으로는 선천적 수뇨관 기형이나 콩팥 질환, 수뇨 기관 감염 등을 들 수 있습니다.

야뇨증의 종류로 한 번도 오줌을 가리지 못한 1차적 야뇨증과 오줌을 잘 가리다가 어느 날 갑자기 오줌을 못 가리게 된 2차적 야뇨증이 있습니다. 2차적 야뇨증은 동생이 생겼을 때나 부모와의 관계가 원만하지 못할 때 그리고 배뇨 훈련에 문제가 있을 때 발생합니다.

치료 방법으로는 기질적 병인을 치료하고 약물 치료나 정신 치료로 대부분 완치시킬 수 있습니다.

그러면 치아와 야뇨증과는 어떤 관계가 있을까요?

치아에 문제가 있으면 척추가 눌리게 된다는 말씀을 여러 번 드린 적이 있지요!

오줌을 누는 것과 밀접한 관계가 있는 신경인 부교감 신경이 척추 천골(2-4번)에서 나오는데 이 신경이 어떠한 이유로 압박을 받으면 배뇨를 시키는 근육을 수축시킵니다.

아이가 잠을 잘 때 턱관절이 눌리면 천골이 압박을 받아 방광을 지배하는 신경에 자극이 가서 배뇨근육을 수축시켜 오줌을 나오게 하는 것입니다.

그래서 치과에서 턱관절을 교정하여 약물의 투여 없이 부교감 신경의 기능을 정상화시켜 야뇨증을 치료하는 것입니다.

턱디스크를 교정하면 방광이 눌리지 않고 부교감 신경이 정상화 되어 야뇨증이 사라질 것입니다.

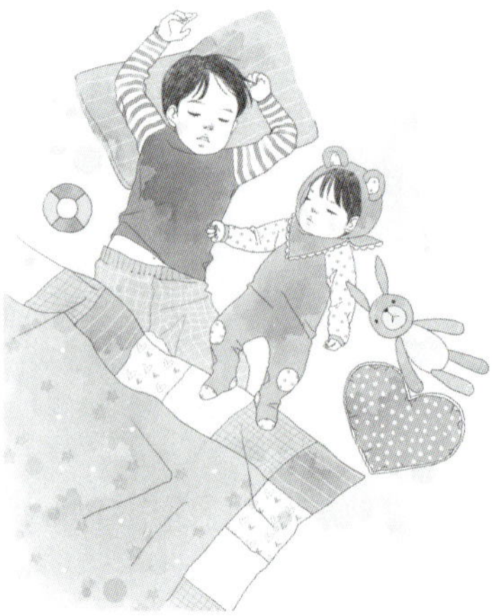

48. 어깨통증과 턱디스크와의 관계

70대 할머니가 딸과 함께 내원하였습니다. 대학병원에서 어깨통증으로 입원하고 있는데 옆 환자 병문안 온 사람이 그렇게 치료를 받아도 안 나으면 조주온치과로 가보라고 해서 왔는데 잘 왔는지 모르겠다고 했습니다. 저는 틀니가 합죽해서 그러니까 틀니를 다시하고 잠을 반듯하게 자면 되요 하고 임시장치를 먼저 해드리고 2-3일 후에 내원하라고 알려주었습니다.

16년 간의 턱디스크교정 경험으로 가장 흔한 통증이 어깨와 허리통증입니다. 어떤 약물이나 수술 물리치료로도 회복이 안되는 환자들은 턱디스크 교정 후 바른자세 침구 셋트에서 자면서 어깨를 받쳐주고 고관절이 안정이 되면 모두 치료가 됩니다. 그리고 통증이 있는 부위엔 평소 제가 만든 숯 생약을 붙이고 있으면 통증이 사라집니다.

턱관절 환자 중에는 손발이 차고 저리며 어깨가 아프다고 호소하는 사람이 많습니다. 나이가 든 사람들은 이런 증세를 50肩이라고 말합니다. 나이가 들면 몸이 노화되니까 그렇다고 쉽게 말할 수도 있겠지만, 사실은 의학적으로 원인을 정확하게 알 수 없어서 그렇게 말하는 경우가 많습니다. 나이가 들어서 어깨가 아프면 으레 그러려니 생각하는 것 같습니다. 그런데 어린아이들 중에서도 이러한 증상을 호소하는 경우를 종종 볼 수 있습니다. 특히 다리가 아프다고 하는 경우가 많습니다.

아이들은 누구나 밖에서 뛰어놀기를 좋아하는데, 별다른 이유 없이 나가노는 것을 싫어하고 조금만 걸어도 다리가 아프다고 하면 일단 정형외과에 가서 진찰을 받아보는 것이 좋습니다. 정형외과적으로 특별한 문제가 없다면 그 다음엔 턱관절 검사를 한번 받아보는 것이 좋다고 생각합니다.

흔히 성장통이라고 부르는 증세는 턱관절에 문제가 있는 경우가 많습니다. 이를 의학적인 면에서 살펴보면 치아가 빠지거나 닳아지는 경우에 아래턱이 후방 또는 측방으로 틀어지게 됩니다. 이 틀어진 아래턱이 경추에 영향을 주게 됩니다. 즉 경추 3, 4, 5, 6번에 붙어 있는 사각근이 경련을 일으킬 수 있고, 전 사각근과 중 사각근 사이의 팔신경얼기를 압박하여 팔이 저리거나 운동 기능에 이상을 일으킬 수 있습니다.

머리와 목, 어깨 근육들은 대부분 서로 연결되어 있기 때문에 머리와 목이 긴장하면 어깨 주위의 근육도 함께 영향을 받게 됩니다. 또 하악골이 후상방으로 가게 되면 근막에도 영향을 주어서 근육과 함께 신경과 혈관, 림크관에 압박을 가할 수 있습니다.

이러한 복합적인 원인에 의해서 손과 팔이 저리기도 하고, 차기도 하고, 어깨 부위와 뒤통수 즉 후두골이 아플 수가 있습니다. 물론 다른 원인에 의해서 이러한 증상이 나타날 수도 있겠지만 치아에 원인이 있는 경우가 많습니다.

어깨통증이 있지만 당장 치과에 가셔서 치료를 받을 수 없는 상황이라면 오늘부터라도 주무실 때 아래턱이 틀어지지 않도록 반듯하게 주무시고 무릎을 묶고 주무시면 통증이 줄게 될 것입니다.

어금니 길이를 증가 시키면 목뼈 1, 2번에 가해지는 압력을 줄일 수 있고 반듯하게 자면 목신경, 어깨 신경이 눌리지 않아 어깨 통증이 사라지게 될 것입니다.

49. 어지럼증과 턱디스크와의 관계

어지럼증은 임상에서 환자들이 가장 많이 호소하는 증상 가운데 하나입니다.

병원을 찾는 환자의 5-10%가 어지럼증 환자이며 신경과 또는 이비인후과를 찾는 환자 중 10-15%가 어지럼증 환자라고 닥터 브랜드(1999년)가 말했습니다.

또한 닥터 뤼(2007년)는 어지럼증은 전 연령층에서 나타날 수 있으며 멀미 정도의 가벼운 증상에서부터 눈을 뜰 수 없는 정도의 심각한 증상까지 다양하다고 했습니다.

그리고 어지럼증 환자 중 불안을 느끼는 환자가 53.5%정도로 어지럼증과 불안, 우울이 밀접한 관련이 있다고 보고하고 있습니다.

어지럼증의 원인에 대해서는 여러 가지 설이 있습니다. 알퍼는 어지럼증을 일으키는 원인으로 귀, 눈, 신경과적인 것, 정신과 적인 것, 혈관문제, 감염, 대사질환, 퇴행성 질환 등을 포함해서 무려 73가지가 된다고 했으며, 가우손은 89%가 귀 증상과 관계가 있고 어지럼증 환자의 88%가 귀에 문제가 있다면서, 이것은 뇌의 전정센터로 전달되는 자극이 양쪽 귀에서 차이가 날 때 나타나며 이 차이가 크면 클수록 어지러운 증상도 그만큼 더 심해진다고 하였습니다.

그런데 여기서 주목할 것은 이러한 자극을 뇌로 전달하는 귀의 전달 통로가 턱관절과 밀접한 관계가 있다는 것입니다. 즉 어느 한쪽에 치아가 빠지거나 한쪽 턱관절이 눌리면 그쪽 방향의 귀의 전달 통로에 자극을 주어 뇌로 가는 통로에 불균형이 초래되어 어지럼증이 야기되는 것입니다.

치과의사 켈리와 굿프렌드의 연구에 따르면 어지럼증의 치과적인 원인으로는 위턱 치아가 아래턱 치아를 많이 덮는 경우나 턱에 외상을 입었을 때, 아래턱이 후방으로 들어간 경우, 부적절한 치과치료 그리고 부정교합이 있을 때라고 했습니다. 이들의 치료방법으로는 2개월 내지 2년 동안 틀니와 비슷한 장치인 오버레이라는 장치를 제작하여 착용하게 하는 것입니다. 그래서 어지럼증 환자의 89%를 완치 시켰다는 보고가 있습니다.

저는 11%의 환자가 왜 치료되지 않았을까를 생각해 보았습니다. 실제로 저는 임상에서 2차원적인 오버레이 교정기 대신 3차원적인 교정기를 사용하여 귀의 해부학적인 기관(반고리관, 달팽이관, 이석, 전정기관)들이 압박을 받지 않게 하고 세포들의 대사를 원활하게 하여 어떠한 투약도 처방하지 않고 어지럼증을 치료하고 있습니다.

어금니를 성형하고 턱디스크 교정기를 장착하고 반듯하게 자면 귀의 해부학적인 기관들이 압박을 받지 않아 어지럼증이 치료될 것입니다.

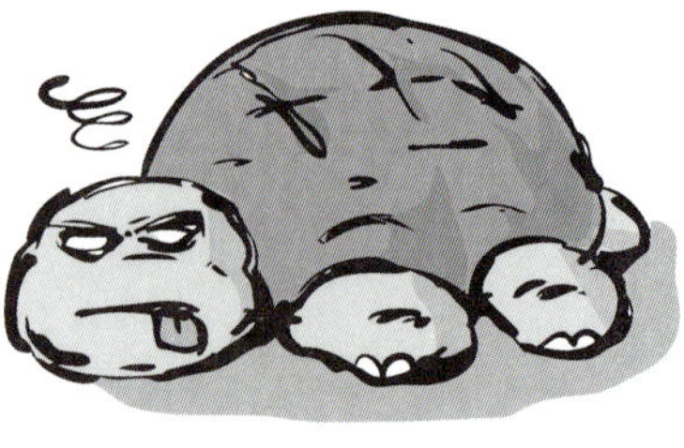

50. 여드름과 턱디스크와의 관계

얼굴 피부에 관심이 많은 사람은 청춘의 꽃이라 불리는 여드름 하나에도 고민이 많은 것을 저의 진료실에서도 종종 보게 됩니다. 요즘엔 청춘의 꽃인 여드름을 피부질환으로 간주하고 투약과 피부처치를 받는 경우가 있는데, 이유를 알고 나면 불안감이 사라지고 마음속이 시원해지실 것입니다.

여드름은 왜 사춘기 때 시작될까요?

사춘기 시기에는 남자는 고환에서 남성 호르몬인 안드로겐을 분비하고 여자는 난소에서 여성 호르몬인 에스트로겐을 분비합니다. 이 가운데 안드로겐이라는 호르몬이 피부의 피지선을 자극하여 피지를 만들게 합니다. 이때 만들어진 피지는 모공을 통해 피부 표면으로 나옵니다. 그런데 사춘기 때는 아직 모공이 충분히 열려 있지 않죠. 뿐만 아니라 안드로겐은 표피의 각질층을 두텁게 하는 작용도 하기 때문에 모공을 둘러싼 각질층이 두터워지면서 넓지 않은 모공을 더 막아 버립니다. 따라서 피지선에서 만들어진 피지가 모공을 통해 배출되지 못하고 모낭과 피지선 안에 쌓이고, 쌓인 피지는 주위의 잔피 조직에 염증을 유발하게 되는데 이것이 바로 여드름입니다.

그렇다면 안드로겐이 남성 호르몬인데 왜 여성에게도 여드름이 생길까요?

안드로겐은 남성의 고환에서 분비되지만 부신이라는 곳에서도 분비되기 때문입니다.

부신은 남녀 모두에게 있습니다. 부신은 신장위에 붙어있는 삼각뿔 모양의 내분비 기관입니다. 안드로겐이 이 부신에서도 만들어지는데 여성의 경우 이 부신에서 만들어진 안드로겐에 의해 여드름이 생기는 것입니다. 하지만 분비량이 남성에 비해 훨씬 적기 때문에 여성은 사춘기가 되어도 남성보다 피지생성량도 적고 여드름의 정도도 약한 것입니다. 이외에 사회생활에 따른 스트레스로 증가로 부신에서 안드로겐이 많이 생성되기도 하고 또 화장품 사용에 의해 모공이 막혀 여드름이 생기기도 합니다.

밤을 새고 나면 여드름이 심해지는데 왜 그럴까요?

전에 치아성 스트레스 증후군이라고 말씀 드린 적이 있습니다. 일하지 않아도 턱이 제위치를 벗어나면 목과 두개골이 틀어져 육체는 스트레스 하에 놓여 근육통에 시달리게 된다는 말씀을 드린 적이 있습니다. 이와 같이 사람은 살아가면서 여러 가지 스트레스를 받게 되는데 잠을 못 자는 것도 큰 스트레스로 작용합니다. 잠을 충분히 자지 못하면 대뇌에서는 이 상황을 스트레스로 인지하는데 이 스트레스를 극복하기 위해 부신에서 코티솔이라는 스트레스 해소 호르몬이 분비됩니다. 하지만 코티솔을 만드는 과정에서 안드로겐도 함께 만들어져 분비되는데 이때 만들어진 안드로겐이 피지선에 영향을 끼쳐 피지 생성을 증가시킵니다. 때문에 밤을 꼬박 새고 나면 머리카락에 기름이 많이 끼고 얼굴에는 여드름이 나기도 하는 것입니다.

그렇다면 여드름과 턱디스크와는 어떠한 관계가 있을까요?

턱관절에 이상이 있으면 두개골이 틀어지고 뇌로 가는 혈행에 지장을 주게 됩니다. 이로 인해 뇌하수체 호르몬으로 가는 혈액양이 감소하여 뇌하수체 호르몬 분비에 문제가 생깁니다. 안드로겐과 에스트로겐은 뇌하수체 호르몬의 지시를 받는데 치아와 턱에 문제가 있으면 뇌하수체에 영향을 주고 이어서 안드로겐과 에스트로겐 호르몬분비의 균형이 깨져 여드름이 비정상적으로 과대하게 생길 수 있습니다. 여드름이 심한 경우에는 턱관절이 좋아지도록 반듯하게 자고 운동과 발효음식으로 근육이완과 혈액을 맑게 하는 것에 신경을 쓰면 됩니다.

턱디스크를 교정하면 뇌하수체 호르몬 분비가 정상화 되어 여드름이 치료될 것입니다.

51. 열등감과 턱디스크와의 관계

열등감은 사람마다 얼굴이 다르듯이 각기 다르게 표현된다는 것을 알아낸 사람이 정신과의사이며 교수였던 〈칼 융〉입니다. 융은 열등감이나 죄책감에 콤플렉스라는 이름을 붙였습니다. 그리고 단어연상검사에서 어떤 단어를 주었을 때 피실험자가 반응하기 전에 지나치게 오래 주저하거나 기분의 동요를 나타내거나 하면 그 단어가 연상시키는 것이 그 사람의 콤플렉스를 건드리기 때문이라고 설명했습니다.

정신의학자 〈애들러〉는 인간은 누구나 열등한 상태에서 출발한다고 했습니다. 누군가 돌봐주지 않으면 무력한 모습으로 이 세상에 태어나기 때문에 누구나 열등감을 가질 수 밖에 없다는 것입니다. 그것을 극복하고 우월성과 권력을 쟁취하려는 권력의지를 통해 인격발달이 이루어진다는 것입니다.

그러므로 열등감은 인간이면 누구나 보편적으로 느끼는 감정이라는 것을 받아들여야 합니다. 그런 다음에는 열등감을 보상하기 위해 자신이 어떤 노력을 해야 하는지 생각해 볼 필요가 있습니다. 바꿀 수 없는 것은 받아들이고 바꿀 수 있는 것은 바꾸도록 노력하는 것입니다.

이때 현재 자신의 상황을 바꿀 수 없을 때 열등감을 갖지 않고 자신의 일부로 받아들이고 대신 다른 장점을 키워나가도록 노력할 수 있도록 도와주는 것이 바로 뇌신경전달 물질입니다. 이와 같은 긍정적인 마음을 갖도록 자극하는 뇌의 부위가 전두엽입니다.

뇌가 자신의 노력 여하에 따라 얼마든지 바뀔 수 있다며 말로만 강요하는 것보다는 뇌의 전두엽으로 혈액이 잘 공급될 수 있는 묘안을 떠올려야 합니다. 뇌혈관과 12쌍의 뇌신경에 가장 영향을 많이 미치는 부위가 턱관절입니다.

턱디스크 교정으로 턱관절에 가해지는 압력을 감소시키면 뇌에 혈액이 잘 공급되고 뇌의 위치도 안정감 있게 바뀌어 뇌의 앞 부위에 있는 전두엽이 활성화됩니다. 그러면 도파민이나 세로토닌 엔돌핀 같은 뇌 신경전달물질이 잘 분비되어 건강한 자아를 갖게 되고 긍정적이고 평온한 사람으로 변화됩니다.

마음이 평온해야 자신을 바라볼 수 있고 타인을 이해하고 배려할 수 있습니다. 자신을 사랑할 줄 아는 사람은 열등감조차 사랑하여 열등감에 대해 감사할 줄 알게 됩니다. 이 모든 변화를 주관하는 것이 바로 뇌입니다. 뇌를 바꾸는 것은 마음이지 약물이 아닙니다. 마음속에 빛이 자리 잡으려면 뇌로 혈액이 잘 공급되어야 합니다. 뇌로 혈액이 잘 공급되려면 운동을 통해 혈관의 탄성을 높이고 혈관이 눌리지 않도록 잠을 반듯하게 자는 것입니다.

턱디스크를 교정하면 뇌로 혈액이 잘 공급되어 뇌 건강으로 자존감이 생겨 열등감에서 해방될 것입니다.

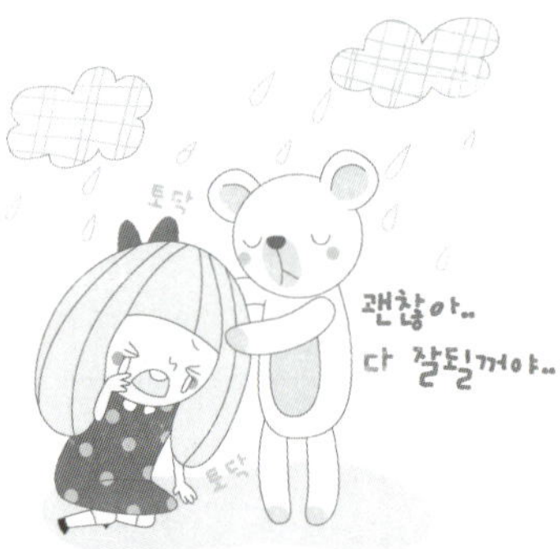

52. 요통과 턱디스크와의 관계

제가 환자의 파노라마 사진을 보고 환자의 증상을 말하면 어떤 환자분은 저를 점쟁이처럼 알아 맞춘다고 말 합니다. 모든 정보는 환자 구강내의 치아 숫사와 법랑실의 마모정도 아래 앞니의 덮힘 정도, 치료받은상태, 귓 구멍의 크기, 코의 비중격의 휜 정도, 턱관절 디스크의 두께에 기록이 되어 있는데 그것을 순간에 보고 말을 하니 환자는 깜짝 놀랍니다. 아래 맨 뒤의 어금니가 빠져 있거나 아래 앞니들이 위 앞니들에 의해 3mm이상 덮혀 있으면 목뼈 1번과 2번 허리뼈 4번과 5번 사이의 디스크는 압박을 받아 얇아져 어깨와 허리에 통증이 있게 됩니다. 이 압박은 잘 때 더 심해지고, 특히 옆으로 자면서 고관절이 틀어지면 더 심해집니다.

요통이란 허리부위를 형성하는 각종 조직, 즉 피하조직, 등근육, 근막, 인대, 척추골, 척추관절, 추간판, 척수 등에 일어나는 병을 말합니다. 그러나 요통의 원인은 아직까지 제대로 밝혀지지 않고 있습니다. 또, 요통은 X-ray나 임상 검사상으로 확실한 증상이 나타나지 않습니다. 즉 갑자기 허리를 삐끗해서 아프고 움직일 수도 없는 경우에도 국한성 통증은 있어도 X-ray에는 잘 나타나지 않습니다. 이러한 경우에 정형외과에서는 안정을 취하게 하고 물리치료와 콜셋 착용 등으로 치료하거나 근막을 절개하는 수술을 하기도 합니다.

발치나 이갈이 등으로 한쪽 치아교합면의 높이가 반대 쪽보다 높거나 낮으면 교합이 낮은 쪽으로 머리가 기울어지고 어깨는 머리가 기울어진 쪽이 높으며 골반뼈는 다리가 긴 쪽이 높습니다. 다리의 길이도 교합이 낮은 쪽이 대개는 짧습니다. 이렇게 되면 척추가 휘게 되고 허리에도 문제가 생길 수 있습니다.

로벳 형제의 원리로 제 1경추는 제 5요추와 관계가 있고 제 2경추는 제 4요추와 제 3경추는 제 3요추와 관련성이 있습니다. 즉 제 1경추가 틀어지면 제 5요추가 틀어지게 되고 제 2경추가 틀어지면 제 4요추가 틀어지게 됩니다. 그래서 교통사고로 경추를 다쳤을 때 요통을 호소하게 되는 것입니다. 턱디스크로 아래턱이 후 상방으로 이동되어 경추 1, 2번을 틀어지게 한다면 당연히 요추 4번과 5번도 틀어지게 되고 요추 4번과 5번에 문제가 생기면 경추 1, 2번에 문제가 생길 수 있습니다.

어떤 정형외과 전문의가 쓴 글에 요통 때문에 병원을 찾는 환자의 대부분은 자신이 척추 디스크에 걸린 것으로 생각한다고 합니다. 그러나 이 중 실제로 척추 디스크인 경우는 2%에 불과하고 병원을 찾는 환자의 90% 정도는 즉각 그 원인을 찾기가 어렵다고 합니다.

즉각 원인을 찾기 힘든 90%의 요통 환자들에게 턱디스크 치료를 시행하면 만족스런 치료 효과를 거둘 수 있다고 생각합니다.

어금니 길이를 증가시키면 목뼈 1, 2번이 눌리지 않게 되고 목뼈 1번은 요추 5번, 목뼈 2번은 요추 4번과 직접 연결되어 요추 4, 5번에 가해지는 압박이 풀려 허리 통증이 사라질 것입니다.

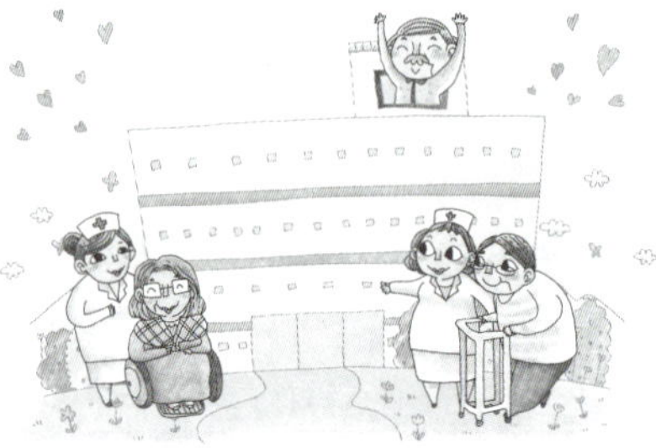

53. 우울증과 턱디스크와의 관계

초기에 우울증을 포함한 정신 질환에 대해서는 프로이트식의 정신 분석으로 치료했습니다. 그러다가 1950년대에 합성 화학 물질이 정신 질환자들의 심리를 안정시킨다는 사실을 확인하면서 약물 치료로 대체되었습니다.

화학물질로 만들어진 최초의 우울증 치료제 '클로르프로마진' 이나 '리튬' 이 치명적인 부작용을 일으키면서 시장에서 사라질 즈음 '이미프라민' 이라는 약이 시장에 나왔습니다. 이미프라민은 전의 약보다 부작용은 적었지만 중독성이 있다는 사실이 확인되면서 역시 시판 금지됐습니다. 그 즈음 로켓 연료로 사용하던 '히드라진' 을 주성분으로 하는 약이 시장에 나왔다가 역시 부작용을 일으키며 사라졌습니다. 이어서 나타난 신경안정제 '벤조디아제핀' 은 현재까지 처방되는 약물이지만 뇌를 수축시키고, 중독성이 크다는 등의 부작용이 보고되고 있습니다.

현대 의학은 초기에 도파민이라는 신경홀몬을 증가시키는 방법으로 우울증을 치료했습니다. 그러나 현재는 세로토닌이라는 신경홀몬이 부족해지면 우울증이 발생된다는 이론으로 대부분의 항우울제가 두뇌의 말단신경 세포에서 세로토닌의 재흡수를 억제함으로써 뇌에서 세로토닌의 이용도를 증가시켜 균형을 맞추는 원리로 치료합니다. 이 약을 SSRI제 라고 합니다. 이것은 기분을 좋게하는 세로토닌이 뇌에서 분비된다는 생각에서 만들어진 가설입니다. 그러나 세로토닌은 혈액과 뇌 소장에 존재하는 것으로 95%가 장에서 만들어지기 때문에 장 내부에 염증이 생겨 제 기능을 하지 못하면 세로토닌을 제대로 분비하지 못합니다. 따라서 항우울증제를 복용하면 세로토닌이 장에서 제대로 분비되지 않아 구토, 설사, 식욕 부진이 일어나는 까닭이 이 때문입니다. 현재 우울증 치료제는 부작용으로 식욕 억제와 구토 증상이 나타나는 것을 이용해 비만 치료제로 광범위하게 처방되고 있는 실정입니다.

영국 국립보건임상연구소의 연구 결과와 많은 논문들에 의하면 가공식품과 약을 피하고 채식 위주의 식단을 꾸리며 등산, 달리기, 수영, 자전거 타기, 축구 등 운동을 하면 합성 화학 물질로 만든 항우울제보다 세로토닌의 분비가 월등히 증가한다는 것이 밝혀졌습니다.

갑상선 기능 저하나 저혈당, 당뇨병, 심장병, 관절염, 장 기능 장애등으로 약을 복용하는 환자들에게 불안과 초조함 그리고 우울한 심리를 갖게 되는 경우가 많은 데 이는 약물에 따른 육체적 스트레스로 인해서 스트레스 홀몬인 아드레날린과 코르티솔이 과다 분비되기 때문에 우울해지게 되는 것입니다.

신경과 의사 존 호건등은 '세로토닌이라는 신경 전달 물질은 인체의 도처에 흩어져 있고, 그 작용이 너무 복잡하기 때문에 세로토닌이 우울증과 관련이 있다는 것은 우울증이 혈액과 관련이 있다는 것 만큼이나 무의미하다' 라고 했습니다. 사실 지금까지 세로토닌의 결함이 우울증을 야기한다는 것과 SSRI제가 세로토닌의 균형을 조절해준다는 과학적인 증거는 한 번도 입증된 적이 없다고 합니다.

우울증을 합성화학물질인 약물에 의존하여 치료하려 하지 마시고 전통식품과 운동 그리고 입에서 분비되는 침으로 극복하시길 바랍니다.

턱디스크 교정을 하면 목뼈 1, 2, 3, 4번이 눌리지 않게 되어 엔돌핀, 세로토닌, 도파민등의 뇌신경전달 물질들이 전신의 혈액으로 잘 퍼져나가고 침이 많이 분비되고 장 기능이 좋아지면서 우울증이 치료될 것입니다.

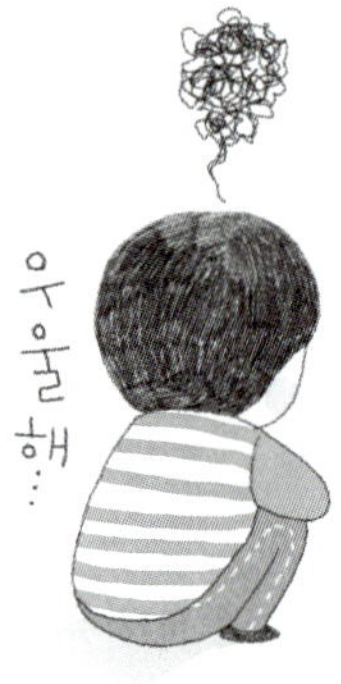

54. 우유의 불편한 진실

1) 미국의 존스 홉킨스 의과대학 교수를 지낸 바 있고, 소아의학의 권위자로 인정받고 있는 프랭크 오스키 박사는 철분 결핍성 빈혈을 앓는 유아들이 늘어나는 추세를 보이자 그 원인을 밝히던 중 우유가 그 주범이라는 사실을 알아냈습니다. 우유의 인 성분이 철분의 흡수를 방해하여 철분 결핍을 가져온 것입니다. 이때부터 그는 우유가 사람 몸에 정말로 이로운지 의문을 품고 수많은 임상 사례와 연구 자료를 수집하면서 철저히 연구에 매진하여 〈오래 살고 싶으면 우유 절대로 마시지 마라〉라는 책을 냈습니다.

2) 1997년 하버드 대학의 웰렛 교수는 우유와 골다공증의 관계를 밝히기 위한 12년 간의 방대한 연구 결과를 발표했습니다. 이 연구는 7만 7천여 명을 대상으로 하루에 우유를 두 잔 이상 마시는 그룹과 일주일에 한 잔 이하로 거의 마시지 않는 두 그룹으로 나누어 진행하였습니다. 그런데 12년 후 뜻 밖에도 우유를 많이 마신 그룹에서 골절 발생률이 오히려 더 높은 것으로 나타났습니다.

3) 미국의 비영리단체인 〈책임있는 의료를 위한 의사협회〉에서도 우유는 산성식품이기 때문에 골다공증에 아무런 효과가 없다고 말합니다. 우유속에 함유된 인이 칼슘의 흡수를 방해할 뿐아니라 우유속의 칼슘은 인체에 흡수되지도 않고 현미나 시금치등과 비교해도 그 함유량이 떨어진다는 것입니다.

* 반면에 서울대 식품영양학과의 〈어린이 골밀도와 우유섭취의 상관관계에 관한 조사〉를 비롯해 미국 영양학회 저널에서 발표된 〈우유를 통한

체중 감량 효과〉등의 내용은 우유의 탁월한 효과에 대한 것이었습니다.

과연 어느 쪽의 말이 진실일까요!

그런데 이상한 것은 유아부터 고령자까지 섭취하는 식품으로 이렇게 중요한 식품에 대해서 보건복지부는 명확히 정의를 내려주지 않습니다. 미국의 경우 프랭크 오스키 박사는 책을 통해 상업적인 이득만 추구하는 낙농업계의 광고에 대해 심한 비판을 하였고 캘리포니아에서는 소송에서 〈우유는 모든 사람에게 필요하다〉라는 우유 광고가 소비자를 오도하며 기만적이라고 하여 사기 광고라고 판정했습니다. 또한 세계보건기구에서는 개발도상국에 유아 유동식 판매금지 결의안을 통과시키고, 가능하면 모든 유아들에게 모유를 먹여야 한다고 권고했습니다.

자 그럼 우리는 어떻게 해야 할까요!

약사인 김수현 선생님은 〈바른 식생활이 나를 바꾼다〉라는 책에서 말린 고구마 줄기에는 우유의 열배가 넘는 칼슘이 들어 있고 말린 토란대는 6배, 무말랭이는 2배, 들깻잎에는 1.5배가 들어 있어 많은 채소들이 우유보다 칼슘과 철분을 훨씬 많이 함유하고 있다고 했습니다. 우유가 아닌 채소를 통해서 칼슘을 섭취하면 되는 것입니다.

골다공증에 아무런 도움이 안 되는 우유보다는 우리 주변의 채소를 많이 섭취합시다.

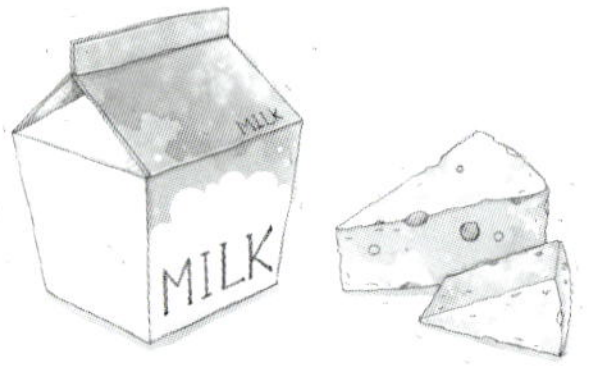

55. 이갈이와 턱디스크와의 관계

지난 9월 초에 치과에서 있었던 일입니다. 대기실에 앉아 계시는 한 할머니께서 계속 이를 갈고 계시자 주위 환자분들이 고개를 설레설레 흔들며 저에게 어떻게 좀 해주라는 듯 난처한 표정을 지었습니다. 소름 끼치는 이갈이 소리 때문에 할머니는 순번도 제끼고 먼저 진료실에 들어왔습니다. 응급처치로 이갈이를 없애 드렸는데 근본 치료를 받으실 형편이 못 되어 계속 그 상태로 있기로 하였습니다.

한 밤중의 이가는 소리는 옆 사람을 코골이 때 보다 신경을 더 날카롭게 합니다.

코롤리(1902년)는 거의 모든 사람이 일생 어느 때인가는 이를 간다고 말한 바 있습니다. 즉 2-5세 사이 아동의 78%가 이를 갈고 치주질환을 가지고 있는 사람의 60-90%가 이갈이 증세가 있다고 조사된 바 있습니다.

이갈이의 원인은 첫째는 치과적인 문제이고 둘째는 신경 정신과적인 문제로 주로 스트레스 때문인 것으로 분석되고 있습니다. 치과의사 마에하라는 턱관절에 문제가 있어서 아래턱이 후 상방으로 편위 되면 신경(이개측두신경)이 눌려 뇌는 저작근에게 계속 수축하라는 명령을 내리게 된다고 합니다. 그래서 아래턱이 후 상방으로 가지 않게 치아를 이용해 조치를 취하면 즉시 이갈이 증상이 사라지게 됩니다.

일반적으로 사람들은 자는 동안에는 의식이 없기 때문에 음식을 깨무는 근육(저작근)이 세게 수축을 해도 제동을 걸지 못하므로 상당히 강한 힘으로 이를 갈게 됩니다. 보통 음식을 깨물 때의 힘은 제곱 센티

미터 당 58파운드이고 침을 삼킬 때의 힘은 66파운드 그리고 이를 갈 때의 힘은 1000파운드입니다. 식사 때가 잘 때보다 근육의 힘이 클 것으로 생각하기 쉽지만 이갈이의 힘이 17배나 강합니다. 그래서 환자분들의 어금니가 닳아져 있는 상태를 보고 치과의사는 그들의 잠 자세를 짐작할 수 있는 것입니다.

치아는 잠 잘 때와 칫솔질이 원인이 되어 닳아지는 것이지 저작력으로 닳아지는 것이 아닙니다.

이갈이는 치아와 치주조직, 저작근, 턱관절 등에 손상을 주어 음식을 씹는 치아의 면을 빨리 닳게 하고 안면 길이가 감소하여 얼굴이 커지고 합죽한 얼굴이 됩니다.

어린 아이들의 경우엔 충치 예방 재료로도 이갈이가 사라지기 때문에 조기에 치료받는 것이 좋습니다. 무엇보다 중요한 점은 아래턱이 틀어지지 않도록 잠을 반듯하게 자는 것입니다.

어금니를 성형하면 아래턱이 안정화 되어 이갈이가 사라집니다.

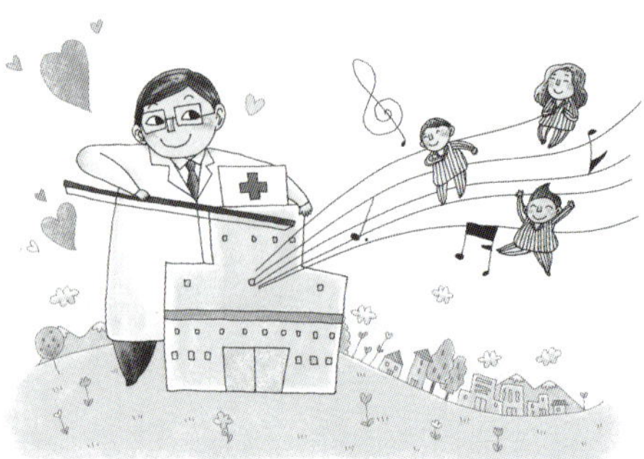

56. 자폐와 정신분열 등 5대 정신질환이 일부 공통적인 유전적 특성에 기인한다는 연구 결과

AP 통신 등에 따르면 19개국 의료진이 참여하고 미 국립정신보건연구소가 지원한 '정신의학 지놈 컨소시엄'은 세계적 의학저널 '란셋' 인터넷 판에 "자폐, 주의력 결핍 및 과잉행동장애, 양극성장애, 조울증, 정신분열 등 5개 정신질환을 앓고 있는 환자들에게서 유전자적 공통성을 발견했다 '는 연구결과를 발표했습니다.

연구진은 5대 정신질환 가운데 하나를 앓고 있는 환자 3만 3천명과 정신질환이 없는 사람 2만 8천명 등 총 6만 천명의 DNA를 모두 스캔했습니다. 연구 결과 5대 정신장애가 있는 환자 상당수를 연결하는 유전자 코드 4개 부분이 발견됐습니다. 3번 염색체와 10번 염색체 일부가 늘어나 있었던 것입니다.

특히 뇌세포에서 칼슘을 전달하는 통로 역할을 하는 2개 부분이 붕괴돼 있었습니다. 이것은 신경세포가 서로 신호를 전달하는 과정에서 핵심적인 역할을 하는 부분으로 이런 뇌의 기본적인 기능변화가 정신질환을 유발하는 원인이 될 수 있다는 뜻이라고 AP통신은 설명했습니다.

연구진은 별개로 여겨지던 5개 정신질환이 유전적 기반에서 공통적으로 연속적 기능장애를 보이고 있다는 사실을 확인했다고 설명했습니다. 그리고 이러한 점이, 파악하기 힘들었던 정신질환의 원인을 밝히고, 치료법을 찾는 데 크게 기여할 것이라고도 설명했습니다.

임상에서 턱디스크 교정치료 후 자폐와 주의력 결핍 및 과잉행동장애, 조울증, 치매, 알코올 중독환자 분들이 투약을 끊고 일상생활을 가능하게 할 수 있었던 것은 바로 뇌로 가는 혈액 양을 정상으로 회복시킴으로써 얻을 수 있는 결과입니다. 정신질환은 화학적 약품으로 치료할 수밖에 없는 질병이 아니라 근육과 골격을 정상화시켜 뇌로 가는 혈액 공급을 원활히 해줌으로써 극복할 수 있는 질병이라고 생각합니다.

뇌로 가는 혈액 공급을 방해하는 증상으로는 이갈이와 코골이 그리고 옆으로 자는 습관을 꼽을 수 있습니다. 누구나 쉽게 반듯하게 잘 수 있는 방법을 알려드리겠습니다. 잠잘 때 발목에 2kg의 모래주머니를 차고 엉덩이 벨트나 무릎 벨트를 하고 자면 됩니다!

턱디스크를 교정하면 뇌로 가는 혈류가 증가하여 정신 질환이 치료될 것입니다.

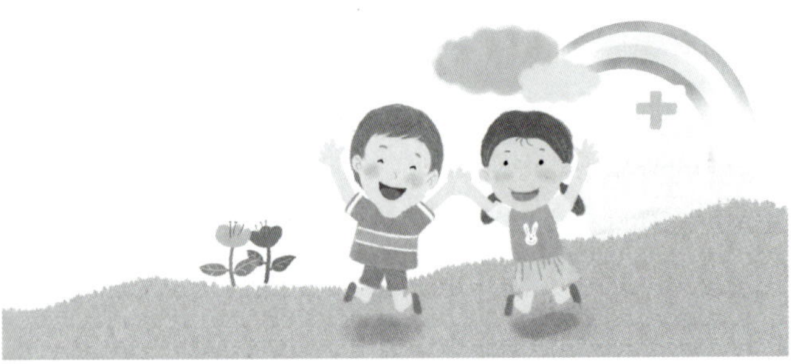

57. 장내 유익균과 턱디스크와의 관계

세컨드 지놈이 좋은 사람은 장내 유익균이 많은 사람이구나 하고 생각하시면 옳습니다..

장수마을 거주자들이 도시 거주자들에 비해서 비만억제, 대장질환 등에 도움이 되는 장내 미생물이 3-5배 정도 많은 것으로 나타났습니다. 식품 의약품안전청은 9일 농촌 건강장수마을로 분류된 충북 영동군 토항마을과 강원 춘천시 박사마을 거주자 40대 이상 25명과 서울과 서울근교에 거주하는 40대 이상 44명을 대상으로 조사한 결과, 이 같이 나왔다고 밝혔습니다.

인체에 이로운 미생물인 락토바실러스는 도시거주자가 0.56%, 장수촌 거주자가 1.355%로써 장수촌이 3배가 더 많았고 역시 이로운 미생물로 분류되는 락토코커스도 도시거주자는 0.02%, 장수촌 거주자는 0.1%로 장수촌 거주자가 5배 많은 것으로 크게 차이가 났습니다. 반면에 해로운 미생물로 분류되는 클로스트리디움 퍼프리젠스는 도시거주자가 장수촌 거주자보다 4배가 많았고 살모넬라 엔테리카는 도시거주자에게만 있고 장수촌 거주자에서는 발견이 안 되었습니다.

장내에는 박테로이디테스에 속하는 이로운 미생물들의 비율이 높을수록 비만억제, 질환예방에 좋은데 이를 위해서는 채식과 유산균이 많이 들어있는 김치와 된장, 청국장등 발효 식품 등을 많이 섭취해야 합니다. 분당서울대병원 소화기내과 김나영 교수는 아스피린이나 소염진통제를 단기간만 먹어도 위, 십이지장궤양이 많이 생긴다고 하였습니다. 투약으로 위를 보호하는데 관여하는 프로스타글란딘의 분비가 억제되어 소화성궤양을 일으키기 때문입니다. 또한 양약을 드시면 침이 없어진다는 느낌이 드시죠!

턱디스크 교정치료로 침 분비를 유도하고 발효식품 섭취로 이로운 미생물의 비율을 높이면 도시의 문화 혜택을 누리면서 장수촌에서 사는 사람들의 건강지수를 갖고 살게 될 것입니다.

투약과 수술은 내 몸속의 미생물 유전체계를 파괴시키는 위험한 일이기에 보다 신중한 선택이 요구됩니다. 침이 보약입니다!

턱디스크를 교정하면 장내 유익균이 많아져 면역이 좋아지게 됩니다.

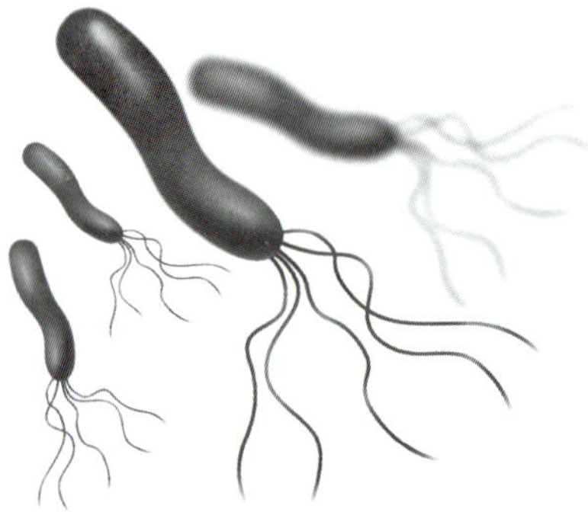

58. 저체온증과 턱디스크와의 관계

사람은 36.5°가 정상 체온입니다. 하지만 최근 대다수 사람의 체온이 이를 밑돌고 있다고 합니다. 성인 남녀 만 명의 체온을 측정한 결과 60%가 저체온이고 정상체온은 20%선에 그쳤다고 김달래 강동경희대 한방병원 사상체질과 교수는 말했습니다.

저체온증의 가장 큰 원인은 운동량이 줄면서 근육이 줄어 혈관 통로들이 좁아져 혈액 순환이 안 되기 때문입니다. 혈관을 보일러 관으로 생각하고 혈액을 물로 생각하면 쉽게 이해할 수 있을 것입니다. 이 외에도 저체온증의 원인으로 비만과 스트레스, 불규칙적인 생활습관 등이 있는데 모두 신진대사와 혈액순환의 기전을 교란시켜 체온을 떨어뜨립니다. 체온이 1° 떨어지면 신진 대사율이 12%정도 감소하고 백혈구 활동이 약해지면서 면역력이 30%가량 떨어집니다. 반대로 체온을 1° 올리면 면역력을 5-6배까지 올릴 수 있다는 연구결과도 있습니다.

35° 이하로 떨어진 상태를 저체온증이라고 합니다. 체온이 35° 이하로 떨어질 때 나타나는 증상은 말과 행동이 어눌하고 걸을 때 비틀거리고 판단력이 약해지고 기억이 가물거리며 뇌와 심장 등 장기 기능이 떨어져서 졸음이 밀려오는 것입니다. 33°가 되면 환각 현상이 시작되고 32° 아래로 가면 스스로 추위를 느끼지 못하며 옆에서 보아도 오한 증상조차 없습니다. 30°면 의식이 완전히 사라지고 29°에 이르면 흔히 회생 여부를 가늠하는 동공확대가 시작됩니다. 몸이 싸늘하게 식었다고 표현하는 시신의 체온은 27° 이하입니다.

이처럼 저체온증이 되어 면역력이 떨어지면 우리 몸에 침투한 박테리아와 바이러스로부터 스스로를 보호할 수 없게 됩니다. 면역체계가 엉망이 돼 자신의 몸을 스스로 공격하는 자가면역 질환에 걸릴 수도 있습니다. 체온을 높이는 데에는 운동만한 것이 없습니다. 운동은 매일 20분 정도 하는 것이 좋습니다. 그리고 운동은 정상인의 경우엔 아침에 하는 것이 좋습니다. 아침 일찍은 낮 시간보다 체온이 1° 정도 낮아 모든 대사활동이 느려진 상태이므로 이때 운동을 하면 기초 대사량을 더 크게 올릴 수 있습니다. 또 운동 종류별로 보면 근육운동이 더 도움이 됩니다. 근육은 우리 몸에서 가장 발열작용이 자주 일어나는 부위입니다. 그중에서도 전체 근육의 70% 이상이 몰려 있는 하체 근육 운동을 하면 체온이 쉽게 올라갈 뿐만 아니라 올라간 체온을 유지하는 데도 더 효과적입니다. 몸을 뜨겁게 하는 음식은 생강, 된장, 파, 양파, 부추, 마늘, 뿌리채소가 있고 몸을 차갑게 하는 것으로는 백설탕과 청량음료, 맥주, 커피등이 있으므로 참고하시면 좋습니다.

턱디스크 교정 치료 후 대부분의 환자들은 손발이 따뜻해진다고 하는데 손이 따뜻해지는 이유는 목뼈가 눌리지 않아 팔과 손으로 가는 혈액 순환이 좋아짐으로써 따뜻해지는 것입니다. 여름에도 목에 스카프를 두르고 자던 환자가 교정 후엔 얼굴에 혈색이 좋아지고 면역력이 좋아져서 기침감기에서 해방되는 경우가 많이 있습니다.

턱디스크 교정 후엔 목과 허리가 눌리지 않아 손과 발로 가는 혈액이 원활히 공급되어 손발이 따뜻해지게 됩니다.

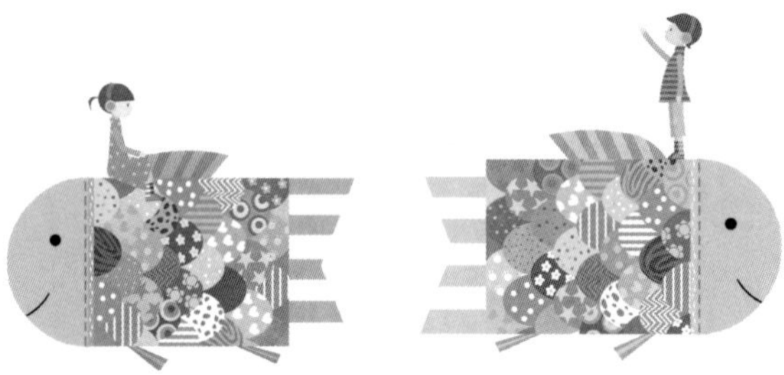

59. 전립선비대와 턱디스크와의 관계

치아와 전립선비대와의 관계에 대해서 말씀드리겠습니다.

우리나라도 인구의 고령화, 생활의 서구화로 전립선 비대증 환자가 증가하는 경향입니다. 최근 통계에 의하면 40세 이상 중년 남성 2명 중 1명은 전립선 질환증세를 보이고 있으며 이중 33% 즉 3명 중 1명은 전립선 비대증을 앓고 있는 것으로 밝혀졌습니다.

전립선은 정낭, 고환과 함께 생식을 가능케 해주는 성 부속 기관 중의 하나입니다.

정액의 액체 성분 중 약 3분의 1 정도가 전립선에서 생산되며, 생산된 전립선 액은 정자에 영양을 공급해주고 사정된 정액을 굳지 않게 해주며, 정자의 운동성을 향상시켜 수정 능력을 높여주는 역할을 합니다. 또한 전립선 액은 알칼리성이기 때문에 나팔관의 강산성을 중화시켜 정자가 나팔관을 안전하게 지나 난자와 만나서 수정이 이루어지도록 도와주는 역할을 합니다.

전립선은 방광 바로 밑에 연결되어 있으며 작은 귤 모양을 하고 있습니다. 귤 알맹이 부분에 해당하는 내선부분이 비대 되어 가운데를 통과하는 요도를 압박하여 소변이 잘 안 나오게 되거나 성기능장애를 일으키기도 합니다.

전립선 비대증의 증상은 소변을 본 후 시원하지 않다, 2시간 이내에 다시 소변을 본다, 소변줄기가 끊어져 다시 힘을 준다, 소변을 참기 어려운 경우가 있다, 평소 소변줄기가 약하거나 가늘다, 소변이 나오지 않아 아랫배에 힘을 준다, 밤에 자다가 2번 이상 소변을 보는 것입니다. 이러한 증상은 차를 오래 타거나 과로 과음 과격한 성생활 등으로 갑자기 증상이 악화 됩니다.

진단은 국제 전립선증상점수표에 의해서 20점 이상, 배뇨기능검사를 통해 초당 15ml 이하면 치료대상이 되며 비뇨기과 전문의가 직장을 통해 직접 손으로 만져 보는 직장수지검사가 있습니다. 그리고 초음파검사가 있습니다

전립선 비대증의 치료는 수술요법과 약물요법이 있습니다. 수술요법은 개복수술이나 요도를 통해 전립선을 깍아 내는 수술로써 고혈압, 당뇨병, 심장병 환자 등에서 시행이 어렵고 수술 후 합병증으로 출혈, 요실금, 성기능장애 등이 올 수 있습니다.

약물요법은 요도를 압박하는 부위의 압력을 감소시켜 주고 전립선이 더 이상 커지지 않게 할 목적으로 이용됩니다. 그러나 증상이 심할 경우엔 치료효과를 기대하기가 어렵고 약물로 인한 두통과 현기증 성욕감퇴 성기능장애 등이 올 수 있습니다. 이 외에 레이저 수술과 전기침, 극초단파로 전립선 비대부위를 없애는 방법이 있습니다.

이제 치아와 전립선비대와의 관계에 대해서 말씀드리겠습니다.

전립선 비대증 환자에게 투여하는 약물이 호르몬 차단제와 교감신경 차단제인데 치아에 이상이 있으면 호르몬과 교감신경의 기능에 이상이 생기고 교합을 정상화시키면 호르몬과 교감신경기능이 회복된다고 말씀 드린 적이 있습니다. 천골신경은 2,3,4번 천골에서 나오는데 이 신경은 직장과 방광, 생식기관등에 주로 분포하고 있습니다. 이 천골신경이 압박을 받게 되면 여러 가지 성기능상의 문제, 야뇨증, 방광염, 생리통, 변비 등에 걸릴 수 있습니다.투약이나 수술이 아닌 치아교합을 변화시켜 고혈압과 야뇨증 성기능상의 문제점등 자율신경계를 안정시킴으로써 근본적으로 문제를 해결하는 방법이 있습니다.

어금니를 성형하고 턱디스크 교정기를 장착하고 자면 허리뼈와 천골에 압력이 사라져서 전립선의 기능이 회복될 것입니다.

60. 전신 건강과 턱디스크와의 관계

지난 2010년 4월 한겨레 신문에 보도된 기사입니다.

치과의사인 턱균형연구소 문형주박사의 지론은 간단하다. 이를 악물면 이가 쉽게 닳고 잇몸이 망가지며 턱의 균형이 뒤틀리면서 몸에 이상이 온다는 것이다. 곧, 턱이 건강의 핵심고리라는 것, 문 박사는 15년 넘게 환자를 진료하면서 얻은 턱과 질병과의 관계에 관한 이론을 체계화해 지난해 세계적 권위를 가진 〈보완대체의학저널〉에 '치아교합 및 턱관절의 상태와 전신 건강과의 상관관계' 논문을 발표해 화제가 됐습니다.

그리고 최근에 이 논문을 일반인들이 알기 쉽게 설명한 책 〈건강한 사람은 그럴 턱이 있습니다〉을 펴냈습니다.

문 박사는 "인체의 기본은 균형입니다. 두개골과 등뼈는 절묘하게 연결돼 균형을 유지하죠. 턱뼈는 이 중요 연결부위에서 가장 가까우면서 가장 많이 움직이는 뼈입니다. 자칫 관리를 잘못하면 몸 전체의 균형을 깨뜨리는 방아쇠가 될 수 있습니다."라면서 우리 몸에 있는 뇌신경 12개 중 9개가 턱관절 주변을 지나가며 혈관, 림프, 신경절 등이 아래턱뼈 뒤쪽에 밀집해 있어서 턱뼈가 어떤 식으로든 뒤로 밀린다면 우리 몸에 이상증세를 보일 수밖에 없다는 것입니다.

연구 결과 턱의 이상이 초래하는 증상은 시력저하, 두통, 귀울림증, 어지러움, 손저림, 어깨통증, 생리불순 등 광범위합니다. 문 박사는 턱의 균형을 잡아주면 이런 증상의 상당수가 없어질 수 있다고 말했습니다.

문박사는 앞니가 벌어지거나 입안에 자주 염증이 생기고 눈이 건조 혹은 충혈되거나 신경이 예민해지고 갑자기 화를 낸다면 턱을 점검해 보라고 권합니다. 특히 평소 이를 악물고, 자면서 이를 갈고, 옆으로 자고, 한쪽으로만 음식을 씹고, 턱을 괴는 습관이 있으면 반드시 고치라고 강조했습니다.

어떠세요? 제가 늘 반듯하게 주무시라고 한 이유를 아시겠죠?

턱디스크를 교정하면 침과 호르몬 분비가 왕성해져서 전신의 건강이 좋아집니다.

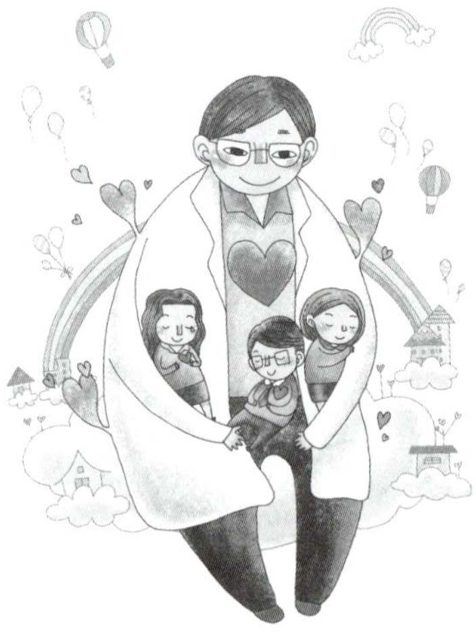

61. 제2 유전자(세컨드 지놈)와 턱디스크와의 관계

나이 드신 어머니에게 틀니를 해 드리기위해 아들이 치과에 내원하였습니다. 기공소에서 틀니를 조정하는 동안에 저는 화장실을 왔다 갔다 하는 아들이 이상해서 물었습니다. 장염이라는 것을 인 뒤 임시장치를 부착한 후 일체의 물을 마시지 말고 숯가루를 하루 두 번 복용하도록 하였습니다. 이틀 후 장염은 사라졌습니다.

2011년 초 영국 과학학술지 '네이처'가 우리 몸에 있는 두 번째 유전체에 주목하자고 제안했습니다. 2000년대 초 인간게놈프로젝트로 인간의 유전자 정보가 공개된 뒤 게놈이란 말에는 익숙해졌지만 세컨드 게놈은 아직 생소합니다. 게놈은 우리 몸에 있는 유전정보 모두를 이릅니다. 유전자 집합체라고 보면 됩니다. 세컨드 게놈은 우리 몸에 사는 미생물의 유전정보 전체를 말합니다. 최근 국내외 과학자들은 인체와 공존하고 있는 미생물의 영향력이 생각보다 막강하다는 사실을 깨달아가고 있습니다.

우리 몸은 60조개의 세포로 이뤄져 있습니다. 몸속 미생물은 세포보다 10배나 많습니다. 주로 장을 비롯한 소화기관에 많고 생식기, 입속, 피부의 상피세포, 기관지에 분포합니다. 갓 태어났을 땐 몸속에 미생물이 거의 없다가 생후 6개월쯤부터 생기기 시작하고 1년 정도 되면 세컨드게놈 양이 성인과 비슷해집니다. 돌 전후부터 아기들이 어른과 비슷한 음식을 먹을 수 있게 되는 것도 이 때문입니다. 세컨드 게놈 차이가 장염과 크론씨병, 심장병 같은 각종 대사질환과 면역질환, 장기 발달 등에서 개인차를 만들어낸다는 연구 결과가 발표되고 아토피를 비롯한 알러지 질환도 세컨드 게놈과 연관 있을 거라는 추정도 나오고 있습니다.

지구의 공기와 물이 아무리 오염이 된다 하더라도 태양 빛의 살균력으로 회복되듯이 인체 내의 해로운 미생물이 질병을 야기 시키려 해도 입에서 분비되는 침이 계속 분비되는 한은 우리 인체는 어떠한 식중독 독소에도 끄덕 없을 것입니다. 침 속에 있는 면역물질과 항균 성분들이 〈인체내의 태양〉과 같은 역할을 하여 나쁜 미생물들을 살균시키기 때문입니다.

턱디스크 교정 후의 첫 번째 반응은 왕성한 침 분비증상에 있습니다. 위궤양이나 역류성 식도염, 장염, 크론씨병으로 약을 복용하는 환자분들의 100%는 임시 턱디스크 장치만으로도 완치됩니다. 이것은 닳아지거나 빠진 어금니를 정상으로 회복시키면 그동안 부족했던 침이 왕성하게 분비되어 위를 편안하게 하여 위산이 식도로 역류하지 않게 되기 때문입니다. 또한 침이 위장 속의 해로운 미생물을 살균 해독시켜 피를 맑게 해주어 각종 대사질환과 면역질환 만성피로감을 치료하는 것입니다.

미생물의 유전정보인 세컨드 게놈의 결정인자는 바로 침입니다. 좋은 세컨드 게놈을 갖기 위해서는 어금니로 입을 다물었을 때 아래 앞니가 거의 보이는 사람입니다. 그리고 반듯하게 자는 사람입니다. 이렇게만 되면 장수촌 사람 부럽지 않게 도시에서도 건강하게 살 수 있습니다!

어금니를 성형하면 침이 잘 분비되어 장에 유익 균인 제2 유전자가 많아지게 됩니다.

62. 조울증(manicdepressive illness)과 턱디스크와의 관계

청주에서 대학교를 다니다가 조울증 진단을 받고 폐쇄병동에 입원한 한 여대생이 내원을 하였습니다. 저는 그 학생의 엄마가 자기 딸이 정신의 문제로 폐쇄병동에 입원했다는 말을 듣고 자기도 따라 병동에 들어가서 함께 있었다는 말을 듣고 이런 엄마라면 딸을 살릴 수 있겠다 싶어서 턱디스크 교정을 하고 서서히 병원 약을 끊고 운동과 암기 영양보충 잠자세를 바로 잡아 딸을 살려보자고 했습니다. 지금 이 학생은 결혼하여 행복한 신혼생활중에 있습니다.

독일의 유대한 철학자 헤겔은 한번 연구에 쏙 빠지면 일상적인 감각을 잃어버리곤 했다고 합니다. 하루는 헤겔이 연구에 몰두하고 있는데 하인이 헐레벌떡 들어와서 다급하게 말했습니다.

"주인님, 큰일 났습니다! 지금 집에 불이 났어요!"

그러나 헤겔은 하인의 얼굴만 멀뚱하게 쳐다보더니 고개를 흔들면서 이렇게 말합니다..

"이 사람아, 그런 말은 아내에게 해줘야지. 나는 집안일에는 일체 관여하지 않고 있잖나?"

이외에도 뉴턴이나 베토벤같은 역사상 위대한 사람들은 모두 자신의 분야에 몰입하여 미쳤다는 말을 들을 정도였습니다.

그렇다고 해서 이들이 조울증이나 조증환자라는 이야기는 아닙니다. 버나드 쇼는 "천치가 되지 않고는 아무도 전문가가 될 수 없다"고 말했습니다. 모르긴 모르되 미친 사람만이 그 분야의 장인이 될 수 있음을 강조한 말인 것 같습니다.

조울증이란 정신과 질환으로 들뜬 기분인 조증과 침울한 기분인 우울증이 반복되는 기분장애를 말합니다.

기분이 들떠 있는 시기를 조증기간이라고 하는데 이때는 매우 활동적이지만 부산하고 비생산적이며 결국 고통스럽고 당혹스러운 지경에 이르게 됩니다. 조증기의 환자는 매우 에너지가 넘치고 조급하며 평상시 보다 잠을 훨씬 적게 자고 실현가능성이 거의 없는 생각에 빠지게 됩니다. 환자는 현실성이 없는 생각을 하게 되는데 망상과 환각과 같은 정신과적 증상을 보이게 됩니다. 약간의 조증 증상은 보이지만 정신과적 증상은 보이지 않는 경우를 〈경조증〉이라고 합니다.

조울증에서 가장 위험한 것은 자살 가능성입니다. 양극성 장애가 있는 환자는 알코올 이나 기타 물질을 남용하는 경우가 많습니다.

현재 정신의학계에서는 조울증을 예방할 수 있는 방법은 없다고 보고하고 있지만 사실은 뇌로 가는 혈액 공급을 개선시켜 뇌신경전달물질인 세로토닌과 멜라토닌의 정상분비와 갑상선, 신장, 장의 기능회복, 음식을 통한 미네랄 공급으로 치유되는 경우가 많이 있습니다.

정신적인 질환은 육체가 허약하여 발생되기 때문에 육체를 통제하는 뇌가 건강해 질 수 있도록 턱이 좋아져야 하고 음식과 생활 습관이 개선되어야 할 것으로 생각됩니다.

턱디스크를 교정하면 뇌로 가는 혈액 공급이 왕성해져서 정신을 잘 통제할 수 있게 되어 조울증이 보다 쉽게 치료될 수 있을 것입니다.

63. 진행 4기 암에 대한 오해와 진실

단국대 부총장 최원철교수의 글입니다.

우리나라에서 암이 사망원인 부동의 1위 자리를 차지한 지 오래다. 선진국인 미국이나 일본도 별반 다르지 않은 형편이다. 21세기엔 수십억 명이 암으로 사망한다는 경고도 꼬리를 문다. 오래지 않아 2명중 1명은 암으로 사망하는 시대에 접어들지 않나 싶다. 얼마 전 미국 유명 암 전문병원의 세계적 석학인 K교수를 두 번 만났다. 그는 솔직하게 현실을 털어놓았다. "진행하는 4기암은 치료가 되지 않으니 조기진단에 집중해 만성병처럼 관리해야 한다. 개개인마다 치료법에 대한 반응이 다르기 때문에 암을 완치하는 치료법은 현재로선 없다"고 말했다.

사실 미국 정부기관인 NCI(국립암연구소)도 진행하는 4기 암 치료는 안된다고 결론을 내린 바 있다. 암 전문가라면 그리 놀랄 일도 아니지만 비전문가나 국민은 큰 충격을 받았을 것이다. 암 사망자 유가족은 "그래도 치료받고 사는 사람이 꽤 있다고 믿었는데 황당하다. 임상실습용으로 이용된 것 아니냐"는 반응이다.

반면에 환자를 실질적으로 돌보는 암 전문 의사들은 "인류 사상 한 번도 성공한 적이 없는 이 말기 암 같은 4기암을 어쩌란 얘기냐? 모르핀으로 통증이나 줄여주고 응급관리를 해주는 것도 벅차다"고 하소연한다.

세계적인 석학들이 4기암에 대해 도전한 것을 살펴보면 미국에서 간암환자에게 간 이식을 해서 13개월 생존을 연장시켰다는 보고가 있었고 또 유전자요법을 시행해서 16개월간 생존에 성공한 환자 두 명의 사례가 CNN에 크게 보도된 적도 있지만 이제껏 완치는 단 한명도 없었다. 이외에 백혈병의 급성화를 1년 이상 억제시키는 글리벡도 보고 되지만 결국 아직은 4기암을 재현성 있게 완치한 치료는 없었다는 이야기다.

4기 암 환자들은 평생 번 돈을 치료비로 내고 목숨까지 걸고 있지만 재현성 있는 완치 사례가 1건도 없는 치료를 받도록 수수방관하는 데 분노하고 있다. 결국 국가가 환자를 임상실습 대상으로 쓰라고 용인한 게 아니냐는 것이다. 늦었지만 이제라도 진실을 알리고 이미 시작된 암 대란 대책을 강구해야 한다. 올해도 예외 없이 수많은 암 환자가 무의미하게 희생되는 불편한 현실에 제동을 걸어야 한다.

이상은 단국대 부총장인 최원철 교수님의 진실된 글이었습니다.
우리 몸의 자생력은 입에서 분비되는 침과 뇌에서 분비되는 뇌신경 전달물질이 결정하는 것입니다! 자생력만 확실하게 작동시켜 변이가 생긴 유전자를 원상으로 복구시키면 병은 회복되는 것입니다.

진행하는 4기 암 치료법은 없다고 합니다.

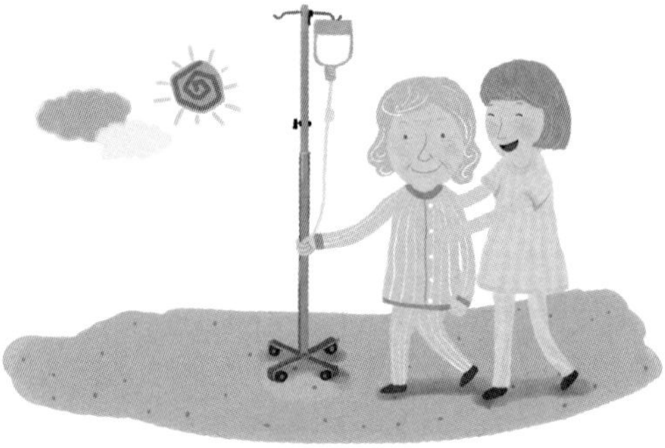

64. 척추질환과 턱디스크와의 관계

척추질환이 의심되는 초기 증상은

1) 걸을 때 발이 평행되지 않고 안짱걸음이나 팔자걸음을 걷는다.
2) 다리가 전체적으로 시리고 감각도 무뎌서 낮은 턱에도 곧잘 넘어진다.
3) 신발 밑창이 유독 빨리 닳는다.
4) 걸을 때 허벅지와 종아리, 발 부위가 저리고 당기는 증상이 나타난다.
5) 엉덩이 뒤쪽이 묵직하고 골반이 빠질 듯 아프다.
6) 다리를 한쪽 방향으로만 꼬아 앉게 된다.
7) 허리를 앞으로 깊이 숙이거나 뒤로 젖히는 동작이 불가능하다.
8) 좀 무리하면 허리 통증이 심해졌다가 쉬면 괜찮아지는 등 만성요통에 시달린다.
9) 오랫동안 서 있거나 앉아 있으면 허리가 쑤시듯 아프다.
10) 등이 구부정하고 근육통을 자주 겪는다.
11) 한쪽 어깨로 가방 끈이나 브래지어 끈이 자꾸 흘러 내린다.
12) 이유 없이 머리가 자주 아프고 가끔 속이 메슥거리기도 한다.
13) 목을 움직일 때 팔이나 손이 저리거나 손가락 끝까지 지릿한 느낌이 든다.

잠을 반듯하게 잘 수 없거나 어금니가 빠지거나 닳아져 있는 경우 그리고 틀니를 빼고 자는 경우엔 아래턱이 정상위치에서 벗어나 턱디스크 질환이 발생된다고 말씀드린 바 있습니다. 턱디스크 증상이 위의(척추 질환이 의심되는 초기 증상)과도 같습니다. 어금니를 성형하여 목과 허리에 가해지는 압력을 해소시키면 위의 13가지의 증상이 사라지게 됩니다.

턱디스크를 교정하고 잠을 반듯하게 자면 척추의 이상 만곡 현상이 사라질 것입니다.

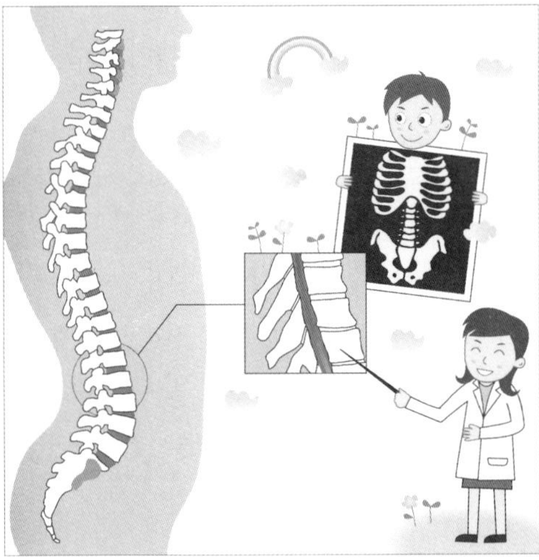

65. 천식과 턱디스크와의 관계

천식은 기관지가 좁아지고 기관지에 염증이 생김으로써 호흡이 곤란해지는 염증성 기도 폐쇄 질환입니다. 증상으로는 기도가 막힘으로써 쌕쌕거리는 숨소리를 내는 천명음과 호흡곤란, 그리고 기침 등이 있습니다. 증상은 낮보다 밤에 심해지는 경향이 있으며 과도한 가래 형성으로 숨을 내쉬기가 어렵습니다.

천식의 원인은 알러지로 인한 아토피성 천식과 비아토피성 천식 두 가지로 대별할 수 있습니다.

삼성의료원 호흡기 내과의 최동철 교수님은 "현재 기관지 천식 치료에서 가장 강조하는 점은 기관지 점막의 염증을 치료하여 기관지가 예민해지는 것을 막는 것"이라며 기관지 회복이 천식치료의 핵심이라고 말하였습니다. 또한 "천식 치료약은 먹는 약이나 주사제가 있지만 이들을 장기간 사용하면 심한 부작용을 일으킬 수 있다"고도 했습니다.

일본의 치과의사 마에하라는 턱관절을 교정하면 기도가 넓어진다고 하였습니다. 또한 턱관절이 좋아지면 기관지 근육을 민감하게 하는 미주 신경이 안정이 되어 기관지 발작증상이 완화되고 가래 같은 기관지 분비물이 감소한다고 하였습니다. 치과에서 턱디스크를 교정할 때 환자가 비염과 천식을 앓고 있는 경우가 많은 데 비염이 좋아지면서 천식이 사라지는 경우가 많이 있습니다.

이것은 턱이 나쁘면 목뼈 1, 2번이 틀어지고 이곳으로 주행하는 미주신경이 압박을 받게 되고 목뼈 1, 2번에 붙어 있는 뇌경막이라는 막이 틀어져 뇌를 감싸는 천막을 당기게 되어 뇌가 덩달아 압박을 받게 되어 호흡에도 영향을 미치게 됩니다.

이러한 압박 상태에서 턱 관절을 교정하면 목뼈 1,2번에 가해지는 압력이 풀려 신경과 뇌경막이 안정되어 기도가 열리고 깊은 호흡이 이루어져 비염과 천식이 사라지게 되는 것입니다.

지난 주에 치과에서 있었던 일입니다. 초등학교 3학년 아이의 천식이 완치되자 그제서야 그 아이의 엄마가 사실은 자기가 천식환자라며 일단 임시로라도 어금니를 교정해 달라고 한 적이 있습니다. 기침을 자주하고 가래가 있는 것처럼 목이 답답하신 분들이 계시다면 비법을 알려드리겠습니다. 하루에 50자 정도의 문장을 외우셔서 뇌를 자극하시고 매일 20분씩 달리는 것과 반듯하게 주무시는 것을 습관화 하시면 기관지가 좋아지실 것입니다.

턱디스크를 교정하면 목뼈 1, 2번에 가해지는 압력이 풀려 호흡이 좋아져서 천식증상이 완화됩니다.

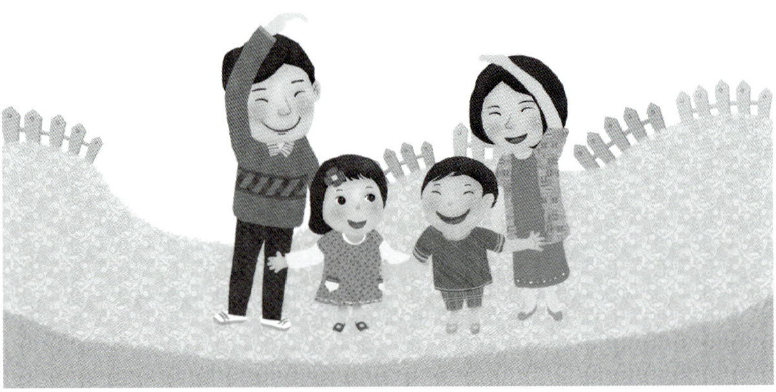

66. 천연소금과 합성나트륨(정제염)

천연소금에는 39%의 나트륨과 60%의 염화물 외에 마그네슘, 황, 아연, 칼륨, 칼슘, 요오드 등 각종 미네랄이 적절하게 들어 있어 대사 작용과 신경 활동을 돕고, 혈류량을 조절해 혈압을 유지시켜 줍니다.

반면에 정제염은 천연 소금을 여러 번 물에 씻고, 고온에서 화학 처리하여 오직 염화물과 나트륨만 남긴 것입니다. 거기에 상품 가치를 높이기 위해 표백제, 요오드, 불소 등을 혼합하고 서로 응고되지 않도록 하기 위해 규소산알루미늄으로 된 첨가제 안티케이킹을 섞습니다. 정제염이나 화학염은 소금이 아니라 가공식품일 뿐입니다. 이러한 정제염을 많이 섭취하면 몸의 다른 부분에서 계속 수분을 가져와 혈압이 높아집니다. 혈압이 높아지면 혈관 안쪽의 세포에 압력이 가해져 손상을 입힙니다. 그 상처 부위에 딱지가 생기는 것이 바로 동맥경화인 것입니다.

혈압이 올라가면 동맥경화가 한층 더 진행되고, 이로 인해 혈액의 흐름이 나빠집니다. 그 결과 신장이나 심장과 같은 주요 장기로 보내지는 혈액량이 줄어듭니다. 그러면 인체는 혈압을 높여서 혈액을 흘려 보내려고 합니다. 즉 염분의 과다 섭취로 인해 혈압이 높아지고 혈관에 손상을 일으켜 동맥경화가 일어나는데, 동맥경화가 발생하면 혈액의 흐름이 나빠지므로, 점점 더 혈압이 높아지는 악순환에 빠지게 됩니다. 그래서 내과에서는 만성질환자들에게 소금 섭취를 줄이라고 합니다. 그때의 소금은 정제염 즉 가공식품인 합성 나트륨을 말합니다.

우리 몸에서 염분 농도를 적절하게 유지시켜 주는 역할을 하는 장기는 신장 즉 콩팥입니다. 평소 가정에서 된장, 간장, 고추장, 천연소금

등으로 염분을 섭취한 사람은 뇌하수체와 신장에서 분비되는 바소프레신, 알도스테론, 앤지오텐신, 레닌 홀몬에 의해 염분 농도를 적절히 유지하기 때문에 혈액 속의 염분 농도는 일정하게 유지됩니다. 그러나 정제염이나 만성질환으로 인해 화학 약품등을 장기 복용하는 사람들은 그 화학물질에 의해 뇌하수체와 신장이 기능을 잃게 될 수 있습니다.

내과에서 소금 섭취를 줄이라고 했다고 천연 소금을 적게 섭취하면 저염분증에 걸려 삼투압 작용에 의해 수분이 세포 속으로 침투해 뇌 조직에 이상을 일으키는 등 각종 질병을 유발할 수 있습니다. 병원에서 말하는 소금은 정제염 즉 합성나트륨을 말하는 것이지 된장, 간장, 고추장에 든 천연소금을 말하는 것은 아닙니다.

우리의 전통식품은 콩팥과 뇌하수체의 기능을 강화시켜 오히려 혈액 속의 염분 농도를 적절히 유지시켜 줌으로써 고혈압과 신장질환, 당뇨병, 천식, 우울증, 골다공증, 기타 각종 암을 예방해 줍니다.

된장, 간장, 고추장 속에 들어 있는 염분은 치료약과 같습니다.

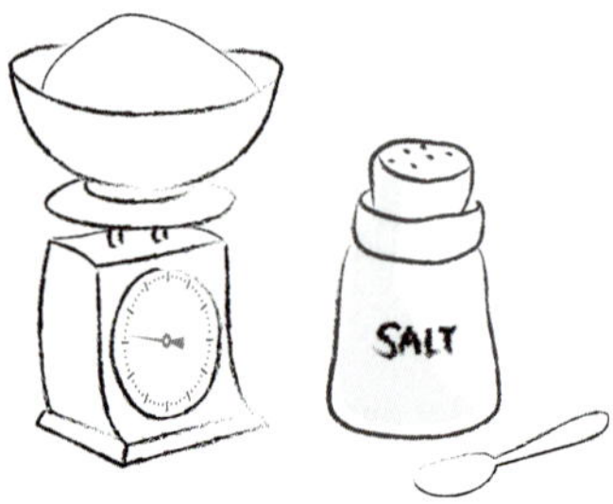

67. 치아미백과 턱디스크와의 관계

옛날 중국 미인의 조건은 칠흑 같은 검은 머리, 초승달 같은 눈썹, 크고 검은 눈, 붉은 입술과 하얀 치아, 섬세하고 가는 손가락, 가는 허리와 흰 피부, 작은 빌, 향기 나는 피부라고 하는데요. 이런 조건은 혈액 순환이 잘되고 척추의 자세가 좋을 때 나타나는 현상인 것 같아요. 옛날이나 지금이나 미인은 혈액이 잘 소통이 되는 사람을 의미하는 것 같습니다.

요즘엔 치과에 미백 치료나 턱 수술에 대해서 상담하는 환자들이 부쩍 늘고 있습니다.

치아 미백치료란 약리작용을 이용하여 색소에 의해 착색 또는 변색된 치아의 겉층을 원래의 색조 또는 그 이상으로 밝게 만들어주는 치료과정을 말합니다. 먼저 말씀드리고 싶은 것은 치아를 하얗게, 또 턱의 각도를 예쁘게 하려면 치아와 턱으로 공급되는 혈액 순환이 잘 되어야 합니다. 그래야 어떤 시술을 하고 나서도 요요 현상이 안 일어나고 치료 후의 좋은 상태를 유지할 수 있는 것입니다.

치아의 제일 바깥층을 법랑질이라고 합니다. 법랑질의 성분은 96%가 무기질이고 나머진 유기질과 수분으로 되어있습니다. 치아가 변색이 되는 원인은 외부적인 원인으로 음식이나 담배, 커피, 녹차, 콜라, 구강위생상태 불량등을 들 수 있고 내부적인 원인으로는 치아 형성기에 항생제를 복용한 경우, 치아 신경치료를 받은 경우, 침 성분의 변화, 노화등을 들 수 있습니다.

치아미백제의 주성분은 과산화수소(카바마이드 퍼옥사이드)가 주로 사용됩니다. 이 과산화수소가 구강내에서 분해되면서 산소를 방출하게 되는데 이 산소가 치아 표면으로 들어가서 착색된 물질을 표백하여 치아를 일정 기간 밝게 만듭니다. 일종의 표백제를 도포하여 표백한다고 생각하시면 됩니다.

치아미백의 종류엔 전문가 미백과 자가미백 그리고 생활미백이 있습니다. 1. 전문가 미백은 치아에 고농도의 미백제를 바른 뒤 미백 전용 광선을 이용하는 방법으로 치과에서 시술합니다. 2. 자가미백은 치과에서 본을 떠서 각 개인의 치아에 맞는 장치인 미백틀(트레이)을 만들어 각 개인이 미백틀에 저농도의 미백제를 넣고 수 시간정도 장착하는 방법입니다. 마지막으로 생활미백은 저농도의 미백제를 이용하여 가정에서 직접 사용할 수 있는 미백법입니다. 전문가 미백과 자가 미백의 치료비는 한 악당 30만원 정도 소요됩니다. 그런데 일정기간이 지나면 미백의 효과는 사라진다는 점과 잇몸에 손상을 입을 수 있다는 점 치아가 시릴 수 있는 부작용이 있습니다.

치료비 없이 미백 효과를 얻는 방법을 알려드리겠습니다. 치아를 닦을 때 죽염가루를 손가락에 묻혀 손가락으로 치아를 닦습니다. 이때 죽염은 입자가 작아야 합니다. 칫솔에 죽염을 묻혀 닦으면 오히려 치경부마모를 초래할 수 있으니 손가락으로 닦고 치아사이에 음식이 끼어 있을 땐 그냥 칫솔로 살살 빼냅니다. 그리고 치아에 혈액이 잘 공급될 수 있도록 잠을 반듯하게 자고 매일 20분 정도 운동하는 것입니다. 치아가 맑고 밝고 투명해 지는 것도 본인의 침을 맑고 많게 바꿔야 하는 것이지 어떤 시술에 의해서는 오래 지속될 수 없는 것입니다.

어금니를 성형하고 죽염가루로 치아를 닦고 반듯하게 자면 치아로 혈액이 잘 공급되어 자연스럽게 치아는 밝아집니다.

68. 코골이와 턱디스크와의 관계

코골이를 하는 사람은 수면 중에 시끄럽게 해서 상대방에게 피해를 줄 뿐만 아니라 코를 고는 본인의 건강에도 좋지 않아요.

코를 골면 수면 중에 몸을 많이 뒤척이고 숨이 막힐 것 같은 느낌을 가질 수 있고 낮에도 졸리게 되고 기억력이나 판단력 집중력이 감소하게 되요.

코골이는 수면 중 호흡시 공기가 코와 연구개, 목젖 그리고 주변의 부드러운 구조물 들을 진동시키면서 나는 소리로 이때 공기 흐름이 원활 하지 못하면 숨을 멈추는 폐쇄성 수면 무호흡을 동반하기도 해요.

코골이의 주된 원인은 혀가 과도하게 아래로 쳐져 기도를 좁히기 때문이예요. 갓난아이가 코를 고는 경우는 없어요. 생리적으로 갓난아이들의 혀는 잘 때 입천장 쪽으로 올라와 있어요. 그런데 코골이를 하는 사람들의 혀는 잘 때 목구멍 쪽으로 즉 아래로 뒤로 내려가죠. 이외에도 콧구멍이 좁아져 있거나 편도가 큰 경우 그리고 유난히 턱이 작은 경우나 턱이 뒤로 가 있는 경우 인후부위에 지방이 많은 경우 후두부의 근육이 노화 현상으로 늘어져서 기관지를 막을 때 코골이를 하게되요.

코골이도 근육과 밀접한 관계를 갖고 있어요.

호주 맬버른에 있는 알프레드 병원 수면장애센터의 매튜 노튼 교수는 코골이는 흡연이나 당뇨병만큼 심각한 심장병 유발 관계인자 일 수 있다고 지적했어요.

코골이의 치료법은 수술과 장치를 통한 두 가지 방법이 있어요.

수술법으로서 대부분의 수술은 목젖과 연구개의 일부와 편도선을 조이거나 제거하여 기도를 넓힐 목적으로 행해지고 있어요. 서울대 이비인후과 민양기 교수님은 코골이 수술 후에 환자들의 80-85%에서 상태가 좋아지다가 5년 뒤에는 성공률이 50%이하로 떨어진다고 했어요.

수술이 아닌 장치를 이용하는 방법은 호흡 장치와 치과 교정 장치가 있는데 호흡 장치는 강제로 공기를 밀어 넣는 방법으로 효과 면에서는 확실하지만 너무나 고가이고 수면 중 마스크를 입과 코에 대고 있어야 하므로 매우 불편해요. 치과 교정 장치는 잠자는 동안 입 안에 끼우고 자면 되요. 아무리 심하게 코를 고는 경우라도 아래 턱을 전 하방으로 위치시키면 기도가 열려 코를 곯지 않게 되죠. 물론 밤마다 끼우고 자야 하는 환자에게는 좀 번거롭겠지만 수술 등에 따른 부작용이 없는 효과적인 치료법이예요.

종종 코를 곯지 않기 위하여 잠을 옆으로 자도록 설명하는 경우가 있는데 이것은 그 순간뿐일 뿐 혀는 더 아래로, 뒤로 쳐져 기도 근처의 구조물들은 더 압박하게 되고 그것으로 인해 목과 허리가 틀어지게 되니 잠을 반듯한 자세로 주무시고 평소 운동을 통해 근력을 키우시는 방법이 훨씬 근본적인 코골이 개선책이 됩니다. 어떠한 나쁜 상황에서도 육체를 운동으로 단련하면 50% 아니 그 이상도 상황을 좋게 바꿀 수 있으니 가급적이면 자연적인 방법으로 비정상적인 상황에서 탈출하시기를 바랍니다.

턱디스크 교정기를 장착하고 자면 혀가 입천장으로 올라가고 기도가 열려 코골이가 사라집니다.

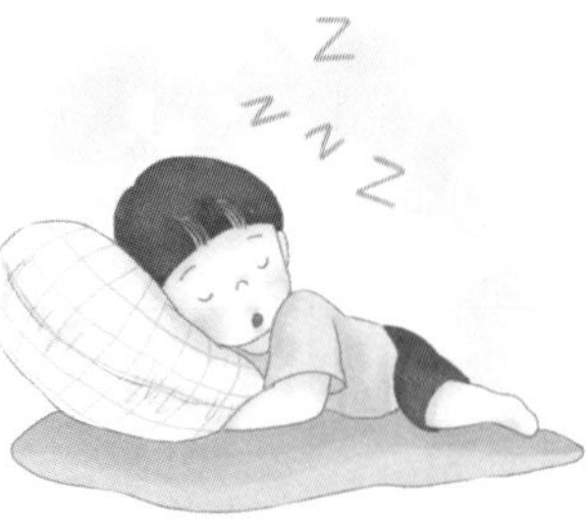

69. 콜레스테롤과 턱디스크와의 관계

혈액 검사를 받을 때, 좋은 콜레스테롤 HDL,(high density lipoprotein) 나쁜 콜레스테롤 LDL이란 말을 들은 적이 있으시죠? 좋은 콜레스테롤은 60mg/dl 이상이어야 하고 나쁜 콜레스테롤은 130mg/dl 미만이어야 좋다고 하죠. 그러면 콜레스테롤이란 무엇이며 좋은 콜레스테롤과 나쁜 콜레스테롤은 무엇일까요?

콜레스테롤이란 스테롤이라고 총칭되는 화합물의 일종입니다. 동물, 식물, 효모는 각기 다른 스테롤을 가지고 있는데 콜레스테롤은 동물이 가지고 있는 대표적인 스테롤입니다. 콜레라는 말은 담즙을 의미하며 스테레오스라는 말은 고체를 뜻합니다. 콜레스테롤의 의미를 그대로 직역하면 담즙 덩어리라고 할 수 있습니다. 콜레스테롤이 우리 몸에서 하는 일은 우리 몸에 있는 여러 가지 중요한 스테로이드 호르몬의 전구체 즉 호르몬 전 단계가 되는 물질이 되어 당질 대사에 관여하고 전해질을 조절하고 생식 기능을 조절해주며 모든 세포막의 구성성분이 됩니다. 하나의 예로 우리 몸의 신경은 겉층이 콜레스테롤로 코팅이 되어 있는데 만일 콜레스테롤을 임으로 약을 투여하여 줄인다면 신경 기능에 문제가 생길 수 도 있는 것입니다.

이 콜레스테롤은 두 가지 경로로 만들어집니다. 하나는 몸 안에서 생합성에 의해서 만들어집니다. 즉 간장과 콩팥위의 부신, 그리고 생식기에서 만들어지고 다른 하나는 음식물 즉, 육류와 버터 달걀 산 오징어 새우등에 들어 있는 콜레스테롤이 작은창자에서 흡수되어 만들어집니다.

콜레스테롤 그 자체는 기름성분이므로 혈액 속에 녹아서 단백질과 결합되어 체내 곳곳으로 운반되는데 밀도가 낮은 단백질과 결합되면 나쁜 콜레스테롤이라고 하고 밀도가 높은 단백질과 결합되면 좋은 콜레스테롤이라고 합니다. 좋은 콜레스테롤은 혈액 속 콜레스테롤을 간으로 운반해서 분해합니다. 그래서 동맥경화증으로 인한 심장 및 혈관 질환의 발생률이 줄어든다고 하여 이로운 콜레스테롤이라고 하고 나쁜 콜레스테롤은 혈관 벽에 콜레스테롤을 쌓아 혈액순환을 방해하여 동맥경화증의 위험도가 높아지므로 해로운 콜레스테롤이라고 합니다.

그렇다면 콜레스테롤과 턱디스크는 어떤 관계가 있을까요?

인체구조에 이상이 생기면 콜레스테롤 수치가 올라갑니다. 일본의 치과의사 마에하라와 미국의 치과생리학자인 스팅거 박사는 치아의 교합에 문제가 생기면 몸 전체의 균형에 이상이 생기게 된다고 하였습니다. 즉 치아의 교합에 문제가 있으면 콩팥위의 부신에 스트레스를 가하게 되고 이것이 부신의 기능을 항진시킬 수 있습니다. 이렇게 되면 60가지 이상의 호르몬을 분비하는 부신이 호르몬을 더 많이 만들어내게 되고 이를 위해서는 호르몬의 전 단계 물질인 콜레스테롤이 더 많이 요구되게 되는 것입니다. 그래서 혈액 내 콜레스테롤의 수치가 높아져 있게 됩니다. 이러한 상황을 고려하지 않고 콜레스테롤의 수치가 높다고 해서 약으로 수치를 낮추어버리면 호르몬 원료가 적어지기 때문에 몸에 필요한 호르몬 분비가 잘 안되는 것입니다. 콜레스테롤 수치가 높다고 진단이 나오면 먼저 주무실 때 코를 고는지 이를 가는지를 체크하시기 바랍니다. 이외에 감식초와 효소식품으로 혈액 내 나쁜 콜레스테롤 수치를 떨어뜨리기도 합니다. 고가의 온갖 좋은 건강 식품들을 섭취하여 콜레스테롤 수치를 낮추려는 생각을 하기에 앞서 먼저 하루 20분 달리기와 반듯하게 자는 습관과 감식초 마시기를 생활화한다면 문제는 좋아질 것입니다. 원인이라고 생각되는 것 들을 제거해도 수치가 떨어지지 않으면 그때에 가서 약을 투여하여 수치를 정상에 가깝게 떨어뜨리는 것이 바람직하다고 생각합니다.

턱디스크를 교정하면 체내의 홀몬 분비에 균형이 이루어져 홀몬 전 단계 물질인 콜레스테롤 수치가 정상화될 것입니다.

70. 크론씨 병과 턱디스크와의 관계

크론씨병이란 위장관의 점막을 공격하는 항체가 만들어져 생기는 자가면역 질환입니다. 흔히 소장의 말단부나 대장의 말단부에 발생하지만 입에서 항문까지 소화관의 어느 부위에서나 생길 수 있는 만성 염증을 말합니다.

크론씨병의 원인은 밝혀지지 않았지만 과도한 스트레스, 과로, 무분별한 음식섭취, 인스턴트 식품의 과도한 섭취등과 관련이 있는 것으로 추정하고 있습니다.

증상은 장관에 미세한 천공이 생기면서 고름 주머니가 생기거나 염증이 심해질 경우 장관이 좁아져서 대변을 보기가 힘들어지며 항문 주위에 치열이나 치루, 치질 등의 증상이 유발될 수 있습니다. 대표적으로 설사와 복통이 일어나고 농이 섞인 혈변, 점액성 혈변이 나타납니다. 그리고 발열과 체중감소, 하복부 통증을 들 수 있습니다.

치료방법은 원인이 명확하지 않아 완전한 치료법은 아직까지 나오진 않았지만 초기 치료는 발열과 설사 복통의 증상을 없애는 약물치료입니다. 이외에 장을 절제하는 수술법이 있지만 내과적 치료로 그 상태를 길게 유지하면서 치료하는 방법이 현재까지는 최선의 방법이라고 알려져 있습니다.

저희 치과에서 크론씨병이 완치된 사례를 말씀드리겠습니다.

한 분은 마산에서 오신 분으로 20대 청년입니다. 이 분은 청년이지만 만성피로로 처음 보았을 때 마른 인도 사람처럼 힘이 거의 없는 모습이었습니다. 혈변 때문에 그 어떠한 활동도 할 수 없었던 터라 턱디스크 임시 장치를 장착한 후 날을 듯 가뿐하게 치과에 다시 내원한 환자가 되었습니다. 크론씨 병의 원인을 막연하게 스트레스라고 하지만 치아성 스트레스 증후군이라고 하여 교합에 문제가 있으면 노동을 하지 않아도 육체는 과도한 스트레스 상태에 놓인다는 학설이 있습니다. 이 환자는 치아로 인해 생기는 스트레스를 없애 줌으로써 목과 허리가 편해져 장을 지배하는 자율 신경계가 회복되어 장 기능이 정상화 된 것입니다. 현재 이 분은 직장생활을 하고 있습니다.

또 한 분은 서울에 사는 30대 여성으로 외국계 회사에 근무하는 기혼여성입니다. 한 밤중에 복통으로 자주 응급실을 찾는 이 분이 친정엄마의 권유로 저희 치과에 내원하였는데 설득되기 까지 무려 5년의 세월이 흘렀다고 합니다. 대개의 경우 서울에서 전주까지 그것도 난치병을 치료하기 위해 시골 치과로 온다는 것은 합리적인 현대인에게 이상하게 보일 수 있습니다. 어금니를 코팅 한 것만으로 요통과 두통 복통이 치료되자 이 분은 이제 제가 팥을 콩이라고 해도 믿을 만큼 저를 믿게 되었습니다. 이 분은 올해 둘째 아들까지 낳아 통증 없는 행복한 생활을 하고 있습니다.

어금니를 성형하면 요추가 눌리지 않게 되어 요통과 복통이 사라져서 크론씨 병이 치료가 될 것입니다.

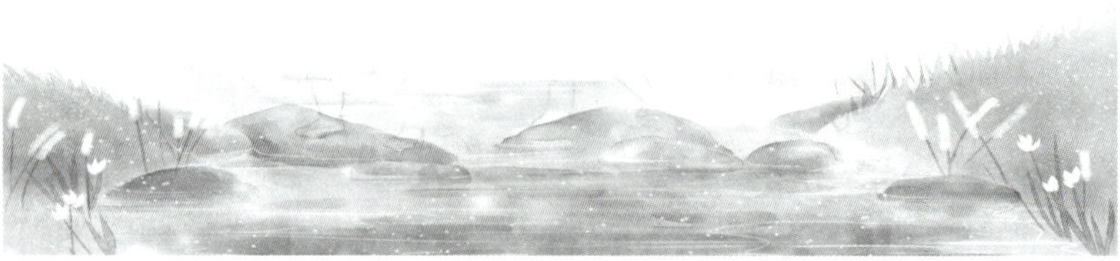

71. 키의 성장과 턱디스크와의 관계

저희가 학생시절이었을 때는 학급에서 키 작은 아이들이 대부분이고 키가 큰 사람이 몇 명 있을 뿐이었는데 요즘 학생들은 영양 상태가 좋아서 옛날에 비해 키가 상당히 큽니다. 그러나 보니 키가 작은 학생들은 상대적으로 위축감을 느껴서 어떻게 해서든지 키를 키우고자 하는 마음이 간절하게 됩니다.

성장 장애의 원인으로는 유전과 체질 그리고 음식 및 환경스트레스를 들 수 있습니다. 성장 장애는 소화기 질환이나 호흡기, 피부과 질환 등을 가지고 있고 육식을 좋아하고 늦게 취침하거나 운동을 싫어하는 경우에 발생합니다.

종합병원의 성장클리닉에서 호르몬 치료를 받을 수 있는 한계를 남자는 17세, 여자는 15세까지 정하고 있는데 이 치료의 부작용에 대해서 이탈리아 나폴리대학의 루이기 그레코 박사는 아이의 키와 몸집이 작다고 성장 호르몬을 투여하는 것은 부작용의 위험이 있다고 지적하였습니다.

성장호르몬을 인공적으로 주입하면 그 아이의 인공세포가 인공적으로 빨리 성장하게 됩니다. 호르몬 투여법은 세포 분열을 내 맘대로 하자는 행위입니다. 임상에서 손발이 작은데 키가 어딘지 어색하게 큰 환자들을 접하게 될 때가 있습니다. 저는 왜소증으로 내원한 아이의 부모에게 조급하게 생각하지 말고 신발이 자꾸 작다고 말을 할 때까지는 키의 성장에 대해서는 잊고 있으라고 부탁을 합니다. 성장 호르몬은 손발을 자라게 한 후에 키를 크게 하기 때문입니다. 아이의 키가 지금 작은 것은 작을 수밖에 없는 여건인데도 불구하고 인위적으로 키를 좀 키우자는 욕심에서 신체 균형을 깨버린다면 면역성 체계 특히 저항력에 이상이 올 수도 있는 것입니다. 그러므로 인위적인 성장 호르몬의 투여는 가능한 한 피하는 것이 좋다고 생각합니다.

왜소증 환자는 성장 호르몬이 부족해서 키가 크지 않는다고 생각하기 쉽지만 실제로는 갑상선 호르몬 결핍에 의한 왜소증 환자가 훨씬 더 많다고 합니다. 이외에도 저성장의 원인으로는 만성질환이 있는 경우나 연골장애, 구루병등 골격질환을 들 수 있습니다.

치아와 키의 성장과의 관계를 말씀드리겠습니다. 턱관절에 이상이 오면 두개골과 뇌를 싸고 있는 얇은 막인 뇌경막이 변형됩니다. 틀어진 뇌경막은 뇌의 뇌하수체로 흘러들어가는 혈관을 압박하여 결국 뇌하수체 혈액양에 이상이 생기게 됩니다. 그러면 뇌하수체 호르몬의 생성과 분비에 서서히 이상이 생기게 되는 것입니다. 이 뇌하수체에서 분비되는 호르몬으로는 갑상선 자극 호르몬, 성장 호르몬, 바소프레신과 옥시토신등이 분비됩니다. 따라서 뇌하수체 호르몬의 생성과 분비 과정에 문제가 생기면 당연히 성장호르몬과 갑상선 호르몬의 분비에도 변화가 생겨 키의 성장에 영향을 줄 수 있는 것입니다.

여러 가지 방법으로 턱관절의 압박을 풀어주면 뇌경막의 비틀림이 풀려 뇌로 가는 혈액 공급이 좋아져 호르몬 치료가 되는 것입니다.

인체의 기관이나 장기는 각각 고유의 무게 중심이 있는데 어떤 이유로 그 무게 중심이 틀어지면 문제를 일으키게 됨으로 그 무게 중심을 바로 잡아주는 치료가 좋은 치료법이고 근본 치료법이라고 생각합니다.

이밖에 성장장애 증후군인 편도선염, 알러지성 비염, 아토피성 피부염, 식욕부진, 여드름, 두통, 변비, 설사 비만증, 축농증, 만성피로 등이 키의 성장을 억제할 수 있습니다.

치과에서는 어금니들의 모양을 성형하고 턱디스크 교정기를 장착시켜 뇌로 가는 혈행을 증진시켜 뇌하수체와 갑상선의 기능을 정상화함으로써 키를 성장시키고 있습니다. 턱디스크 교정 후에 키가 큰 사례는 너무도 많이 있습니다.

기억하실 일은 키의 성장은 주요 싱장장애 증후군인 알리지성 비염과 아토피성 피부병 만성피로감이 치료가 되어야만 이루어질 수 있다는 것입니다.

그렇게 되기 위해서는 잘 때 관절이 눌리지 않도록 반듯하게 자도록 하고, 코를 곪거나 이를 갈지 않도록 조치를 취해야 할 것입니다.

또한 음식은 식물성 단백질인 콩 제품들이 좋고 중금속이 함유되지 않은 소금으로 조리된 식품 등을 섭취하면 좋습니다.

어금니를 성형하면 뇌로 혈액 공급이 잘 되어 뇌하수체에서 성장 호르몬이 잘 분비되어 키가 성장하게 됩니다.

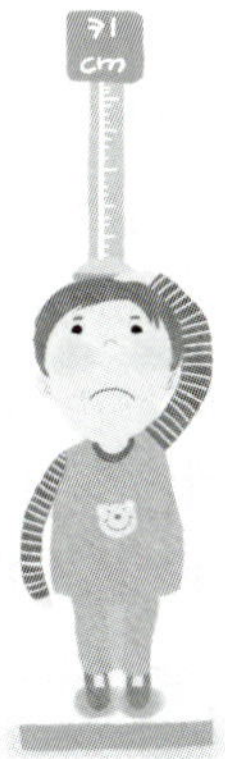

72. 킬러 바이러스란?

KBS 스페셜에 방영된 부산대 항암바이오 연구소 황태호박사에 대한 기사입니다.

킬러 바이러스라는 용어를 아시나요? 바이러스를 인체에 투입시켜 암세포만을 공격하게 하고 암세포에서 바이러스가 나오면 저절로 암세포가 파괴됩니다. 이러한 킬러 바이러스 개발은 적을 이용하여 다른 적을 제어하듯 바이러스로 암을 잡는 새로운 치료법입니다.

현재 이러한 바이러스는 부산대 병원 항암연구소의 백시니아 바이러스를 비롯해서 허페스 바이러스, 아데노 바이러스, 레오바이러스등이 있다고 합니다.

황태호 박사팀은 간암 환자 30명을 대상으로 JK-594라는 백시니아 바이러스를 임상 시험하여 간암 환자의 생존 기간을 기존보다 최소 2-3배 늘려 유효한 결과를 얻었다고 보고하였습니다.

황 박사팀이 킬러 바이러스를 연구 개발하는데 10년 정도 소요되었다고 합니다. 이 킬러바이러스는 종양조직에 침투하여 무한 증식을 시도하고, 바이러스가 종양조직을 떠날 땐 그 종양 조직이 폭탄이 터지듯이 괴사가 되는 원리이고, 그로인하여 인근 조직으로 퍼진 킬러 바이러스는 혈류를 타고 암 세포를 찾아다니면서 공격을 하게 됩니다.

이러한 백시니아 바이러스는 천연두 원인 바이러스입니다. 그래서 황 박사팀의 바이러스를 우두 바이러스라고도 합니다. 18세기경 유럽 인구의 절반 정도가 사망한 충격적인 천연두 바이러스를 이용하여 암을 치료한다는 사실에 참으로 아이러니한 기분이 듭니다. 이 치료법을 처음 발표하였던 당시의 연구자는 "바이러스를 사람에게 주사하는 것이 미친 소리처럼 들리지만 암과의 전쟁에서 가장 최신의 무기가 될 것이다"라는 말을 하였습니다.

영국의 스완턴 박사는 한 환자의 신장암 덩어리에서 수백 가지의 다른 암 유전자를 분리해 냈다고 합니다. 즉 신장암 조직에서 간암과 폐암 임파종양 유전자등 셀수 없는 암종류의 유전자들을 분리해낸 것입니다. 저도 이 부분을 설명하기 위해 황태호박사님이 해운대 모래사장의 모래를 한 움큼 쥐면서 '이게 만일 어떤 암 조직덩어리라면 인체의 각종 장기의 암유전자들이 이 덩어리속에 다 모여 있어서 간암환자에게 간암에 맞는 항암약만으로는 간암이 완치가 될 수 없다' 고 말한 장면을 인상깊게 보았습니다. 똑 같은 암도 수백 가지 방식으로 치료해야 완치가 된다는 뜻이고, 새로운 암치료법이 아무리 발표되어도 암이 사망원인질병 1위를 고수하는 이유가 된다는 뜻이 됩니다.

2006년 말기암 진단을 받은 최명호씨는 극심한 부작용으로 항암치료를 중단할 수 밖에 없었습니다. 생의 끝자락에서 그가 마지막으로 선택한 것은 킬러 바이러스 치료였습니다. 그로부터 6년이 흐른 지금 그는 건강한 삶을 살고 있습니다. 그런데 더 놀라운 점은 그의 혈액에서 암에 대한 항체가 발견된 것입니다. 이 항체를 개발한 약으로 다른 암 환자를 치료할 가능성이 열린 것입니다.

이상은 암세포만 골라 잡는 킬러 바이러스를 연구하는 부산대 황태호 박사님에 대한 기사였습니다. 킬러 바이러스 치료가 기존 암 치료의 난제를 해결하는 해결사 역할을 하면 정말 좋겠습니다.

73. 탈모와 턱디스크와의 관계

국민건강보험공단이 발표한 자료에 따르면 2005년에서 2009년 까지 5년 간 탈모 치료를 받은 50대 남성이 75%나 증가하였고 청소년들의 탈모현상도 6.4% 증가하였다고 합니다. 청소년들의 경우에는 스트레스와 영양 불균형으로 인한 것이라고 할 수 있지만 50대 남성의 경우 75%나 증가한 이유는 이제 더 이상 탈모가 노화현상의 일부가 아니라 탈모 자체에 대한 사회적 편견이 심해지고 좀 더 젊게 보이려는 노력이 더 해져

치료를 받고자 하는 사람들이 증가하고 있음을 알려줍니다.

탈모란 호르몬 분비의 균형이 깨져 남성호르몬이 과하게 분비될 때 나타납니다.

미국 펜실베이니아대학교 조지 코트사렐리스 박사 연구팀이 탈모가 진행되는 두피에서 다량의 프로스타그랜딘 물질을 발견하고서 이 물질을 억제시켜 탈모를 예방하는 연구를 진행중이라고 하는데 현재 쥐에서 실험하고 있고 2017년에 상용화한다고 합니다.

프로스타그랜딘은 대머리를 만드는 단백질로써 혈관을 수축시키고 모낭을 수축시켜 모발을 탈락시킵니다.

탈모와 동반되는 증상으로는 눈이 예전처럼 밝지 않고, 마음이 예전처럼 평화롭지 않고, 숙면을 취하기 힘들다를 들 수 있는데 이러한 증상은 경추의 압박하고 연관이 있는 것입니다. 경추 2번이 압박을 받으면 안구로 가는 혈관과 신경에 영향을 미치고 경추가 눌리면 자율신경장애가 나타나 불안하게 되며 수면시 뇌로 가는 혈액 순환이 원활하지 않아 숙면을 취하기 어렵게 됩니다.

남성탈모는 M자형으로 탈모되고, 여성탈모는 앞쪽 헤어라인 1-

2cm 뒤쪽부터 정수리까지 모발이 탈락됩니다.

후천성 탈모의 원인으로는 스트레스, 발열, 혈액순환장애, 영양결핍, 호르몬분비변화, 항암제 투여같은 신체 내부적인 요인과 샴푸, 펌, 염색으로 인한 화학약품의 작용, 환경오염등의 외부적인 요인이 있습니다.

탈모를 방지하기위해서는 스트레스를 줄이고 두피에 혈액을 원활히 공급시키고 생활습관을 개선하는 것에 초첨을 맞춰야 하겠습니다.

턱디스크 교정을 시행하면 경추가 이완되어 두피 쪽으로 가는 신경지배와 혈액 순환이 원활하게 됩니다. 모낭 쪽으로 가는 혈관이 방해를 받지 않으면 가늘 던 모발이 굵어지고 비듬과 지성, 건성이었던 두피가 정상화 되어 탈모 진행이 감소하다가 멈추게 되는 것입니다. 모든 비정상적인 증상은 혈액순환이 확실하게 작동하게끔 하여 변이가 생긴 세포를 정상으로 복구하면 병은 회복되는 것입니다.

어금니를 성형하고 턱디스크 교정기를 장착하고 반듯하게 자면 두피로 가는 혈행이 증가하여 탈모가 감소하게 됩니다.

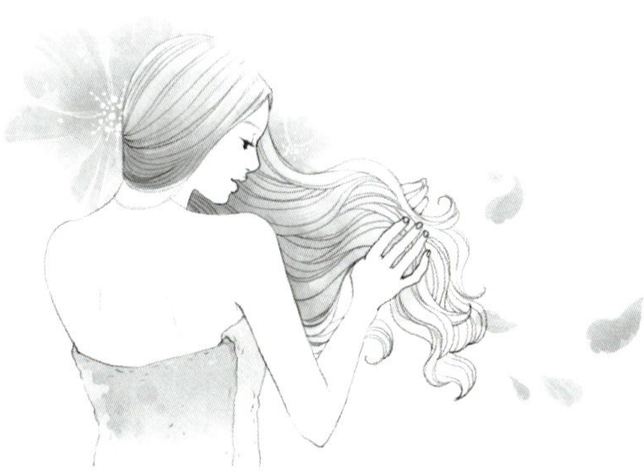

74. 통풍과 턱디스크와의 관계

통풍이란 비장이나 신장에서 단백질의 한 종류인 퓨린을 잘 분해하지 못하여 생기는 질병입니다.

미국 보스톤대학교 의과대학 네오기 교수는 류마티스 질환의 정기간행물(2012년 6월)에 퓨린의 섭취가 많은 통풍환자가 섭취량이 적은 통풍환자에 비해서 통풍발작이 다섯배 높았으며 식물성 식품보다 동물성 식품에서 통풍발작위험이 더 컸다고 보고하였습니다. 퓨린은 최종분해산물로 요산을 남기는데 비장이나 콩팥의 기능에 이상이 생겨 퓨린을 그대로 통과시켜 체내에 퓨린의 최종분해산물인 요산이 과도하게 존재하게 되는 것입니다. 이 요산이 뾰족한 결정의 형태로 서로 결합하여 관절에 달라붙어 관절에 염증을 일으키는 것입니다. 통풍은 바람만 불어도 통증을 느끼게 되는 참으로 괴로운 질병입니다.

체내 요산의 수치가 높아지는 원인으로는 비만, 과도한 단백질 섭취, 신장의 기능이상, 음주, 고혈압, 유전적 요인을 들 수 있고 여성보다는 30-40대의 남성에서 통풍이 많이 발생하고 있습니다.

통풍의 증상은 한 관절에 급성 관절염을 일으키는 것인데 발가락이나 발목 무릎관절, 팔꿈치 관절이 붉게 변하고 열이 나면서 부어오르게 되고 대부분의 경우 엄지발가락에 많이 나타납니다.

통풍에 도움이 되는 음식은 단연 퓨린이 적게 함유된 식품이겠죠. 퓨린이 많이 들어있는 음식이 돼지고기 같은 육류, 멸치와 고등어 같은 생선류와 해산물, 맥주, 당도가 높은 과일주스이기 때문에 현미나 밀 미역 표고버섯 옥수수 감자 양배추 시금치 같은 잡곡류와 채소류를 드시는 것이 좋습니다. 요즘은 생식으로 많이 상품화되어 있습니다.

전 시간에 류마티스 관절염인 경우엔 목뼈 5번과 허리뼈 1번이 좋아져야 관절통증이 사라진다고 말씀드렸는데 통풍은 목뼈 7번과 흉추 11번이 이완되어야 콩팥의 기능이 좋아져서 체내 요산의 농도가 줄어들게 되어 증상이 완화됩니다.

턱디스크 교정으로 목뼈 7번과 흉추 11번에 가해지는 압력을 풀어 근골격계를 정상화시키고 침을 왕성하게 분비시켜 항염기능을 높이고 식이요법으로 퓨린의 섭취를 줄이면 됩니다. 이외에 걷기나 달리기 그리고 다리를 벌리고 앉아서 상체를 바닥에 닿게하는 운동이 도움이 되며 잠을 반듯하게 자면서 틀어진 척추를 바로 잡아 줍니다. 즉 통풍을 약을 복용하여 침을 감소시키고 장내 유익한 균을 감소시키는 것보다 이렇게 척추를 이완시켜 신경이 지나가는 부위를 이완시켜 근본적으로 통증의 근원을 치료하는 방법이 몸에는 더 유익합니다.

턱디스크를 교정하고 반듯하게 자면 목뼈 7번과 흉추 11번이 눌리지 않게 되어 콩팥의 기능이 좋아지면서 통풍증상이 좋아지게 됩니다.

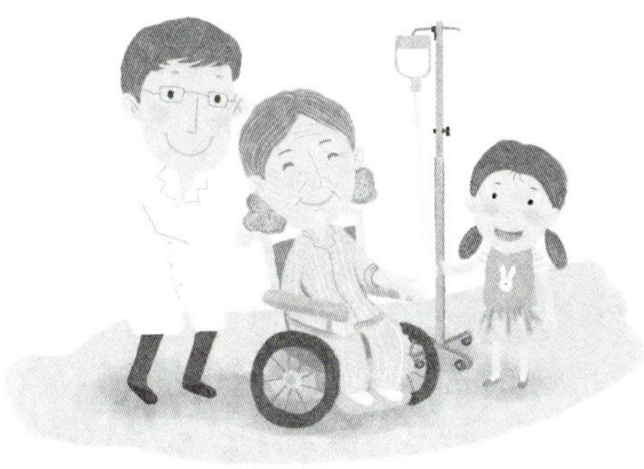

75. 파킨슨병과 턱디스크와의 관계

파킨슨 병이란 뇌의 심부에 있는 기저핵 특히 흑색질이라는 부위에 병변이 생겨서 발생하는 운동성 이상증후군입니다. 그런데 왜 뇌의 흑색질의 신경세포가 파괴되는가에 대해서는 아직 밝혀진 바가 없습니다. 다만 뇌의 감염이나 면역기전이 관계된다는 면역설 그리고 선천적으로 그런 기질을 타고났다는 유전설이 있지만 최근엔 신경독성물질의 중독설도 주목을 받고 있습니다. 즉 장기적인 화학약품을 복용할 경우 약의 합병증으로 파킨슨병이 나타날 수 도 있다는 것입니다.

파킨슨 병의 증상에 대해서 말씀드리겠습니다.

초기 증상은 전신 위약감이나 피로감 권태감 등이 있을 수 있는데 이러한 경우엔 병으로 인식하지 못하는 경우가 많습니다. 좀 더 진행이 되면 휴식 상태에서 손 떨림이 가장 흔하고 대화를 할 때 발음이나 억양이 변화하고, 누웠을 때나 걸을 때 방향을 바꾸기가 힘들어지고 특히 걸을 때 팔의 흔들림이 줄어드는 증상들을 들 수 있습니다. 이외에 걸음을 시작하기가 힘들고 의자에 앉거나 일어서기가 힘들고 글씨체가 작아질 수 있습니다. 이러한 증상은 뇌의 흑색질의 신경세포 파괴로 인하여 생기는 직접적인 현상입니다.

파킨슨병의 진단은 환자의 경직이나 떨림 몸의 움직임이 느리거나 줄어들고 몸의 균형을 잡기 힘들거나 보행장애등의 증상으로 진단을 내릴 수 밖에 없습니다. 왜냐하면 아직은 파킨슨병을 확진할 수 있는 혈액 검사나 뇌영상 검사가 없기 때문입니다.

현재 파킨슨병의 치료법으로는 파킨슨병 환자들의 경우 뇌신경전달물질인 세로토닌과 도파민이 감소되어 있기 때문에 도파민성 약물을 처방하고 있는 실정입니다. 그리고 굳어진 근육과 관절을 풀고 운동량 부족으로 약해진 근육의 힘을 회복시키기 위해 반드시 운동을 권합니다. 이외에 약물치료로 만족할 만한 호전이 없을 경우 뇌심부자극술이라는 수술을 시행하기도 합니다.

턱디스크교정으로 파킨슨병이 치료가 되는 이론적인 근거는 이미 말씀드린 바가 있습니다. 즉 어금니를 성형하여 턱관절을 좋게 하면 뇌로 가는 혈액공급이 원활해져 도파민, 세로도닌과 같은 뇌신경전달물질이 증가된다는 사실에 있습니다. 파킨슨병에서는 도파민과 세로토닌등이 감소하는 것이 특징입니다. 도파민 등은 신경세포에서 만들어 지기 때문에 이상이 있는 신경세포를 회복시키는 길은 바로 그 신경으로 가는 혈액을 공급시키는 길 뿐인 것입니다. 뇌로 혈액 공급이 잘 공급된다는 신호는 잠을 잘 때 반듯하게 자면서 코를 곯지 않고 자는 것입니다. 턱디스크 교정기는 뇌로 가는 혈행을 좋게 해주기 때문에 뇌신경세포 기능을 정상화시켜 도파민과 세로토닌분비를 정상화시킵니다.

치과의자에 누운 파킨슨병 할아버지 환자가 심하게 다리를 떨고 계시지만 할아버지 스스로도 어떻게 멈출 수가 없었습니다. 그러한 할아버지가 상악 어금니들을 성형한 보철물을 장착한 후 1주일 만에 다리를 떨지 않게 되었습니다! 어떤 난치병도 전신의 비정상을 원격 조정할 수 있는 뇌신경기능을 혈액공급으로 정상화시키면 난치병들은 회복되는 것입니다.

턱디스크를 교정하면 뇌로 가는 혈행이 좋아져서 도파민 세로토닌이 원활히 분비되어 파킨슨 병 치료에 도움이 될 것입니다.

76. 편집증과 턱디스크와의 관계

이전 회에서 강박장애에 대해서 말씀드린 적이 있습니다. 강박장애란 자신의 의지로는 하고 싶지 않지만 어떤 특정한 생각이나 행동을 반복하는 상태를 말합니다. 당사자는 자신의 생각이 불합리하고 쓸데없다는 것을 잘 알고 있지만 그것을 반복하지 않으면 마음이 불안해 견딜 수 없으므로 어쩔 수 없이 반복적인 행동을 되풀이 하는 것입니다. 강박장애 환자는 대개 학력이나 지능이 높은 것이 특징이기도 합니다. 이 강박장애와 더불어 불안이 가장 큰 원인인 병이 또 있습니다. 바로 편집증입니다.

편집증이란 불안감이 지나치게 큰 나머지 세상과 사람들에 대한 불신이 깊어진 상태를 말합니다. 편집증인 사람들은 모든 사람들이 다 자신을 해치려 하고 속이려 하고 이용하려 한다고 생각합니다. 그러므로 자신은 어떤 경우에도 그들을 믿어서는 안 된다고 여깁니다. 자신을 제외한 모든 사람들은 악의적이고 모자라고 그래서 자신이 그들에게 한 수 가르쳐주지 않으면 안 된다고 생각합니다. 그러다 보니 증상이 심해질수록 자기의 생각에만 집착해서 오로지 그것만이 그의 세상을 이루는 전부가 되고 마는 것입니다. 따라서 편집증은 치료가 쉽지 않습니다.

제 환자 중에도 편집증이 의심이 가는 환자가 있습니다. 제가 너무 호되게 당했기 때문에 잊을 수 없는 안타까운 환자입니다. 어느 날 제가 모르는 한 남자 분이(공무원임) 자기 아내가 어깨 통증이 너무 심해 고통을 당하고 있으니 치료해달라는 전화를 했습니다. 저는 기꺼이 그분의 아내에게 턱디스크 교정치료를 해주었습니다. 교정을 시작하기 전에 저는 무료로 임시장치를 해서 환자가 통증이 사라지는 효과를 체험하게 하고 음식물 저작과 발음이 불편할 수 있다는 것을 확인시켜 줍니다. 대개의 경우 환자들은 몇일 동안 불편함을 체험하고도 자신의 통증이 사라지기 때문에 기꺼이 턱디스크 교정치료를 받습니다. 치료를 받은 후 그 분의 아내는 밤마다 남편에게 어깨를 두드려 달라는 말이 사라지게 되었고 자신의 직장(간호조무사임)에서 야근을 할 수 있을 정도로 체력도 강해졌습니다. 그런데 문제는 아내의 의부증 증세가 더 심해져서 급기야 치과 신료를 하고 있는 저에게 수차례 와서 자기 남편과 왜 사귀냐면서 소리를 지르고 어떨 땐 저를 때리기도 하는 것입니다. 그리고 턱디스크 교정 후 잘 깨물 수 없다는 핑계를 대고 대학병원에까지 가서 항의를 하였습니다. 대학병원에서 어깨 통증을 이렇게 턱디스크로 교정하는 경우도 있다고 말해주자 모든 의사들이 자기만 빼고 한통속이다 며 고소까지 하였습니다. 그 환자는 전에 수차례 정신과 입원치료를 받고 있었던 환자였으며 남편에게 사랑받지 못하고 있다고 늘 생각하고 남을 믿지 않고 늘 의심 속에서 사는 사람이었습니다.

오랜 세월동안 목뼈가 압박을 받으면 뇌신경전달물질 분비에 이상이 생겨 정서적으로 비정상적인 성격의 소유자가 됩니다. 이 환자분은 수년간 목뼈가 눌려 있었다가 이제야 회복이 되었으니 정신적으로 안정이 되기까지는 시간이 필요합니다.

편집증 역시 턱디스크 교정으로 목뼈 1, 2, 3, 4에 가해지는 압력을 풀어 뇌신경전달물질이 원활하게 공급되게 하여주고 왕성한 침 분비로 소화와 수면장애를 정상화시키면 안정이 되어 치료될 수 있으리라 믿습니다. 즉 편집증이 치료되려면 근육통과 수면장애가 없어져야합니다.

턱디스크를 교정하면 뇌신경전달물질이 잘 공급되어 수면장애와 근육통이 사라져서 편집증 증상이 완화될 것입니다.

77. 폐기흉과 턱디스크와의 관계

하루(2007년)는 광주에서 한 어머니(기숙자. 50세)와 아들(송현호 21세)이 치과에 내원하였습니다. 아들이 폐기흉인데 완치시켜 군대에 보내야 겠다는 어머니의 말씀이었습니다. 저는 깜짝 놀랐습니다. 보통의 경우엔 없는 폐기흉도 생기게 하여 군대를 안 보내려고 하는데 이 어머니와 아들은 한국 사람이 아닌 것처럼 보였기 때문이죠.

첫 내원 시에 아들은 키가 크고 마른 체형에 말이 없었습니다. 파노라마 사진 촬영 결과 교합면이 심하게 마모가 되어 있는 것으로 보아 잠을 옆으로 자는 타입임을 알았고 그래서 반듯하게 자도록 주의를 시켰습니다. 그리고 선천적으로 턱의 각도가 좋기 때문에 운동을 하지 않고 담배를 피우면 코와 기관지 그리고 폐의 기능이 현저히 떨어짐을 주지시키고 임시장치로 깊은 호흡을 할 수 있도록 해주었습니다. 턱디스크 교정 시술을 마친 후 저는 환자에게 한 달후쯤 다니던 대학병원에 가서 확인해 보라고 하였습니다. 한 달 후 치과로 전화가 왔는데 환자의 어머니는 밝은 목소리로 대학병원에서 폐기흉이 사라졌다고 말 했다면서 너무나 기뻐했습니다.

폐기흉이란 어떤 원인에 의해 폐를 싸고 있는 흉막(늑막)에 구멍이 뚫려 폐 안의 공기가 새어나가 흉막강(늑막강)내에 공기가 고이는 질환을 말합니다. 증상으로는 갑자기 가슴에 칼로 찌르는 통증이 나타나거나 가슴이 결리고 호흡이 곤란해지는 것을 들 수 있습니다. 호흡 곤란은 기흉의 크기에 따라 다릅니다. 기흉이 클 경우엔 혈압이 떨어지고 저산소증으로 사망할 수 도 있습니다.

치료 방법으로는 주사기를 이용하여 흉막강내의 공기를 빼내는 방법과 개흉술로 공기가 새는 폐의 구멍난 부분을 막고 기포를 제거하여 기흉을 치료합니다. 그런데 턱디스크 교정술은 기흉 부위에 아무런 외상을 가하지 않고 기흉을 제거하므로 신비롭기까지 하는 시술입니다. 기흉이 제거되는 이론적인 근거는 턱관절이 정상적으로 됨에 따라 경추 1, 2번 주변의 근육과 구조물들이 이완되면서 호흡에 관여하는 미주신경 지배가 좋아져 깊은 호흡을 하여 폐의 혈액 순환이 잘 되고 폐의 흉막의 탄력이 좋아져서 저절로 기흉이 사라지게 됩니다. 저절로 발생되는 기흉을 자연기흉이라고 하는데 이러한 자연 기흉은 턱디스크 교정과 생활습관 교정으로 거의 치유되지만 자연 기흉이 아닌 외상으로 인해 폐 흉막에 구멍이 뚫린 경우엔 수술이 필요합니다.

문제는 기흉이 재발한다는 것에 있습니다. 재발을 방지하기 위해서 폐가 무의식 때 즉 수면중에 눌리지 않도록 반듯하게 자는 것과 폐를 감싸는 모든 근육과 근막이 수축하지 않기 위해 규칙적인 운동을 하는 것, 그리고 흡연을 하지 않는 것입니다. 폐기흉이 턱디스크 교정으로 수술없이 사라지듯이 폐에 물이 차는 폐흉수 역시 같은 이론으로 치유되는 것입니다.

몸과 마음이 늘 바르도록 노력하시면 건강하게 살 수 있습니다. 나태해 지려고 할 땐 무조건 밖으로 나가세요. 나가기만 한다면 우리는 우리를 힘들게 하려는 바이러스를 이길 수 있습니다. 그리고 그냥 뛰세요! 숨차게 헉헉거리는 것으로 세상을 이길 수 있습니다!

턱디스크를 교정하면 미주 신경이 눌리지 않게 되어 수술 없이도 폐기흉이 사라지게 될 것입니다.

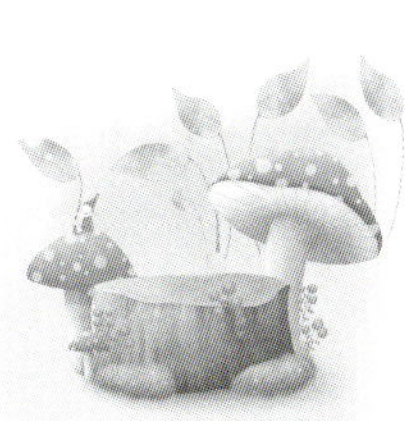

78. 포경수술과 턱디스크와의 관계

포경이란 남성의 성기에서 포피와 귀두가 분리가 안 되는 것을 말합니다. 포경수술이란 포피를 빙 둘러 잘라내 포피와 귀두를 분리시키는 것을 의미합니다.

그런데 저희가 해부학을 배울 때 포피가 귀두를 덮고 있는 것이 정상적인 해부학적 형태이기 때문에 저는 제 아들을 포경수술을 시키지 않았습니다. 그런데 아이가 중학교 때부터 서서히 자기만 포경수술을 하지 않았다고 불만을 터트리 길래 저는 수술을 하면 성기의 감각기능이나 성기를 보호하는 면역학적 방어 시스템을 잃게 된다고 의연히 버텼습니다.

우리나라 포경 수술의 역사는 미국을 통해 습득된 것으로 기껏해야 50년 정도의 역사밖에 되지 않았는데 현재 20대 이상의 남성에서 포경수술을 받은 비율은 90% 이상일 것으로 추정하고 있습니다. 스웨덴이나 덴마크 등 대부분의 나라가 포경수술을 하고 있지 않고 미국도 최근 수술 비율이 감소하고 있는데 우리나라는 현재 유대교나 이슬람교를 제외하면 전 세계 1위로 포경수술강국입니다.

초등학교 때 포경수술을 적극 권장하는 나라는 우리나라와 필리핀밖에 없습니다.

논문에도 포경수술이 필요한 경우는 100명 중 1-2명 꼴 이라고 보고되고 있고 일본의 남성들은 포경수술을 하지도 않는데 왜 우리나라는 신생아포경수술을 비롯해서 포경수술을 당연히 해야 하는 것으로 알고 있을까요?

말할 필요도 없이 배운 사람들의 무지로 비롯된 것입니다. 미국만 보고 선진국은 특히 백인 남성들은 모두 포경수술을 하는 것으로 오해,

착각한 것입니다! 19세기 미국의 의사 〈슈터〉가 포경수술을 한 흑인들이 정력이 좋다고 하면서 포경수술이 확산되었는데 분명한 것은 외국에서는 포경수술이 정력을 증가시킨다고 믿은 사회가 일부 있었지만, 역사적으로 보면 포경수술이 정력을 오히려 감소시킨다는 설이 더 우세한 것 같다고 보고되고 있습니다.

포경수술을 함으로써 잃게 되는 것이, 첫 번째로 수천 개의 촉각 수용체와 수만 개의 성감 신경단들, 두 번째로 포피소대라고 하여 포피를 귀두에 매어 놓는 기능과 젖혀진 포피가 원상태로 돌아오게 하는 기능을 하는 소대, 세 번째로는 포피 안쪽의 부드러운 점액으로 이곳은 면역학적 방어 시스템을 가지고 있는데 이곳이 사라짐으로써 면역 글로블린 항체, 항세균성, 항바이러스성 단백질 분비가 사라져 면역기능이 감소하게 됩니다. 수술을 통해 감각기능과 면역기능이 감소하게 되는 것입니다!

의학적인 면에서 종합적으로 살펴볼 때 포경수술은 이득이 없습니다. 또한 100명의 1명 정도로 나타나는 포경의 경우 수술이 필요할 수 있겠으나 이 경우에도 외국에서는 연고나 스트레칭으로 노력해 본 후에 마지막으로 수술을 고려하고 있습니다. 포경수술은 20살 이상이 되었을 때 결정하는 쪽이 바람직하며 남들이 뭐라고 하든 상관하지 말고 또 함부로 따라하지도 말아야 겠습니다. 왜냐하면 우리의 몸은 소중하기 때문입니다.

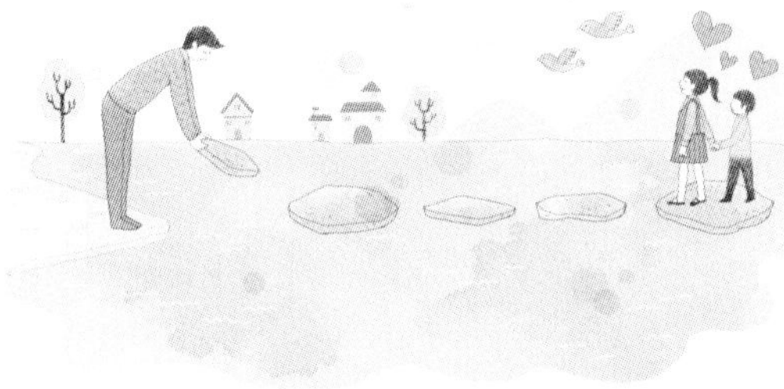

79. 피부건조증과 턱디스크와의 관계

특히 겨울철에 다리와 전신의 피부가 건조해지거나 가려운 경우가 많이 있습니다.

피부 건조증의 원인은 노화와 스트레스, 약물복용, 비타민 A와 아연 결핍 등으로 피부 표면의 지질성분과 천연보습성분이 감소되었기 때문입니다.

피부 건조증에 대한 치료의 기본은 피부 표면에 수분을 공급하고 유지하며 외부의 유해 환경으로부터 피부를 보호하는 것입니다. 피부가 건조해지면 피부가 미세한 비늘모양으로 하얗게 일어나거나 울긋불긋해지며 가려움증이 생기고 심한 경우 갈라지기까지 합니다.

밤새 긁적이다 보면 제대로 잠을 자지 못하고 또 긁은 부위에 상처가 생기면서 세균감염이 되어 곪는 수도 있습니다. 가려움증을 참지 못해 장시간 연고제를 사용하면 고질적인 습관성 피부질환으로 발전할 우려가 높습니다. 현재 임상에선 이러한 경우에 항히스타민 내복제와 보습제를 처방하고 있습니다.

그러면 수분에 대해서 생각해 보도록 하겠습니다.

사람의 몸에서 생기는 진액이 피부에서는 땀이고, 눈에서는 눈물이며, 살에서는 혈액이고, 콩팥에서는 정액이며, 입에서는 침인데 땀과 피 눈물 정액은 몸에서 한 번 빠져나가면 돌아오지 못하지만 오직 입 속의 진액인 침만은 되돌려 순환시킬 수 있습니다.

침의 99%는 물로 되어 있습니다. 침속에는 소화효소와 면역 작용을 하는 물질과 세균이 자라는 것을 억제하거나 세균을 직접 죽이는 성분,

곰팡이 균이 자라는 것을 억제하는 성분, 바이러스의 성장을 억제하는 성분 등이 들어 있고 이하선(귀밑샘, 귀 밑에 있는 가장 큰 침샘)에서 분비되는 파로틴이라는 호르몬은 뼈, 근육, 혈관 등을 강하게 해주는 역할을 하여 노화 현상을 방지해 줍니다. 침은 음식물의 표면에 붙어서 입에서부터 내장까지 전체 소화 기관에 걸쳐 작용하는 유일한 항생제입니다. 건조증은 바이러스나 어떤 균에 의해 인체의 면역작용에 이상이 생긴 질환 즉 면역질환입니다.

턱디스크 교정으로 침 분비가 왕성해지면 면역기능이 회복되어 각 기관으로 가는 혈액순환이 왕성하게 되어 안구 건조, 두피 건조, 구강 건조 질 건조증상이 사라지게 됩니다. 또한 〈난황유〉나 〈게르마늄 크림〉 같은 천연 기름 성분 등을 피부에 자꾸 바르면 화학 보습제보다 효과나 영양공급 면에서도 우수합니다.

턱디스크를 교정하면 침이 많이 분비되고, 면역과 살균작용이 증가하여 피부 건조증이 사라질 것입니다.

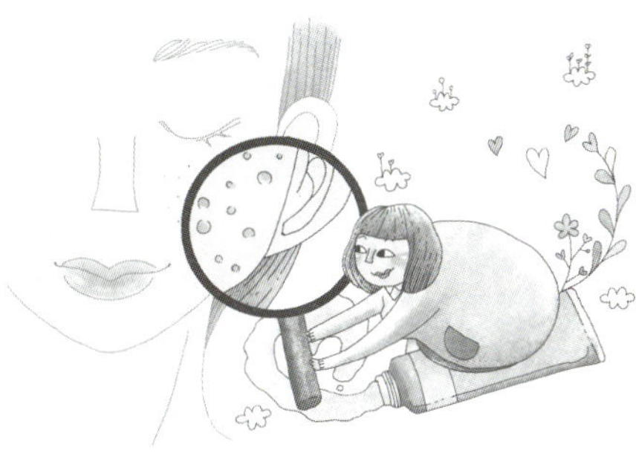

80. 피임법에 대하여...

의학이 현대처럼 발달하지 않았던 옛날에도 '임신을 피할 수 없을까?' 하는 것은 많은 사람들의 관심사였습니다. 그 증거로 피임에 대한 민간요법과 미신 등이 세계 각 국에 전해 내려오고 있습니다. 고대 이집트에서는 악어의 배설물과 꿀을 섞어 먹었고, 6세기 경 그리스에서는노새의 자궁이나 정소, 발굽 등을 먹었다는 기록이 남아 있고 심지어 고대 그리스와 로마에서는 원하지 않는 아기가 태어났을 경우 아기를 죽이는 것이 일반적으로 통용되었다고 합니다.

콘돔은 약 400년 전부터 사용했고 20세기 전반기에 여러 가지 피임법이 사회적으로 호응을 얻었고 1950년대에는 먹는 피임약이 최초로 제조되었습니다. 그 이후 자궁 내 장치에 의한 피임 방법이 새로운 형태로 도입되어 먹는 피임법과 함께 일반적인 피임법으로 통용되었습니다.

현재 시술되고 있는 피임수술의 종류는 정관불임수술, 난관 불임수술, 자궁내 장치시술, 월경 조절술 4가지가 있습니다.

월경 조절술이 인공유산 즉 낙태시술인데 1988년, 우리나라에서 한 해 태어난 신생아 수는 60만 명이며, 인공 유산된 태아는 이의 두 배가 넘는 120만 명에 달한다고 합니다. 이 세상에 태어난 아이의 두 배가 넘는 태아가 햇빛도 보지 못하고 죽어 간다는 사실입니다. 또한 인공유산은 요통, 패혈증, 골반 감염, 자궁외 임신 등의 합병증을 산모에게 남길 수 있다는 문제점을 갖고 있습니다. 유산은 산모에게 커다란 육체 및 정신적 상처를 남깁니다. 저는 체력 면에서, 보다 체력이 강한 남성들에게 피임 수술이 행해지고 또 교육되어져야 한다고 믿습니다!

피임법이 계속 개발된다고 해서 무절제한 성행위를 인정하는 것은 아닙니다. 피임에 대한 지식과 책임 의식이 전제된 성행위로 사랑하는 남녀 모두의 신체적, 정신적 피해를 예방하고자 하는 것입니다.

여성 피임의 종류는 월경주기법, 기초체온법, 점액관찰법, 피임약, 페서리, 페미돔, 난관피임수술, 데스, 살정자제, 루프, 임플라논이 있습니다. 이렇게 피임의 종류가 많은 이유는 피임법이 개발될 때마다 부작용들이 속출되기 때문입니다. 피임약이나 피임루프의 사용으로 요통, 우울증, 감염, 암유발 등 그 부작용이 날로 심각해지면서, 피임의 효과는 떨어지지만 보다 안정적인 원판상 고무제품으로 만들어진 페서리를 선호하고 있는 실정입니다. 페미돔은 여성용 콘돔이며 데스는 1회 복용량이 일반 피임약의 10개월 분에 해당하고 발암성 때문에 강간이나 성폭력과 같은 위급한 상황으로 인한 임신을 방지하는 목적으로만 사용합니다. 임플라논은 작은 성냥개비 모양의 피임제를 피부 바로 아래 이식하는 건데 3년간 효과가 유지됩니다. 임플라논은 난소로부터 난자를 배출하지 못하게 하는 호르몬을 배출하여 피임효과를 얻지만 그에 따른 전신의 부작용을 어떻게 책임질지 걱정입니다.

남성 피임의 종류는 단 3가지입니다. 질외 사정법, 콘돔 사용법, 정관 불임수술법이 있습니다. 정관 수술은 부작용이나 합병증도 거의 없어 그 어떤 방법보다 안전합니다. 시술시간은 10분, 국소마취 한 후 음낭 피부를 1cm 절개한 후 부고환 근처의 정관 양끝을 실로 동여매고 그 사이를 1cm정도 자릅니다. 그리고 1주일 후 실을 풀면 끝입니다! 시술 자체가 간단하기 때문에 입원할 필요도 없습니다. 시술 후에도 신체 건강이나 성생활 면에 아무런 변화가 없습니다. 여성이 건강해야 가정이 건강하고 사회가 건강해집니다. 이제 피임은 남성분들의 몫이 되어야 할 것으로 생각합니다!

81. 필수 지방산 오메가-3와 오메가-6

미국 국립보건원에서 80명의 폭력 전과가 있는 지원자들을 상대로 약과 가공식품을 금지시키고 채식과 과일을 위주로 한 식사를 공급하는 실험을 실시했습니다. 그 결과 실험자들에게서 폭력성과 우울증이 크게 줄어드는 것을 확인했다고 합니다. 이 연구의 중요한 발견은 실험자들에게서 오메가-6가 크게 줄어들고 반면에 오메가-3가 크게 늘어나 오메가 3와 6의 비율이 1:1에서 1:2 정도가 되는 것을 확인했습니다. 오메가-6는 약과 가공식품, 특히 액상 과당에 많이 들어 있어 세로토닌과 도파민의 교란을 불러와 우울증과 폭력성의 원인으로 작용합니다.

오메가-3는 채소와 과일에 풍부한 필수 지방산으로서 우리 체내에서는 합성되지 않습니다. 오메가-3는 암이나 당뇨병, 심장병 등 각종 질병을 이겨낼 수 있게끔 도와주고 뇌의 신경망 형성에 중요한 작용을 하여 뇌 활동을 촉진시켜줍니다. 다만 오메가-3도 다른 영양소들과 적절한 조화를 이뤄야 효능이 발휘되기 때문에 외부에서 이런 성분만을 별도로 추출한 보충제는 오히려 독이 된다는 사실을 명심해야 합니다. 이 같은 오메가-3는 모유에도 풍부합니다.

반면에 오메가-6는 염증과 열을 일으키는 역할을 합니다. 생명체에 있어서 염증과 열은 면역 시스템을 만들어주기 때문에 건강을 유지하기 위해서는 반드시 필요합니다. 따라서 오메가-3와 오메가-6가 적절한 조화를 이루며 생명체에 있어야만 건강한 삶을 유지할 수 있습니다. 자연 상태에서 섭취하는 음식의 오메가-3와 오메가-6의 비율이 1:1이고, 풀을 먹고 자란 소 고기는 1:2지만, 곡물과 고기 사료, 성장 홀몬으로 키운 소는 1:10 또는 1:15입니다. 그러나 가공식품에는 1:50으로 분포돼 있습니다.

정신과 의사인 조셉 히벨른은 우울증 환자의 증가 추세를 연도에 맞춰 분석한 결과, 우울증의 주원인은 오메가-3 지방산의 부족이라고 결론을 내렸고 그 이유는 현대인이 가공식품 때문에 오메가-3 섭취율이 너무 적기 때문이다라고 지적했습니다. 그러나 중요한 사실은 어느 질병에 어느 물질이 좋다는 분석은 환원주의식 사고에서 나오는 분류법에 불과하고 자연에 가까운 모든 음식을 골고루 섭취하는 것이 모든 질병을 예방하고 치료하는 데 필요하다는 점입니다.

건강 식품으로 오메가-3를 따로 드시는 것 보다는 채소와 과일을 자주 드셔야 뇌기능과 면역에 좋습니다.

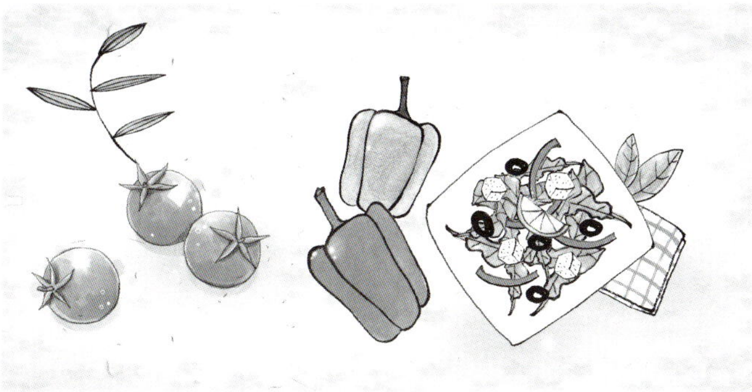

82. 하지불안증후군과 턱디스크와의 관계

하지불안증후군 환자들은 다리, 발, 손, 몸통 등에 정확히 표현하기 힘든 불쾌한 감각을 호소합니다. 움직이지 않을 때 불쾌한 감각이 시작되는 것이 보통이고 움직임에 의해 완화됩니다. 환자의 대다수는 수면 시 주기적 사지 떨림을 경험합니다. 이 떨림이 시간당 40회 이상이면 질환으로 간주합니다. 이러한 떨림과 불편함은 주로 앉아 있거나 누워 있을 때처럼 휴식 중일 때 나타나고 특히 저녁이나 밤 시간에 증상이 심해집니다. 이것은 환자의 수면을 방해하고 낮 시간의 일상생활에도 부정적인 영향을 미칩니다.

하지불안증후군은 국내에서 약 360만 명이 앓고 있는 것으로 추정되며 이 중 수면장애가 동반된 경우가 220만 명 정도 된다고 합니다.

하지불안증후군은 두 가지 유형이 있습니다. 도파민 시스템의 이상으로 인한 원발성 하지불안증후군과 빈혈이나 신부전 등 다른 질환에 의한 이차성 하지불안증후군 두가지 유형이 있습니다.

하지불안증후군은 수면건강과 삶의 질에 심각한 영향을 주는 만성적인 신경계질환으로 도파민제가 지금까지 1차 약제로 사용돼 왔으나 모든 환자에서 효과가 있는 것은 아니며 장기간 사용하면 오히려 증상이 악화되는 부작용이 있습니다. 그래서 새로운 치료법 개발이 절실한 상태에서 계명대 동산병원 조용원 교수는 하지불안증후군의 원인 중 철분결핍이 중요한 역할을 한다는데 착안해 철분주사제(덱스트란)를 투여해서 환자의 68%정도 증상을 호전시켰고, 약 33주 동안 기존 치료약물을 중단시킬 수 있었습니다. 그러나 아직 국내에서는 철분주사제가 하지불안증후군에 대한 적응증 허가를 받지 못해 보편적으로 사용될 수는 없습니다. 하지 불안증후군을 호전시킬 수 있는 생활습관은 목욕과 마사지, 냉온팩, 요가나 명상 같은 이환요법, 적절한 운동, 규칙적인 수면 습관, 카페인 음료를 삼가는 것 등이 있습니다.

턱디스크 교정으로 전신적으로 나타났던 증상들의 변화들 중 일부를 말씀드리겠습니다.

1. 팔다리와 얼굴의 저림이 사라졌다.
2. 찬 손, 발이 따뜻해졌다.
3. 부종이 줄어들었다.
4. 팔다리가 떨리는 등의 다발성 경화증 증상이 꾸준히 좋아졌다.
5. 정맥류의 정맥들이 줄어들었다.
6. 좌골 신경통이 좋아졌다.
7. 발 모양이 좋아졌다.
8. 다리의 경직과 통증이 없어졌다. 간질의 발작 정도가 줄어들었고 횟수도 줄어들었다.
9. 33년간 퇴행성 관절염으로 고생하는 환자의 얼굴 표정이 어린이 같이 좋아졌다.

턱디스크 교정은 어금니를 성형해서 아래 턱의 위치를 교정하여 머리뼈와 척추를 받쳐주는 근육, 근막, 혈관, 신경을 안정시켜 뇌와 척수의 기능을 정상화시켜 인체의 질환을 회복시키는 치료방법입니다.

턱디스크를 교정하면 척추에 가해지는 압박이 풀려 하지불안증후군이 치료될 것입니다.

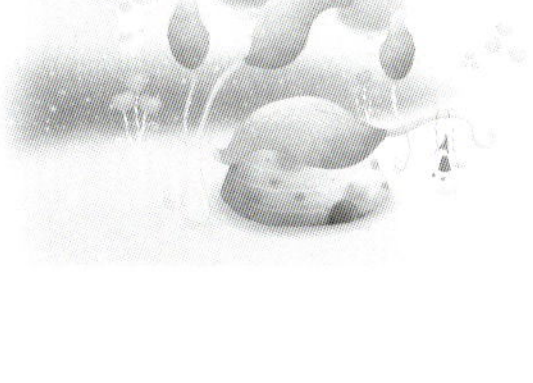

83. 하지정맥류와 턱디스크와의 관계

하지 정맥류란 하지정맥에 있는 판막에 기능 장애가 생겨 혈액이 역류되어 하지 표면에 있는 정맥이 비정상적으로 부풀고 꼬불꼬불해져 있는 상태를 말하며 대부분의 환자들이 힘줄이 튀어나왔다라고 표현하게 됩니다. 초기에는 외관상의 미용적인 문제 외에 별다른 불편감을 나타내지는 않지만 점차 진행하게 되며 여러 가지 합병증을 유발할 수 있습니다.

하지 정맥류의 정확한 원인은 아직까지 알려져 있지 않습니다만 여러 가지 유발 인자들이 복합적으로 작용하여 하지 정맥류가 발생하는 것으로 생각됩니다. 유발 인자들은 가족력과 첫 임신한 나이, 경구 피임약 복용, 하루 6시간 이상 서 있는 직업, 비만, X-선 혹은 자외선 노출 정도, 하지의 감염 혹은 허혈 증상, 몸에 꼭 끼는 옷의 착용, 의자에 오래 앉아 있는 직업, 습관적으로 다리를 꼬고 앉는 자세 등인데 이렇게 유발 인자들이 많은 이유는 정확한 원인을 알 수 없다는 뜻도 됩니다.

하지 정맥류의 증상은 보기 흉하다는 미용적인 문제가 대부분이고 종종 동통이나 경련통, 피로감, 둔통, 하지의 안절 부절증, 찌르는 통증, 뜨거움, 무거움 등을 호소하기도 합니다. 이밖에 가려움증과 피부 경화, 피부 궤양 등이 나타나기도 합니다.

하지 정맥류의 진단은 환자가 서 있는 상태에서 비정상적으로 부풀고 꼬불꼬불해져 있는 표재정맥을 육안적으로 확인함으로써 쉽게 진단할 수 있습니다. 이밖에 혈액검사와 도플러 초음파, 정맥 역류 혈량 측정법 등을 통해 진단하기도 합니다.

하지 정맥류의 치료는 혈관 굵기가 가늘 땐 혈관에 직접 혈관경화제를 주입하여 혈류를 차단하는 혈관경화요법을 사용하고 혈관이 울퉁불퉁 튀어 나왔을 땐 혈관 내벽에 레이저를 직접 쏴 정맥혈 역류를 차단하는 레이저 치료법을 사용합니다. 그리고 심하게 구불구불한 부위가 많을 땐 1-3mm 정도 최소절개를 한 후 문제가 되는 정맥류를 제거하는 보행 정맥절제술을 시도합니다. 수술 후엔 아침에 일어나자마자 압박스타킹을 2주동안 계속 신어야 하고 누워 있을 때에는 다리를 심장 부위보다 높게 유지합니다. 약 15센티미터쯤이면 됩니다.

턱디스크 교정을 받으면 허벅지 부위에 있는 넙다리 빗근과 두덩정강근의 비정상적인 당김이 없어져 골반과 무릎의 통증이 사라지고 좌우골반의 높이가 같아지게 됩니다. 골반의 높이가 같아지면 정맥에 가해지는 비정상적인 압박이 풀리게 되고 턱디스크 교정기를 수면 시에 착용하고 자면서 1년 정도 후에 하지 정맥류는 사라지게 됩니다. 수술을 한 후 일시적으로 좋아졌다가 다시 증상이 나타나는 것은 병의 근본을 치료하지 않았기 때문입니다. 턱디스크 교정은 고관절과 골반을 교정해줌으로써 다리로 주행하는 혈류를 정상화시켜 하지정맥류를 수술이나 주사요법 없이 치료할 수 있습니다.

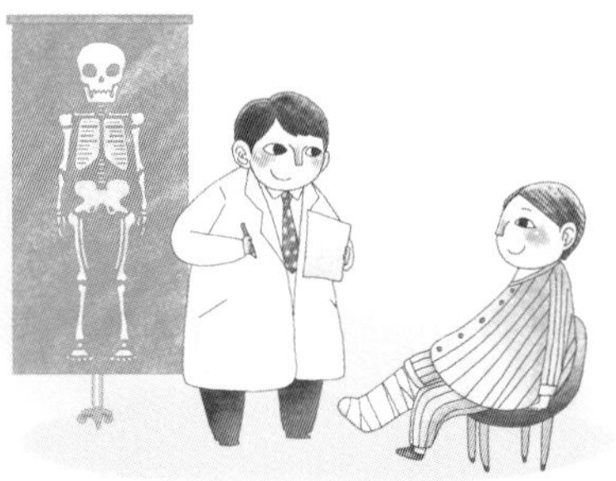

84. 한국 남성 포경수술의 감소

우리나라에서 포경수술을 받는 남성이 최근 10년간 급격히 줄어든 것으로 나타났습니다. 서울대 김대식 교수와 중앙대 방명걸교수, 푸른 아우성 구성애 대표는 지난해 12월 11일 과학지 'BMC 퍼블릭 헬스' 에 〈한국 남성 포경수술의 감소〉라는 논문을 발표했습니다.

논문에 따르면 2000년 당시, 과거 10년 간 포경수술을 받은 남성은 전체의 75.7%였지만, 2011년에는 25.2%로 떨어졌습니다. 10년 만에 3분의 1 수준으로 급락한 것입니다. 특히 포경수술을 많이 받는 나이인 14세-19세 남성의 수술 비율이 떨어졌다고 합니다.

김교수는 "연령별 인구를 고려할 때 10년간 최소 100만 건의 포경수술이 줄어든 것으로 추정된다'고 말했습니다. 포경수술은 1943년 미국 선교사를 통해 국내에 처음 보급됐습니다. 그동안 포경수술은 위생과 성병 예방등을 이유로 의료계에서 권장해 왔고 70년대 들어서며 포경수술은' 군대 가기 전 필수적으로 해야 하는 것'으로 인식됐습니다.

하지만 세계적으로 포경수술을 한 남성의 비율은 약 20%에 불과합니다. 이 중 70% 이상이 무슬림과 유대인입니다. 아시아 중 이슬람권을 제외하고는 필리핀과 한국만 수술 비율이 70%를 넘습니다.

최근 들어 포경수술이 감소한 데에는

1. 인터넷 등을 통해 의료 지식이 널리 퍼졌고
2. 개인 위생상태가 향상됐으며
3. 청소년의 자기결정권을 존중받는 사회분위기가 형성된 점이 꼽힙니다.

2000년대 들어 신생아 포경수술이 트라우마를 남긴다는 연구 결과도 나왔습니다.

강동우 성의학 클리닉 강동우 원장은 "개인이 위생관리를 잘 한다면 포경수술을 할 필요가 없다"며 "질병 등의 이유로 필수적으로 해야 하는 사람은 2%밖에 안 된다."고 말했습니다.

지금까지, 우리나라에서도 최근 들어 포경수술이 감소하고 있다는 소식을 전해드렸습니다. 비정상인 2%가 받아야 하는 수술을 정상적으로 기능을 수행하고 있는 몸에 수술을 받아 상처를 낼 필요는 없겠죠!

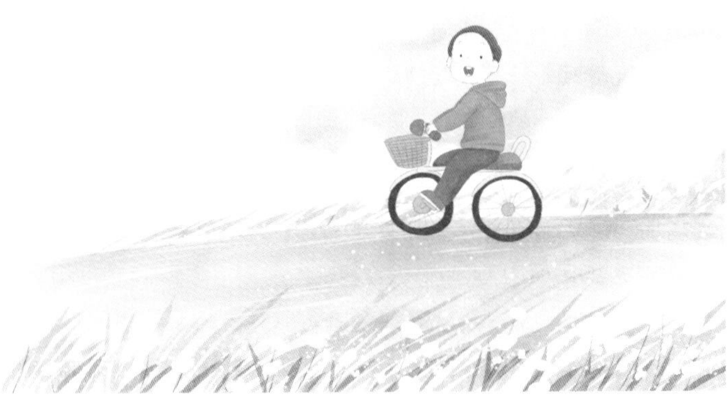

85. 항히스타민제의 부작용

항히스타민제란 히스타민에 저항하는 즉 히스타민의 작용을 억제하는 약물입니다. 항히스타민제는 두드러기나 알러지, 감기 등으로 피부가 가렵다든지 재채기가 나거나 콧물이 흐를 때 처방합니다.

항히스타민제가 혈관 속으로 들어가면 모세혈관 내에서 액체를 나오게 하는 마스트세포(mast cell)의 움직임을 억제해서 마스트 세포안에 들어 있는 히스타민 등의 물질이 외부로 나오지 못하도록 합니다.

히스타민은 가려움이나 재채기, 콧물과 같은 면역반응을 일으키지만 동시에 우리 몸의 중요한 치유과정의 매개물질이며 치료를 위해서 억제해서는 안되는 물질입니다. 그러나 이 항히스타민제를 복용하거나 주사를 맞으면 신기할 정도로 금세 재채기와 콧물이 멎고 가려움증이 사라지게 됩니다. 하지만 몸을 외부의 공격으로부터 무장해제 시켜 온갖 유해한 물질에 대한 대항력을 잃게 하는 부작용이 많기로도 유명한 약물입니다.

정신적으로는 우울증, 집중력장애, 무기력증을 일으키고 육체적으로는 각종 기관의 기능을 방해해서 온갖 병증을 야기합니다.

항히스타민제의 주된 부작용은 졸음과 어지러움, 식욕감퇴, 오심, 구토, 변비, 설사, 구강건조, 호흡억제, 기침, 심계항진, 저혈압, 빈뇨, 배뇨곤란, 시야혼탁 등을 들 수 있습니다. 또한 항히스타민제의 면역 억제 작용으로 인해 우리 몸에 유해한 각종 세균과 물질은 온 몸을 돌아다니며 인체의 면역기능을 방해합니다.

이와같이 항히스타민제를 장기 사용시 정신적, 육체적으로 여러 부작용이 나타나고 부작용으로 인해 복용을 중단하면 처음의 증상이 더욱 심하게 재발하게 되는 증상을 항히스타민제 부작용이라고 합니다.

항히스타민제가 필요할 때는 우리 인체에 면역반응이 저하되거나 지나칠 때입니다. 즉 알러지, 두드러기, 재채기, 콧물이 심할 때는 침과 땀 눈물 혈액의 양과 질에 이상이 생겼기 때문입니다.

턱디스크 교정은 자율신경을 안정시켜 인체내의 분비체계를 원상으로 복구시킵니다. 누구나 쉽게 할 수 있는 방법으로는 공복에 죽염물을 하루 3컵 정도 마시거나 콧구멍에 죽염물을 넣어 마셔 수분속의 미네랄 균형을 맞춰줍니다. 이외에 살균력이 탁월한 송진이나 숯가루를 복용하기도 합니다.

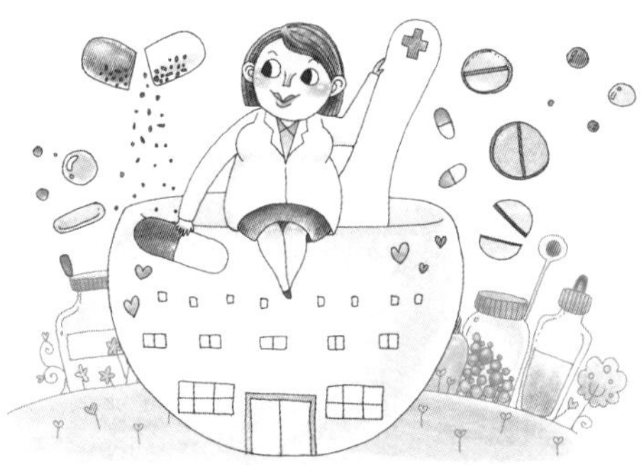

86. 화장품의 불편한 진실

〈한국 화장품의 진실〉이란 책을 쓴 구연희 교수의 기사입니다.

한 화장품 회사의 조사에 따르면 보통 우리나라 여성들이 아침에 7-8개 정도의 화장품을 바른다고 합니다. 기초 4종 세트라고 부르는 스킨, 로션, 에센스, 크림 외에도 에센스의 다른 이름인 세럼, 부스터도 있고 크림도 영양크림, 데이크림 등 다양하게 나오고 있습니다.

1) 기초 화장품을 모두 발라야 할까라는 물음에 대한 대답은 결론적으로 "아니다"입니다. 에센스나 로션, 크림은 바르는 목적이 똑같다고 합니다. 피부에 수분과 유분을 보충해 주는 것이 목적입니다. 묽거나 되직한 차이만 있을 뿐 에센스, 로션, 크림은 모두 동일한 성분이 들어가 있기 때문에 맞는 것 하나만 바르면 된다고 합니다.

안타깝게도 기초 4종 세트라는 개념은 화장품 연구소에서 나온 것 이라기보다는 화장품 마케터들이 만들어 낸 이야기라고 합니다.

또 아무리 발라도 피부가 건조해서 4-5개의 화장품을 발라야 한다는 사람들도 있습니다. 그런데 한 개를 바르나 4-5개를 바르나 건조함은 똑같다고 합니다. 즉 많이 바른다고 건조함이 해결되는 것은 아닙니다. 우리나라만 화장품을 유독 많이 바르고 있다고 합니다. 세계의 화장품 회사 마케터들이 가장 좋아하는 시장이 바로 대한민국 여성들, 특히 대한민국 서울에 있는 여성들이라고 합니다. 어떤 제품을 출시해도 너무 열광하기 때문이라고 합니다. 실제로 조사해 본 결과 프랑스의 유명한 화장품 회사에서 속지를 낼 때 자국에서는 스킨 다음에 에센스, 로션, 크림 중 하나만 바르라고 명시하고 있지만 우리나라에 나오는 속지에는 6-7단계를 모두 발라야 한다고 명시하고 있습니다.

2) 동양인의 50대 피부가 서양인 40대 피부와 같다고 합니다. 이것은 황인의 피부 두께가 백인의 피부 두께보다 2.5배 더 두껍기 때문입니다. 표피가 두꺼우면 자외선에도 강하고 주름도 덜 생깁니다. 그래서 한국 여성의 피부가 좋은 것은 화장품 때문이라기 보다는 자체적으로 동양인의 피부가 더 좋기 때문이라고 볼 수 있습니다. 화장품을 많이 바르게 되면 과식과 마찬가지로 흡수되지 않은 화장품이 노폐물로 남게 되고 이것이 산화되면서 과산화지질로 바뀌고, 노화의 원인인 활성산소를 내뿜습니다. 많이 바른 화장품은 결국은 피부를 더 늙게 만들고 세포를 지치게 만듭니다. 따라서 화장품을 많이 바른 것은 좋지 않습니다.

3) 청소년들의 화장품 사용이 문제가 되는 점은 무엇일까요?

화장품을 좋은 물질로만 만드는 것이 아니고 방부제나 합성계면활성제 등 건강에 해로울 수 있는 성분들이 있는 데 이런 제품들을 청소년들이 무분별하게 바르는 점이 우려된다고 합니다. 청소년들은 성인들에 비해 클린징의 개념도 적고 비비크림 같은 경우도 바르고 그냥 자도 되는 것이 아닌가 생각하는 청소년들이 많다고 합니다.

4) 아이크림을 20대부터 꼭 발라야 할 필요는 전혀 없다고 합니다. 아이크림이라고 뭔가 다른 성분이 들어가는 것이 아니라고 하는 군요. 그런데 아이크림은 용량도 작은데 비쌉니다. 그것은 눈가를 많이 신경쓰기 때문에 특별한 만큼 비싸게 화장품 회사에서 고가로 받을 수 있기 때문이라고 저자는 말합니다

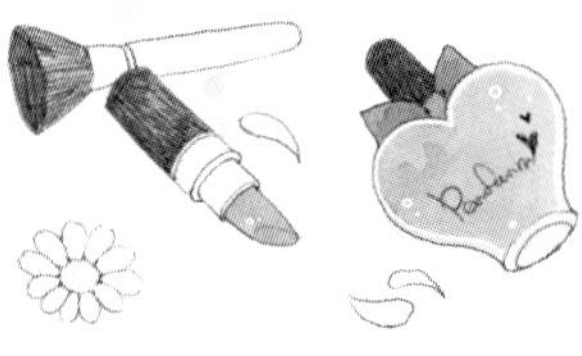

87. 흉선과 턱디스크와의 관계

환자가 턱디스크 교정치료를 받기 위해 내원하면 저는 거의 모든 경우에 흉선과 승모근 부위에 숯생약을 붙여줍니다. 숯생약은 제가 동의보감을 읽고 제조한 것으로 천년이 지나도 약효과가 있고 아무 곳에 놓아도 변질이 되질 않는 천연생약입니다. 그러면 환자들은 다음날 정말 잠을 모처럼 편히 잤다고 합니다. 흉선이 회복되는 징조입니다. 흉선은 옆으로 자거나 엎드려 자면 혈액 공급이 감소되어 차츰 지방으로 채워져 퇴화됩니다. 제가 정신병동 환자들의 흉선을 자극할 때 그 분들은 질겁할 정도로 아프다고 합니다. 그러나 마음이 편한 분들은 자극을 주어도 아프다고 하질 않습니다.

우리 몸의 면역기능을 담당하는 곳 중에서 흉선과 골수가 1차 림프기관이라고 했어요.

오늘은 그 흉선에 대해서 말씀드리겠습니다.

흉선은 가슴뼈 바로 뒤 심장 전면 위쪽에 위치하는 좌우 양엽성 림프기관으로 가슴 샘이라고도 부릅니다. 흉선을 흔히 〈면역의 왕〉이라고 하는데요. 흉선은 면역세포의 생산과 분화를 담당하며 면역세포를 전신의 림프성 조직에 분배하는 일을 합니다.

사람이 태어 날 때 흉선은 24그램인데 사춘기 때 12그램으로 줄어들고 차츰 성인이 되면서 지방으로 퇴화되어 사라집니다. 그래서 성인이 되면 흉선은 퇴화되어 면역세포를 만들지 못 합니다. 최근까지 흉선은 맹장과 마찬가지로 진화의 유물로써 아무 쓸모없고 비생산적이며 도움은커녕 사고만 일으키는 기관으로 인식되어 왔습니다. 그러나 근래에 흉선이 알레르기, 관절염, 암, 노화현상에 이르기까지 광범위한 문제들을 해결할 수 있는 열쇠가 될지도 모른다는 이야기가 나올 정도로 관심의 대상이 되고 있습니다.

면역세포들은 장기간 스트레스 상태에 놓이게 되면 그 기능이 현저히 떨어지게 됩니다. 그런데 치아상실 스트레스 증후군이라는 것이 있는데 치아가 닳아지거나 빠지면 인체에 계속 스트레스를 가하기 때문에 쉬고 있는 데도 몸이 피곤하고 아프게 된다는 질환입니다. 이러한 이유로 치아를 정상적으로 회복시키면 호르몬 생성이 원활해져서 흉선이 다시 회복되고 각종 염증반응과 노화 현상이 약화되어 면역력이 강화되어 감기나 질병으로 병원을 출입하는 일이 현저히 감소하게 됩니다.

미국 샌프란시스코 캘리포니아 대학 바이러스 면역학 연구소의 로리 나폴리티노 박사는 성장호르몬을 투여하면 퇴화된 흉선의 기능을 되살릴 수 있다고 온라인 과학전문지 사이언스 데일리가 2010년 10월 22일 보도했습니다.

우리가 슬픈 일을 당할 때 가슴이 너무 아픈 곳 그 곳이 바로 흉선입니다. 흉선이 지방으로 퇴화되지 않는 방법을 알려 드리겠습니다. 가슴뼈가 흉선을 압박하지 않도록 반듯하게 주무시고 마음에 감동되는 일을 많이 접하시고 킹콩처럼 가슴을 하루에 열 번씩 주먹으로 때려 주십시오. 이러한 습관이 익숙해지면 어느 사이에 얼굴이 환해지고 늘 웃는 얼굴이 되어 있을 것입니다.

턱디스크 교정 후엔 침과 호르몬 분비가 왕성해져서 흉선의 기능이 정상화되는데 도움이 됩니다.

88. 턱디스크란?

턱디스크 증상중 일반적인 증상은 만성피로, 신경과민, 권태증, 불면증, 손의 떨림, 수족냉증, 요통, 다리의 통증, 갑상선질환을 들 수 있습니다. 턱에서는 입을 자연스럽게 벌릴 수 없게 되고 입이 마르고 구취가 자주 나고 혀가 아프고 화끈거립니다. 귀에서는 이명과 이석증 어지럼증 그리고 청력이 떨어지게 됩니다.

머리와 목주위에서는 두통과 편두통 오십견 어깨통증 팔과 손의 부종 고혈압과 저혈압이 나타납니다. 자세에 대해서는 척추가 틀어지고 머리가 앞으로 기울고 다리길이가 달라집니다. 내장계통에서는 속이 자주 쓰리고 메스껍고 배탈이 자주 나고 변비와 설사 그리고 방광과 신장에 염증이 나타납니다. 여성의 경우에는 생리통과 주기의 불규칙, 유산, 불임을 겪게 되고 정신적으로는 자주 우울해지고 불안감을 자주 느끼고 건망증이 심해집니다.

턱디스크의 원인은 소아 턱디스크 원인을 해결하지 않고 성인이 되면서 잠을 반듯하게 못 자고 치아가 상실되었을 때 바로 회복하지 않았거나 교통사고 시 적절한 치료를 받지 않고 또 틀니를 수면 시 빼고 자기 때문입니다.

턱디스크를 예방하려면 바른 자세로 자고 수면 시 종이 테이프로 입술을 붙이고 자고 된장과 청국장, 고추장 죽염이 포함된 음식을 늘 가까이 합니다. 그리고 식사 때 생수를 마시지 않고 공복에 마시며 매일 새로운 글자 50자 정도를 외워 뇌 운동을 하며 20분 정도 실외에서 호흡이 가파를 정도로 운동을 하여 근력을 키우는 것입니다.

이외에 생식과 발 교정구 장착도 많은 도움이 됩니다.

턱디스크 교정치료는 어금니를 성형하고 턱디스크 교정기를 이용하여 구강 공간을 넓게 하는 술식을 말합니다. 이러한 턱디스크 교정 술식은 얼굴과 목 부위의 136개 근육을 이완시켜 뇌로 혈액을 원활히 공급되게 합니다. 치료 받은 그 날부터 침 분비가 증가하고 뇌신경전달물질이 잘 분비되어 면역성이 좋아지고 근골격계와 심혈관계 기능이 좋아지게 됩니다.

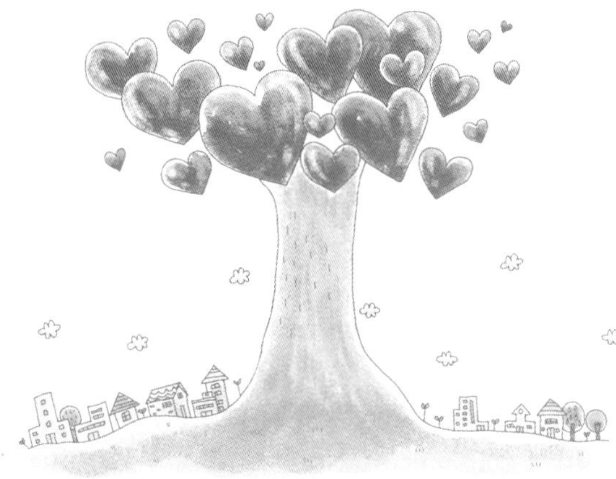

89. 턱디스크에 대하여...

식사하실 때처럼 어금니끼리 다물고 그대로 계셔보세요. 물은 상태에서 입술을 벌리고 거울을 보세요. 아래 앞니가 보이시나요? 아래 앞니가 반절 이상 윗니에 의해 덮였다면 피로감을 갖고 사시는 분이세요.

턱디스크의 증상에 대해서 말씀드리겠습니다.

먼저 턱에서의 증상은 입을 벌릴 때와 닫을 때 턱관절에서 소리가 나거나 아프게 됩니다. 그리고 입이 잘 안 벌어지기도 합니다.

구강 연조직에서는 입이 마르고 혀가 화끈거립니다.

귀에서는 소리가 나고 통증이 있으며 소리가 잘 안 들리게 됩니다.

두경부에서는 두통과 편두통이 나타납니다.

호흡기계통에서는 만성감기, 코 뒤로 뭔가가 흐르는 느낌, 인후통, 편도선염. 기관지 천식이 나타납니다.

눈에서는 염증, 안압의 상승, 빛에 예민한 반응, 눈의 침침함, 가려움증, 눈꺼풀이 떨리게 됩니다.

피부와 모발에서는 발진, 피부염, 여드름, 피부건조증, 비듬, 탈모증이 나타납니다.

내장계통에서는 속쓰림증, 메스꺼움, 배탈, 변비, 방광염, 신장염이 나타납니다.

여성의 경우에는 생리통, 주기의 불규칙, 유산 또는 불임이 나타납니다.

정신과적으로는 우울증, 불안증, 건망증이 나타납니다.

자세의 문제로는 척추의 만곡증, 머리의 기움, 다리길이가 다르게 될 수 있습니다.

턱디스크의 일반 증상으로는 만성피로증, 신경과민증, 권태증, 불면증, 손의 떨림, 수족냉증, 요통, 다리의 통증, 갑상선저하증을 들 수 있습니다.

이상 턱디스크 증상에 대하여 말씀드렸습니다.

어긋난 치아와 턱뼈가 만병의 원인이라는 일본의 시사주간지 아에라의 보도를 시작으로 요즈음엔 원인 불명의 요통과 두통 그리고 당뇨병이나 심장병 같은 성인병 등을 턱디스크 교정으로 치료하는 치과의사가 증가하고 있습니다.

닳아진 어금니와 틀어진 턱뼈가 만병의 원인입니다.

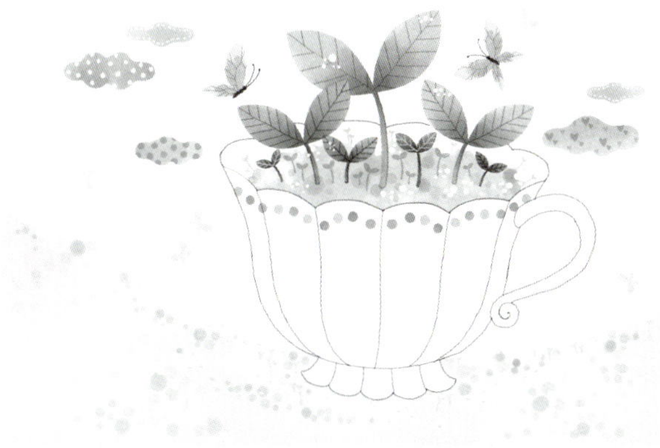

90. 소아 턱디스크란?

먼저 소아 턱디스크 생활 증상으로는 집중력이 부족하고 감기에 자주 걸리고 비염이나 중이염, 사시, 아토피 증세가 있으며 두통, 복통을 자주 호소합니다. 그리고 잠을 반듯하게 못 자고 밥을 먹을 때 물을 자주 마시고 머리가 앞으로 나간 구부정한 자세를 하고 운동을 싫어합니다.

소아 턱디스크 원인은 가장 큰 원인이 분만시 두개골에 가해진 외압을 들 수 있습니다. 많은 신생아들이 분만 중에 머리뼈에 외상을 입습니다. 특히 산모가 허리에 문제가 있는 경우 난산일 때가 많은 데 이때 신생아는 머리뼈에 외상을 입기 쉽습니다.

제왕절개 분만시에도 기구의 과도한 힘으로 머리뼈가 틀어져 머리뼈 운동이 잘 안될 수 있습니다. 아이가 태어날 땐 왼쪽 머리로 밀고 나옵니다. 뇌를 싸고 있는 막은 70파운드 까지는 문제가 없으나 75 파운드 이상의 힘이 가해지면 틀어지게 됩니다.

수술 분만시 집게가 머리뼈에 가하는 힘은 80-85 파운드가 되니 수술로 분만된 아기는 두개골이 틀어져 있어서 산모의 손으로 두개골을 바로 잡아 줘야 할 것입니다. 머리뼈가 틀어지면 젖을 잘 못 빨고, 잘 토하거나 깊은 잠을 못 자고, 잠 버릇이 나빠지고, 심장 기능이상이 생길 수 있습니다. 성인이 되어도 이러한 상태를 그대로 방치한다면 만성 두통, 홀몬 불균형, 신경성 질환을 일으킬 수 있습니다.

이외 소아 턱디스크 원인으로 나쁜 습관과 홀몬 불균형으로 인한 선천적 치아 결손 등을 들 수 있습니다.

소아 턱디스크 예방법으로는 식사할 때 생수 마시지 않기, 발목에 모래주머니를 차고 자기, 잘 때 종이 테이프를 입술에 붙이고 자기, 매일 실외에서 10분간 힘찬 달리기 하기, 흰소금, 흰설탕, 화학치약대신 죽염과 천연설탕 친환경치약을 사용하기, 된장, 청국장, 고추장 같은 자연발효식품을 섭취해서 장내 유익균을 증가시키면 소아 턱디스크를 예방할 수 있다고 봅니다.

유치를 성형하면 분만 시 신생아 머리에 가해졌던 외상이 치료되어 뇌와 척추에 도움이 됩니다.

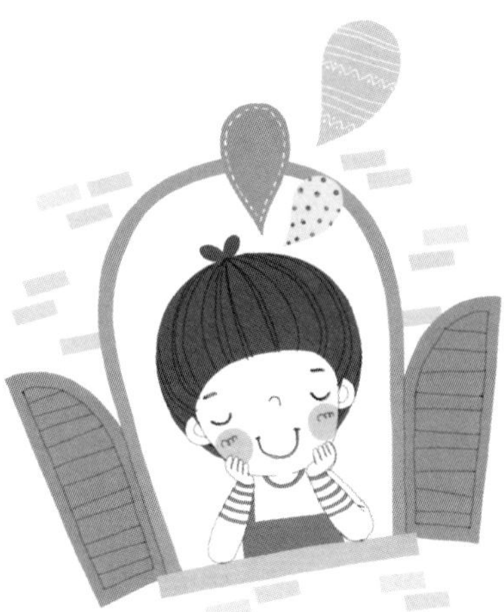

본론 3
환자들의 이야기

“

어금니들의 길이를 길게 하는 술식이 저를 회복시켰습니다.
게다가 저의 고질병인 편두통, 견비통, 요통, 생리통,
만성피로 증후군, 빈혈, 어지럼증도 함께 사라지게 된 것입니다!
이러한 방법으로 환자들도 치료해 드렸더니 일정기간이 지난 후
모두가 눈동자가 반짝거리고 자신들의 희망을 이야기하는 것입니다.
진료실에서 환자들끼리 선·후배를 따지며 그날 막 치료에 들어가는
초진환자에게는 선배로서 경험담과 주의사항을 알려줍니다.
제 마음 속의 울림이 환자분들에게 전달되어
삶의 희망을 공유하고 있습니다.

”

환자들의 이야기

주님의 평화가 원장님과 진료팀 모든 분들께 가득하기를 빕니다.

제가 턱디스크 치료를 받고 또 교정 장치를 사용한 지가 벌써 3년 5개월이 되었습니다. 그 사이 드문 드문 교정기를 사용하지 않은 시기도 있었습니다. 다만 대체적으로 일관성 있게 교정기를 사용하고 있습니다. 그것은 아마도 사용하지 않을 때보다 사용할 때가 오히려 신체적인 편안함과 좋음을 느끼기 때문일 것이라고 생각합니다.

조심스런 고백이기는 하지만, 사실 저는 꼭 건강해져야 하겠다거나 최상의 건강을 유지하기 위해서 무엇인가에 과도하게 매달리는 것은 늘 꺼려왔습니다. 그저 주어지는 환경과 조건 안에서 나름대로 자신만의 영적, 정신적, 물리적 이득을 취하는 데 훨씬 재빠르지 않은가 싶습니다. 그래서 2005년 후반기부터 악화되기 시작한 건강 상태에도 불구하고 병원 을 찾아가 무엇인가를 해볼 심산을 갖지 않았던 것 같습니다(제가 '악화되기 시작한 건강' 이라는 표현을 선택한 것은 이후에 진행된 의학적 진료에 근거를 두고 한 것입니다).

마침 2005년 제가 국민 건강 보험 공단에서 시행하는 40세 이상 무료 건강 검진 대상자였고, 별 생각 없이 수검 과정에서 초음파 검사를 하게 되었고, 이것이 발단의 시초가 되어 갑상선 암을 발견하게 되기까지 하였습니다. 이 즈음에 저는 다리 부위 특히 발목에서 심한 통증을 느끼던 상태였습니다. 2006년 1월에 갑상선 절제 수술을 받은 뒤, 얼마간 가벼운 활동만 하였기에 건강은 호전되는 듯 하였습니다. 그러나 활동량이 조금씩 늘어나게 되자 다시 다리와 발목의 불편이 커지며 걷는 데 힘들어지기 시작했습니다.

그 해 가을쯤에는 베체트 증후군이라는 진단을 받기에 이르렀으며, 하루 보행 능력이 현저하게 줄어 일상생활에 무리를 느끼자 2006년 10월에는 휠체어를 구입, 사용하게 되었습니다.

발병과 진단의 과정이 마치 우연이듯, 원장님의 진료 역시 2007년 6월에 우연처럼 받게 되었습니다. 함께 임시 장치를 한 동료들과는 달리 유난히 이런 저런 신체적 반응이 빠르게 나타난 것도 아마 제가 그만큼 여기저기 고장이 많이 나 있어서 였던 것이 아닌가 싶습니다. 아무튼 제 신체가 평소와 다른 반응들을 보였기에 제가 그것을 감지하였다고 생각합니다. 원장님은 이 진료를 받는 모든 이에게 운동과 약복용을 삼가거나 끊어보기를 권하시는 것으로 알고 있는데, 사실 저는 이 부분으로 말씀드리자면 '말 안 듣는 환자' 임에 틀림없습니다.

저는 제 자신에 대해 누구보다도 자신이 책임 있는 결정과 선택을 하여야 한다고 생각하기에 권고해 주시는 것들에 대해 나름대로 숙고하고 신중하게 대처하려고 했습니다. 그리하여 몇 가지 이유가 있어 이전부터 조금씩 불성실하게 복용했던 베체트 증후군의 처방약은 처방은 받고, 구입은 하면서 복용하지 않기를 시작하였습니다. 그러나 갑상선 호르몬은 몇 번의 망설임과 시행 후, 호르몬제 복용 중지는 시기적으로 무모한 일이다는 판단을 하게 되었습니다. 만약 원장님 말씀대로 호르몬제가 불필요하다면 어떤 표징이 있을 것이라는 생각도 들고… 운동에 관해서는 권하시는 운동보다는 제가 할 수 있는 운동을 찾아내 저의 필요를 충족시켜 주는 운동을 비교적 열심히 했다고 생각합니다. 많이 걷는 운동을 권하셨지만, 휠체어를 사용해야만 하는 입장에서, 또 그러면서도 가능한한 일상 스케줄을 예외를 취함이 없이 따르고 자신이 할 수 있는 일을 해내고 싶은 마음에서 운동은 하되, 필요한 에너지와 필요한 시간을 남겨둘 수 있는 정도의 운동이었다고 생각합니다. 또 운동의 종류도 제 삶과 일상에 시급하고 절박한 필요에 맞추어 선택했습니다. 아마 건강해지기 위해서 운동을 했다기 보다는 제 몸이 제 신분과 삶에 필요한 신체적 능력을 발휘해 주지 않음을 견디다 못해 힘들어서 운동을 했다고 함이 솔직한 고백일 것입니다. 예를 들어, 목소리가 점점 더 나오지 않아 공동기도를 바치거나 성가를 부를 수 없게 되자, 목운동을 안 할 수가 없었던 것과 같은 것이지요.

턱디스크 교정과 때를 같이 하여, 저의 연고지가 바뀌게 되어, 다니던 병원도 옮기게 되었습니다. 내원 시기는 이미 정기적으로 정해져 있었는데, 옮긴 병원의 류마티스 내과에서는 재검사와 재진단을 요했습니다. 이 병원에서는 제가 베체트 증후군이 아닌 불완전형 베체트이며, 새로운 진단명으로 섬유근통을, 그리고 약 복용을 강조했습니다. 처방약에 대한 설명을 들었기에 더더욱 달갑지 않았습니다. 임 베체트로 처방받던 약도 복용하지 않은지 1년이 넘었던 시기였고, 또 조심스럽게 휠체어도 떼어 놓고 있던 시기였기에-물론 걷는데 어느정도 한계가 있었고, 과로하면 즉시 '걷기 어려움' 으로 과로의 표시가 나타나고 있었지만- 이쯤해서 결단을 내려야 할 것 같았습니다. 그래서 아예 류마티스 내과의 내원은 이 후부터 중지했습니다. 이 시기 즉 2008년 9월 말경부터는 휠체어의 상시적 사용을 하지 않게 되었습니다. 간혹 무리를 해서 걷기 힘들어질 때를 대비해서 휠체어를 가까운 곳에 두고 생활하였지요. 그러다가 전혀 사용하지 않게 되었습니다마는 현재는 무릎을 꿇고 오래 앉는다든가 하면 발목에 통증이 생기면서 걸을 때 힘이 없는 것이 느껴집니다. 발목 관절에 가벼운 염증이 있는 것으로 알고 있고 통증이 수일간 비교적 지속적인 때는 아주 드물게 극미한 소염제만 이틀 내지 사흘정도 먹어줍니다. 전반적인 건강상태에 대해서는 괄목할 만한??!! 호전이 역력함을 누구도 부인할 수 없을 것입니다.

갑상선 호르몬제에 대해서는 나름대로 관심을 가지고 관찰을 하고 있고, 마침 올해가 수술(전체 절제) 후 만 5년째 채웠기에 그간 정기적으로 검사를 하며 투약량을 조절하였는데, 자연스럽게 횟수를 거듭하며 처방상으로 양이 줄어들고 있습니다. 최근에는 담당선생님이 다소 의아한 말씀도 하시며 다음에 더 줄여야 할지 모르겠다고 하셨습니다.

저는 의학적 지식도 없고 뚜렷한 근거를 들어 설명할 수도 없지만, 원장님의 턱 디스크 치료와(옳게 알고 있는지 모르겠습니다.) 교정기의 사용이 저에게 상당한 도움이 되었다고 생각합니다. 굳이 표현하자면 제 경우에는 수축, 이완의 원활한 작용이나 흉부와 목 부위의 뭣이 제대로 자리 잡는 계기가 되지 않았나 짐작합니다. 사실 제가 일시적인 건강 상실의 상태였는지, 실제로 영구적인 건강상실의 위험이 있었는지도 모르고, 다만 유한한 인간의 감지력으로 밖에 이 모든 과정을 들여다 볼 수 있을 뿐입니다. 그러나 이미 확증되고 검증된 사실들 넘어에 초월적인 가능성과 지혜가 있음을 부인 할 수 없습니다.

그 가능성과 지혜의 파편이 원장님의 진료 안에서 사랑의 결정체로 열매 맺기를 축원드리며 이만 접습니다.

평화 + 선!

사랑하고 존경하는 조주온 원장님께

좋으신 주님의 은총과 사랑 안에서 하느님의 사랑 받으시는 우리 원장님께 장성 글라라 수도 가족이 인사드립니다. 모든 이해를 초월하는 평화와 선, 누구도 빼앗아 갈 수 없는 하느님의 평화가 원장님과 함께 하시기를 빕니다.

원장님의 사랑과 정성, 그리고 치유의 손길로 많은 분들이 건강이 회복되어 하느님께 찬미와 영광 드려지기를 기도하고 있답니다.

저 역시 원장님을 통하여, 완전히 닮아 없어진 악관절 회복으로 아주 건강하고 생동감 넘치는 은혜로운 나날을 보내고 있음에 하느님과 원장님께 깊이 감사드리고 있지요. 저 뿐만 아니라 원장님의 사심 없는 봉사와 무료진료로 수많은 성직자 수도자들이 엄두도 내지 못 할 이런 치아 치료를 받을 수 있으니 얼마나 감사한 일인지요! 천국에서 받으실 상금과 축복이 크시리라 믿으며, 지금처럼 지치지 않은 사랑과 열정으로 삶을 엮어 가시길 소망합니다. 하여 영원으로부터 마련하신 하느님의 기쁨에 들어 영으로 충민하시길... 주님으로 해 언제까지나 행복하소서!

예수성심과 성모성심의 사랑 안에서 언제나 선을 누리시기를 빌어드리며 ...

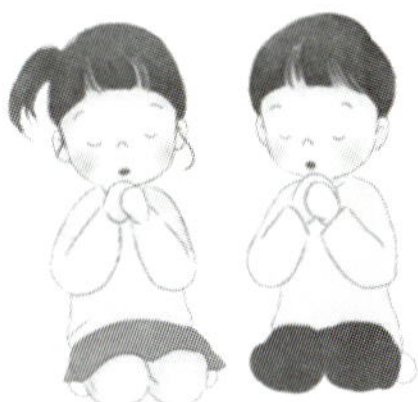

조헤레나 원장님께

제 개인적인 이야기를 하자면, 선생님께서도 짐작하셨겠지만 저는 어려서부터 전반적으로 약체였습니다. 치아도 유치부터 건강하지 못하였고 부정교합이어서 그때부터 아래턱이 어긋나 있었을 것 같습니다. 유치때 이미 충치가 심했고 20대(1970년대 초반)에 이미 우리나라와 독일에서 보철을 해야 했습니다. 30-40대에는 보철을 보강하는 등 그런대로 지냈고 50대에는 원○병원에서 2-3년간 지속적으로 보존과적 치료와 2번에 걸친 수술을 받았습니다. 잇몸 문제도 지속적으로 있었고 또한 턱이 비뚤어지고 통증이 있는 악관절 문제가 있기도 하였습니다.

선생님께서는 잇몸을 전혀 다른 방법으로 접근하셔서 도움을 많이 받았습니다. 또한 선생님 덕분에 생전 처음으로 옥수수를 앞니를 사용하여 먹었답니다! 저는 항상 옥수수 한알 한알 손으로 따서 먹는 것 인 줄 알았거든요.

그 외 전반적이 건강 문제도 도움을 많이 받습니다. 무엇보다 의학에 대해 전혀 문외한이지 않은 저로서 침을 소중히 여기셔서 간단한 방법으로 허실되지 않은 방법을 환우들에게 알려주시고(잘 때 반창고로 입술을 다물게 하는 방법 등등) 뇌하수체에서 분비되는 호르몬을 통한 자생력을 통한 회복력을 믿고 전파하시는 선생님께 감사드리며 찬사와 응원을 보내고 싶습니다.

선생님, 다시 한 번 저희를 위한 선생님의 사랑과 수고에 대해 감사드립니다. 아기 예수님께서 가져오시는 축복이 선생님과 환우들, 병원 가족과 선생님의 친지들에게 충만하시기를 아기예수님의 구유 앞에서 기도하며…

익산 ○○○ 수도원

찬미예수님!

저는 ㅇ엘리사 수녀입니다.

조주온치과원장님을 만나게 된 것은 성당사무실을 통해 소개를 받아 4월에 처음으로 내원을 하였습니다. 턱 디스크라는 단어가 처음에는 생소했습니다. 원장님께서 치아의 구조가 우리 몸 건강과 관련이 있다는 설명을 들으면서 정말 그렇구나 생각했고 원장님의 치료방식에 따르게 되었습니다.

저는 사구체신염으로 혈압 약을 25년 정도 복용했었는데 내원 후 하루 만에 혈압 약을 먹지 말라고 해서 그때부터 현재까지 약을 먹지 않고 혈압이 정상입니다. 그리고 제 몸은 선풍기 바람이나 조그만 찬 기운이 있으면 기침을 하고 쉽게 지치고 피곤하고, 오른쪽 한쪽이 저려서 중풍증상이 오나 했었는데, 턱 디스크 치료하면서 이러한 모의 여러 가지 증상들이 사라졌습니다.

조주온 원장님을 비롯하여 치과직원 모두는 가족 같은 분위기에서 환자들을 치료하며 맞이해주는 친절함과 하느님 말씀을 전하는 선교사로써 환자의 육신치유뿐 아니라 영혼까지도 건강하게 세상을 기쁘고 감사한 마음으로 하느님을 찬미하여 살아가도록 사랑의 의술을 펼치는 곳이라고 생각합니다. 많은 환자 때문에 피곤 할만도 한데 오전이나 오후 언제내원해도 한결 같이 기쁨 충만한 모습은 말씀 안에서 힘을 얻고 성령과 함께 살아가는 복음의 증거자의 모습을 보여줍니다.

저는 수도자로써 조주온 원장님을 처음 만났을 때 정말 부끄러웠습니다. 그 후 육신치유와 더불어 영혼건강을 되찾게 되었습니다.

조주온 원장님을 만날 수 있도록 허락하신 하느님 감사드리며 조주온 원장님과 치과가족 모든 이에게 고마운 마음을 전하고 싶습니다.

우리 아이가 이렇게 달라졌어요.

저는 열 살, 열네 살 남매를 둔 엄마입니다. 우리 아들이 요즘 얼마나 행복하게 뛰어노는지 모릅니다. 태어나서 처음으로 이렇게 마음껏 뛰노는 모습을 봅니다.

우리 아이는 원인 모르게 고열, 두통, 복통, 중이염, 알레르기성 결막염, 비염에 시달리며 자라왔습니다. 조금만 뛰놀아도 두통과 고열이 아이를 괴롭혔습니다. 수시로 아픈 아이는 학교 입학 후 결석도 자주해 학교 공부 따라가기도 벅차 했습니다. 하지만 턱관절 교정 후 3개월이 지난 지금 결석도 아픈데도 없었습니다. 그 동안 알레르기성 비염, 결막염, 다크써클, 잦은 기침, 고열, 두통, 변비, 후두염, 폐렴으로 고생하며 병원에 입원과 퇴원을 반복한 10년 세월이었습니다. 그동안의 병원비와 약값은 10년 세월만큼 쌓여만 갔고 아이의 고통도 더불어 커져만 갔습니다.

턱관절, 침과 호르몬, 혈액 순환 이런 것들은 저에겐 너무도 생소한 분야여서 쉽게 믿기지도 않았으며 이해도 잘 되지 않는 부분이었습니다. 하지만 3년을 고민한 끝에 찾아간 조주온 치과는 제게 세상에 빛과 소금이 될 수 있는 삶을 가르쳐 주었습니다.

아이들은 부모의 거울이며 열매입니다. 저는 제 아이에게 이때까지 누리지 못했던 자신감과 용기를 육체의 건강과 함께 주려 합니다. 그것은 이미 턱관절 교정과 함께 시작되었습니다. 근력이 약한 제 아들은 지금 열심히 뛰놀며 체력을 키워 가고 있는 중입니다. 턱 교정기를 한 후에도 조 원장님은 운동을 강조 하십니다. 운동을 통해 산소를 많이 흡입하여 혈액을 깨끗하게 하고 몸에 필요한 충분한 에너지를 공급하게 해야 한다고 말씀하십니다. 혈액 순환이 잘 되면 각종 호르몬의 분비와 공급을 원활하게 해 줄 수 있다고 하십니다.

저는 몸이 건강해 지면 공부도 잘 할 수 있으리라 믿습니다. 육체가 건강해 지면 뇌에도 산소 공급이 잘 될 것이고 그리면 문제 해결 능력과 학습 능력도 향상 될 것이라 생각됩니다. 공부를 잘해야 사회에서 앞서 나갈 수 있다고 생각합니다. 그러기 위해서 저는 책상에 앉아 공부 하는 큰 아이를 딴 짓 안 하게 감시하기도 하고 달래 보기도 하였습니다. 하지만 이젠 생각을 바꾸려 합니다.

첫째로 체력을 키워 주고 아이가 스스로 할 때 까지 믿고 기다려 주자고. 이렇게 마음을 달랠 수 있는 이유는 저 또한 턱관절 교정을 아이와 함께 한 덕분이라 생각 합니다. 그 전의 저는 마음만 급하고 아이의 입장은 전혀 고려하지 않는 답답한 엄마였습니다. 하지만 지금은 조금만 천천히 가려 합니다. 기다려 줄줄 아는 엄마가 되려 합니다. 이런 마음의 의 평화를 제게 주신 조주온 원장님과 치과 스텝 여러분께 감사드립니다. 3년 전 처음 이런 턱관절 치료에 대해 얘기 들었을 때 조금 더 자세히 알려 하지도 않고 방문 하려고 하지도 않았던 제 자신의 어리석음을 탓 하며 두서없이 몇자 적습니다. 감사합니다.

서울에서 레오엄마가

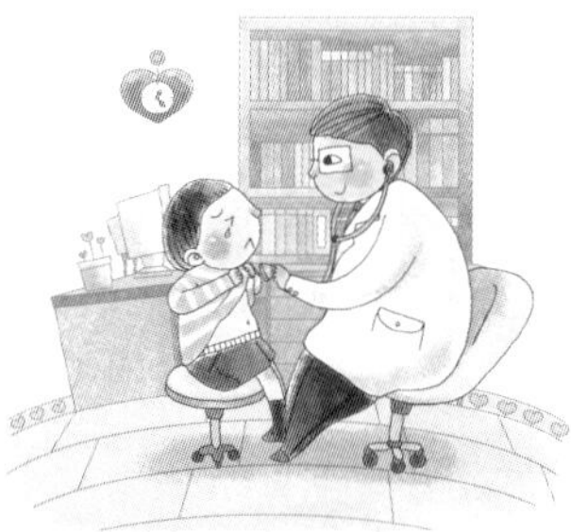

이름 : 박○○(35)
주소 : 일본 도쿄
내원이유 : 중증 전신아토피

저는 일본 도쿄에 사는 박○○ 입니다. 턱 디스크 치료 받은 지 7년 정도 되었습니다.

엄마가 조주온 치과를 다니시던 중 턱 디스크 치료에 대해 알게 되어 제가 오게 되었습니다.

먼저 엄마가 턱 디스크 치료 받으시고 허리가 좋아지셔서 저도 치료 받게 되었습니다.

고등학교 때 옆구리에 원형 반점이 생기면서 아토피가 시작되었습니다.

심한 아토피 증상으로 가려워서 잠을 못자고, 손톱 무좀에 손톱이 틀어지고, 활동을 못 할 정도로 괴로웠습니다. 아토피 증상이 시작 될 때부터 피부과에 다녔으나 호전되지 않았습니다. 그래서 피부과 약을 끊고 턱 디스크 치료를 받았습니다. 처음에는 명현반응으로 아토피가 더 심해졌으나 원장선생님의 말씀을 믿고. 참고 견뎌냈더니 치료 시작 6개월 전 후로 좋아지기 시작했습니다.

남편을 따라 일본에 들어간 지 3, 4년 후에는 흉터도 없어졌습니다. 지금은 아주 잘 살고 있습니다.

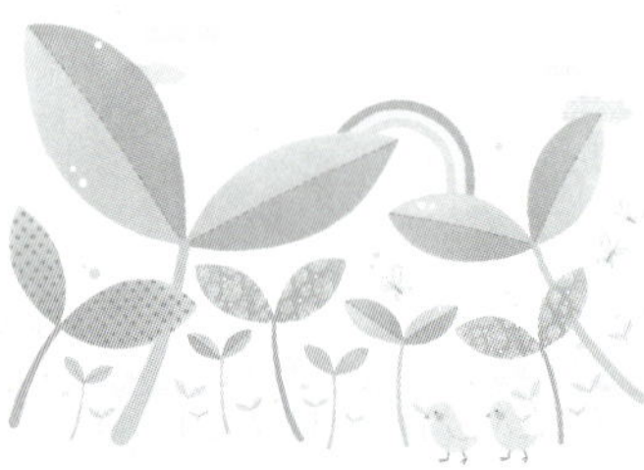

이름 : 방○○(28)　　　작성자 : 방○○
주소 : 전주시
내원이유 : 교통사고(뇌병변)

나는 지난 2000년 교통사고를 당한 동생(방○○)을 간호하는 언니로서 동생이 처음 조주온 원장님을 만나 치료받은 시점부터 지금까지의 변화된 모습을 전하고자 합니다.

교통사고 당시 동생은 전혀 의식이 없는 상태였고 중환자실로 옮겨 치료 중에도 천국과 지옥을 오가며 가족들의 마음을 조려왔습니다. 단지 저희들은 살려고 발버둥 치는 듯한 동생의 모습을 보며 힘겨우리만치 내뱉는 동생의 숨소리로 살아있음을 느낄 뿐 이었죠(하나님은 사랑이십니다). 중환자실에서 얼마간 지나 동생 옆쪽의 환자를 찾아오신 분이 계셨습니다. 그분은 턱 디스크로 인한 호르몬 분비의 불균형, 뇌혈류의 감소 등에 관해 이야기 하셨습니다. 옆에서 듣고 있던 저는 사실 원장님의 말씀을 듣는 중에도 무슨 말도 들어오지 않았는데 저의 남편은 원장님의 말씀을 듣던 중에 무슨 생각(평소 관심이 조금 있었다고 합니다)에서 인지... 드디어 동생과 원장님과의 잊을 수 없는 만남이 시작된 것이지요. 치료를 시작하시면서 원장님의 치료 방법은 중환자실내의 모든 사람들의 시선을 집중시켰습니다(물론 저희 가족 또한 믿음이 없었다면 중도에 포기했을 수도 있었을 겁니다). 원장님께서는 동생의 치아 턱 디스크(장치) 치료부터 시작해서 숯고약(원장님께서 만드신 것)으로 치료를 병행하시며 하루도 잊지 않고 치료해 주신 결과 어느덧 동생에게서 변화가 일기 시작했습니다(당시 기구를 이용해 숨을 쉬는 정도). 숯고약의 치료과정에서 숯고약을 바른 후 엄청난 고열로 상태가 이전보다 더 좋아지지 않을 것 같은 생각에 갈등과 불안감은...

하지만 어느덧 한쪽 눈이 움직이기 시작했고 20일 정도가 지난 후 다른 한쪽 눈을 뜨게 되었을 뿐 아니라 시간이 지나면서 기구 없이도 호흡이 가능했으며 또한 지금에 이르러서는 당시 호흡을 입으로 할 수 없어 목에 구멍을 뚫고 장치를 삽입하여 그 장치를 통해 호흡을 하고 가래를 빼냈는데(병원 측에서는 목을 막는다는 것은 환자의 생명에 지장을 줄 수 있다하여 생을 다하기까지 절대 제거할 수 없다고 이야기한 바 있다)원장님 말씀은 장치를 함으로써 종래에는 목을 막아 입으로 호흡이 가능하며 약간의 음식물 섭취가 가능하고 시간이 지날수록 더 많은 호전이 있을 거라 하셨습니다. 지금 동생은 8년째 병상에서 생활하고 있으며 그 와중에 목에 있는 기구를 제거하고 지금은 코와 입으로 호흡이 가능하며 입으로 하루에 유산균(꼬모)을 2개 정도와 약간의 미음을 소화할 수 있게 되었습니다. 그리고 당시 손과 발은 전혀 움직일 수 없던 상태인데 지금은 두 손과 한쪽의 발을 움직일 수 있게 되었습니다.

치료 당시 원장님께서는 임시로 만들어 치아에 끼워주신 장치만으로도 이렇게 변화된 모습을 주위 분들이 지켜볼 때면 지금도 과히 믿어지지 않는다고 합니다. 지금껏 이렇듯 아름다운 세상을 볼 수 있게 해주신 조주온 원장님께 진심으로 감사드립니다.

작성자 : 환자 언니

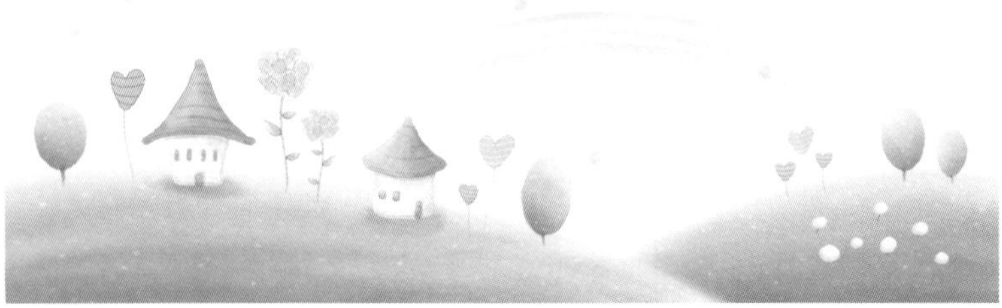

여고생의 사연

교정을 시작하기 전 나는 심한 어깨 결림과 허리통증에 시달렸었다. 그러던 중 엄마께서 평소 잘 알고 지내던 조주온원장님께 가보자고 권유를 하셨다. 턱 교정을 하면 키가 큰다는 얘기도 나를 솔깃하게 만들었다. 그치 만 그때만 해도 턱 디스크 교정이 나를 이렇게 바꿔놓을 줄은 상상도 하지 못했다.

치과에 방문해서 원장님을 만나 내 상태를 말씀드리니 원장님께서는 내 어금니를 살펴보시고 어깨 결림과 요통을 호소하는 이유와 내가 키가 작은 결정적 이유는 잠을 똑바로 자지 않은 것이라고 하셨다. 그때까지 나는 한 번도 잠을 똑바로 잔적이 없었다. 옆으로 누워 새우잠을 자야지만 잠이 잘 왔기 때문이다. 원장님 말씀인 즉, 성장기 청소년이 옆으로 누워 잤을 때는 뇌하수체전엽에서 분비되는 성장호르몬이 온몸으로 원활히 전달되지 못하기 때문에 정상적인 성장에 영향을 미치는 것이라고 하셨다.

또한 내 어깨 결림과 요통도 잘못된 잠자리에서 비롯된다고 하시면서 턱 교정과 똑바로 잠자리에 드는 것을 병행하면 좋은 결과가 있을 것이라고 하셨다. 그리고 턱 디스크 교정의 원리와 효과를 말씀해주시며 내가 나을 수 있다는 희망을 주셨다.

원장선생님과 상담을 할 때는 정말 괜찮아 질 수 있을까, 정말 키가 클 수 있을까 반신반의했지만 첫 방문 날에 내 구강구조 샘플을 며칠 뒤 두 번째 방문을 해서 어금니 위에 새 이를 붙여 내 어금니의 높이를 높이고 일어났을 때 그 느낌을 받고는 원장님을 확신하게 되었다. 썩 유쾌한 기분은 아니었다.

내 몸이 무거워지면서 머리가 굉장히 어지러웠는데 내 몸이 약해져서 그런 것이니 걱정하지 말라고 하셨다. 어금니에 살짝 변화를 주었을 뿐인데도 민감하게 반응하는 내 몸이 참 신기했다.

내 아래어금니 위에 인공 치아가 붙어 얹어져서 이를 앙 다물어도 윗니와 아랫니가 맞닿지 않아 처음 일주일동안 식사할 때 매우 불편했지만 나중에는 점점 익숙해지고 요령이 생겨서 괜찮았다. 이를 부착하고 처음으로 턱 교정기를 낀 5일 정도는 온 치아가 너무 아파서 건드릴 수조차 없었다. 하지만 그 고통을 견뎌낸 뒤에 나는 전혀 다른 내가 되어 있었다. 잠 잘 때는 양치질을 한 뒤 교정기를 끼고 똑바로 자기 위해 양발에 각각 2kg의 모래주머니를 달고 입에 의료용 테이프를 붙여 입이 벌려지지 않게 봉한 뒤 잠이 들었다. 테이프는 내가 알레르기성 비염이 심해서 입으로 숨을 쉬는데 입을 붙이고 잠으로써 코로 숨을 쉬도록 하기 위함이었다.

턱디스크 치료를 한 3개월 정도는 몸이 좋아지고 있다는 것을 여실히 느낄 수 있었다. 처음으로 느낀 변화는 어깨 결림과 요통이 말끔히 사라졌다는 것이었다. 머리가 가벼워지고 일시적이긴 했지만 모래주머니를 달고 잠으로써 일어났을 때에 내가 굉장히 잘 잔 것 같은 느낌이 들었다. 또한 한 달에 한 번쯤 몸의 신진대사가 너무 활발해지고 땀이 나며 잠이 안 오고 극도로 기분이 좋은 날이 있는데, 왜 이러는지 몰라 원장님께 여쭈어보니 우리 몸에서 분비되는 마약성분 호르몬 '몰핀(모르핀)' 때문이라고 하셨다.

교정을 하기 전에는 분비되지 않았던 호르몬이 교정 후에 분비되어 나타나는 증상이었던 것이다. 또한, 고등학생이 되고나서 수면시간이 매우 줄었음에도 불구하고 교정기를 착용하고 잠이 들면 시험기간에 3~4시간 수면을 취해도 아침에 일어나는 것이 힘들지 않았다. 그리고 가장 좋은 것은 내가 정말 괴롭힘에 시달리던 알레르기가 매우 호전되었다는 것이다. 교정을 한 뒤 어렸을 때부터 앓던 알레르기와 비염, 결막염이 눈에 띄게 좋아져서 매일 복용하던 약도 끊게 되었고 안약도 넣지 않게 되었다. 그리고 여고 2년생인 내가 6개월만에 3센티 정도 자랐다. 이 얼마나 놀라운 일인가?

나는 턱디스크 치료를 시작한 뒤로 내 몸이 정말 건강해졌다는 것을 느낀다. 만만치 않은 비용이 부담되겠지만 치료를 시작한 뒤에는 여기에 투자한 비용이 결코 아깝지 않다는 것을 느끼게 될 것이다. 내 몸이 바로 느끼고 있기 때문이다.

마지막으로 좋은 턱디스크 치료를 내게 권해주신 부모님과 턱디스크 치료로 나를 행복하게 만들어주신 조주온 원장님께 진심으로 감사드린다.

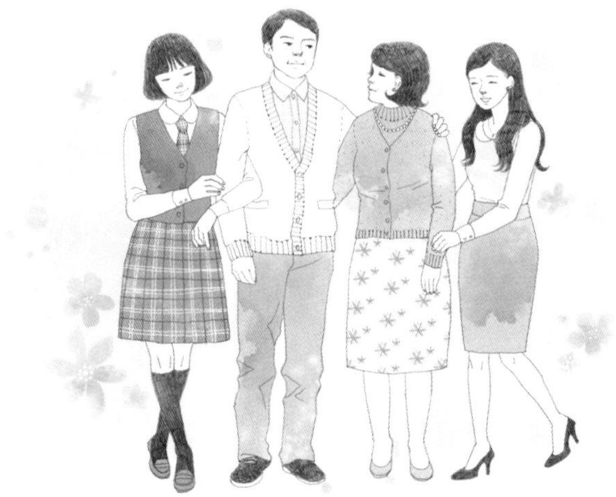

고혈압과 당뇨병 약을 끊게 된 사연

안녕하세요, 저는 전주시 ○○구 ○○동에 사는 1950년생 정○○입니다.

저는 2004년 뇌경색으로 모 종합병원 · 응급실에서 20일 동안 입원 후 퇴원 시 혈압이 220-150, 혈당 250-300의 진단으로 평생 약을 복용하라는 처방을 받고 왼쪽이 약간 불편한 상태로 퇴원하였습니다.

제 아내가 지극 정성으로 돌보아 준 덕에 2010년 현재까지 많이 회복되어 정상적인 생활을 하고 있으나 혈압약과 당약은 계속 복용하고 있었습니다.

이가 아파서 모 치과에서 신경치료를 받던 중 제 아내의 권유로 중앙성당 앞 조주온치과에서 2차 신경치료를 받을 생각으로 내원 하였습니다.

원장님께서 사진을 찍자고 하시더니 사진을 보시고 중풍기와 혈압, 당 등을 말씀하시면서 진료의자에 앉으라고 하시고는 양 어금니 뒤를 눈물이 나도록 아프게 눌러 주시고 치아를 올려 주었습니다.

그런데 3일후 혈압상승으로 인한 증상이 나타났습니다. 눈이 침침하고 기분이 찌뿌등하고 뒷골이 아프고 몸이 무겁고 등등 겁이 나고 두려워서 치과에 내원하여 증상을 말씀드렸더니 걱정마시라고 하시면서 어금니 안쪽을 또 눌러 주시고는 벨트하나를 주시면서 저녁에 잘 때 다리를 묶고 반듯이 자는 습관을 들이고 걱정 말고 맘을 편히 가지고 저염식과 운동을 꾸준히 하라고 하셨습니다.

그런데 원장님 말씀을 듣고 있는 중에 온몸이 시원하면서 가벼운 느낌으로 아주 기분이 상쾌해 졌습니다. 그 뒤로 6개월이 지난 현재 까지 혈압과 당의 증상이 전혀 느껴지지 않아 건강하게 살고 있습니다. 단, 중간 중간 호전반응이 있으나 원장님 말씀을 믿고 며칠만 참고 견디면 더 좋아 진다는 느낌을 느꼈고 지금은 기관지염, 추위, 알레르기, 비염, 치질 등이 많이 좋아진 상태로 열심히 운동을 하면서 즐겁게 살아가고 있습니다.

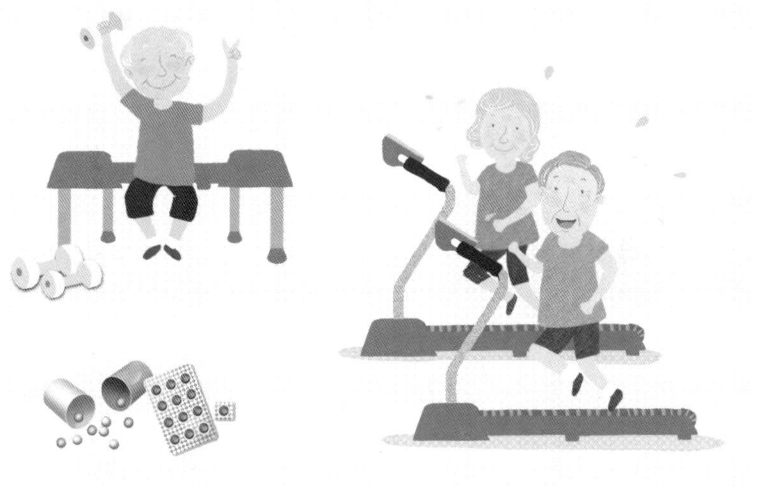

B형 간염, 비염, 저혈압, 생리통, 위장병

광주광역시

고등학교 때 별명은 '종합병원' 이었습니다. 생명에 지장이 있을 만큼 큰 병이 있는 것은 아니었지만 만성질환이 많았기 때문입니다. 시력은 안경을 벗으면 거울을 봐도 얼굴이 보이지 않고, 코에는 비염, B형 간염 보균자에 스트레스로 인해 위와 장의 운동성은 거의 제로에 가까워서 음식을 소화시키기 힘들었습니다. 게다가 저혈압이었고, 생리통도 심했습니다. 가장 심각한 문제는 역시 B형간염과 위장병, 그리고 생리통이었습니다.

사실 B형간염은 바이러스만 있을 뿐 한 번도 발병하지 않았기 때문에 큰 심각성이 느껴지지 않았습니다. 하지만 우리 가족 중 저 외에는 보균자가 없으므로 보균자가 된 원인을 알 수 없고, 초등학교 6학년 때 보균자라는 사실을 알게 된 뒤 매 6개월마다 혈액검사를 받아야 하며, 전염이 되지 않음에도 일부 단체생활이나 사회생활에 어려움을 겪을 수 있다는 사실은 앞날이 구만리도 더되는 제게 꽤 신경 쓰이지 않을 수 없는 일이었습니다. 또한 원래 장이 썩 좋지 않아 변비와 설사에 시달려 왔지만 고등학교 때 입시에 대한 부담과 그로 인해 규칙적인 식사를 하지 않게 되면서 위마저 상태가 악화되었습니다.

수능이 끝난 뒤 많이 해소되었지만 지금도 시험 기간이 되면 며칠 씩 화장실에 못 가는 것은 기본이고 밥을 아무리 꼭꼭 씹어 먹어도 체하기 일쑤였으며, 한 번 체하면 며칠씩 더부룩함과 답답함, 두통에 시달렸습니다. 그래서 이제는 밥 먹는 속도가 매우 느리기 때문에 다른 사람들이 다 먹고 일어나면 저는 늘 1/2~1/3 정도밖에 못 먹은 상태에서 일어나야 합니다. 제 생활에 있어 가장 큰 문제는 생리통입니다. 초등학교 5학년 때 초경이 있은 뒤 중학교 1학년 때부터 생리통이 심해지기 시작했습니다. 진통제를 먹지 않으면 진통이 점점 더 심해져서 일어나 앉을 수도 없었고, 진통이 심해진 뒤에는 약을 아무리 많이 먹어도 효과가 없었습니다. 이것 때문에 한 달에 한번은 꼭 지각, 조퇴, 결석을 했기 때문에 제가 학교에 보이지 않으면 친구들은 으레 생리통이려니 하고 알게 되었습니다. 생리 주기도 매우 불규칙해서 초경 이후 지금까지 한 번도 28일 만에 생리를 하거나, 지난달과 같은 날에 맞춰 한 적도 없습니다. 제게 생리통은 가장 큰 십자가였으며 이로 인해 하루에서 심하게는 사흘까지 통증으로 정상적인 학교생활이 불가능했기 때문에 어머니께서는 좋다는 한약, 침, 부황, 뜸까지 안 해 주신 것이 없었습니다. 하지만 그런 노력들을 비웃기라도 하듯 한약을 먹을 때마다 고통은 점점 더 심해졌습니다.

그러던 어느 날, 어머니의 제안으로 조주온치과원장님을 알게 되었습니다. 무슨 치과를 전주까지 가느냐고 칭얼댔지만 휴게소 우동에 좋다고 따라 갔고, 그날로 교정이 시작되었습니다. 아직은 왕초보 햇병아리 과학도이지만 턱 교정의 원리에 대해 전혀 이해할 수 없었기에 효과에 대해서도 반신반의했습니다. 하지만 제가 가지고 있는 병들이 모두 치료 방법이 없는 막다른 골목 같은 것들이었기에 밑져야 본전이라는 생각으로 열심히 해 보았습니다. 매일 밤 교정기를 끼우고 자는 것이 귀찮고, 앞니가 위아래로 맞닿지 않아 통닭이나 뼈 해장국을 먹을 때 매우 불편했지만 제가 할 수 있는 최소한의 노력이라고 생각하여 자다가도 교정기가 생각나면 벌떡 일어나서 끼우고 잤습니다. 하지만 처음 몇 달은 여전히 소화도 안 되고 생리통도 심했습니다. 교정기 끼워봤자 무슨 소용이 있을까 싶었습니다. 그렇지만 열심히 끼고 잤습니다. 왜냐? 들인 돈이 얼만데….

그 몇 달이 지나고 생리통에 차도가 생겼습니다. 아픔이 점점 덜해져서 진통제를 먹지 않고도 학교에서 조퇴하지 않게 된 것입니다. 한 달간 여행한 호주에서도 진통제를 먹지 않고도 학교에서 조퇴하지 않게 된 것입니다. 한 달간 여행한 호주에서도 매일 교정기를 끼고 잤더니 생리통 없이 매우 편안하게 한 달이 넘어갔습니다. 긴장감 때문이었는지 70일이 넘어서야 했는데 말입니다. 이 무슨 치유의 은사란 말입니까!!! 겪어보지 않은 사람은 모릅니다. 생리통이 얼마나 고통스러운 병인지, 죽고 싶을 만큼 아픈데 죽는 병도 아니고 다달이 하루 이틀씩 아프니 해야 할 일이 쌓여 있거나 시험기간이라도 되면 아주 미칠 지경입니다. 치료 2년이 다 되어가는 올 12월에는 생리통이 매우 심했는데 하필 지독하게 원칙주의를 고수하시는 교수님의 시험 날 이었던 까닭에 1년 동안 생고생 해놓고 유급당할 뻔 했습니다. 다행히 원장님의 처방에 따라 된장을 복용한 뒤 고약을 붙이자 30분 만에 나아 간신히 시험을 볼 수 있었지만 덕분에 A+ 받을 수 있는 과목을 A 받았습니다. 신기하기도 하지만 어쨌든 일단 화납니다.

6개월마다 꼬박꼬박 체크해 온 B형 간염의 수치는 늘 정상이었습니다. 술, 담배를 하는 것도, 무리한 일을 하는 것도 아니니 올라가는 게 더 걱정스러운 일이지요. 그런데 교정을 시작한지 몇 개월 뒤인 작년 8월에 측정하니 수치가 매우 높았습니다. 40이 정상인데 급성, 만성을 나타내는 수치가 모두 180을 훌쩍 넘은 것입니다. 의사 선생님은 입원치료를 해야 하는 정도라고 하셔서 깜짝 놀라 당장 초음파 검사를 했습니다. 간염 수치라는 게 바이러스와의 전투 도중 파괴된 세포를 측정하는 것인지라 이 정도면 간 조직이 꽤 손상되었을 가능성이 있다는 것입니다. 걱정스런 마음으로 모니터를 바라보는데 이건 또 무슨 조화인지 간은 상처 하나 없이 매우 깨끗하고 건강했습니다. 그래서 다행히 입원치료는 면했으나 워낙 충격적인 일이라 원장님께 여쭤 보았더니 숨어 있던 바이러스와 제 몸이 한 판 싸움을 벌여서 그렇다는 것이었습니다. 그 후 검사를 계속 해 보니 수치가 정상으로 돌아온 것이 이긴 모양입니다. 하지만 제게는 변화가 있었습니다. B형 간염 항체가 생길 수 있다는 희망이 싹 튼 것입니다.

여전히 저는 만성질환들과 동거를 계속하고 있습니다. 증세가 좋아졌다가도 나빠지고, 또 다 나았나 싶지만 뒤통수치듯이 한 번씩 나타나곤 합니다. 하지만 교정을 시작한 뒤로 환절기와 겨울이면 으레 걸리던 코감기에 거의 걸리지 않고, 특히 올해는 여름에 겨울인 호주에 갔다 왔고, 또 호주에서보다 백만 배는 혹독한 겨울을 보내고 있지만 감기에 걸리지 않고 있습니다. 또한 혈압도 정상으로 돌아왔습니다.

제게는 이젠 현대 과학이 고칠 수 없다고 쩔쩔 매고 있는 만성 질환들을 이길 수 있다는 희망이 생겼습니다. 이러한 희망을 주신 원장님, 어머니께 진심으로 감사드리며 치유의 은사를 내려 주신 하느님의 은혜에 감읍할 따름입니다. 언젠가 제가 훌륭한 과학자가 될 수 있다면 이 치료법에 대해 더 많이 알고 연구해서 많은 환자들에게 주님의 사랑을 알려주고 싶습니다.

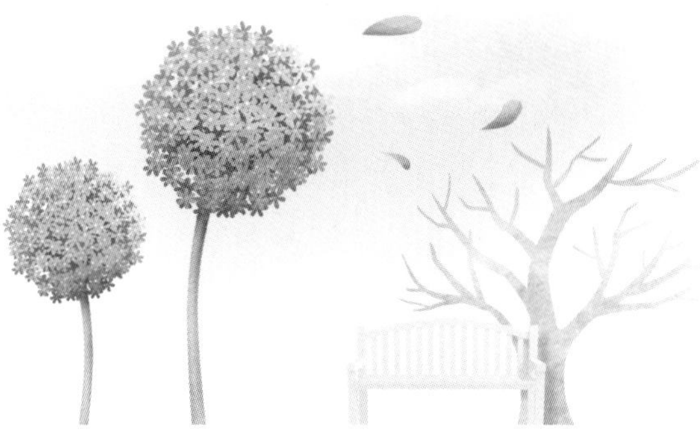

어지럼증, 만성피로, 식욕저하, 오십견

광주광역시

턱 디스크에 관한 나의 체험담을 소개 할까 합니다.

먼저 좋은 치료법을 알게 된 것에 대해 하느님께 감사드립니다.

저는 20년 이상의 어지럼증과 만성 피로, 입맛 없음 등 나만의 고통 속에서 살아 왔습니다. 21년의 직장생활을 청산한 이유 중의 하나도 건강하지 못함이었습니다. 저는 직장을 그만두면 이런 고질병이 치료될 줄 알았습니다. 그런데 직장을 떠난 뒤에도 고통은 계속되었습니다. 그래서 약 6개월간 잘한다고 소문난 분께 부황도 떠 보고 홍삼, 흑염소, 소애저, 가물치 등등 보약이라고 하는 것은 안 먹어 본 것이 없습니다. 다른 사람들 한테는 구두쇠로 소문이 났지만 건강에는 제 나름대로 아깝지 않게 투자를 했지요.

성당에서 주일학교 교리교사를 하던 중 동료 한 분에게서 자기 남편이 병원에 가서 검사란 검사는 다 해도 병명이 없고 치료는 하지만 낫지 않고 급기야 우울증까지 겹쳐 가장이 직장을 그만둘 지경에 이르러 주위분의 소개로 조주온 치과 원장님을 만나 지금은 새롭고 건강한 삶을 살고 계시다는 이야기를 듣고 저도 조주온 치과를 찾았습니다.

치료비의 부담을 감수하기까지 3개월 동안 고민하다가 남편과 상의도 없이 결단을 내리고 치료하기로 결심했습니다. 이비인후과에서는 달팽이관의 균형이 맞지 않다 하고, 한의원에서는 피가 부족하고 저혈압이었기 때문이라고 했던 저의 어지럼증이 지금은 말끔히 나았습니다. 혈압은 80/60이던 것이 지금은 130/90으로 지극히 정상이 되었구요. 그래서 항상 어지러움 때문에 찡그리고 다니던 얼굴이 활짝 웃는 얼굴로 되는 주위 분들이 저만 보면 예뻐졌다고 하고, 마사지 같은 것은 결혼 이후로 한 번도 받은 적이 없는데 피부가 곱다하고, 젊어지는 비결이 뭐냐, 나이를 거꾸로 먹는다며 웃곤 합니다.

오십견으로 어깨가 아파 옷을 갈아입을 때마다 눈물이 쏙쏙 나게 아픈데 저도 모르게 이제는 팔이 자연스럽게 돌아갑니다. 만성 피로 때문에 집안일도 쉬엄쉬엄 하면서 짜증내었지만 지금은 아침 5시에 기상하여 죽자니 죽을 시간이 없을 정도로 바쁩니다. 그래도 피곤한 줄 모르고 즐겁게 흥얼대며 노래가 나온답니다. 그리고 한약이나 보약도 떨어지지 않았는데 지금은 그런 것들도 다 잊고 산답니다. 환절기 때면 미간과 코 밑, 입 주위가 가려워서 힘들었는데 그런 증세도 없어졌습니다. 그래서 얼굴에 있던 십자모양 주름도 사라졌습니다.

어지럼증을 앓아 온 환자는 이해할 것입니다. 앉아서 누울 때, 누워서 고개를 돌릴 때, 누웠다 일어날 때 하늘이 빙빙 돌며 정신을 똑바로 차리지 않으면 쓰러질 만큼 힘든 것을. 그래서 저는 주위에서 아파서 힘들어하는 환자를 보면 서슴지 않고 이 치료법을 소개합니다. 저희 가족은 모두 이 치료법을 시행했습니다. 주위 사람들이 우리 집 리모델링 했다고 하며 웃기도 합니다.

저희 아들은 폐기흉이었는데(병원에서는 수술을 해야 한다고 하였음) 이 치료로 인해 나아서 군 입대하여 훈련을 잘 받고 부대 배치 받았습니다. 제 남편은 예방차원에서 치료하구요. 정말 입맛 없는 고통을 겪어본 사람은 이해할 겁니다. 한방에서는 비위가 약하다고 했습니다. 저희 집 식탁은 제가 먹고 싶은 것으로 준비했었습니다. 그래서 식구들은 잘 얻어먹는 셈이죠. 입맛이 없으니 이것이나 저것이나 하니까요. 365일 중에 60일이나 입맛이 있었을까요. 그러던 입맛이 지금은 모든 것이 다 맛있습니다. 김치 한 가지에도 밥을 잘 먹습니다. 정말 밥이 보약이라는 말을 실감하고 있습니다. 참 행복합니다. 건강하니까요.

이 치료를 하면서 저의 체험으로는 첫째, 인내와 끈기가 필요합니다. 꼭 나의 병을 나아 건강하게 살아야겠다는 인내와 믿음이 필요합니다. 저도 처음에는 벌써 다 나았나 싶더니 언젠가 다시 똑같은 증세가 나타나고 치료되기를 2, 3회 반복하더라구요. 그래서 내가 괜한 짓을 했나 하고 후회도 하곤 했습니다. 그럴 때마다 원장님과 상의하고 처방에 따르며 꾸준히 치료하면 시간이 지나 나도 모르는 사이에 건강해져 있습니다. 그래서 저는 이 치료 이후 감기는 걸리지 않았고 가벼운 병으로는 아예 병원에 갈 생각을 하지 않습니다.

건강을 되찾으면서 저는 누구에게나 자신 있게 말합니다. 하느님을 알아서 행복하고, 건강해서 행복하고, 좋은 남편과 자녀가 있어서 행복하고, 이보다 더 행복할 수 없다고….

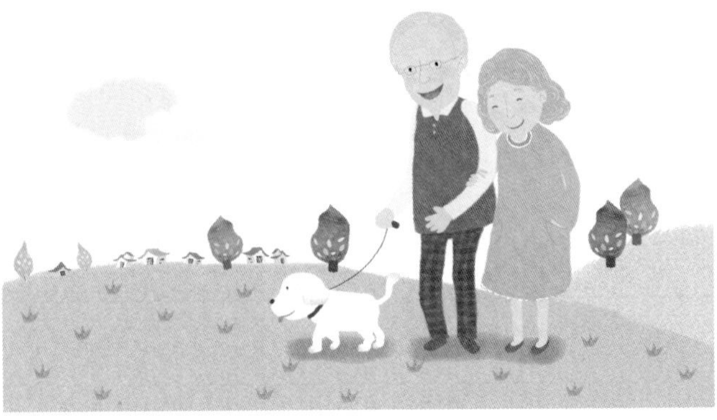

경기도 남양주시 윤○○ 선교사

오늘 아침, 하품을 하면서도 턱에서 소리 없이 조용히 입을 다물 수 있음에 감사드렸습니다. 말을 하려거나, 음식을 먹으려거나, 입을 벌리면 "떨꺽"거리는 소리에 움츠러들던 시간이 이젠 반복되지 않기 때문입니다. 마치 옛날 한옥의 나무 대문을 여닫을 때 삐그덕 거리는 소리가 나서 몰래 들어갈 수 없던 문을 이젠 조용히 열고 소리 없이 드나들 수 있게 된 느낌입니다.

▶ 치료 전의 건강상태

1985년경 턱이 아파 '네'라는 말조차 말하기가 힘이 들어 턱을 안 움직이고 말하려고 어금니를 앙물면 덜 아팠던 시절, 쉬질 못하고 수면 부족에다, 입맛을 잃어 못 먹으며 과로를 계속하니 급기야 30대 초반에 면역 결핍성 노인 질환인 "대상포진"을 앓고 턱은 갈수록 심하게 아파서 음식을 먹는 일조차 큰 부담이 되었습니다. 배는 고픈데 밥과 반찬을 씹는 일이 걱정이 될 정도였지요. 자연히 씹는 일이 턱에 무리가 가는 일이라 기를 쓰고 밥 몇 숟가락 씹으면 남들은 이미 식사가 끝이 나서 기다리고 있습니다.

1996년 서울의 큰 종합병원 치과에 가서 턱뼈 사진도 찍고 검사를 해 보았습니다. 의사 선생님 소견이 "턱뼈는 이상이 없고, 턱이 아픈 것은 현재 현대의학으로 밝혀진 것이 스트레스가 주원인으로 나와 있으니 앞으로 스트레스 받지 말고, 말하지 말고, 노래 부르지 말고, 오징어 등 딱딱한 것 씹지 말고, 죽만 먹고, 잠잘 때 벼게 베지 말고 주무십시오." 하였습니다.

그러나 위의 처방을 지킬 수가 없었기에 선교의 업무를 계속하고 대체의학의 도움을 받으며 좋다는 건강식품과 의료기들을 구입하여 병행하면서 치료하여 왔습니다. 그러나 여전히 턱은 소리를 내며 아팠고, 아픈 턱을 두 손으로 감싸 쥔 채 달래가며 쓸 수밖에 없었습니다.

그리고 유난히 머리가 많이 빠지는 저는 하루에 머리카락이 50-100개 정도 빠지는 것은 정상이란 글을 읽은 기억이 있어서 정상보다 조금 더 빠지는 것으로 알고 그리 심한 걱정은 하지 않고 지내왔습니다. 어느 날 미용사가 퍼머 후 머리를 감기며 하는 말이 "병원에 가서 종합검진을 받아 보세요. 머리를 만지면 줄줄 빠지는 머리는 처음 보았고 겁이 나서 손님 머리에 손을 못 대겠어요." 하며 손가락마다 얽혀있는 머리카락을 보여 주었습니다.

평소에도 머리가 너무 많이 빠지는 건 알지만 건강검진 결과가 이상이 없다고 하며 대수롭지 않게 여겼습니다.

머리카락을 다 세어두신 주님이시고 주님께서 허락하지 않으시면 머리카락 하나도 빠지지 않는다고 하셨는데 이렇게 많이 빠진걸 보니 오늘도 많이 허락하셨군요. 하며 '주님, 이제 제 머리가 너무 빠지는 걸 허락하지 마시옵소서' 하고 웃으며 지내왔었는데 시간이 지날수록 미용사의 말이 자꾸 걸려 신경이 쓰입니다.

제 목뼈가 많이 튀어 나온 느낌이 있다고 느끼기 시작하며 내가 다른 사람보다 말라서 목뼈가 드러난 것으로 생각을 하였기에 다른 사람의 목을 관찰하여 보니 나보다 더 마른 사람도 목뼈가 많이 나오질 않았다는 사실에 자못 놀라 은근히 염려가 되었습니다. 그럼 갑상선이라는 것인가? 급히 인터넷을 찾아보고 마른 것을 보면 항진증인 것 같은데 갑상선 기능 저하증에 "탈모"라고 씌어있어서 갑상선 기능 저하증 환자라고 생각을 하였습니다. 내가 늘 피곤하고 머리카락이 많이 빠진 이유가 갑상선이라면 병원에 가서 정확히 검진을 받아야 되겠구나 생각을 하던 중 피정의 집에서 우연히 수사님을 만났습니다.

평소에 잘 알고 지내던 수사님에게 내가 갑상선 같다며 내 목뼈 이야기를 하였더니 전주 치과엘 다녀와 보라고 하였습니다.

아니 서울을 두고 전주까지 내려가느냐는 말에 수사님의 지병이 좋아진 이야기를 들으니 가보고 싶은 마음이 들었습니다. 그러나 아침이면 더 기운이 없고 힘이 들어 하는 내가 어찌 6개월을 매주 다닐 것인가로 망설이며 한 달을 지낸 뒤 용기를 내어 전주로 갔습니다.

조 원장님과의 첫 대면, 치료석에 누운 저를 맑고 밝은 미소로 들여다보며 그동안 턱디스크로 고생 많았다며 여러 가지 말씀을 해 주셨습니다. 이어 물리치료가 시작되고 1차 시술을 받고 그동안 너무 멀다고 뭉기적거렸던 한 달이 후회되었습니다. 해바라기 미소로 활짝 웃으며 이웃집 아줌마 같은 원장님이 나을 수 있다는 희망과 확신으로 대하시며 그분의 기쁨, 명랑함이 저에게 전염되고 전 속으로 진작 올 걸 하는 생각이 들면서 "피곤해서 전주까지 가기가 힘들 것"이라는 생각이 사라지니 전주행이 힘들지 않고 갈 날을 기다리며 기쁜 마음으로 내려가게 되었습니다.

물리치료 한 번 받고 나면 보름이 넘도록 눌러주신 곳이 아파오지만 치료 후의 개운함과 시원함이 동반된 원장님의 야무진 손끝에서 환자에 대한 애정을 느끼며 다음에도 이 치료를 기대하게 되었지요.

▶ 치료후의 건강상태

① **턱** – 이런 치료 끝에 20여년 고생하던 턱관절이 나아 지금은 입을 열려면 들리던 "떨꺽"소리도 거의 안 나고, 턱뼈와 턱의 피부를 만지기만 해도 아프던 것이 이젠 괜찮습니다.

② **위장장애** – 고정적으로 체해왔던 것도 많이 줄었고, 소화가 잘 됩니다.

③ 생리통 - 생리가 시작되면 발목과 발등이 시리고, 배가 차가워 밥을 못 먹고 체합니다. 또 아랫배가 차가워 유담포를 껴안고 있던지 온열기로 몸을 덥히고 아예 껴안고 자던지 하는데 그런 증상들이 차츰 좋아져서 이젠 온열기 없이, 밥도 잘 먹습니다.

④ 갑상선 기능항진 - 머리가 많이 빠지던 증상이 전보다 많이 덜 빠집니다(방바닥에 널려있게 빠지던 머리카락이 이젠 감을 때에 주로 빠지는 편으로 호전) 목뼈가 많이 들어가서 이젠 남들보다 튀어나왔다는 느낌이 덜 듭니다.

⑤ 피부 건조 - 너무 건조하여 팔다리에서 "버석 버석"소리가 났습니다. 그 소리가 마치 마른 나뭇잎 소리 같아서 "가랑잎 피부" 같다는 생각을 했었는데 그 건조함도, 버석거리는 소리도 한결 덜하고, 건조함이 아주 심할 때는 피부가 따갑기도 하였는데 그것도 괜찮습니다.

⑥ 피로 - 늘 몸을 두들겨 맞은 듯했고, 자고 나서도 중노동한 저녁나절처럼 느껴지던 몸이 많이 좋아져서 아침을 가볍게 맞습니다.

⑦ 허리 - 한 자세로 오래 일을 하면 곧바로 바른 자세를 취하지 못하고 일을 한 그 자세로 유지한 채 허리가 아팠습니다. (구부린 채 오래 일하면 허리가 아파도 허리를 쭉 펴지 못하고 구부린 채로 한참을 다녀야 천천히 허리를 펼 수 있어서 영락없는 할머니 모습이었음) 그러나 지금은 허리도 덜 아프고 곧바로 자세를 바꿀 수 있게 유연해졌습니다.

⑧ 변비, 눈의 조임, 눈의 피로, 비염도 많이 개선되었고 감기도 잘 걸리지 않고, 걸렸어도 가볍게 지나갑니다.

⑨ 귀의 소리 - 치과 치료 3년 전부터 일 년에 한두 차례 귀에서 듣는 소리로 힘이 들었습니다. 자신의 침 삼키는 소리, 숨 쉬는 소리, 심장 박동소리, 말하는 소리를 귀에서 듣는 것은 큰 고문과 같았습니다. 그 소리가 어찌나 크고 요란한지 귀가 멀리 붙어 있어서 이 소

리를 못 들었으면 하는 바램으로 이런 상태에서 남의 말을 듣는 것도 힘이 들고, 대답을 해도 제 소리가 어느 정도로 말을 하는 건지 감이 안 잡혀 소리를 높이게 되니 말을 하면서도 불안했습니다. 그런데 14개월이 지나도록 한 번도 그 증상이 없었습니다.

▶ 치료의 좋은 점과 불편한 점

치료의 좋은 점은 양약을 먹지 않아 좋고, 불편한 점은 보철후에 치아가 미끄러워 씹기가 힘이 들었습니다. 그러나 이것도 6개월 정도 지나니 많이 적응이 되었는데 위.아랫니가 맞물려 절구질을 하지 못하므로 어금니가 보철전의 상태로 치아의 홈이 살아 있는 보철이 되면 좋겠다는 생각이 듭니다.

▶ 치료를 하고자 하는 분들께

제가 치료를 시작한지 14개월 만에 일체 약을 안 먹고 오직 숯과 된장을 먹으며 교정기를 끼고 난 후의 결과입니다.

제가 좋아진 증상으로 보면 당연히 내과, 피부과, 이비인후과,등을 찾아갔어야 마땅합니다. 저 또한 이 과들을 이미 오래전에 다니며 치료하였었고 다시 대체의학으로 건강 보조 식품과 보조기구, 의료기계들을 구입하여 지금까지 조금씩 건강을 향상시켜 왔기에 치료법으로는 이게 마지막으로 생각하였습니다. 갑상선 때문에 찾아간 치과에서 저의 고질적인 턱의 치료를 통해 다른 기능들도 좋아지는 효과를 보게 된 것입니다.

“갑상선과 치과치료”, 비상식적인 방법 같아서 망설이게 만들고 전해주는 이도 비합리적으로 보이게 할 수 있는 치료 방법인데, 단순하게 믿고 찾은 이곳에서 부수적인 질병들까지 개선되는 많은 수확을 거두었습니다.

마치 고구마 줄기를 뽑아 올리면 그 줄기에 붙어 있던 고구마를 모두 캐내듯이 말입니다. 저도 그동안 유명한 권위자들을 만나 경추와 척추의 중요성과 연관성을 알고 그에 맞는 치료법을 써 왔는데 이 경추를 곧추 세우는 것이 바로 아래턱이라는 사실은 이번에 알았습니다.

이 치료법을 소개 받으시고 혹시 망설이시는 분이 계시다면 원장님과 전화 상담을 하시고 검진이라도(무료) 꼭 받아보시길 권해 드립니다. 百聞이 不如一見입니다.

직접 원장님과 대면하여 검진 받으며 치료의 원리를 듣고, 현재의 병증이 어떻게 좋아질 수 있는지를 직접 들어보시면 궁금증과 망설임의 고민이 훨씬 줄어들고 좋은 선택을 하시는데 도움이 될 것입니다.

또한 의료 기술로만이 아니라 그분의 삶을 통하여 전달되는 기쁨과 희망이란 덤까지 받는답니다. 여러분이 느끼는 질병 외에 다른 질환도 "숨은 고구마 캐기"가 되시기를 바랍니다.

삶을 더 신나고 의욕적으로 사시도록 여러분의 건강한 삶을 도와 드릴 것입니다.

부디 용기를 내시어 福을 누리시고 福된 나날 되시기를 바랍니다.

감사의 정

치료 중에 나타나는 명현반응 등 힘들 때에 여러 가지 문의를 하면 거침없이 명 처방이 나오는, 척척박사 조 원장님, 감사합니다.

계속 선량한 心醫으로서 많은 이들에게 건강과 희망을 주시기 바라며 함께 수고하시는 간호사님들께도 감사합니다.

믿음이 나에게 오복 중 하나를

나는 직장에 30년간 몸담아 일하면서 술과 담배, 스트레스 등으로 육신이 엉망이 되어 버린 후 퇴직이라는 영예로운 첫발을 딛게 되었습니다.

퇴직 후 일반적으로 주변에서는 오늘은 쉬고, 내일은 좀 더 쉬고, 모래는 푹 쉬고 하니 얼마나 좋겠느냐고 하지만 막상 쉬고, 좀 쉬고, 푹 쉬고 나면 정말 쉴 공간이 없기 때문에 경제적인 문제, 자녀문제, 부부문제, 사회문제 등 처음 겪는 수많은 갈등과 번민속에서 고민하고 걱정하면서 이를 해결하기 위해서 취미생활, 사회적 적응훈련, 등산 등 건강을 유지하기 위한 노력도 열심히 해 보았지만 그렇게 마음먹은 대로 쉬운 문제는 결코 아님을 깨달았습니다.

특히 이러한 심리적인 압박상태에서 과거부터 좋지 않은 치아를 악화시켜 어금니 윗니 좌우 3개씩 모두 6개가 잇몸이 파이고 흔들거리고 통증이 심하여 서울에서 잘한다는 치과를 통근치료 문의 한 바 잇몸이 너무 패인 풍치로서 치유 될 수가 없고 더욱 악화되니 하루 빨리 뽑고 임프란트를 심는 것이 최선이다.

만약 뽑는 시기를 놓치면 잇몸이 모두 녹아 임프란트도 못하고 틀니를 하여야 한다는 말씀과 비용 역시 천오백 만원 정도 들겠다는 말을 듣고 앞이 캄캄하였으며 억 하고 숨이 막힐 지경에 이르렀습니다.

그러던 차 우연히 전주 지방에 내려와 조주온 치과를 방문 의사 선생님과 이야기를 나누다 보니 흔들리는 치아를 뽑지 않고 턱디스크 교정으로 치료할 수 있다는 설명을 듣고 얼마나 기뻤는지 모릅니다. 그러나 그 동안 여러 곳의 치과를 들려 진찰 해 봤지만 모두 이를 빼야 된다는 얘기만 듣다가 이런 얘기를 처음 듣고 보니 귀가 솔깃했습니다. 턱디스크 교정으로 풍치를 나을 수 있을 뿐만 아니라 평소에 통증이 있던 우측 어깨 결림등도 동시에 치료될 수 있다는 신기한 설명을 듣고 도저히 믿어지지 않았으며 특히 치아교정으로 치아가 아닌 어깨 결림까지 병을 고친다는 황당한 말에 어안이 벙벙 하였습니다. 하지만 반신반의 하면서도 치료가 된다기에 속는 셈 치고 한번 시도해 볼만하다고 판단이 돼서 의사의 지시를 따르기로 결심하고 교정에 응하였습니다.

처음 턱디스크 교정기를 만들어 주셔서 당일부터 목 디스크 베개를 베고 반듯하게 누어 잠을 청하니 입속의 교정기와 평소의 잠자는 동작의 습관이 변하여 2-3일은 자는둥 마는둥 하여 관두려고 하였지만 나을 수 있을 것 이라는 믿음을 다시 한번 다짐하고 참은 결과 이상하게도 깊은 잠을 잘 수 있게 되었습니다. 아마 이것이 신기한 육체의 적응능력으로 생각 됩니다. 이제 시술한지 3개월이 지난 후부터는 흔들거리는 치아가 단단해지기 시작하면서 딱딱한 마른 오징어까지 씹을 수 있게 되어 참으로 신기하게 느꼈으며 어깨 결림도 많이 좋아지는 것을 느끼면서 다시 한번 신기하게 느꼈습니다.

교정 후 5개월이 지난 지금 완전한 상태는 아니지만 돌이켜 보면 경제적으로 부담도 적고 마음대로 씹어 먹을 수 있고 아픈 통증도 없어지고 있으니 한마디로 표현하면 누이 좋고, 매부 좋고, 얼씨구 좋구나 였습니다.

사실 풍치가 생기기 전에는 치아의 고마움을 전혀 몰랐습니다.

막상 잇몸이 파이는 풍치로 고생하다 보니 치료할 방법도 없고 하여 걱정이 태산 같았지만 다행히도 하느님이 보우하사 훌륭한 의사 선생님을 만나 풍치를 뽑지 않고 교정을 받고 보니 더욱 더 고마움을 느꼈으며 건강한 치아가 얼마나 중요한지를 다시 한번 인식하게 되었으며 이로 인하여 치아를 더욱 사랑하게 되어 지금은 철저히 치아 관리를 하고 있습니다.

끝으로 이 글을 쓰게 된 동기는 현재 50세 이후에 있는 중년부터는 잇몸을 파먹는 풍치를 앓고 있는 환자가 있을 것이라고 판단되어 이러한 체험과 경험을 못 쓰는 글이라도 알리어 다같이 노후의 즐거운 삶을 살도록 알려 드리고 싶어 펜을 들었습니다.

평소에 치과의사를 자주 접해 봤지만 치아를 사용할 수 있을 때까지 최선을 다하여 치료하여 사용도록 권유하고 있는 의사보다 무조건 뽑고 새로운 치아를 해 넣는 것을 권유하는 의사가 더 많다는 사실. 어떤 의사가 진정한 의사인지?.........

이번 턱디스크 교정은 치료 될 수 있다는 믿음 가운데 의사의 지시를 충실히 이행함으로써 얻은 결과라고 생각되며 턱디스크 교정의 믿음이 오복 중 하나인 음식을 잘 씹어 먹을 수 있도록 인도 하여 주신 하느님께 진심으로 감사를 드리며 이를 교정하여 주신 조주온 원장님께 깊은 감사를 드립니다.

새해에는 더욱 더 저와 같은 풍치 환자가 많이 교정을 받아 오복 중 하나인 먹는 기쁨을 다같이 누릴 수 있기를 간절히 기원합니다.

풍치 환자 임OO 올림

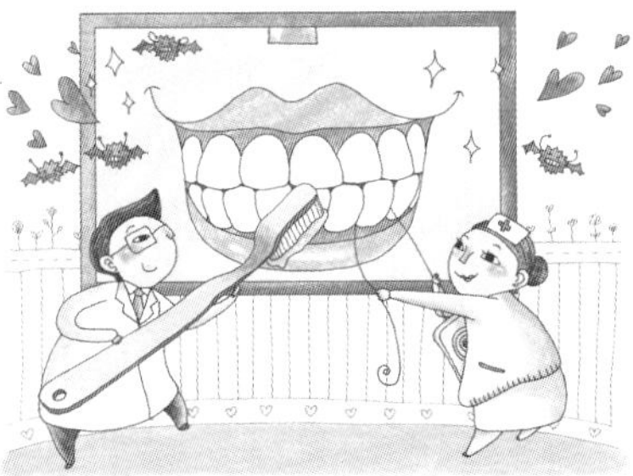

만성피로. 빈번한 충전물 탈락

"믿고 구하는 기도는 앓는 사람을 낫게 할 것이며 주님께서 그를 일으켜 주실 것입니다. 또 그가 지은 죄가 있으면 그 죄도 용서를 받을 것입니다."(야고보 5장 15절)

이 글을 쓰는 것은 치아로 인하여 불편과 어려움을 겪는 모든 이들에게 조금이나마 도움이 될까하여 씁니다.

내가 조주온 치과를 찾은 동기는 다른 치과에서 떼운 치아가 한달이 멀다하여 자꾸만 빠지는 불편 때문에 2003년 2월 달에 조주온 치과를 갔는데 윗니, 아랫니쪽의 어금니를 덧 씌우는 보철방법으로 땜질로 인한 불편함이 없을 것 같아 또 근원적인 치료방법 이라는 설명을 듣고 턱 교정을 시작 했었다.

세월이 흐를수록 치아의 틈새가 생겼지만, 이 교정방법 후에는 식사할 때에도 음식물의 이물질들이 치아 사이에 끼이지 않아 좋을 뿐 아니라 얼굴의 혈색도 밝고 투명하게 되었으며 평상시에도 두통이 있었는데 머리도 맑아지고 두통이 사라졌다.

서울 강남의 ㅈ한의원에서 척추교정을 할 기회가 있었는데 그때에 척추교정을 하기 전에 턱교정을 권하는 원장님의 말씀을 듣고 전주의 조주온치과에서 턱교정을 한 상황이여서 얼마나 다행인지 모른다.

차츰, 자세도 바른 자세가 되었고 엑스레이 사진에는 척추 디스크가 손가락 한마디 정도 나와 있었지만 통증이나 생활 중에 불편을 전혀 느끼지 않았다.

2년 후, 조주온 원장님께서 해 주신 2차로 업그레이드된 턱 교정기를 사용하게 되었는데 처음에 느끼지 않은 여러 가지 명현반응들이 있었다.

일시적인 현상 이기는 하지만 혈압과 혈당이 불규칙하게 기복이 심한 명현반응이 몇 번의 주기로 반복하다가 그 후에 혈압과 혈당도 정상으로 되돌아왔다.

가끔, 오른쪽 잇몸에 염증들도 자주 있었는데 소화기계통의 명현반응들로 다 치유되었고 속도 편안해졌다.

그리고 나도 모르게 앓고 있었던 종양이 있있는지 하혈이 두 차례 있어 놀라 부인과 병원에서 여러 가지 검사를 했지만 아무 곳에도 이상이 없는 명현반응 이였다는 것을 알았고 그 후 가뿐함과 깨끗이 나았다는 홀가분한 느낌을 받았다.

요즈음은 척추를 바르게 하기 위하여 침대에 오동나무 평판도 깔고 기능성 목베개를 사용하면서 몸이 아주 편안하고 잠도 잘 자고 있다.

10년 전에는 조주온 치과에서 사랑니를 뽑았는데 현대 치유법은 사랑니도 조물주가 준 것이기에 그대로 간직하면서 살아야 한다는 말이 맞다고 생각한다.

사랑니를 덧 씌우면 염증도 생기지 않을 뿐 아니라 음식도 잘 씹을수 있고 있는 그대로 잘 간직하는 것이 하느님께서 우리에게 불필요한 것을 주시지 않았다는 것을 새삼 깨닫게 한다.

이○○(안나) 드림

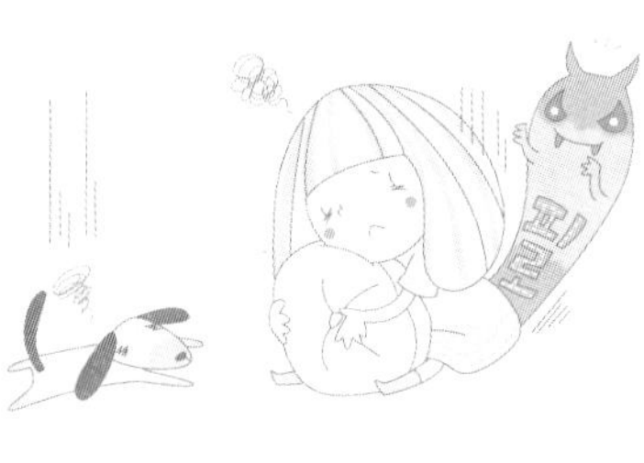

턱관절과 질환과의 관계

나는 요통으로 거의 15년을 고생했다. 그동안 정형외과에서 물리치료, 한의원에서 침 맞고, 스포츠 마사지, 경락 마사지, 부항, 수지침 요법, 카이로 프라틱 등 여러 가지 방법으로 치료를 받았으나 계속되는 통증으로 그동안 많이 힘들었다.

턱관절이 몸의 질환과 관계가 있는 것에 대해서는 2005년 3월에 딸이 턱에서 소리가 난다고 하여 서울 K대학병원에 가서 진찰결과 턱이 무턱이라고 하여 턱 수술과 치아교정을 받아야 된다고 해서 MRI까지 찍었으나 턱 수술을 받는 것이 너무 걱정되어 남양성지에 기도하러 갔다가 신부님께서 수술하지 않고 고칠 수 있는 방법이 있다고 하여 전주 조주온 치과를 찾게 되었으며 턱 교정으로 질환을 고칠 수 있다는 새로운 사실에 많은 관심을 갖게 되었고 놀라웠다.

딸 치료를 받으면서 나도 X-Ray 사진을 찍고 진찰결과 상악전치가 하악전치를 많이 덮고 턱 디스크가 3mm여야 하는데 왼쪽, 오른쪽이 0.3, 0.5mm 여서 몸이 여러 가지로 나빠(요통, 만성피로, 짜증나는 것, 우울한 것 등) 턱관절 치료를 받아야 한다고 해서 받는 중이다.

딸은 교정기를 끼고 보철장치를 한 상태로 현재 턱에서 소리가 나지 않고 나도 밤에는 교정기를 끼고 양쪽 다리에 모래주머니 2kg을 차고 잔다. 치료를 받으면서 희한한 것은 몸에 나타나는 변화였는데 처음에 교정기를 끼자 가스가 굉장히 심하게 나오고 아침에 교정기를 빼면 입에서 악취가 났었다. 이것은 위가 안좋아서 나타나는 현상이라고 했고 원래 나는 입안에 침이 별로 없어 그것이 정상인 줄 알았으나 지금은 교정기를 끼지 않는 낮에도 입안에 침이 고여 있다. 그리고 온 몸이 너무 아팠고 왼쪽이가 위 아래로 많이 시려서 레진을 했고 몸의 독성을 없애기 위해 아침, 저녁 공복에 숯가루 1tea spoon, 된장 반 수저를 먹었다. 그 결과 이 시린 증상이 없어지고 몰랐는데 이는 간기능이 회복되는 것으로 올리브 오일을 바르니 거짓말처럼 가려운 증상이 없어졌다. 그리고 기침을 몹시 했었는데 병원에 가지 않고 나았다.

현재는 뇌의 혈액순환이 잘 될 수 있도록 어깨부터 배게를 베고 양쪽 다리에 모래주머니를 차고 양 옆에 황토 벽돌로 보정벽을 만들어 잔다. 나의 잠자는 습관은 옆으로 자는 것이 더 편하여 옆으로 잘 잤고 자세가 삐뚤어져서 골반도 틀어진다. 바른 자세가 참으로 중요함을 알면서도 잘 안된다. 이제 어쨌든 코 골던 것도 없어지고 우리 몸의 질환을 치아를 치료함으로써 고칠 수 있다는 것이 참으로 신기하고 내 몸의 변화에 놀라울 뿐이다.

또 앞으로 내 몸에 어떤 증상이 나타날지 궁금하고 이러한 방법으로 치료 받을 수 있도록 인도하여 주신 주님께 감사드리며 육신과 영혼의 치유가 같이 이루어져야 한다면서 말씀을 매일 매일 외우고 내 것으로 하고 검은 말에서 흰 말, 긍정적인 칭찬의 말을 할 수 있도록, 내안의 욕심을 버릴 수 있도록 비~인 마음이 될 수 있도록 일깨워 주신 원장님께도 감사드린다.

안구 건조증, 결막염, 만성피로

저는 눈이 뻑뻑하고 심한 피로감을 느끼는 증상이 오랫동안 지속되어 안과에 가면 의사선생님은 심한 피로와 스트레스로 인한 증상이라고 했지요. 몇 달동안 안과치료를 받았지만 별로 효험이 없었고, 직장생활을 하는지라 쉴 수도 없는 형편이었답니다. 그러던 중 조주온 원장을 만나게 되었습니다. 조원장은 어릴 때부터 친한 친구라 저는 친구의 말을 듣고 턱관절을 교정하고 교정기를 하게 되었지요. 처음에는 적응이 되지 않아 식사시 저작작용과 턱관절부분이 자연스럽지 않음으로 인한 많은 어려움을 겪었습니다. 하지만 꾸준히 중단하지 않고 열심히 조원장을 믿고 실천한 결과 눈의 상태도 좋아지고 피로감의 증상이 훨씬 완화되었습니다. 활기를 되찾고 집중력도 좋아져 뒤늦게 공부를 시작하였으며 성취감을 느끼며 생활하게 되었지요.

그렇게 되자 딸, 아들, 그리고 맨 나중에 남편까지 우리 가족 모두 턱교정을 하게 되었습니다. 딸의 경우 이가 겹쳐나서 치아교정을 하려고 했는데 턱교정으로도 교정이 된다고 하여 시작하여 지금 치아상태가 양호합니다. 그리고 우리 아이들은 거의 병원 치료를 받지 않고 건강하게 생활하고 있습니다.

저는 지금 6년동안 하루 평균 3시간여 거리를 통근하고 있지만 건강한 상태이고, 내가 건강을 자부한다기보다는 다른 사람들이 참 건강체라고 인정해주고 있습니다.

남편 역시 건강에 걱정없이 지내고 있으며, 우리 가족 모두 건강하게 지내게 된 것은 턱교정을 알게 되었고, 턱교정을 하게 된 덕이라고 생각됩니다.

저희 부부처럼 행복하세요

광주광역시에서 박○○

요즘 저는 설거지나 빨래를 하면서 성가

'나 같은 죄인 살리신 주님의 은혜' '주하느님 지으신 모든 세계'를 큰소리로 부르는데 부르노라면 어느새 집안일이 끝납니다.

저희 부부는 인천에서 이곳 광주로 5년 5개월전에 남편의 회사 발령으로 이사왔습니다.

1999년 어느날 남편이 출장중 회의 도중에 쓰러졌다는 소식을 듣고 저는 비행기안에서 하느님께 남편을 살려 달라고 간절히 기도드렸습니다.

주님께서는 기도를 들어주셨고 남편은 의식을 회복하여 처방전에의해 혈압약을 먹는 환자가 되었는데 그 약의 여러 가지 부작용들로 남편은 기운없는 괴로운 날들을 보내게 되었습니다.

그러던 어느날 남편은 회사 사장님께서 허리가 몹시 아팠는데 전주의 턱디스크를 치료하는 치과에 가서 치료받은 후 몸의 상태가 너무 좋아 졌다는 사장님의 말씀을 듣고 남편 혼자 전주에 가서 교정을 받고 교정기를 열심히 끼우는 것을 보고 저는 처음엔 반신반의 하였습니다.

이제껏 치과 치료를 해서 혈압이 좋아진다는 말을 들은 적이 없었기 때문입니다.

그러면서도 저도 그 치과에 가서 검사를 받아 보았습니다.

치과 선생님은 제가 잘 때 귀가 눌려서 현기증 증세가 있고 침이 적어서 갱년기 증세와 갑상선이 커져 있다는 말씀을 하셨지만 건강에 관한한은 자신만만했던 저 였기에 구두쇠마음으로 치료를 받지 않고 그냥 집으로 돌아왔습니다. 남편이 생기를 찾게되자 참 신기하다고 생각하고 2-3년이 흘렀습니다.

어느날 새벽 저는 전날 사온 구두를 신어보려고 엎드린 순간 갑자기 머리가 팽팽돌며 팍 쓰러졌다가 벌떡 일어나 정신을 차리며 내가 왜 이럴까 하고 깜짝 놀랐습니다.

그러면서 노란물을 토하기 시작했습니다.

죽음을 맛본 기분으로 저는 눈물이 나왔습니다.

순간 저는 전주의 조 선생님 생각이 났습니다.

그래서 부랴부랴 전주의 조주온 치과에 갔습니다. 잠 잘 때 귀가 눌려 평형감각에 이상이 왔고 뇌로 가는 혈액이 적은 것과 관련이 있다고 했습니다.

치과에서 물리치료를 받는 도중 저는 너무 아프고 또 제 자신이 바보 같아서 엉엉 울었습니다.

돌아오는 길에 그 분이 쓰신 수기를 운전하는 남편에게 읽어 주었는데 한 말씀 한 말씀이 제 마음에 와 닿아 눈물을 흘렸습니다.

하느님께서는 너무나 저를 사랑하시어 또 이렇게 깨닫게 해주시고 조 선생님을 통하여 건강하게 해 주셨더군요.

한시도 집에 안 있고 밖으로만 나가는 제가 이제는 차분한 마음과 생각하는 사람으로 바뀌어 가고 있습니다.

늘 기운이 없던 남편이 이제는 혈압약도 끊고 새벽이면 엘리베이터를 열심히 청소하며 이웃을 위해 봉사하고 있으며 그날 그날의 복음 말씀을 노트에 적으며 저에게 말씀을 이야기해줍니다.

세상의 힘든 것들을 말씀을 통하여 위로 받고 있습니다.

이 또한 선생님의 조언으로 이루어진 것이며 그렇게 함으로써 마음의 평화를 찾게 된 것입니다.

어려울때 답답할 때 저는 하느님 다음으로 직접 말씀해주시는 조 선생님이 있어 행복합니다.

그 분의 체험이 저에게로 전달되고 또 실천하고 이웃에게 전파하지요.

이세상 어떤 어려움도 이겨나갈 영육의 건강함을 되찾았지요.

저 같은 죄인이 보잘 것 없는 제가 사랑하나만 가지고 소년 레지오 '기쁨의 샘' 과 어느덧 5년이나 함께 했지요. 유치부 애기들과 같이 놀면서 기쁨을 맛보게 해주신 하느님, 광주 광역시 광천동 성당을 잊지 못할 것 입니다.

이제 저희 부부는 이곳 광주에서 5년 5개월의 생활을 마치고 주님의 크신 은혜로 어머니 고향인 수원 영동이란 신도시로 발령을 받고 제 외삼촌과 이모님 가족들의 구원 사명을 띠고 가게 되었습니다. 그 가족들은 아직 하느님을 모르십니다. 그러나 하느님께서는 제 소망을 이루어 주시리라 믿습니다.

당신의 큰 은혜로 복음 전파의 도구로 저를 써 주십시요.

유혹에 빠지지 않도록 주기도문을 생활화하며 용감하게 살겠습니다.

조 선생님께 이 글로나마 감사드립니다. 앞으로 펼쳐질 주님의 무한하신 사랑을 기대해봅니다.

아멘

안녕 하십니까

저는 신앙인이지만 항상 믿음이 부족해서 어떻게 하면 주님과 가까워질 수 있는지 항상 생각하고 살았었습니다. 다행히 고교 때부터 전주 중앙 성당에서 대건 안드레아 성가대에서 활동을 하였고 군 제대 후 선배의 소개로 전동성당에서 글로리아 성가대에서 활동을 했습니다. 하느님을 찬미하면서 노래 부르는 것이 좋았고 특히 라틴어로 된 노래가 그렇게 좋을 수가 없었습니다. 저에게 불행은 대학교 때에 찾아 왔습니다.

이상하게 이유도 없이 몸무게가 늘고 얼굴이 붓기 시작하더니 몸무게가 90kg에 육박 하는 몸을 지니게 되었고 입이 자꾸 마르는 소갈증이 너무도 심해 병원에 갔더니 당뇨병이라는 판정을 받게 되었습니다.

간신히 학업을 마치고 정밀검사를 받기 위해 대학병원에 가서 MRI 촬영과 모든 검사를 받아보니 우울증과 비뇨기과적인 고환 위축증(무정자증), 뇌종양이라는 결과가 나왔습니다.

거기에다가 눈도 잘 안보이고, 피곤하고, 변비도 심했으며 항상 이명증에 시달려 왔는데 누나의 소개로 조주온 치과에 가서 턱디스크라는 진단을 받게 되었습니다. 처음에는 교정기를 끼고 잠이 잘 안 왔는데 지금은 잠도 잘 올뿐만 아니라 당뇨도 해결되어 (당뇨 수치도 정상이고 소갈증도 없어짐) 더 할 나위 없이 기쁘게 잘 지내고 있습니다. 이명증도 사라지고 피곤함과 뇌종양 증세도 감쪽같이 사라지게 된 것 입니다. 하지만 지금도 치료받고 있는 시점에서 새로운 몸의 이상이 생겨 저를 곤혹스럽게 하고 있습니다.

소변의 양이 적게 나오고 한번은 감자를 깍다가 잠깐 몸을 수그렸는데 쓰러져서 뒤로 주저앉은 것 이었습니다. 그리고 몸 경련도 생기고 변비는 여전히 개선이 안 되고 있습니다.

조주온 선생님께서 제가 치과에 갈 때마다 어떤 상황을 얘기하면 적절한 처방을 해 주시는데 실천을 못해서 더 병이 확대 된 것 이 아닌가 하는 생각도 듭니다. 지금도 계속 담배를 끊으라고 하시는데 지금까지도 끊지 못 해 당뇨 합병증으로도 인해 치아를 잃고 틀니를 하고 있습니다.

아무쪼록 치료를 하고자 하는 분이 주위에 계신다면 항상 성서구절을 인용하시면서 전도하시는 조주온 원장님을 믿고 성실과 인내로 그 분의 한가지 말씀을 따르라는 것 입니다.

알레르기성 비염

그렇게 매섭던 추위도 지나가고 조석으로 제법 따뜻한 춘풍이 부는 어느 2월 말경.

아내는 오늘 치과에 다녀왔는데 좀 들어 보라며 무척이나 나를 재촉했다.

카톨릭 센타에서 같이 성서공부를 하는 형님의 딸이 치과를 하는데 신심이 매우 깊고 보통 치과와는 다른 곳 이라는 것이다. 그맘때 나는 임프란트 치료를 위해 6개월가량 제자가 운영하는 치과에 다니고 있었기 때문에 내가 알아서 하고 있으니 당신이나 치료를 잘하라 하고 이야기를 들으려 하지 않았다. 그래도 아내는 저녁밥상을 앞에 놓고 보통 치과와는 다른 것이 많으니 선생님을 만나보고 이야기를 들어 보라고 계속 설득을 하였다.

나는 알레르기성 비염을 오랫동안 심하게 앓고 있어서 콧물과 눈물로 인해 수업을 제대로 진행 할 수 없을 정도의 고통의 나날을 보내고 있었던 중이라 이야기를 한번 들어 보기로 했다. 치과에 찾아 간 나는 식습관부터 자는 자세에 이르기까지 모두 치아와 연관되어 있기 때문에 턱을 교정해주면 문제가 해결될 것이라는 아주 간단한 이야기를 듣게 되었다. 즉, 몸의 독소와 병은 자연 치유 능력에 따라 좋아지는데 치아를 높여 턱관절을 교정하여 생활하면 분명히 좋아지며 나아지지 않으면 다시 원상복귀를 시키면 된다는 것이다. 워낙 알레르기성 비염으로 고생하고 있던 터라 본래 다니고 있던 치과에서 들어간 치료비용 350여만원을 포기하고 시술에 응하게 되었다. 시술 후 여러 가지 어려움이 있었지만 약 2-3개월이 지나면서 비염증세가 눈에 띄게 호전되기 시작 하였고 그에 따라 근력이 좋아짐을 느낄 수 있었다. 다만 음식을 마음껏 씹어서 삼키지 못해서 소화의 문제를 느낄 수 있었는데 소화를 돕는 침의 분비가 좋아져 차츰 해결이 되어갔다.

턱교정술은 나에게 건강한 삶을 찾아주었고 제2의 인생을 가져다 주었다.

지금도 건강한 몸을 유지하기 위해 조주온 원장님이 권하는 청국장 가루, 숯, 감식초 등을 열심히 복용을 하고 있다. 이제는 교정기를 끼지 않으면 이상할 정도로 잠을 자기 전에는 마우스피스를 끼고 자는 것이 생활화 되었다.

이번 기회에 조주온 원장님께 진심으로 감사를 드리며 이런 계기를 만들어 주신 하나님께 감사와 원장님의 건강을 위한 기도를 함께 드립니다.

김○○ 드림

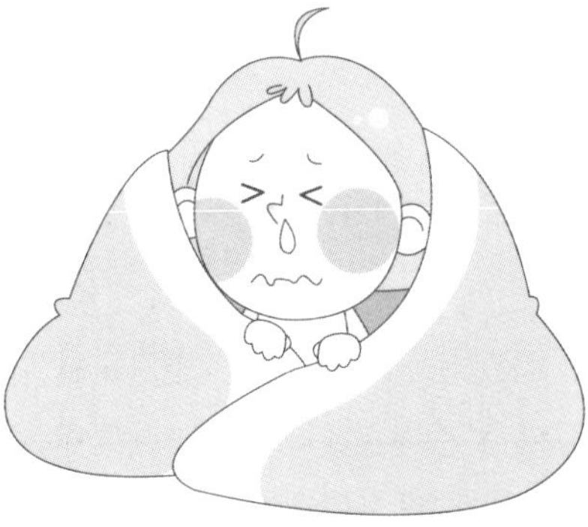

안녕하십니까

저는 서울에 거주하며 쉰하나의 중년 남성입니다.

비교적 건강한 제가 평소에 앓아왔던 치질 질환이 악화되어 치료를 받기위해 검사를 거쳐 수술을 받기위해 날짜를 정해 대기하던 중에 저와 같은 천주교회 교우분이 저의 소식을 들으시고 전주에 있는 조주온 치과에 가서 치료를 받으라고 권유를 하였습니다.

그러나 저의 상식으로 치과와 치질질환과는 전혀 관계가 없는 것이었기에 고맙기는 했으나 대수롭지 않게 여겼습니다. 그런데 몇 차례 만날때마다 강력하고 심각하게 권유를 해서 수술날짜를 잡은 2005년 2월 28일 당일 수술을 보류하고 그날 바로 전주 중앙 성당 맞은편에 있는 조주온 치과를 찾아 갔습니다.

평소 위 아랫니의 어금니 충치를 앓아 왔고 젊었을때 앞니 네 개를 해 넣은 관계로 입을 벌려 웃기를 조심하여 왔었던 터였고 입냄새 때문에 고민하였었으나 원장 선생님의 진찰 설명을 듣고 신뢰하여 무조건 치료를 따랐습니다. 턱관절을 교정 받으며 그동안 먹어 왔던 약을 일체 안 먹고 숯 먹고 된장 먹으며 생수와 더운 물을 때 맞춰 먹으니 약 3개월 지나니 입냄새는 사라지고 이가 시려 찬음식, 과일등을 어렵게 섭취하였으며 양치질할 때 아프고 시렸던 것이 나았으며 뒷머리가 땡기며 무겁게 머리가 아팠던 증세가 사라지고 언제부터인지 머리가 맑아 졌습니다.

또한 나이 먹으면 으레히 얼굴 모양이 변형되는 것으로 착각하며 판단해 왔었던 오각형이 된 얼굴의 모양이 아래턱이 원위치로 회복됨으로 얼굴이 본래의 잘 생긴 모습대로 돌아 왔으며 코골이를 기가 막힐 정도로 (참고로 수면중에 기도가 막혀 자다가 답답하여 깨어나는 증상) 심하게 하여서 수많은 사람에게 민폐를 끼쳐 외부에서의 잠자리를 꺼

렸었으나 코를 골지를 않게 되었습니다.

뱃살이 엄청 들어가고 빠졌으며 기억력이 좋아졌고 치질의 심하였던 증상은 큰 무리가 없습니다. 이제 치료를 시작한지 9개월인데 이 정도면 앞으로 완치되리라고 믿습니다.

원장님은 마음이 편해야 하고 잠을 반듯하게 자야 한다고 하시는데 앞으로 노력할 것입니다.

세상에 별일도 다 있구나 싶어 하느님께 깊은 감사와 영광 올리며 조주온 원장님께 진심으로 머리 숙여 감사드리는 것을 말로 어떻게 다 표현을 하겠습니까!

돈으로 어떻게 환산을 하겠습니까!

요즈음은 속으로 너무 기쁘고 옹골지고 기분 좋아 웃고 슬프고 억울한 일이 있어도 감사하며 살아가고 있습니다.

저처럼 육체의 어느 부분이라도 고통이 있으신 환자분들이 조주온 치과에 가시면 조 원장님의 자신 있는 의술로 모두가 완쾌될 수 있을 것 같은 생각이 듭니다.

그러나 이 의술을 사람들에게 말하면 저를 이상스럽게 쳐다 보기 때문에 저는 병원에서 도저히 어찌할 수 없는 환자에게만 말을 해줍니다.

제 마음속에 전주는 즐겁고 고맙고 신기한 곳이 되어있습니다.

■ **좋아진 점** : 치질의 통증, 구취, 코골이, 과민성 치아, 두통, 얼굴과 복부 비만

서울 홍제동의 이○○

이제는 희망찬 가족이 되었어요

한 가정에 아이가 태어나면 아이는 온 집안의 관심과 사랑을 받으며 성장하고 부모는 건강하고 똑똑한 아이로 키우겠다는 다짐을 할 것입니다.

그런데 우리 집 둘째 아들은 더 많은 관심과 사랑을 받고 싶어 하는 아이였던 것 같습니다. 1997년 모 종합병원에서 제왕절개를 하여 체중 3.36으로 태어난 둘째 아들은 태어나자마자 생명이 위험하다는 의사 선생님의 통보로 우리 부부는 너무 놀랐습니다. 저는 일주일후 퇴원하였으나 아들은 신생아실 인큐베이터에 남아 정밀검사를 받게 되었습니다.

아들의 "세상과의 첫 만남이 온갖 검사로 얼마나 놀라고 있을까" 하는 미안함과 안타까운 마음으로 매일 초유를 가지고 면회를 가면서도 "아이가 퇴원하면 큰아들처럼 건강하게 자라겠지" 라는 평범한 생각을 했었습니다.

20일 동안 온갖 검사를 마친 후 "뇌수종" 이라는 진단이 내려졌고 앞으로 정기적으로 검진을 하며 지켜보자는 소견을 받고 둘째 아들을 품에 안을 수 있었습니다.

그런데 100일 조금 지나 탈장으로 입원하고 수술을 받고 10개월 후엔 소변에 고름이 묻어나와 종합병원에 재입원하여 소변 검사와 CT 촬영을 하여 "요로 감염"의 진단을 받게 되었습니다. 10일 동안만 항생제를 맞으면 된다는 의사 선생님의 말씀에 안심을 하고 지내다가 갈수록 줄어들어야 하는 고름이 오히려 더 많이 기저귀에 묻어 나오는 상황을 지켜보며 더 이상 시간을 보내면 안 되겠다는 결단을 내리고 주치의 선생님의 반대를 무릅 쓰고 바로 서울에 있는 S 의료원 응급실로 입원을 시켰습니다.

태어나면서부터 했던 모든 검사를 다시 하고 MRI 로 온 몸을 찍어본 결과, 이럴 수가! 신장 옆에 성인의 주먹만한 고름 주머니가 있다는 것이었습니다.

바로 수술에 들어간 병명은 "뮬러 잔류관 제거수술" 이라고 했습니다.

또 심장 초음파에서는 "이판성 대동맥 판막", 머리 MRI에서는 "뇌수종" 으로 진단이 내려졌고 정기검진을 하며 지켜보자는 의사선생님의 말씀이 있었습니다. 검사 때마다 먹는 수면제와 마취 그리고 두 번의 수술로 돌도 지나지 않은 아이가 얼마나 놀라고 아팠는가를 생각하면 지금도 가슴이 저립니다.

자라면서도 성장이 늦고 고열과 천식으로 종합병원에 자주 입,퇴원을 반복 하던 중 이제는 유치가 나면서부터 버석거려 치아의 형태가 없어지는 것이었습니다. J 대학병원 소아치과의 진찰결과 유치의 어금니는 모두 씌우고 다른 치아는 코팅을 해야 한다고 했습니다. 당장은 감기가 심해 폐가 약하였기 때문에 한번의 마취로 중이염이 심했던 귀에 튜브를 삽입하는 이비인후과 수술과 오른손의 가운데 손가락을 펴는 정형외과 수술, 그리고 치과 치료를 한번에 하려고 마침내 7개월 만에 날짜를 잡았습니다.

수술을 하는데 마취시간이 초과하여 치과치료는 완료를 못하고 아래 치아만 치료를 하고 중단을 했습니다. 윗 치아는 날짜를 잡아 다시 씌우기로 했는데 도저히 더 이상 아이를 고생시켜서는 안되겠다 싶어 치료를 차일피일 미루던 중 남편이 유아 교육과 교수님께서 말씀 하시더라 면서 중앙 성당 맞은편 "조주온 치과" 에 가보라는 것이었습니다.

남편이 먼저 상담을 했는데 아이 치료에 도움이 될 것 같다며 아이를 데리고 상담을 해보라는 말을 듣고 저는 지푸라기라도 잡는 심정으로 치과를 찾아가 "소아 턱디스크" 교정치료의 원리를 듣고 아토피로 고생하고 있던 큰 아들과 문제의 둘째 아들의 치료를 시작했습니다. 마음의 결정을 내린 이유는 치료의 원리가 입에서 나오는 침과 뇌에서 나오는 호르몬으로 온몸의 비정상을 정상으로 유도해 준다고 말씀하셨기 때문이었습니다.

놀랍게도 큰 아이 아토피 증상이 점점 사라지고 작은 아이는 치료 후 바로 명현반응이 시작되었습니다. 치과치료를 받은 그날 치과 문턱을 넘자마자 고열이 나고 힘이 빠지더니 귀에서 진물이 상당히 오랫동안 나오는 것이었습니다. 원장님은 교정 후에는 혈액순환이 되면서 열이 날것이고 옛날 아팠던 부분들이 다시 다 나타날 것이라 하셨는데 고열 증상이 심하게 반복되어 불안해서 말씀드리면 잠 자세와 식습관, 고약 처방과 함께 변함없는 밝은 음성으로 아픈 몸이 건강해지려고 그러는 것이니 엄마가 해주는 음식을 먹이며 사랑으로 아이를 잘 보살펴 주면 다 호전될 것이라는 말씀을 하셨습니다.

시간이 흐르면서 신기한 변화들이 둘째 아이에게서 보이기 시작했습니다. 약한 치아로 급하게 삼켰던 음식 때문에 자주 체했던 증상과 천식으로 감기만 걸리면 쌕쌕거리는 증상, 모세기관지염 때문에 근처의 이비인후과와 소아과를 전전하다가 종합병원에 입원해야 했던 과정들이 줄어들기 시작했습니다.

턱디스크 교정치료 약 1년 후 부터는 날 때부터 아팠던 증상으로 병원에 정기검진을 가지 않아도 되었고 병마와 잘 싸워 이겨준 사랑스런 아들을 바라보며 웃음을 되찾게 되었습니다.

특히 엄마인 저는 저희 집의 보석중의 하나인 둘째 아들을 키우면서 마음 가짐이나 세상을 바라보는 눈이 많이 달라졌습니다.

아이의 변화를 보고서야 비로소 저도 제 건강을 되돌아 보게 되었습니다.

저 자신도 만성질환이 되어버린 마른기침, 위장병, 편두통, 몸 한쪽의 저림 증상이 있어서 턱디스크 교정치료를 받았는데 이제 모든 병들이 말끔히 낫게 되었습니다.

지금 마음이 평화로운 상태에서 생각하니, 4년 전 조주온 선생님과 저희 가족의 만남은 한 가정의 새로운 출발이었던 것 같습니다.

병마와 싸우다 지친 환자와 그 가족들에게 절망을 희망으로 바꾸게 하시는 따듯한 모성애와 치과의사 인지, 한의사 인지, 정형외과의사 인지, 내과의사 인지 구분이 되지 않는 우리 선생님, 그리고 치과는 종합병원이라고 하시는 박식한 선생님의 따뜻한 손길을 느끼는 환자들은 행운이고 행복의 시작이라고 저는 자신 있게 말할 수 있습니다.

전주 서신동에서 두 아이의 엄마가

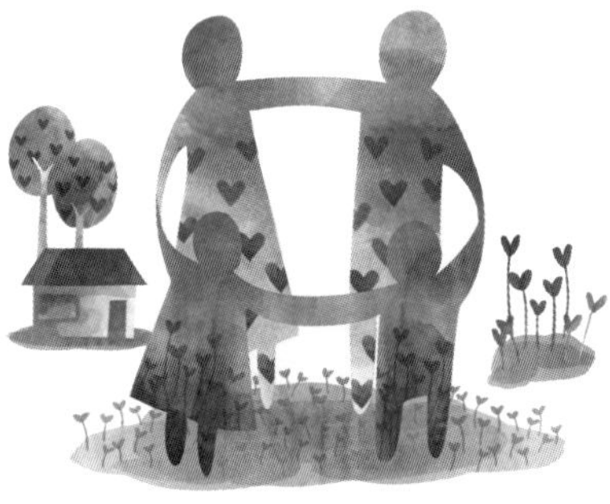

우울한 성격, 간질

저희 아들은 32살의 청년입니다.

약 15년전 고등학교 때부터 자면서 경련을 1년에 한번, 두 번 하기 시작하더니 몇 년 후부터는 며칠 간격으로 하고 체력이 약해졌을때는 자주 하게 되었습니다. 병원 약을 먹으면서 직장도 못 다니고 불면증에 세상을 비관하고 부모 원망하는 삶이었습니다.

부모로서 그 동안 할 수 있는 것은 다 해 보았습니다.

조상님들의 산소가 잘못 되었다고 해서 시할머니와 시아버지 묘까지 옮겨 모셨습니다. 어느 분이 기도 잘하신다고 하면 기도 받으러 이곳저곳 찾아 다니기도 했습니다. 침도 맞고 이런 저런 좋다는 약도 먹여도 보고 참으로 돈도 많이 버렸습니다. 생활은 어렵지만 어떻게든 낫게 하려고 애를 섰습니다. 그러던 차 지금으로부터 4년 전 전주의 조주온 원장님의 턱교정 말을 듣고 무조건 해보자고 마음먹고 치료를 시작 했습니다.

그땐 아무런 희망이 없었기 때문이었습니다.

턱교정을 시작하면서 병원 약을 끊고 숯과 된장을 먹게 하니 차츰 차츰 좋아지기 시작했습니다. 성격도 밝아지고 경련도 한 달에 한번 할 때도 있고 두 달에 한번 할 때도 있지만 약 없이 활동한다는 것 자체가 저는 감사했습니다. 그러나 원장님께서는 제 아들을 볼 때마다 속상해 하십니다.

반듯하게 자는 것과 담배 끊는 것을 항상 강조 하시지만 저희 아들은 현재 실천하지 못하고 있습니다.

원장님께서 시키는 대로 노력하면 저희 아들은 완쾌 되리라고 믿습니다.

원장님이 저희에겐 평생 은인입니다.
은인을 위해서 저는 항상 기도드리고 있습니다.

좋아진 부분 : 우울한 성격, 간질

부○ 공○에서 루시아

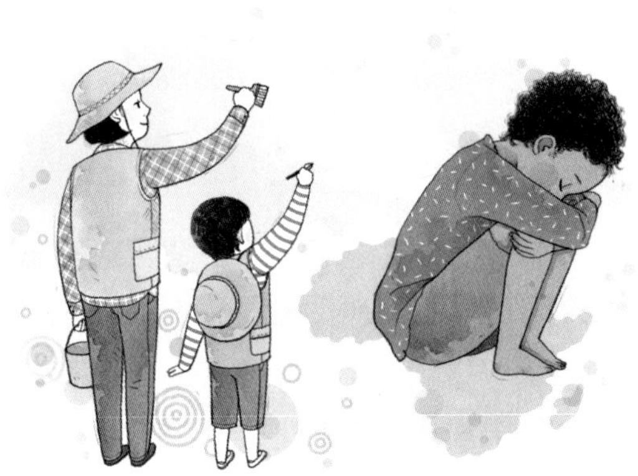

어느 신부님의 글

김○○ 신부님

외국에서 10년간 생활하면서 몸이 많이 부수어졌다. 귀국 후 친한 한의원 원장님이 내 맥을 짚어보고 맥이 뛰지 않는다고 했다. 그때에도 그게 무슨 소리인가 신경쓰지 않았고 그 의미도 제대로 몰랐다. 변비와 불면증으로 균형이 깨지기 시작했던 내 몸을 일깨우기 위해 여러 명의 유명한 사람을 만나 치료에 보탬이 되고자 하였다. 아마 건강에 조금은 도움을 받았으리라. 그러나 결과는 내 건강이 더 악화되었다. 나이가 들면서 치아와 잇몸이 나빠지고 혈압약, 콜레스테롤 약, 그리고 수면제까지 복용해야만 하는 처지가 되었다.

2008년 가을에 우연히 조주온 치과에 가게 되었다. 그때는 내 치아나 건강을 위해서가 아니라 조카와 건강을 상의하러 들린 것이었다. 그곳에서 원장님의 설명을 들은 후 집에 돌아와 마음의 결정을 하고 그 후 치료를 받게 되었다. 아랫니 8개를 씌웠다.

한 달 동안은 말을 할 수가 없어 답답하였지만 원장님이 지도하신 대로 약은 다 끊고 간단한 운동, 달리기, 바른 자세 필요한 치약 등을 사용하면서 나 나름대로 적응해 나갔다. 3개월이 지난 후 말을 정확하게 할 수는 없었지만, 어느 정도 적응이 되는 듯 했다.

그 후 등산도 가고 기운동도 하면서 건강에 대해 나름대로 신경을 썼다고 생각한다. 1년 후에 정기 검진을 받기 위해 갔는데 그때는 치료가 모든것이 완료된 것으로 착각하고 있었다. 그러나 윗니 6개를 더 씌워야만 했다. 꼼짝못하고 치료를 받고 그리고 권투선수처럼 잘 때에는 마우스피스를 끼고 잠을 청할 수 밖에 없었다. 그 후에도 몇 번 치과에 검진하러 다녀오곤 했다. 그리고 시간은 흘렀다.

비로소 내가 몸이 건강해졌다고 느낀 것은 2년 전부터였다. 머리도 가볍고 잇몸도 좋아지고 치아도 별 문제가 없어 잠을 잘 자고 산보하고 등산도 하고 아침저녁으로 기체조도 하면서... 또 기도하고 일하고 책을 읽고... 하루하루 꾸준하게 생활해 가고 있다.

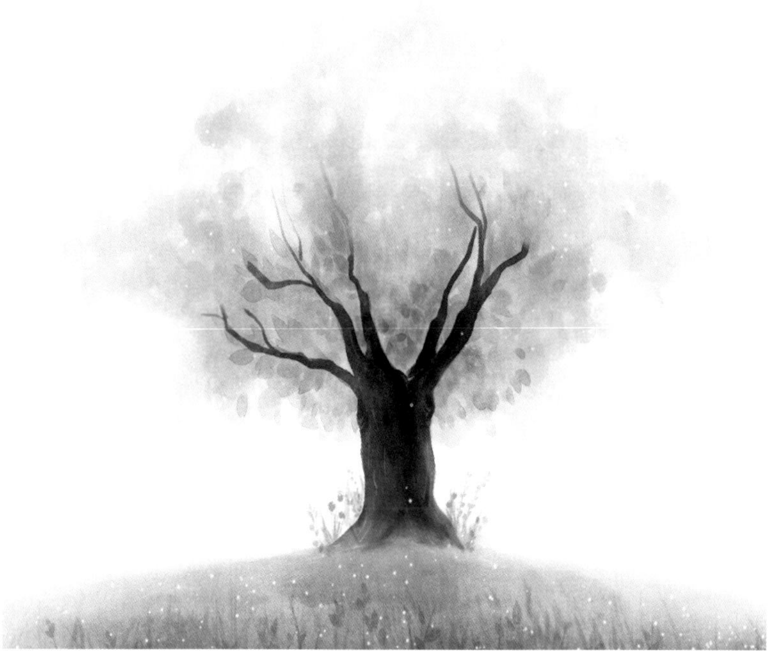

턱교정을 하고서

원불교 교무님글

모두가 은혜입니다.

우주에 있는 모든 만물이 천지의 기운을 받아 본연의 모습을 뽐내는 아름다운 계절 4월에 원장님에게 턱교정을 하고서 사례담을 부탁 받고 돌아 보니 원장님으로부터 참으로 많은 은혜를 받았구나 하는 맘이 저 깊은 곳에 크게 자리하고 있었습니다.

특히 복중에는 인연복이 제일이라 했는데 조주온 원장님과 인연이 되어 저의 건강을 챙길 수 있었으니 얼마나 좋은 인연인가요.

다시금 건강하게 활기있게 삶을 살아갈 수 있는 용기와 힘을 얻었으니 감사하지 않을 수 없겠지요.

원장님과의 인연은 지금부터 7년전 고교 동창회 관계로 인연이 되었습니다. 그때 당시 폐경이 시작되는 시점에서 저의 몸은 극도로 에너지가 떨어진 상태였습니다.

마음은 많은 일을 하고 싶지만 몸이 따라 주지 않은 상태였지요

특히 치아는 떼운 곳이 늘 떨어져 다시 씌우고 하여 어금니 대부분이 신경치료를 받아 이러다가는 틀니를 해야 되지 않을까 하는 조바심으로 늘 치아 때문에 고민하고 있었습니다. 그러던 차에 조주온 원장님과 인연이 되어 검사를 해보고 턱교정을 해보라는 권유에 바로 그 자리에서 하라는 대로 이를 높이고 교정기를 만들어주셔서 사용하였습니다.

이를 치료하는 치과에서 일반 상식적으로만 생각하고 있는 나에게 턱교정이라는 것은 어마어마한 것이었습니다.

마치 신세계를 본 느낌이었습니다. 이렇게 치료하는 방법도 있구나 하고 말이에요

이것은 단순히 이 치료가 아니고 내 몸을 건강하게 하는데 영향력을 행사하는구나 하는 깨달음을 얻게 되었습니다.

몸에 면역력이 떨어지면 모든 기능들이 떨어져 자연 식욕이 떨어지고 식욕이 떨어지니 의욕이 떨어져 삶에 의욕을 잃게 되고 결국 우울증이라는 병이 오는 것을 실감했습니다.

어느 날인가는 내가 왜 살아야 하나 이렇게 해서 살다가 가는 것인가 하는 우울함이 밀려와 괜시리 눈물을 흘리기도 했습니다.

턱교정을 시작하고서는 입안이 마르고 텁텁했는데 제일 먼저 입안에서 침이 나왔습니다. 이를 높여 턱을 열어주니 침이 나와 자연 먹기 싫었던 음식이 당기기 시작했습니다.

다시금 서서히 식욕을 되찾아가고 원장님께서 턱을 열어줄 때 운동요법, 자세교정 지도 및 여러 가지로 건강하게 살아갈 수 있는 방법들을 제시해 주셨습니다.

이런 방법들을 실행해보면서 내가 너무 몸을 돌보지 않고 생활했다는 자각을 하게 되었습니다.

원장님의 조언을 들으면서 건강에 대한 지식과 정보를 얻으며 건강이 회복되어지는 시기에 또다시 이를 높이는 턱교정을 하게 되었습니다. 윗니 아랫니 사이가 3m 정도 뜨게 높였는데 3~4개월후 윗니 아랫니 사이가 거의 붙었습니다. 시간이 나면 수시로 가서 상담한 결과 원장님께서는 너무 좋아 하셨습니다.

이렇게 빠른 시일에 위 아래 사이가 붙을 수가 있느냐고! 건강하니까, 근력이 좋으니까 가능하다는 것을 말씀해 주셨습니다.

원장님께서는 본인 스스로도 이렇게 높였는데도 윗니 아랫니가 떠 있다고 하시며 참으로 신기하다고 하셨습니다.

이렇게 원장님의 배려로 이 좋은 세상에 다시 신바람 나게 살 수 있다는 것은 나는 참 복이 많구나 제일 행복한 사람이 누구일까 돌아보면 바로 내가 아닌가 생각하게 되었습니다.

세상을 살아가면서 인연따라 만나고 인연따라 헤어지며 살아갑니다.

또한 생로병사의 이치에 따라서 심신의 건강이 달라집니다.

병이 생기면 쉽게 병원에 가서 약을 먹고 치료하시는 분이 계신가 하면 또 다른 분은 병이 생기면 면역력을 키워 이겨내려는 분 등 다양하게 있습니다.

하지만 조주온 원장님께서는 모든 사람들이 장기간 양약을 먹지 않고 건강하게 행복하게 살아갈 수 있도록 하기위한 염원이 신앙에 바탕하여 많은 사람들을 치료하십니다.

조주온 원장님의 치료방법으로 더 많은 사람들이 인연이 되어 치료를 받아 심신간 건강을 찾아 건강한 심신으로 살아 갈 때 이 세상도 건강한 세상이 되지 않을까 생각이 듭니다. 감사합니다. 행복합니다.

2014년

원불교 ○○○ 교당 ○○○ 교무

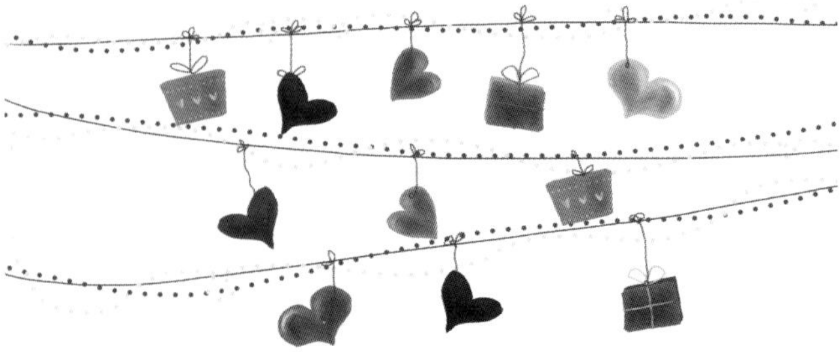

이름 : 이○○(63)

주소 : 경기도

내원이유 : 무릎통증, 고혈압, 심장병, 호흡곤란

63세 된 이○○이라고 합니다. 아들의 수면 무호흡 증세 때문에 친구의 권유로 조주온 치과 의원을 알게 되었습니다. 아들 치료받으러 왔다가 고혈압, 심장병, 호흡 곤란 증세와 더불어 무릎이 아파서 수술하려 했던 저에게 조 원장님이 먼저 턱 디스크 치료를 받아 보라고 하셔서 치료를 받게 되었습니다. 보철과 교정기를 같이하면 견디기 힘들 거라 하셔서 교정기를 먼저 착용하고 바른 자세 침구를 사용하게 되었습니다. 그랬더니 명현 반응으로 눈알이 빠져나올 것 같고 몸이 무거워 아침에 일어나기 힘들며 집안일 하기가 힘들었습니다. 그래서 경락을 받았습니다. 그러는 중에 앞니가 부러져 어쩔 수 없이 보철을 하게 되었습니다. 그랬더니 기분이 날아 갈 것 같고 긍정적으로 세상을 바라보고 성격이 밝아졌습니다. 하루에 두 끼만 먹어도 소화가 잘 안되어서 힘들었는데 이젠 세끼 다 먹어도 괜찮아졌습니다.

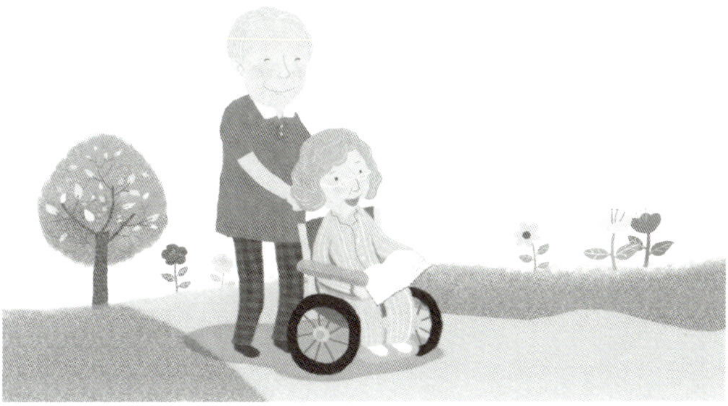

「이○○ 님의 뇌파사진」 치료 전

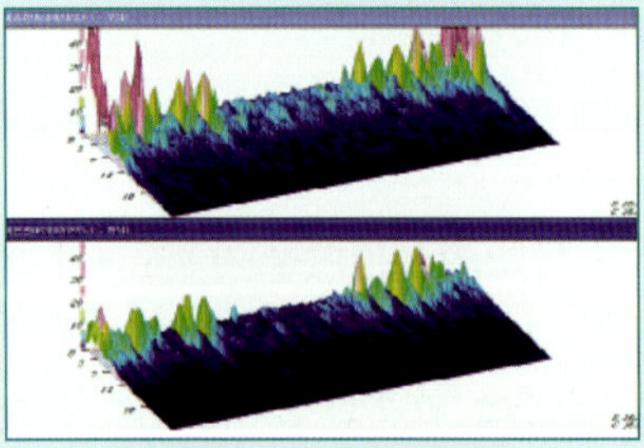

뇌파 소견

- 안정적이고 나이에 비해 좋은 뇌임
- 그러나 좌우 비대칭이 심하여 정서적으로 불안정한 상태임

「이○○ 님의 사진자료」

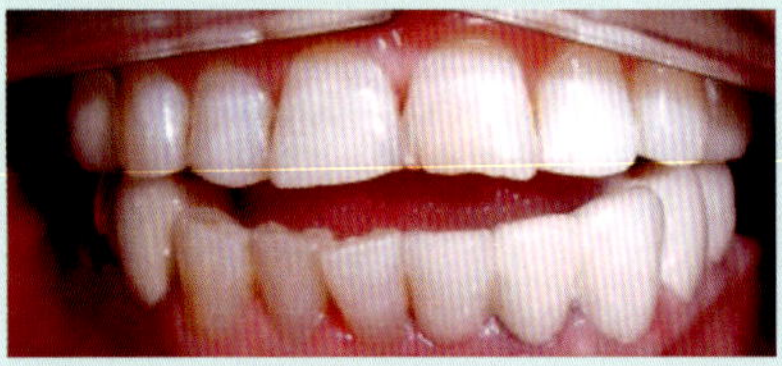

- 상악·하악 어금니 성형 후 1주
- 위, 아래 앞니 사이의 공간은 2-6개월이면 사라짐

이름 : 김OO(21)
주소 : 경기도
내원이유 : 어깨 결림, 우울감

나는 2007년 대학에 입학한 학생이다. 고3을 막 끝내고 1년 더 공부해야겠다는 결심 후에 정말 힘든 생활을 하고 있던 때 조주온 선생님을 만났고 나에겐 정말 큰 힘이 되었다. 나와 비슷한 상황에 놓인 다른 사람에게도 힘이 되길 바라며 턱 디스크 치료를 통해 좋아진 점들을 말해보겠다.

우선 신체적으로는 어깨 결림이 많이 없어졌다. 책상에 앉아 공부를 하거나 한곳에 장시간 앉아 수업을 듣거나하면 목에서부터 어깨로 내려오는 부분이 자주 아파서 눌러주곤 했는데, 턱 디스크 치료 후에는 원장선생님 말씀대로 몸의 균형을 맞추어 주어서 그런지 어깨 아프던 것이 좋아졌다.

내 경우에는 턱 디스크 치료를 받은 이유가 몸이 아파서라기보다도 정신적으로 스트레스를 많이 받고 우울해하는 경우가 많아서 치료를 시작했는데 주변 분들의 말씀을 들어보면 치료를 받기 전보다 받은 후에 훨씬 잘 웃고 마음도 평온해 보인다고 한다. 물론 난 여전히 가끔은 스트레스 받으며 화나는 일이 있을 때에 신경질도 내고 하여서 무조건 치료 받아서 정신적으로 건강해졌다고 확신할 수는 없지만 분명 우울감을 떨치고 신경질 부리던 내 성격에 변화를 준 큰 요인임에는 틀림없다고 생각한다.

나 역시도 턱 디스크 치료만을 통해 병을 고치고 심지어 마음의 병까지도 고칠 수 있다는 것이 신기하고 무슨 원리냐고 묻는다면 대답하기 어렵지만 원장선생님을 믿고 치료하는 것이 중요하다고 생각한다. 한가지 확실히 말할 수 있는 것은 병을 치료하는데 믿음이 가장 중요한 것 같고 그 믿음이 나에게 해가 되거나 다른 누군가를 위한 믿음이 아니라 나 자신을 위한 것이란 사실이다.

이름 : 백○○(56)
주소 : 전북
내원이유 : 중이염, 무릎통증

예전에 했던 보철 치료하려 치과를 가려고 하는데 친구가 조주온 치과를 추천해 주어서 내원하게 되었다.

어차피 보철 치료하는데 보철교정을 하면 건강도 좋아진다는 원장님의 말씀에 기왕지사 보철교정을 하게 되었다. 무릎이 아파서 계단 오르기도 힘들고 중이염으로 귀에서 고름이 자주 나왔고, 허리도 아팠었기에 원장님 말씀대로 따랐다. 치료 후 신경이 약간 날카로워졌다가 괜찮아지면서 몸이 조금씩 좋아지기 시작하였다. 4개월이 지난 지금은 산부인과에 검사 받으러 갔더니 젊은 사람같이 건강하다는 소릴 들었다. 치료 전에는 체중도 68kg 정도 나갔으나 지금은 61kg으로 체질량지수 25이하로 내려갔다. 허리도 아프지 않고 귀에서 고름도 나오지 않고 계단도 난간을 짚지 않고도 잘 오르내리게 되었다.

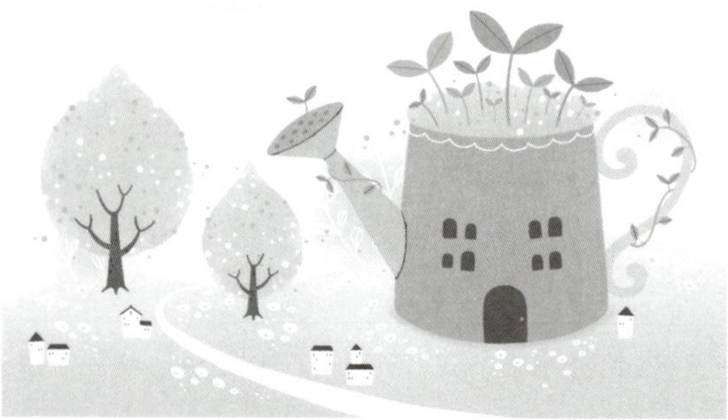

「백○○ 님의 뇌파사진」 치료 후

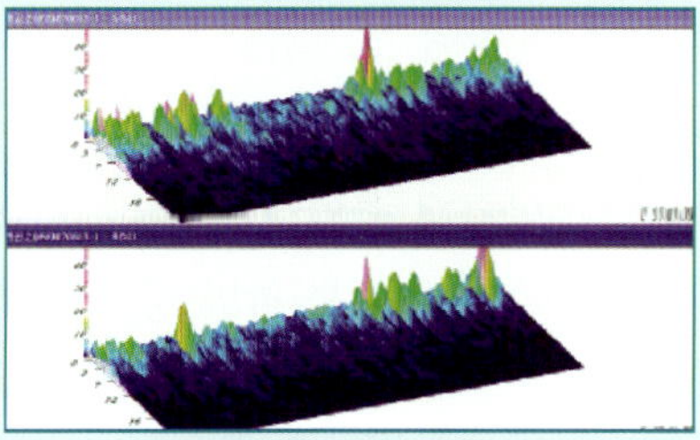

뇌파 소견
- 상당히 안정적이며 나이에 비해 젊은 뇌임
- 충분한 수면이 조금은 덜 되나 각성 상태도 좋은 편임

「백○○ 님의 사진자료」

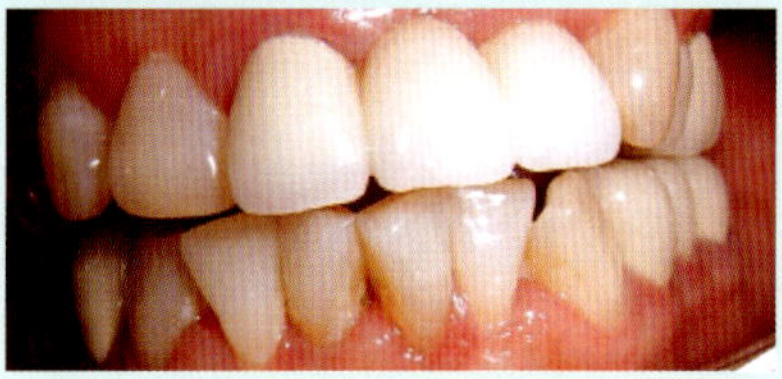

- 상악 · 하악 어금니 성형 후 4개월

이름 : 신OO(59)

주소 : 전주

내원이유 : 저혈압, 어깨 결림, 소화 장애, 입 마름

7년 전에 85세 된 어머니께 중풍이 약하게 왔었다. 그런데 중풍이 다시 심해질까 걱정하고 있었는데 턱 디스크 치료를 하면 병이 재발되지 않는다는 소리를 우연히 듣게 되어 교정치료를 하셨는데, 고혈압도 정상이 되고 중풍도 많이 호전되시어 지금은 거의 정상적인 생활을 하고 계시다. 그래서 턱 디스크 치료의 효과를 믿게 되어 저혈압으로 고생하는 딸과 키 크라고 손자도 치료받게 하였더니 딸의 저혈압도 정상으로 되고 손자도 키가 많이 커지고 미국에서 공부도 잘한다. 여러 사람이 좋아지는 것을 보면서 5년 전에 나도 턱 디스크 치료를 받게 되었다. 저혈압에 어깨도 아프고 소화도 잘 안되었는데 특히 밀가루 음식을 먹으면 더 심하였다. 입속이 말라서 입천장에 피가 나올 정도였었다. 그런데 치료를 받으니 입에 침이 많아지고 성격도 밝아지고 어깨도 괜찮아지고 저혈압도 정상으로 되었다. 지금은 더 젊어지고 예뻐졌다는 소리를 많이 듣고 산다.

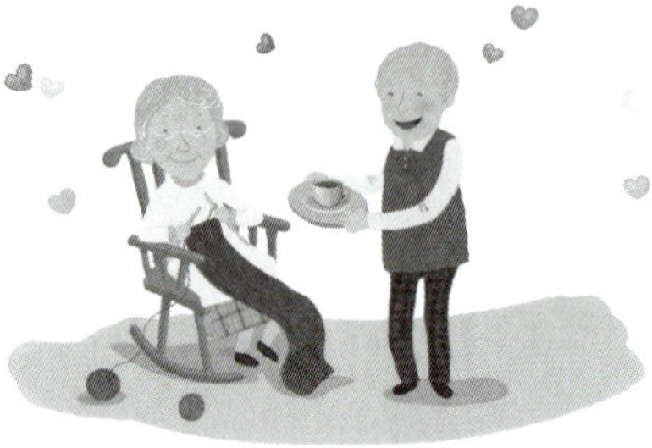

「신OO 님의 뇌파사진」
상악 어금니 성형한 후 5년 뇌파

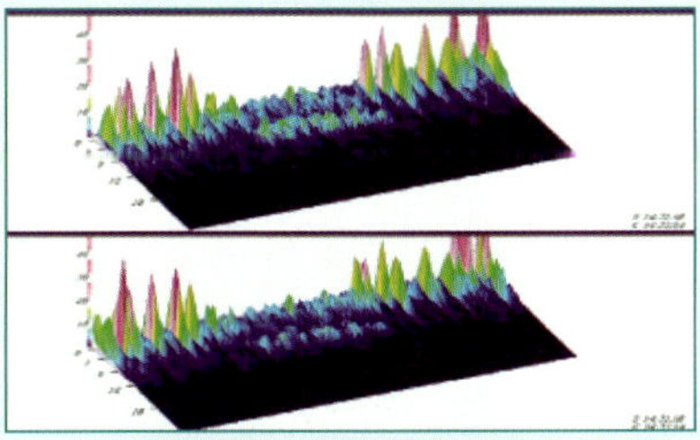

뇌파 소견
- 59세에 평균적으로 나오는 뇌파보다 안정적이고 이완이 잘 됨
- 베타파 영역이 비활성화 뇌파 소견

상악 · 하악 어금니 성형한 후 1주 뇌파

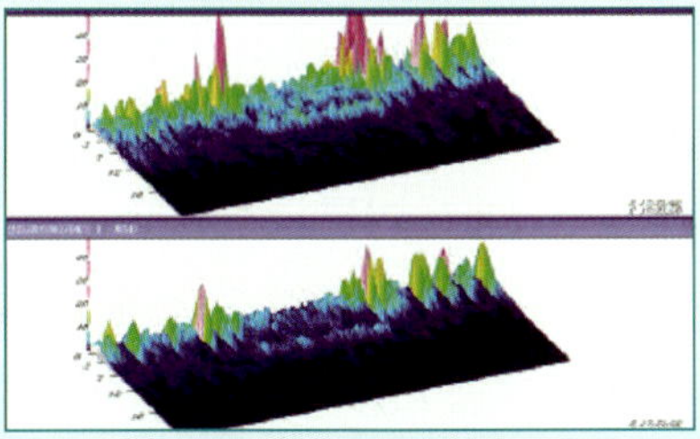

뇌파 소견
- 우측뇌파에서 베타파가 활성되게 변화됨

「신OO 님의 사진자료」

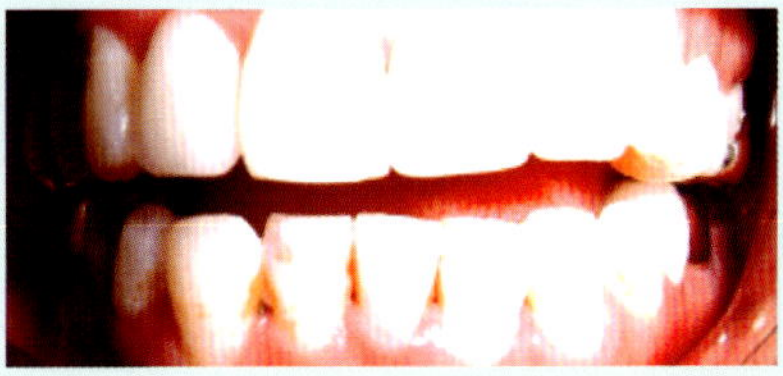

- 상, 하악 어금니 성형 후 1주

이름 : 엄OO
주소 : 경기도
내원이유 : 비염

둘째아이 출산 후 코감기에 걸렸는데 약이 모유에 영향을 미칠까봐 먹지 않았더니 감기가 오랫동안 진행되면서 비염으로 발전하였다. 거의 15년 동안은 환절기 때에만 아침에 일어나면 재채기와 약간의 콧물이 나왔었다. 그런데 이것도 나이가 들고 몸이 약해지더니 2년 전 여름부터 시도 때도 없이 재채기가 많이 나오고 콧물이 줄줄 나와서 종이컵으로 받치고 있을 정도로 심해지기 시작했다. 이비인후과에 다니면서 약을 먹었지만 그때뿐이어서 근본적인 체질개선하려고 비염전문 한의원에 다녔다. 일 년을 비염전문 한의원에 다녔지만 효과가 없어서 포기상태로 우울한 시간을 보내는 중에 동생에게서 기쁜 소식이 들려왔다.

턱 디스크 치료를 하면 만성 고질병인 비염이 완쾌될 수 있다는 거였다. 지푸라기라도 잡는 심정으로 전주 조주온 치과에 가서 치료를 받았다. 원장 선생님께서는 치료 후 열흘 동안은 많은 양의 콧물이 쏟아진 후 서서히 차도가 있으니 놀라지 말라고 말씀하셨다. 거짓말처럼 열흘 동안 걷잡을 수 없을 만큼의 많은 콧물이 쏟아지더니 차츰차츰 줄기 시작하면서 턱 디스크 치료 두 달 후에는 언제 내가 비염 때문에 고생을 했나 싶을 만큼 좋아졌다. 너무도 원장 선생님이 고마웠다.

지금은 비염뿐만 아니라 항상 뻐근하고 아팠던 뒷목과 어깨도 함께 완쾌되었다. 내가 겪었던 것처럼 힘들게 하루하루를 지내고 있을 여러 비염 환자들도 조주온 원장 선생님을 만나서 치유되고 도움이 되었으면 하는 바람이다.

「엄OO 님의 뇌파사진」
상악 · 하악 어금니 성형 후 1년 3개월 뇌파

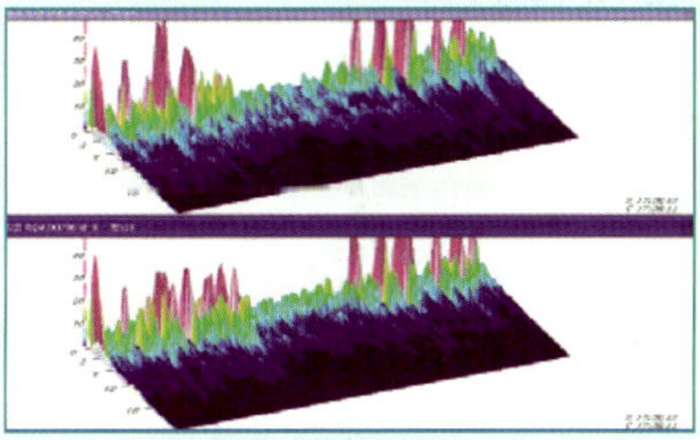

뇌파 소견

- 안정적이긴 하나 좌측 근육이 긴장상태임
- 뇌 자체는 젊은 상태이며 인지적인 면도 좋은 편임

「엄OO 님의 사진자료」

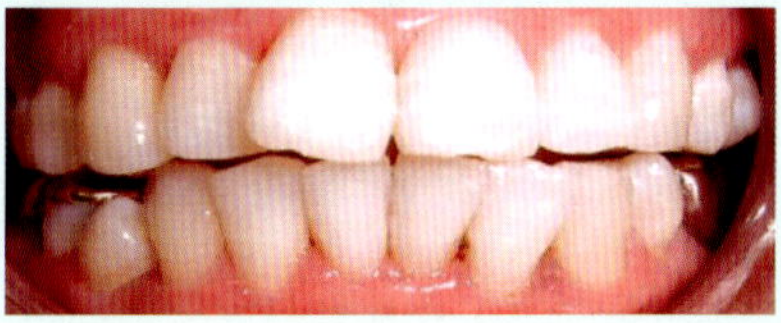

- 상악 · 하악 어금니 성형 후 1년 3개월

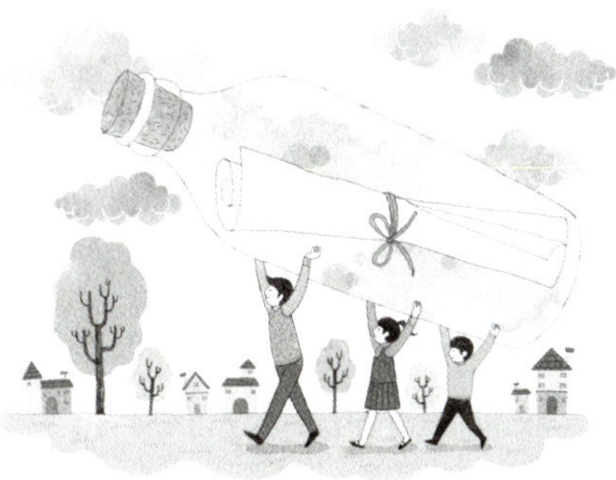

이름 : 이○○, 방○○ (부부)
주소 : 전주시
내원이유 : 허리통증, 두통, 만성피로

제가 조주온 치과 원장님을 처음 만나게 된 계기는 저의 처제가 교통사고를 당하여 모 병원에 입원 후 치료하는 과정이었다.

그때 처제의 상태는 의식이(코마상태) 없었다. 그러던 중 중환자실에서 조주온 원장님을 뵙게 되었는데, 처제 옆쪽 환자에게 턱 디스크로 인한 뇌혈류와 호르몬 분비가 인체에 미치는 영향에 관하여 설명하고 계셨다.

그때 나는 어떠한 확신(전에도 이러한 내용에 관심이 있었다.)에 원장님을 만나게 되어 원장님이 나의 턱 디스크에 문제가 있다고 하셔서 치료를 받게 되었다. 그 당시 나는 허리의 통증이 너무 심해 온갖 약재(양 · 한방)및 물리치료를 받아도 개선되지 않았으며 시내버스 안에서도 불과 몇 분 지나지 않아 허리 및 다리가 저려 서 있기도 힘든 상태였다.

그런데 이러한 문제가 주가 아니라 위에서 언급한 처제의 사고에서, 간호 중(나는 어쩔 수 없이 처제를 간호함) 처제를 침대에서 휠체어로 혼자서는 도저히 옮길 수 없었던 나는 원장님의 시술 및 장치를 통해 느낀바 정말 믿지 못할 일이 벌어졌다.

조주온 원장님의 어금니 시술 및 장치를 착용한 후 나는 처제를 거뜬히 번쩍 들어 휠체어에 옮겼다. 그 이후 나의 몸에 여러 가지 변화가 생기기 시작했다. 허리통증은 물론이고 그 당시 나의 몸 상태(처제의 교통사고 이전에도 매일 피곤하고 나른하고 의욕이 없었다.)가 그다지 좋지 않았지만 어느 순간에 나의 입에서는 피곤하다, 힘들다는 말들이 나오지 않았고 현재도 그렇다.

또한 나의 아내 방○○는 첫 아이의 출산 후 허리통증과 심한 두통으로 고생하던 중에 원장님의 치료 후 지금은 허리통증은 전혀 없고, 두통 또한 80%이상 감소한 경우이다. 지금처럼 정말 이 세상을 고통 없이 다시금 살게 해주신 조주온 원장님께 진심으로 감사드리며 지금까지이 이야기는 언제든지 인증해 줄 수 있음을 밝힌다.

「이○○ 님의 뇌파사진」

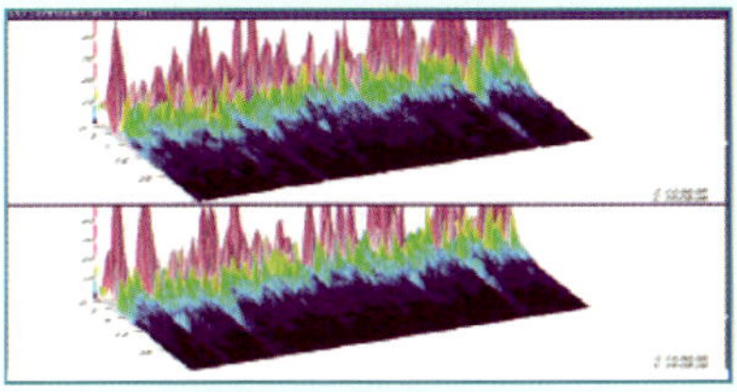

뇌파 소견
- 근육의 긴장이 심한 편
- 심리적 안정이 부족하나 각성은 잘 되어 인지 활동은 좋은 경우임

※ 이○○씨는 그 후 교통사고를 당해 병원에서 하반신 마비가 올 것이라고 했음에도 불구하고 2014년 현재 신체건강하게 직장에 다니고 있습니다. 교통사고시 턱관절이 척추를 보호해 준것입니다.

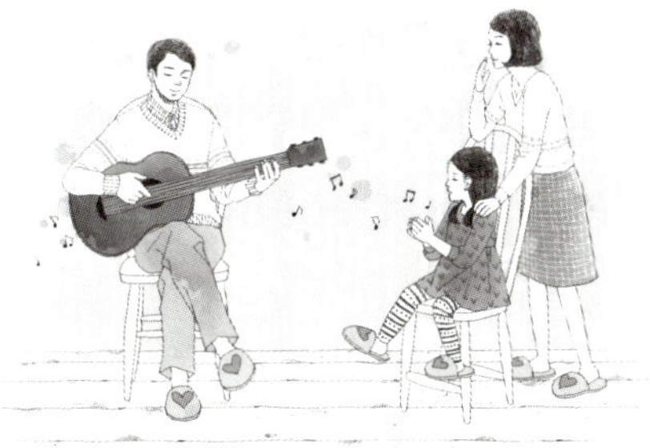

이름 : 이○○(43)
주소 : 전주시
내원이유 : 불면증, 소화 불량

저는 10여 년 전 어머니를 여의고 불면증에 시달려 왔습니다. 신경정신과에서는 가까운 사람과 사별 후에 흔히 겪는 일이라며 어느 정도 약을 복용하면 치료 될 거라고 했습니다. 그렇게 약을 복용하기 시작해서 10년 정도가 지났지만 전혀 해결 되지 않은 채 간 기능의 악화와 건강이 나빠지는 결과만 초래했습니다.

게다가 6년 전에 늦은 나이에 아이를 출산하고 산후풍까지 앓게 되어 어려움은 더욱 심해져 갔습니다. 세끼 식사하는 것조차 힘들고 입맛도 없어졌습니다. 불면증이 지속되면서 낮 시간에 기운이 없어서 하나밖에 안 되는 아이조차 돌보기가 힘겨웠습니다. 그러던 차에 조주온 치과 병원을 소개 받아 턱 디스크 치료를 하게 되었습니다.

교정 후 3개월 쯤 지나면서 불면증이 점차 해결되기 시작했습니다. 그러면서 소화도 잘되기 시작해서 음식을 먹고자 하는 의욕이 생겼고 생기를 얻기 시작했습니다.

지금은 낮 시간에 그 어느 때 보다 활기찬 생활을 하고 있습니다. 집안일이나 아이 돌보는 데도 즐거움으로 하고 있고 다른 사람들을 돌아보며 봉사까지 할 수 있는 여유도 얻게 되었습니다.

건강을 되찾게 도와주신 분들께 머리 숙여 감사드립니다. 조주온 원장님과 간호사 선생님들, 경락 선생님, 뇌파 선생님 그리고 사랑하는 언니, 이미향께 감사드립니다. 또 이 소중한 사람들을 만나게 해 주신 하나님께 깊이 감사드립니다.

이름 : 엄○○(46)

주소 : 전주시

내원이유 : 갑상선 기능 저하증, 만성피로, 심한두통, 어깨 결림, 허리통증

몸이 약해서 일 년에 두 번 이상 보약을 먹어야 겨우 견딜 수 있을 정도로 일상생활을 했던 제가 가벼운 마음으로 이글을 씁니다.

저의 별명은 걸어 다니는 종합병원이었습니다. 첫째 둘째는 자연 분만으로 낳았으나 셋째는 어쩔 수 없이 제왕절개를 해서 낳았는데 그이후로 몸이 더 나빠져 십년 이상을 만성질병으로 고통 받아야 했습니다. 생활이 힘들 정도로 머리가 물먹은 솜처럼 무겁고 아파서 오후 두시에나 깨어나고, 눈은 하루 종일 뜨고 있기 힘들었습니다. 빈뇨에 월경과다 손을 조금이라도 쓰면 잠을 못 잘 정도로 저리고 아프고, 어깨 결림, 요통에 좌골신경통, 소화불량, 과민성대장증후군, 불면증, 갑상선 기능 저하증, 극심한 피로감, 눈물은 줄줄 새고 어지럼증에 비위도 약하고 추위도 많이 타서 철모르는 사람이었습니다.

몸이 아프니 짜증도 나고 나중에는 우울증에 열등감도 생겨 차라리 죽어 버렸으면 좋겠다는 생각이 들 정도였습니다. 저의 기도 제목은 항상 저에게도 남들의 절반만한 힘이라도 주시라는 것이었습니다. 그러던 중에 하느님의 도우심으로 조 원장을 길에서 우연히 만나게 되었습니다. 동창이었지만 만날 기회가 전혀 없었는데 만나게 되어 조주온 치과에 오게 되었습니다.

우선 저부터 턱 디스크 치료를 받아야 한다고 했지만 엄마이기에 아이들 먼저 치료를 받게 했습니다. 그랬더니 뭐라고 말할 수 없이 생기가 돌았습니다. 밝아진 아이들을 보면서 치료효과를 느낄 수 있었습니다.

나중에 저도 턱 디스크 치료를 받았습니다. 보철을 하고 교정기를 했

더니 몸이 붕붕 떠다니는 것 같고 피곤한 줄 모르고 말이 많아졌습니다. 그러면서 병행된 것이 명현 반응으로 아팠던 곳들이 아우성치며 일제히 일어서듯이 아프기 시작했습니다.

단지 보철을 하고 교정기를 했을 뿐인데 이렇게 잊고 살았던 부분까지도 다시 아프기 시작한다는 게 신기하고 놀라웠습니다. 그래서 거의 매일 먹었던 진통제 소화제등 약도 먹지 않고 견디었습니다. 이런 반응은 곧 끝날 거란 것을 알기에 참고 견딜 수 있었습니다. 조 원장에 대한 신뢰와 턱 디스크 치료에 대한 이해가 없었다면 '왜! 나를 더 아프게 하는가?' 하고 치료를 중단했을지도 모릅니다. 그러나 아픔과 괴로움의 시간이 지나고 나니 못생긴 번데기에서 예쁜 나비가 나오듯 제 몸과 마음이 고치 속을 빠져나온 나비가 되었습니다.

턱 디스크 치료 받기전의 저를 생각하면 어둠이었습니다. 그러나 지금은 전체적으로 89%이상 좋아졌습니다. 어느 날 갑자기 삼손처럼 기운 센 장사가 된 것이 아니라 저의 장점이나 단점에 대해 충분히 인식하고 받아들이는 태도와 열등감이나 자기 비하감 없이 받아들이는 자기 존중감을 가진 영적 육적으로 건강한 사람이 되었습니다.

사람이 살면서 한번쯤은 큰 강을 만날 때가 있습니다. 어떻게 건너가야하나 막막할 때 손을 내밀어 주시는 분이 제가 믿는 하나님이십니다. 그런데 그 손은 사람을 통해서 드러남을 조 원장을 통해 느낄 수 있었습니다.

건강한 신체에 건전한 정신이 깃든다는 말을 실감합니다.

저를 고치 안에서 끌어내 주신 하나님 감사합니다.

「엄○○ 님의 뇌파사진」 치료 전

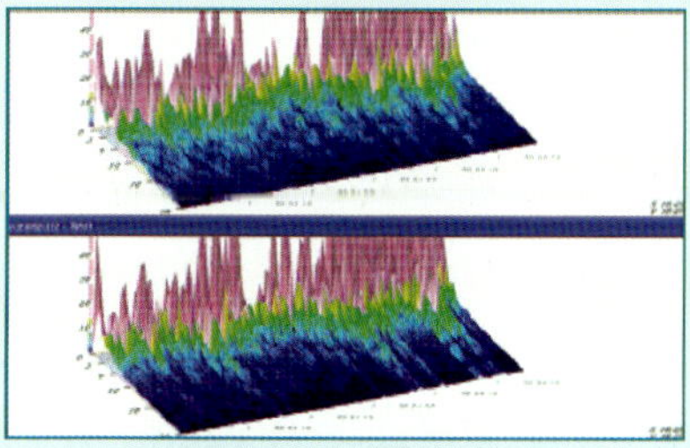

뇌파 소견

• 근육이 긴장상태로 이완이 잘 이루어지지 않음

「엄○○ 님의 뇌파사진」 치료 후

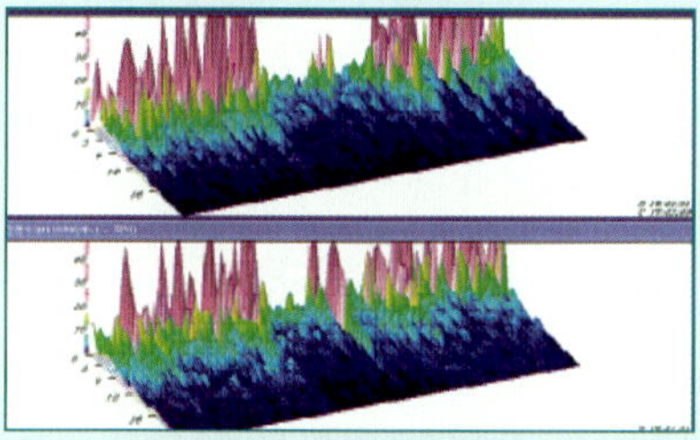

뇌파 소견

• 첫 번째 사진보다 각성이 잘 되었으나 아직 스트레스가 보임

「엄○○ 님의 사진자료」

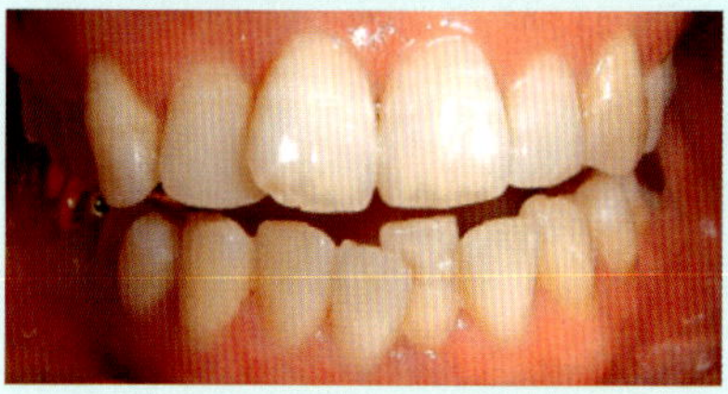

• 상악 · 하악 어금니 성형 후

이름 : 양○○

내원이유 : 성대결절

찬미예수!

저는 양○○○ 수녀입니다

턱 디스크 교정 후 저에게 놀라운 일에 대해 나누고자 합니다.

5개월전 심한 감기로 한 달을 고생했는데 개인병원 약은 듣지 않고 손발이 떨릴 정도로 독하기만 했어요. 온 몸을 흔들며 기침을 할 때는 엎드려서 힘겹게 했고 원래부터 가래를 못뱉어 내었기에 온몸이 땀에 젖을 정도로 심하게 기침을 하는 중에 가래가 나오면 삼켜버리곤 했지요. 한번은 숨을 들이쉬지 못해 위험한 상태였고 큰 병원으로 가서 진찰 검사를 또 해야했고, 가래 삭히는 약으로 감기가 다 나은 것 같았습니다.

하지만 잦은 감기로 큰 병원을 세 번이나 찾았습니다.

몸이 워낙 허약해져서 그런다고 생각되어 링거 영양제도 여러번 맞았지요. 학교를 휴학하고 쉬게 되었는데 동창 수녀의 조언으로 조주온 치과 한번만 들러서 상담만이라도 해보라 해서 찾게 되었는데 모든 과정이 하느님의 이끄심이라 생각하며 감사할 뿐이었습니다. 치과에 3회 내원하여 턱디스크 교정을 받았습니다.

오랫동안 심한 기침을 했기에 성대에 굳은 살이 생긴 성대결절이 되었다는 두 군데의 개인 이비인후과에서의 결과가 있었고 말을 하지 말아야 한다고 해서 펜과 종이를 들고 대화를 하기 시작하기를 한 달이 되었는데 많은 수녀님들의 걱정과 관심으로 큰 병원에서 검사를 받아야 했습니다. 그런데 이게 왠일입니까 턱디스크 교정 후 이비인후과에서 성대결절이 없어졌다는 겁니다.

조주온 원장님과 치과 가족들이 눈물을 글썽이면서 기뻐해 주셨고 모든 수녀님들이 놀라워하며 함께 기뻐해 주셨습니다.

경락 치료도 함께 했는데 굉장한 효과를 보았습니다. 한 두 번은 무척 아팠지만 세 번째 부터는 고통도 줄어 들었구요.

그런데 한 달 후 명현현상으로 또 감기증상이 나타났는데 큰 병원에서의 약도 효과를 보지 못하고 고통중에 있을 때 조주은 원장님과 통화를 하게 되었고 이내 평화로운 마음이 생겨 주님의 은총으로 새벽부터 가래를 토해내기 시작했습니다. 그러기를 일주일동안 노란가래가 나오더니 그 다음은 하얀가래가 나오고 열흘째 되는 날에는 숨을 제대로 쉴 수가 있었습니다.

5개월 된 감기바이러스를 담았던 가래는 없어지지 않고 몸속에 숨겨져 있었던 거지요

지금 저의 상태는 머리가 맑아졌고 늘 소화가 안되었었는데 침이 많이 나오면서 소화가 잘되고 있고, 뒷 목덜미와 어깨 쪽이 딱딱하고 피곤이 쌓여있었는데 지금은 아주 가볍고 상쾌합니다.

사실 이번 명현현상이 나타나기 전에는 턱디스크 교정의 효과 즉, 자연면역 기능으로 모든 병으로부터 예방 또는 치료될 수 있다는 것을 전적으로는 확신하지 못했었는데 이젠 자신있게 말 할 수 있습니다.

턱디스크 교정으로 세상 모든 아픈 분들이 병원이나 약에 의존하지 않고 건강하게 살 수 있게 되기를........

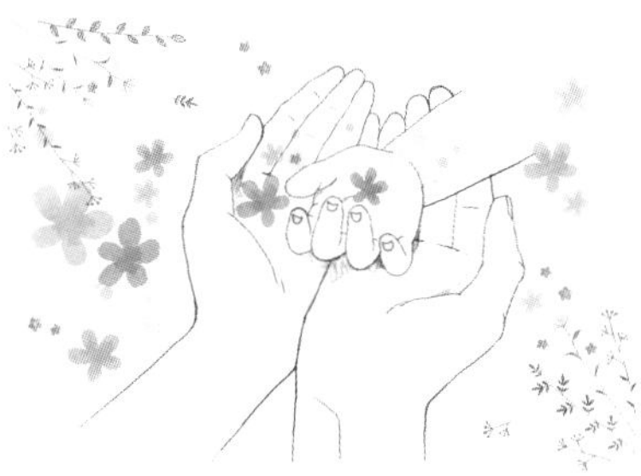

「양OO 님의 뇌파자료」 치료 전

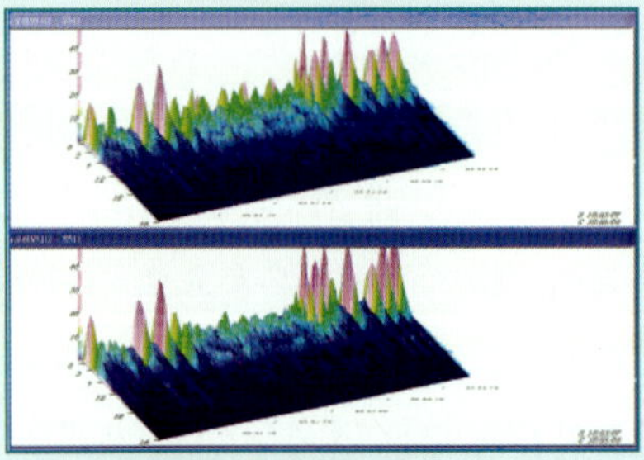

뇌파 소견

- 안정적이고 이완도 잘 되며 휴식도 잘 되는 뇌파임
- 베타파의 활성이 잘 안되어 수행 능력이 부족함

「양OO 님의 사진자료」

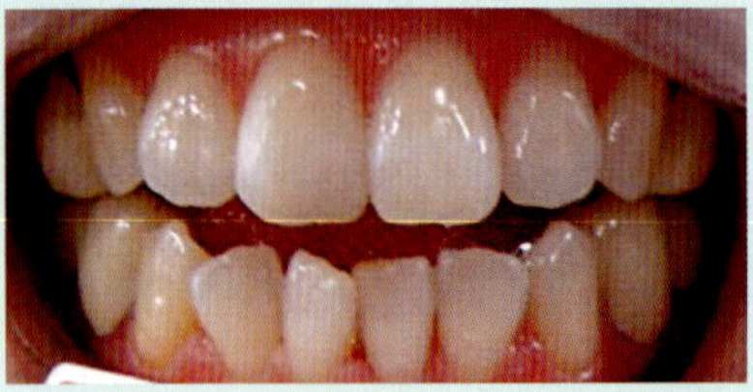

- 상 · 하악 엄금니 성형 후

갑상선암

박○○ 엘리야(전주)

아침에 일어나서 가족들이 먹을 아침을 준비하고 남편의 출근 준비를 하는 일상이 제게 얼마나 행복한지 모릅니다. 남들이 보기에는 어제와 다르지 않은 오늘이지만 저에게는 매일 매일이 감사의 나날로 다가옵니다. 제가 이러한 생활을 할 수 있게 된 것은 오래지 않습니다.

1998년. 고3이었던 막내의 대학준비로 분주하던 저에게 청천벽력 같은 선고가 내려졌습니다. 갑상선암. 예전에 한 번 큰 수술을 겪은 저에게 또 한 번의 수술은 너무나 두렵고 무서운 일이었습니다. 내가 죽으면 아직 대학생인 큰딸과 고3인 막내는 어쩌란 말인가. 앞이 캄캄했습니다. 다행히 수술을 받으면 살 수 있다고 했습니다. 4시간여에 걸친 수술로 저는 삶을 이어나갈 수 있었습니다. 그러나 수술 후 저에게 남겨진 것은 가라앉아 예전의 모습을 찾아볼 수 없는 목소리와 목의 상처, 몇 차례를 더 해야 할지 모르는 방사선 치료 그리고 갑상선 호르몬이 나오지 않아 생기는 각종 부작용들이었습니다.

살아도 사는 것이 아니었습니다. 5분을 서 있으면 현기증이 일어 자리에 주저앉아야 했고 침샘이 말라 입은 바짝바짝 타들어갔습니다. 침이 나오지 않으니 입맛도 없어 밥도 먹히지 않았지만 호르몬이 나오지 않아 몸은 붓기만 했습니다. 아침마다 퉁퉁 부어오른 저를 보며 주변 사람들은 안타까워했지만 아무도 해결책을 알지 못했습니다. 그렇게 일년여 정도 하루하루 견뎌내던 중이었습니다. 사순절이어서 아픈 몸을 이끌고 성당에 가 십자가의 길을 하던 도중 갑자기 조주온 선생님 생각이 났습니다. 갑자기 마비가 와서 고생했다는 선생님의 병명이 '턱관절 증후군' 이였다는 소문. 그리고 턱관절 치료를 통해 자리를 털고 일어났다는 이야기. 혹시 나도 그 치료로 효과를 볼 수 있지 않을까 하는 생각이 문득 든 것이었습니다. 이상하게도 그 생각이 머리를 떠나지 않아 십자가의 길을 마치고는 집에 들르지도 않고 바로 치과로 갔습니다.

저를 보신 선생님은 저의 구강구조상 아래턱에 많은 힘이 가하게 되어서 갑상선에 무리가 온다고 하셨습니다. 그리고는 아래턱에 무리를 덜어주는 교정기를 추천해주셨습니다. 일단 임시로 해 주신 교정기를 받고 집에 돌아왔습니다. 이때까지만 해도 반신반의하고 있었습니다. 하지만 다른 방법이 없었습니다. 저는 지푸라기라도 잡고 싶었습니다. 교정기를 하고 잔 다음날, 저는 믿기지 않게도 한결 가뿐해진 몸을 느낄 수 있었습니다. 바짝 말라있던 입에서도 당장 침이 나오기 시작했습니다. 단순히 좋아지리라 생각해서 이런 효과가 나타난 것이라 보기에는 너무나도 놀라운 효과였습니다. 교정기를 착용하고 일주일 뒤. 아침에 일어나는 데 갑자기 구토가 시작되었습니다. 어지러우면서 거품 같은 침이 올라오는 것이었습니다. 구토를 하면서도 이게 처음에 교정기를 주시며 선생님이 말씀하신 '요요현상'의 일부란 생각이 들었습니다. 구토하는 저를 보며 남편은 119를 불러 병원에 가자고 했지만 저는 자연스런 현상의 일부이니 걱정하지 말라며 남편을 출근시켰습니다. 아침부터 시작된 구토는 오후 5시쯤 멈췄습니다. 머리가 맑아지면서 상쾌한 느낌이 들었습니다. 방사선 치료를 하느라 몸 안에 쌓인 찌꺼기들이 배출된 것 같았습니다.

교정기를 끼고 나서 저의 일상은 갑상선암이 생기기 전처럼, 아니 그보다 더 건강하게 바뀌었습니다. 제 남편과 아이들도 교정기를 사용하게 되었고 건강해진 저를 보고 저와 유사한 증상을 보인 이웃 분도 턱관절 치료를 받고 건강한 매일을 되찾았습니다. 십자가의 길을 하던 저에게 갑자기 치료를 받을 생각을 하게 하신 것과 주변의 사람에게 저를 도구로 쓰셔서 보여주신 은총이 모두 주님의 뜻이란 것을 알았습니다. 이제 저는 저에게 벌어지는 일을 근심하지 않습니다. 주님께서는 항상 우리와 함께 계셨습니다. 다만 그동안 눈이 멀어 못 보고 있었을 뿐이었습니다.

주님께서 조주온 선생님을 통해 보여주신 은총이 저에게 전달되고 또 이웃에게 전달되지요. 주님께서 우리를 사랑하시는데 두려워 할 것이 무엇이며 근심할 것이 무엇이겠습니까. 앞으로도 주님의 말씀을 따르려고 노력하며 열심히 살겠습니다. 이 글을 통해서나마 조주온 선생님께 감사드립니다.

「박OO 님의 뇌파사진」 치료 후

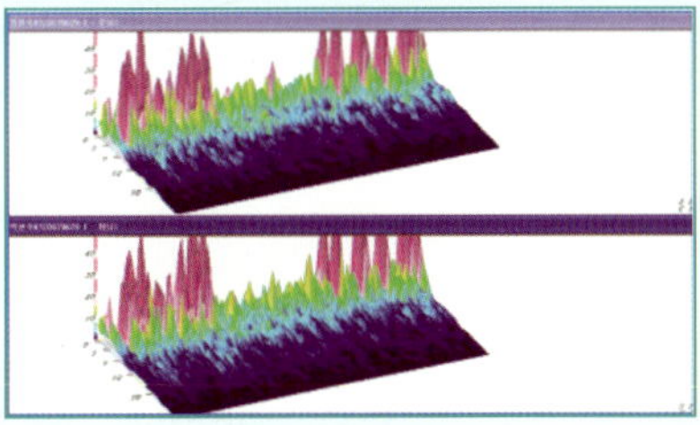

뇌파 소견
- 세타파가 많이 보여 뇌가 덜 각성된 상태임
- 개안시와 폐안시 알파파의 차이가 약하나 수행능력은 좋은 편임

「박OO 님의 사진자료」

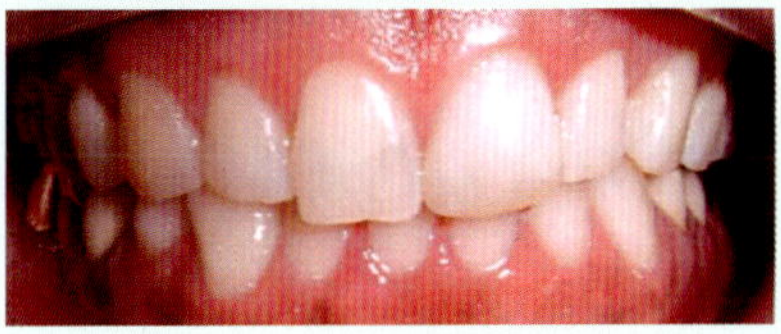

- 치료 후 9년
- 하악 어금니 성형 후

본론 4

쉽게 보는 턱디스크

“

제가 영어 말하기에 흥미를 가지게 된 것은 정철 선생님의
요한복음 강의를 들으면서 였습니다.
영어의 대가인 정철 선생님은 입시위주 영어에 익숙한 저를
영어는 단지 “궁금한 순서대로”로 덧붙여진다는 사실을
깨닫게 해주었습니다.
그리고 정철 선생님의 『영어를 사랑하는 마음』이 제 마음에 전달되어
영어로 말하는 것이 이젠 즐거움이 되었습니다.
모든 대가는 자기 분야에 대해 접근법이 쉽고 설명이 단순한것 같습니다.
이제부터 제가 턱디스크에 대해서 설명을 드리는데
그림과 설명에서 턱디스크를 이해하셨다면 저는 치과의사로서
평생 보람을 느끼고 살아갈 것입니다.

”

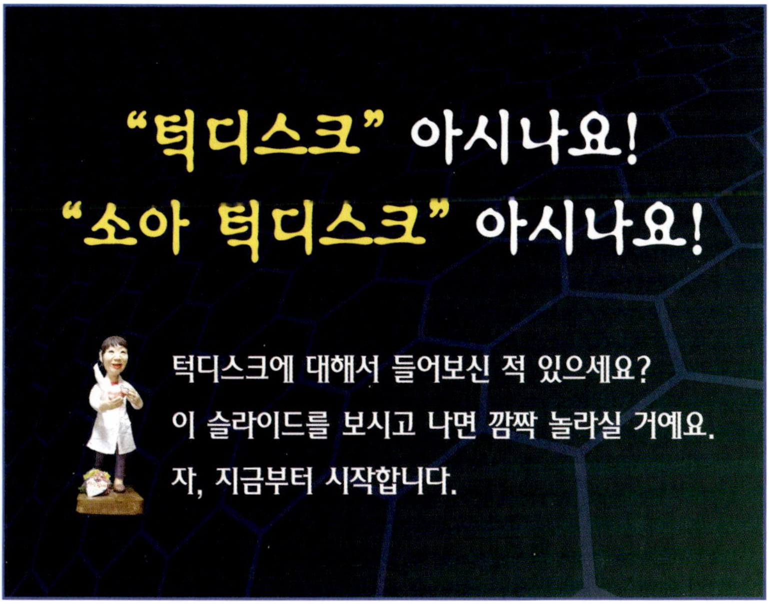

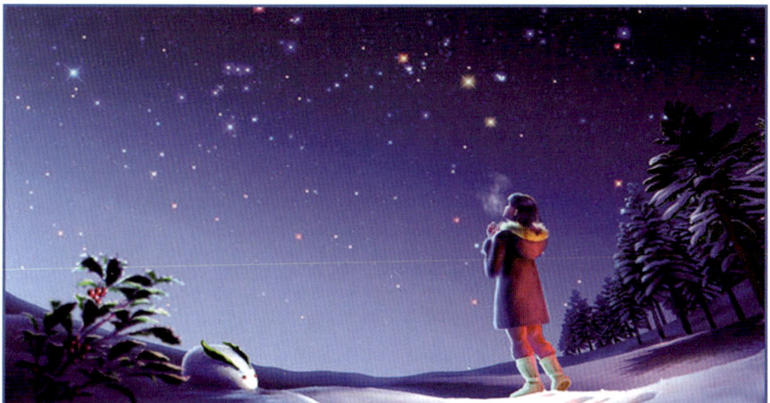

누군가가 저에게 바라는 것이 뭐냐고 물어본다면 저는 이렇게 말할 것 입니다. "모든 의료인들이 자기의 전공분야에서 더욱 시야를 넓혀 전공과 인체의 다른 기관과의 상호연관관계를 깨달아 인술을 베풀었으면 좋겠습니다."라고 하는 것과 "아이를 키워 본 사람들은 누구나 의료인이라는 사실을 깨닫게 해주십시요."라고 말 하는 것 두가지입니다.

어긋난 치아와 턱이 만병의 원인

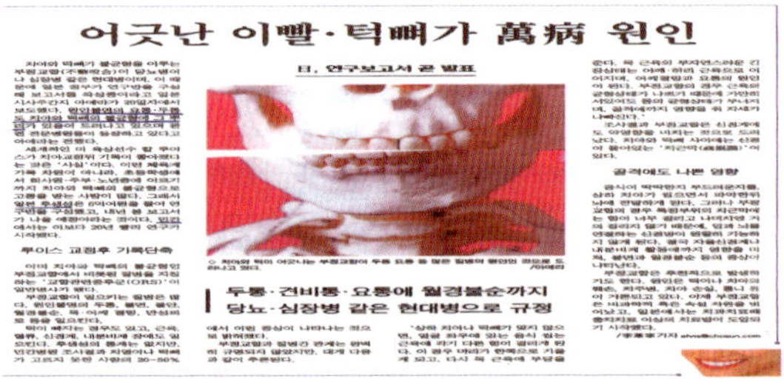

어긋난 이빨·턱뼈가 萬病 원인

日, 연구보고서 곧 발표

두통·견비통·요통에 월경불순까지
당뇨·심장병 같은 현대병으로 규정

골격에도 나쁜 영향

- 일본정부 후생성이 턱과 치아에 대한 연구반을 구성하여 턱과 치아를 연구한 결과 어긋난 치아와 턱뼈가 만병의 원인이라 하였습니다.
- 치아와 턱의 불균형이 당뇨, 원인불명의 두통, 요통, 불안증, 불면증, 월경불순, 견비통, 만성피로 등 다양한 병을 유발한다고 하였습니다(2001년. 일본 시사주간기 아에라보도).

건강은 균형입니다.

왜 이 아이가 예쁠까요?
머리와 몸의 자세가 균형이 있고
반듯하기 때문이지요.

건강한 사람은
이 아이와 같이
머리와 몸의 자세가
균형을 이루고 있습니다.

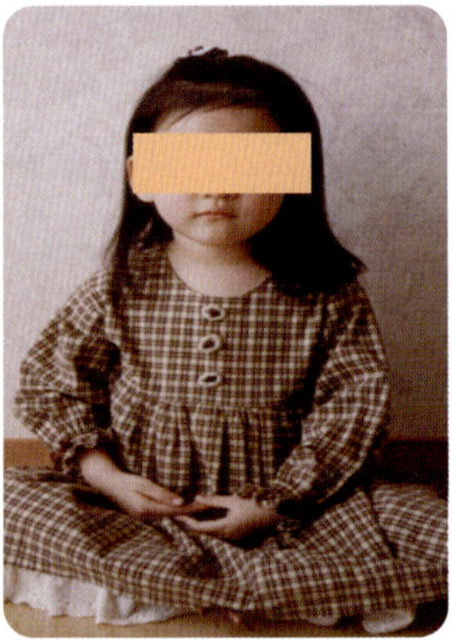

건강한 사람의 자세

나음은 건강한 사람의 자세입니다.
옆에서 봤을때 턱관절, 고관절,
무릎관절, 족궁이 같은 일직선상에
있을수록 건강한 사람입니다.

또, 뒤에서 봤을때 목뼈 2번 치돌기와
꼬리뼈 끝이 일직선상에 있을수록
건강한 사람입니다.
이 자세는 반듯하게 누워서 잘 때
만들어집니다.

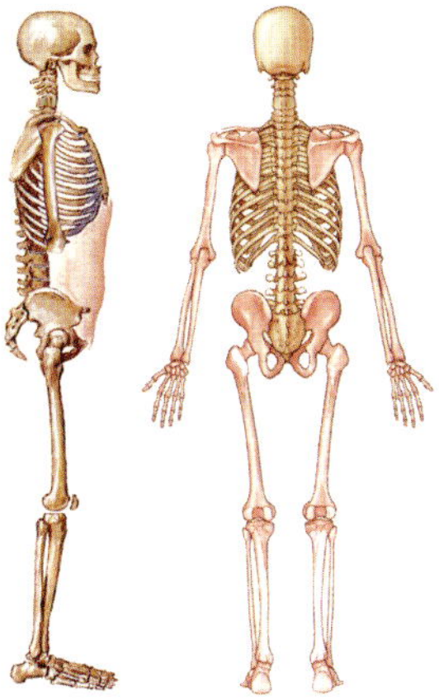

자세의 불균형이 비정상의 시작

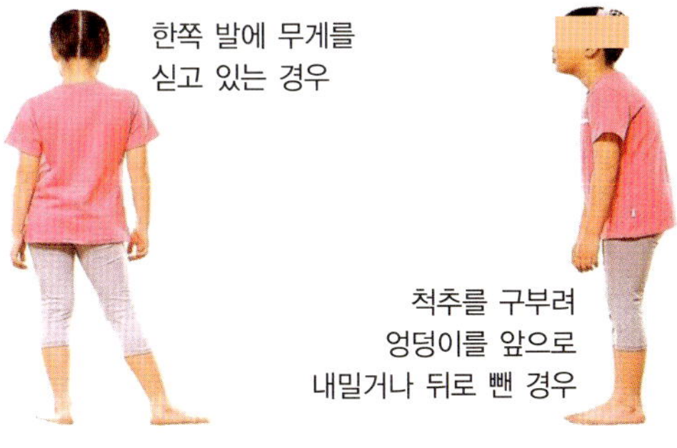

자세의 불균형이 비정상의 시작이라고 볼 수 있습니다. 위의 자세는 불균형한 자세입니다. 서 있을 때 한 쪽 발에 무게를 실을 때와 척추를 구부려 엉덩이를 뒤로 뺄 때 자세가 불균형 해집니다. 자세가 불균형해지면 비정상이 시작되고 몸에 이상이 생기기 시작합니다.

다음은 정상적인 머리와 몸의 자세에서 비정상적인 머리와 몸의 자세를 보여주는 그림입니다.

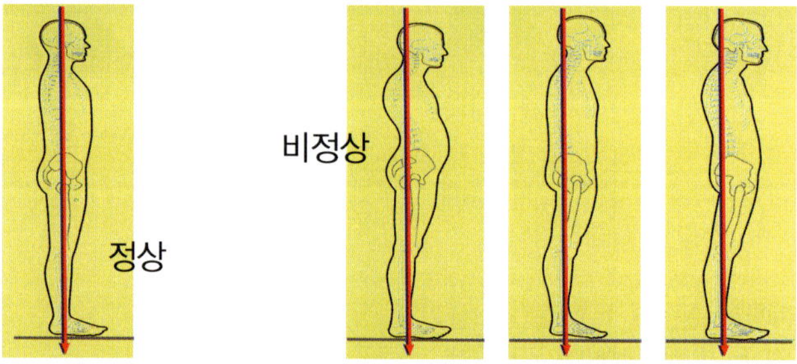

남가주 대학의 재활 물리실장인 카일리에 박사는 의료인들이 머리의 자세에 관하여는 관심이 별로 없지만 실제로는 몸은 머리를 따르기 때문에 머리의 자세를 정상화 시켜줌으로써 몸의 자세를 정상화 시켜줄 수 있다고 하였습니다. 그래서 병을 치료하는데 있어서 몸을 치료하기 보다는 머리를 치료하는 것이 우선되어야 하는 것을 암시하고 있습니다.

머리의 위치(폐활량, 인내심)

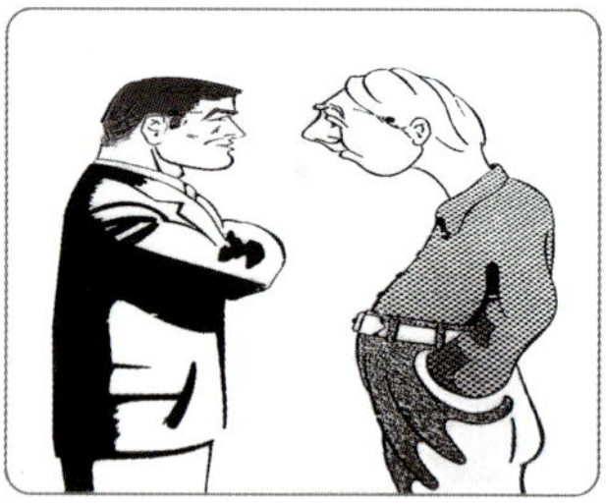

턱관절에 있는 디스크가 얇아짐으로써 아래턱이 뒤로 가고 그 보상작용으로 머리는 전방으로 이동됩니다.

그 경우가 바로 오른쪽 그림에 해당합니다. 이런 사람의 경우에는 왼쪽의 정상인보다 폐활량이 30% 감소하고 위장기능이 현저히 떨어집니다.

뿐만 아니라 머리가 앞으로 이동되기 때문에 머리를 떠받들고 있는 목뼈가 틀어져 몸의 움직임이 둔해지고 통증을 참을 수 있는 인내심이 떨어집니다. 그래서 하는 일에 집중력이 떨어지고, 다른 사람에게 심할 정도로 화를 잘 내는 사람으로 돌변합니다.
집중력부족, 학습저하, 이기적 돌발행위로 주변 사람들을 힘들게 합니다.

머리의 자세-주로 하악이 영향

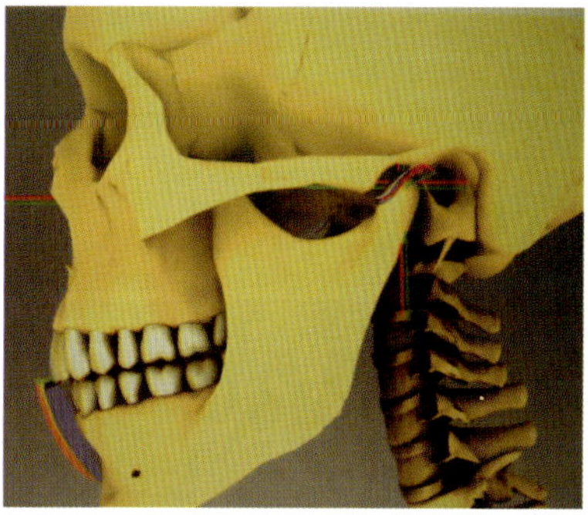

머리가 왜 앞으로 나가게 될까요?
아래턱이 주로 그 원인이 됩니다.

특별한 외상이 없는 한 치아가 빠지거나 치아가 닳아졌을 때 아래턱이 평형을 잃게 되어 아래턱이 뒤로, 위로 움직이게 됩니다.

그래서 턱의 관절에 있는 디스크가 눌려 디스크가 얇아집니다.
디스크가 얇아지면 아래턱이 보다 뒤로, 보다 위로 움직이고 그 보상작용으로 마침내 머리가 앞으로 이동하게 되어 몸에 이상이 생기기 시작합니다.

경추 배열이 어긋남

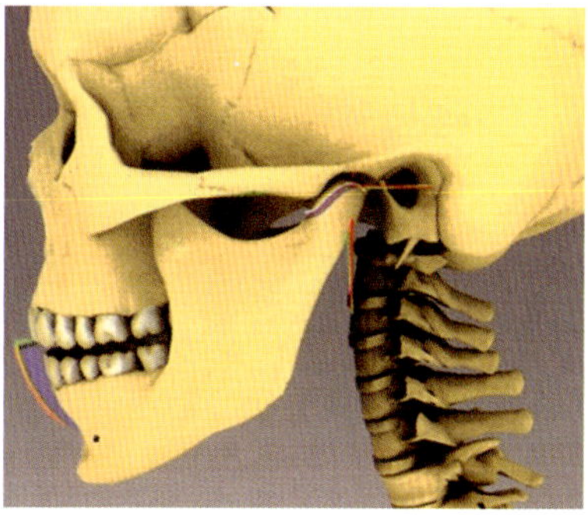

Q 보상작용에 의해 머리가 앞으로 나가면 왜 목뼈가 어긋날까요?

A 머리가 앞으로 나가면 머리를 떠받들고 있는 목뼈 1번이 먼저 틀어 집니다.
그 다음 연속해서 목뼈 2번이 틀어져서 그 부위를 지나는 신경과 혈관이 압박을 받아 두통이나 어깨통증을 호소하기도 하고 목의 움직임에 장애를 주기도 합니다.

머리, 목부위 근육

그림에 나와 있는 근육들은 턱을 움직이는 근육들입니다.

턱관절에 이상이 있어서 아래턱이 뒤로 위로 이동하면 이 근육들은 압박을 받거나 당겨집니다.

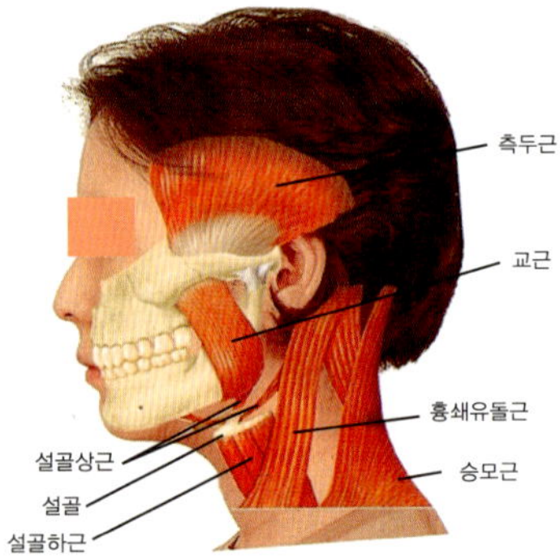

턱을 움직이는 여러 가지 근육

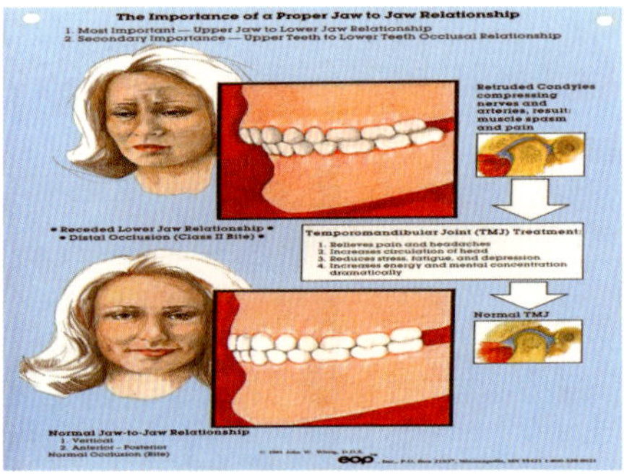

위의 사람의 앞치아는 토끼 이처럼 튀어 나와 보입니다.
그러나 사실 사람의 위 턱은 움직이지 않는 것입니다. 아래턱이 뒤로 움직였기 때문에 위의 턱이 상대적으로 나온 것처럼 보이는 것입니다. 위의 사람의 경우엔 혈관이나 신경이 압박을 받아 늘 짜증스럽습니다. 그렇지만 아래 사람처럼 아래턱을 앞쪽으로 움직여 놓으면 혈관이나 신경이 눌리질 않아 편안하고 긍정적인 사람으로 변합니다.

척주(SPINE)

31개의 척추는 하나로 연결되어 있는데 이를 척주라고 합니다.
31개 척추가 한 몸을 이루기 때문에 목뼈가 틀어지면 가슴뼈, 허리뼈, 꼬리뼈가 연이어 틀어집니다.
어깨, 등, 허리, 꼬리뼈 등의 통증은 서로 연관이 되어 있습니다.
척추에 직접 영향을 미치는 관절이 턱관절과 고관절입니다.
앞으로 턱관절과 고관절을 건강하게 관리하는 방법에 대해서 계속 말씀드릴 것입니다.

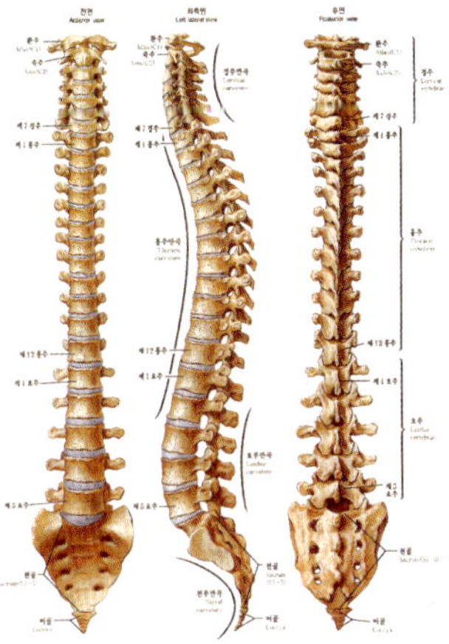

신경계

인체의 모든 기관은
중추 신경계의 통제하에 있습니다.
중추신경계는 뇌와 척수를 말합니다.

이 중추 신경계의 통제는 척추내의 신경을 통해서 연락이 이루어집니다. 척추가 틀어지면 그 부위를 지나는 신경이 압박을 받아 해당기관에 연락이 두절되어 그 해당기관에 기능이상이 생깁니다. 그림에서 왼쪽 손목이 이유없이 아프다면 손목을 지배하는 신경이 목뼈에서 시작되었기 때문에 목뼈가 눌리지 않도록 조치를 취하면 손목의 통증이 사라지는 것입니다.

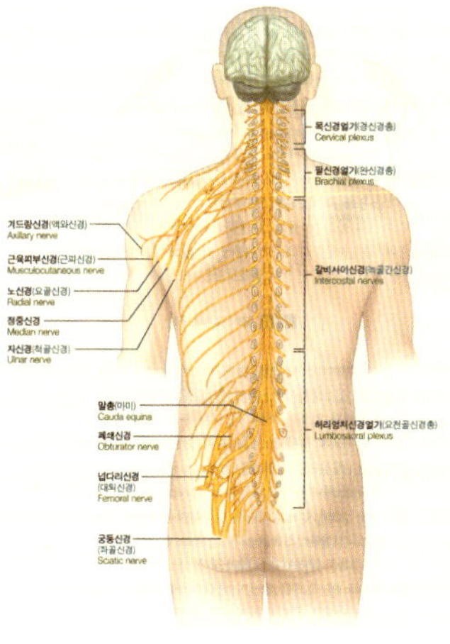

턱디스크의 원인(아래턱)

턱디스크가 되면, 뇌가 놓여 있는 접형골을 한쪽 방향으로 당겨서 접형골의 일부를 틀어지게 하여 결국 뇌하수체에 이상이 나타납니다(뇌하수체는 접형골에 놓여 있습니다).

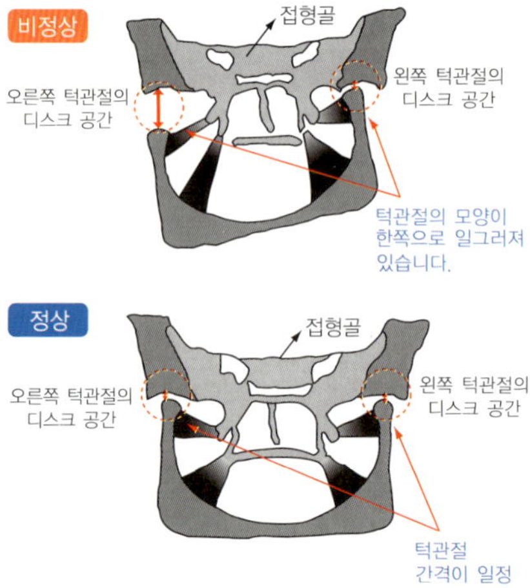

좌, 우 디스크 공간을 보세요

턱디스크 환자의 방사선 사진입니다.

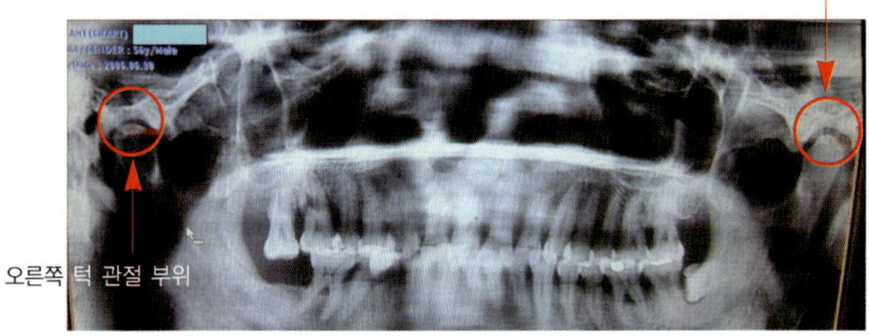

위의 그림에서 좌, 우 턱관절 부위 초생달 모양의 검은색 부분을 잘 관찰해 보세요. 디스크 공간이 다르다는 것을 알 수 있습니다.
환자의 왼쪽은 정상이지만 오른쪽은 얇아졌습니다. 왼쪽 아래 어금니가 탈락된지 오래되어 아래턱이 뒤로, 위로 이동했기 때문입니다.

4대 중증 질환인 암이나 심혈관, 뇌혈관, 희귀병의
치료약은 바로 뇌와 입에서 분비되는 호르몬과
침이라고 생각합니다.
뇌는 우리 몸 무게의 2% 밖에 차지하지 않지만
몸에서 소비되는 혈액의 20%를 사용합니다.
턱디스크 치료란 어금니 형태를 성형하여 구강 공간을
넓게 하여 뇌로 가는 혈액 순환을 도와주는 치료입니다.
뇌가 건강하려면 잠자는 곳의 바닥이 단단한 곳이어야 하고
반듯하게 자면서 코를 골거나 이를 갈지 않고 자야 합니다.
뇌가 자생력을 회복하면 뇌신경 전달물질이 정상 분비되어
전신의 비정상적인 증상들은 정상 기능을 되찾게 될 것입니다.

뇌의 구조

뇌는 생각하는 기능을 주로 하는 대뇌, 평형을 유지시켜주는 소뇌, 그리고 자율신경을 관장하는 뇌간으로 이루어집니다.

이중 뇌간에 속해있는 연수가 척수로 이어집니다.

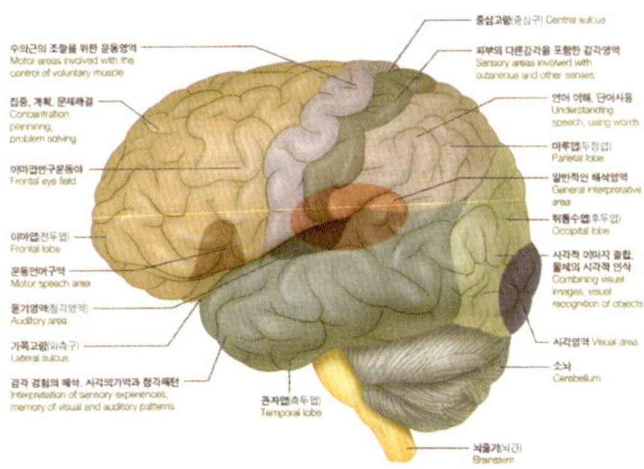

턱디스크로 머리가 앞쪽으로 이동하면 뇌도 앞쪽으로 이동하게 됩니다. 그러면 인체의 거의 모든 호르몬을 관장하고 있는 뇌하수체에 혈액이 감소되어 호르몬 분비에 이상이 와서 결국 인체에 이상이 생기게 됩니다.

뇌를 싸고 있는 경막

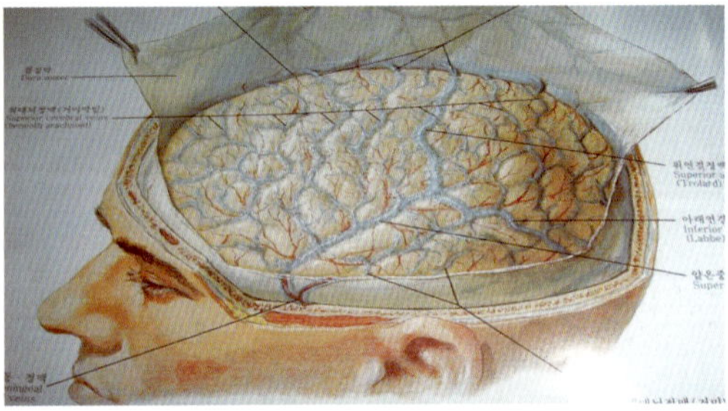

두개골 내부에는 두껍고 질기고 탄력성이 없는 경막이라는 막이 있어서 뇌를 두개골내에 붙어있게 합니다. 아래 턱이 어긋나면 두개골이 틀어지면서 두개골에 붙어 있던 경막도 틀어 집니다.

중추신경계의 진행

턱관절의 불균형 상부경추의 아탈구 중추신경계의 장애

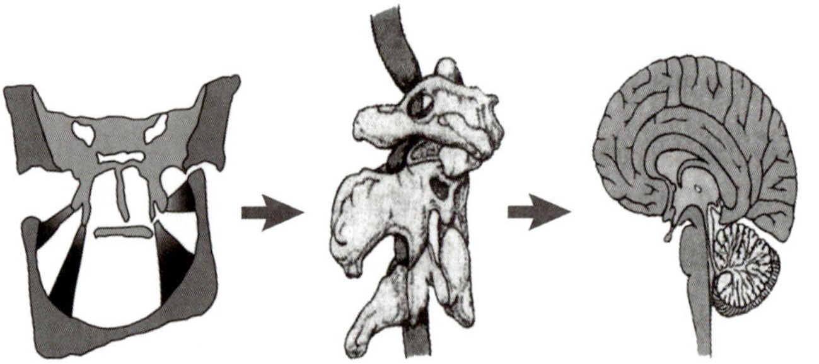

턱관절이 균형을 잃으면 머리가 앞쪽으로 이동되어 머리를 받치고 있는 목뼈가 틀어지게 됩니다. 목뼈가 틀어지면 뇌의 연수가 척수로 이어지는 부분이 압박을 받아 결국 중추 신경계에 이상이 초래됩니다.

Lovett 형제의 원리

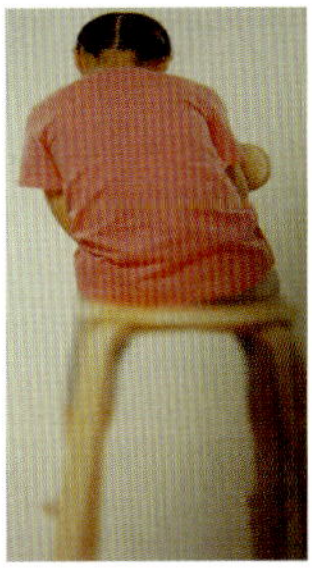

- 1경추 – 두통, 불면증, 고혈압, 어지러움
- 2경추 – 알러지, 눈질환
- 3경추 – 여드름, 자반증
- 4경추 – 발열, 귀질환
- 5경추 – 편도선, 목쉼
- 6경추 – 목통증, 팔통증, 편도선, 감기
- 7경추 – 갑상선
- 1흉추 – 천식, 감기, 팔의 하부통증
- 2흉추 – 심장
- 3흉추 – 폐렴, 기관지
- 4흉추 – 담낭관련질환
- 5흉추 – 간관련질환, 저혈압, 빈혈, 관절염
- 6흉추 – 위
- 7흉추 – 위장염
- 8흉추 – 궤양
- 9흉추 – 저항력 떨어짐
- 10흉추 – 알러지
- 11흉추 – 콩팥
- 12흉추 – 여드름
- 1요추 – 류마티스
- 2요추 – 설사
- 3요추 – 저림, 경련, 호흡곤란
- 4요추 – 무릎통증, 방광, 생리, 빈뇨
- 5요추 – 다리, 발목부음,
- 천골 – 골반
- 꼬리뼈 – 치질

– 로벳 형제의 원리란, 척추는 독립된 것이 아니라 상호 연관성을 가지며 조화롭게 움직이는 기관이므로 목뼈 1번은 허리뼈 5번과 연관있고 목뼈 2번은 허리뼈 4번과 상호관계를 갖고 있어 목뼈 1번이 나빠지면 허리뼈 5번도 나빠진다는 원리입니다.

– 반대로 허리뼈 5번이 좋아지면 목뼈 1번도 좋아진다는 원리입니다. 그래서 턱 교정으로 목뼈의 틀어짐을 잡아주면 허리뼈가 올바르게 된다는 것입니다.

뇌파의 비교

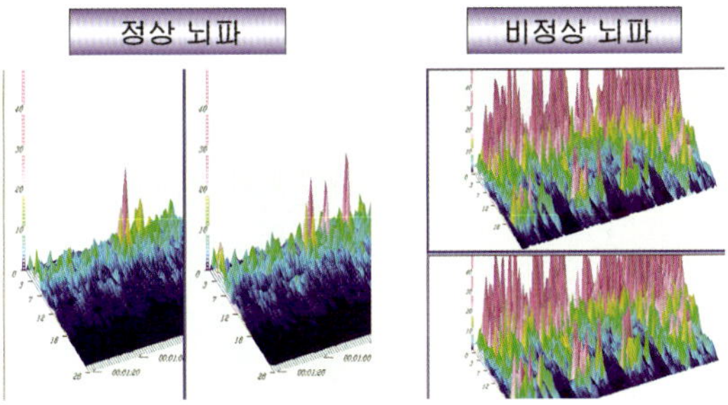

인간의 몸은 전기를 띕니다. 뇌에서 나오는 전기를 측정한 것이 뇌파입니다. 머리와 몸의 자세가 균형이 잡힌 사람은 안정적인 정상뇌파를 보이지만, 자세가 불균형인 사람의 뇌파는 바다의 풍랑이 이는 것처럼 불안정한 뇌파를 보입니다. 턱디스크 교정후엔 누구나 뇌파가 좋아지는 것을 확인하고 저는 환자들의 뇌파를 교정 전, 후로 비교, 관찰하였습니다.

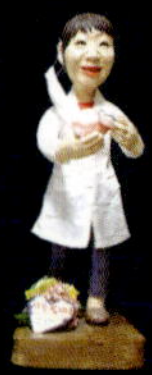

턱디스크란 ?
소아 턱디스크란?

1. 턱디스크란 머리뼈의 측두골과 하악골이 만나서 관절을 이루는 데 이 관절에 생긴 기능이상을 말함.
2. 턱관절 질환, 턱관절 기능장애, 측두하악 관절장애, TMD(TemporoMandibular Disorder)라고도 함.
3. 소아턱디스크란 12세 이하에서 턱디스크증상이 발생한 경우를 말 함.

턱관절. TMJ.(Temporo Mandibular Joint)

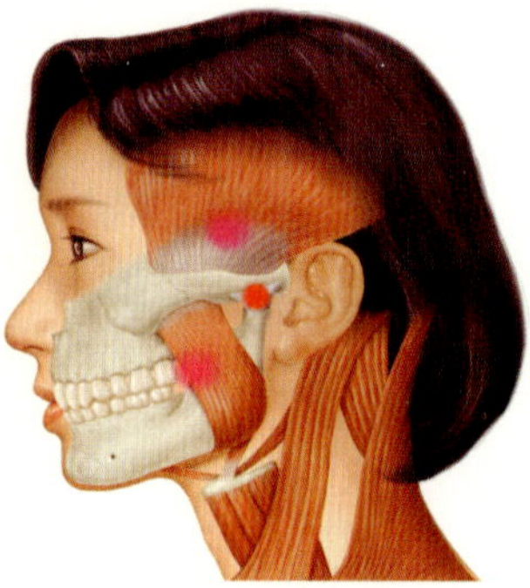

턱관절이란 두개골에서 측두골과 하악골이 만나서 생긴 양측성 관절을 말합니다. TMJ라고도 합니다. 이곳은 뇌신경 12개 중 9개가 지나가는 아주 중요한 부분입니다. 이 부위엔 혈관, 신경, 림프, 신경층이 분포하고 있습니다.

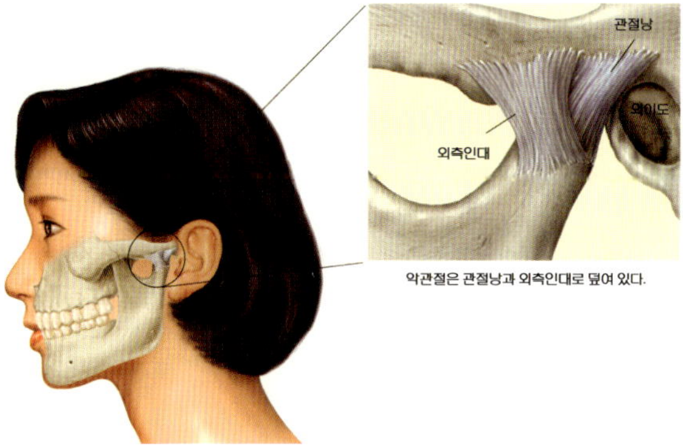

악관절은 관절낭과 외측인대로 덮여 있다.

귀 앞의 동그라미 부분은 턱관절인데, 오른쪽 그림과 같이 그것은 관절낭과 인대로 덮여 있습니다. 이들은 얼굴을 이루는 뼈에서 유일하게 움직일 수 있는 아래턱을 측두골에 단단히 부착시키는 기능을 합니다.
그런데 인대의 힘이 없어지면 턱관절은 위축됩니다.

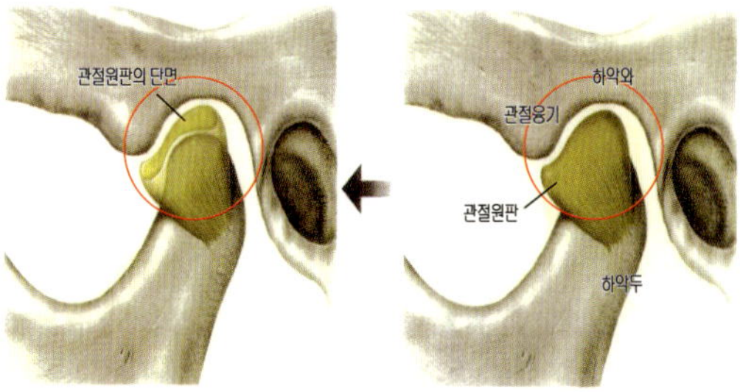

관절원판의 단면은 나비넥타이와 같은 형태를 하고 있다.

하악두와 하악와 사이에 디스크가 있다.

위의 그림은 앞의 그림에서 인대와 관절낭을 제거한 턱관절의 모습입니다. 턱관절에서 인대와 관절낭을 제거하면 물렁뼈인 디스크가 있습니다. 이 디스크는 뼈와 뼈 사이에서 쿠션 역할을 합니다. 그리고 디스크와 귓구멍이 가까이 있음을 눈여겨 보시길 바랍니다. 이것은 디스크에 문제가 생기면 가장 먼저 귀가 압박을 받아 청각이나 어지럼증 이명등이 생길 수 있다는 것을 암시해 줍니다.

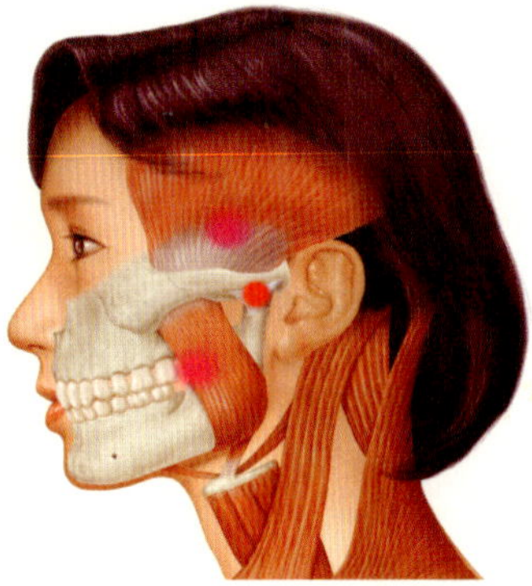

디스크가 제 위치를 벗어나거나 얇아지면 아래턱은 귓구멍 쪽으로 밀려가게 됩니다. 그곳은 측두골의 일부로 청각기관, 세반고리관, 경동맥관, 삼차 신경절, 안면 신경관, 안면신경절, 슬신경절등이 있는 곳입니다. 이곳이 압력을 받음으로써 청력저하, 어지럼증, 뇌압상승, 안면근육의 떨림과 마비, 구강건조 증상이 나타나는 것입니다.

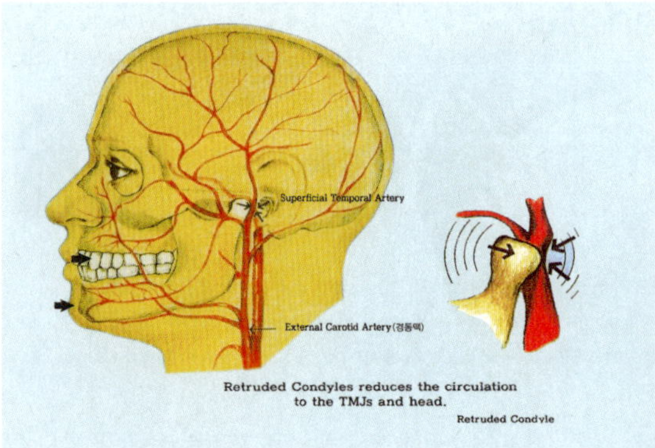

위의 그림에서 아래턱과 귓구멍 사이로 외경동맥이 지나가는 것을 볼 수 있습니다. 그런데 이 길목이 좁혀지면 먼저 혈행에 이상이 오고 귀와 측두골, 접형골, 두정골 등 머리뼈들이 차례로 압박을 받습니다.
혈관의 출입구들이 좁아지면 결국 12개 뇌신경기능 이상이 초래됩니다.

턱디스크 증후군

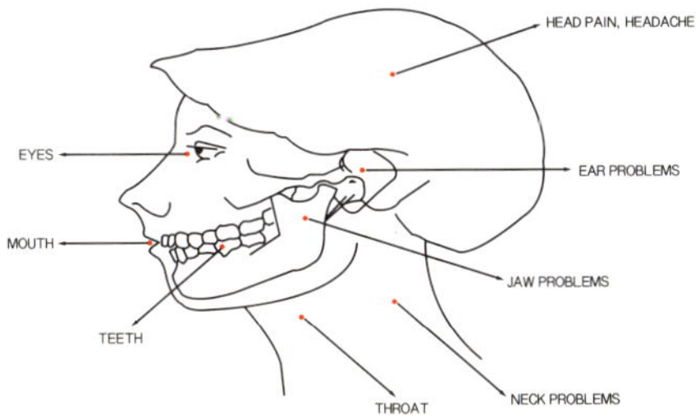

턱디스크 증상입니다.
증상은 연령별로 다소 차이가 있지만 가장 흔한 증상이 두통입니다. 다음으로 눈의 통증과 염증, 그리고 비염과 잦은 코피, 이명과 이통 중이염, 구강의 건조, 턱관절에서 소리가 나며 목근육이 뻣뻣해지고, 목이 쉬거나 편도선염 및 인후통이 나타나며, 허리가 아파옵니다. 턱관절 자체의 증상보다는 신체의 다른 부위의 증상이 나타나는 것이 특징이라고 할 수 있습니다.

"턱" 턱에서 소리가 나요

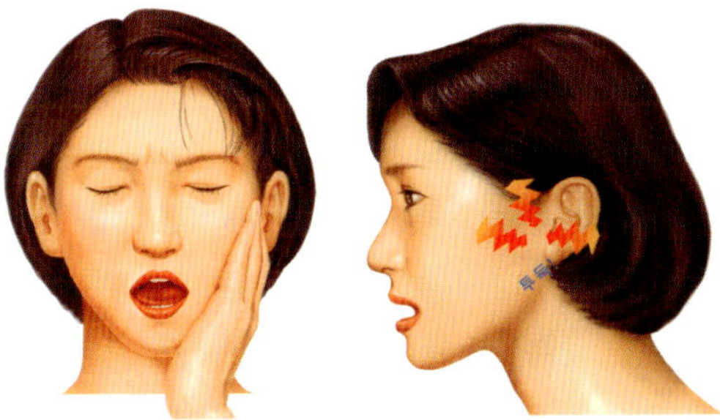

입을 벌리려고 하면 아프다. 턱을 움직일 때에 소리가 난다.

턱에서 나타나는 증상은 입을 벌리려 할 때 아프고, 턱을 움직일 때 턱에서 소리가 납니다. 이런 현상은 잠을 오랜 기간 동안 옆으로 잘 때 디스크가 변형으로 나타나는 현상입니다.

"턱" 입이 잘 안 벌어져요.

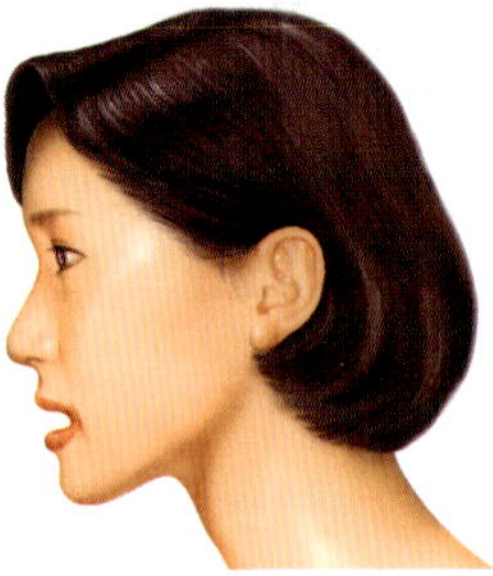

입이 그다지 크게 벌어지지 않는다.

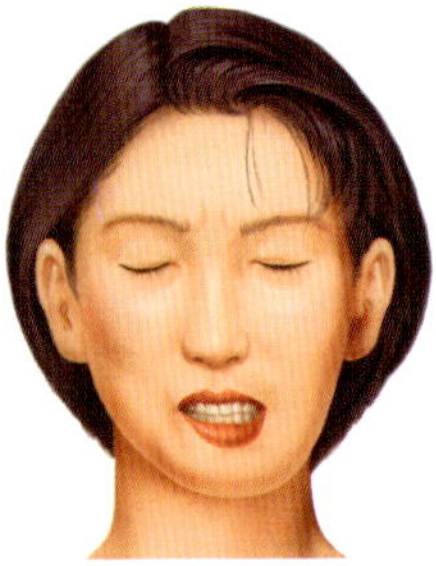

갑자기 교합이 변화되었다.

또한 입이 잘 벌어지지 않는 경우가 있습니다. 임상적으로는 입이 48-60mm정도 벌어지는 정도 혹은 본인의 손가락 세개를 붙여 넣을 수 있으면 정상이고 옆으로는 15mm정도 움직이면 정상입니다.

구강 연조직 입이 말라요, 헐어요.

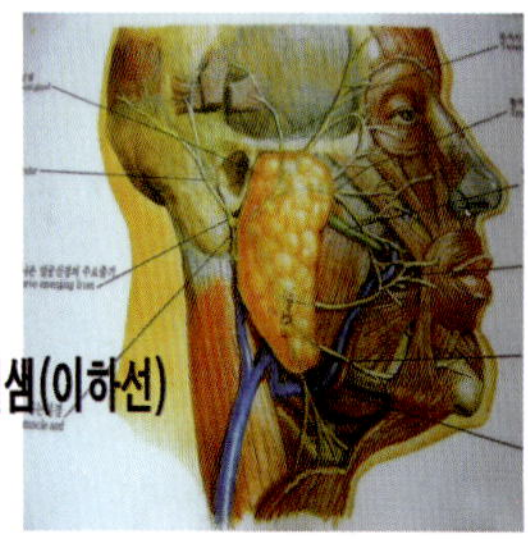

침샘의 기능이상

구강 연조직에서는 구강 건조증과 입안이 허는 증상입니다. 침 분비를 관할하는 안면신경과 설인신경이 턱디스크로 압박을 받아 침 분비에 이상이 생겨 침의 분비량이 감소되어 나타난 현상입니다. 침은 99%가 물로 이루어져 있습니다.

그림에서 귀 옆 뺨에 있는 파란색 둥근 모양이 침샘 중 가장 큰 이하선입니다. 이하선에는 자연 항생제가 들어 있어서 위와 소장에 세균이 스며드는 것을 막아줍니다. 또한 파로틴이라는 호르몬이 분비되는데 이 파로틴은 뼈, 근육, 혈관 등을 강하게 해주는 역할을 하여 노화현상을 방지해 줍니다. 또한 침에는 면역물질이 들어 있습니다.

귀 : 이명, 이통, 난청, 이석증, 어지러움증, 현기증, 중이염

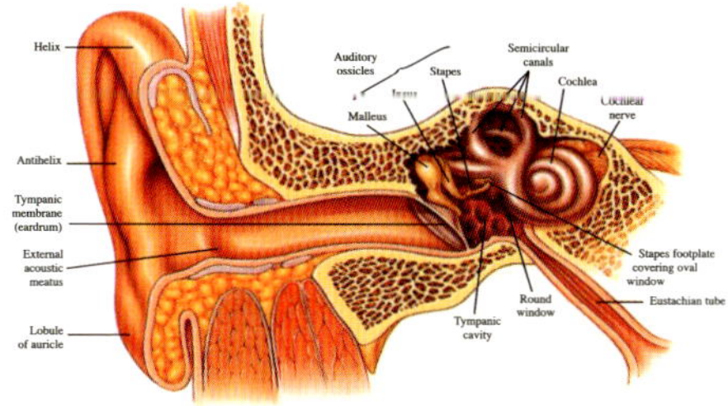

귀에서는 이명, 이통, 난청, 어지러움, 현기증, 중이염 등이 있습니다. 이런 증상들은 턱관절이 가하는 압력을 못 이겨 귀 속의 해부학적 기관들이 무게 중심을 잃어서 나타납니다. 귀의 기능은 소리를 듣는 청각 기능과 중심을 잡는 평형 기능 두 가지가 있습니다. 기능 이상 일땐 빙빙도는 회전성 어지러움이 특징이지만 급성기가 지나면 다양한 형태의 어지러움이 나타나기도 합니다.

"귀" 중이염, 어지러움증, 현기증

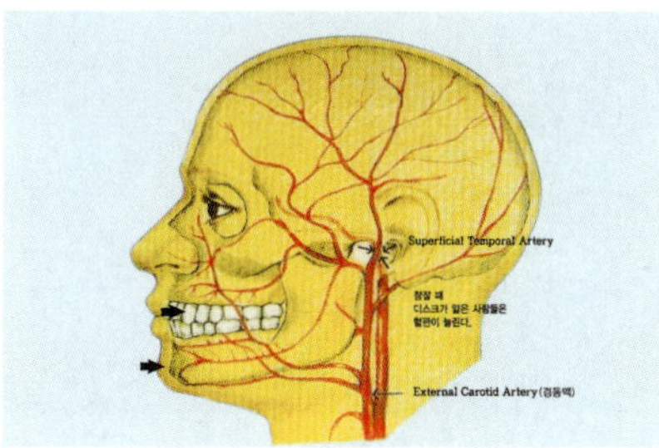

귀에서 나타나는 증상 중 어지럼증이 구토와 함께 나타날 땐 일반적으로 이비인후과에서는 뇌질환을 의심합니다. 그러나 이것은 턱디스크로 인해서 청신경, 전정기관 등 해부학적 구조물들이 압력을 받아서 생기는 것이지 뇌질환으로 인한 병이 아닙니다.

외이도 골종 인골

2007년 6월 조선일보 기사

2007년 6월 조선일보 기사입니다.

경남 통영에서 1987년 태풍 덕택으로 7000년 전에 바닷가에 사는 인골 17구를 발굴 하였습니다.

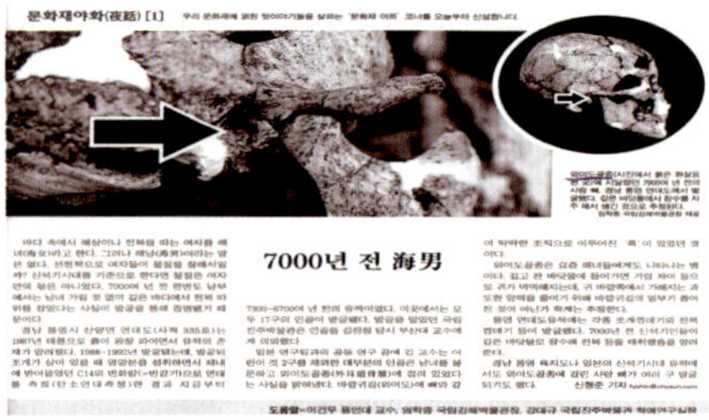
문화재야화(夜話) [1]

7000년 전 海男

이중 어린이 것 2구를 제외한 대부분의 인골은 남녀를 불문하고 외이도에 뼈처럼 단단한 혹이 있는 외이도 골종 인골이었습니다. 외이도 골종은 오늘날 해녀들에게도 잘 나타나는 병인데, 깊고 찬 바닷가에 들어가면 기압 차이 때문에 외이도의 일부가 좁아진 것을 말합니다. 그런데 일반인에게 외이도가 좁아지는 증상을 임상에서 많이 접하게 되는데, 그 원인은 스트레스로 인한 것으로 턱관절의 디스크가 얇아져서 외이도가 압박을 받으니 외이도를 보호하기 위해 뼈가 외이도벽에 생겨 외이도가 좁아지는 것입니다. 턱디스크 치료후엔 외이도가 다시 커지는 경우가 많습니다.

두개골 기저부 미세한 구멍들은 혈관과 신경의 통로

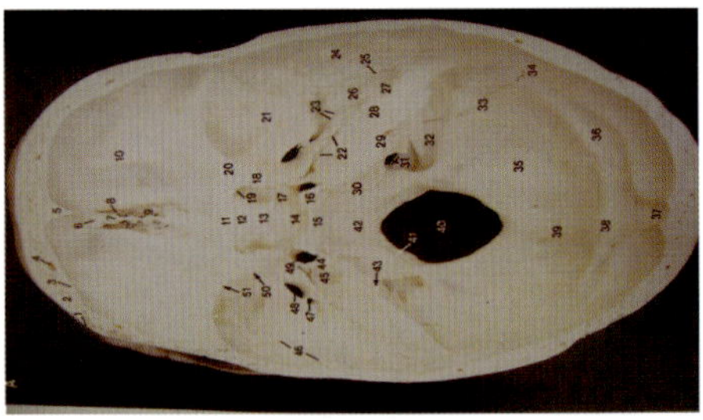

두개골 바닥면 입니다. 미세한 구멍들이 뚫려있습니다. 이곳은 혈관과 신경의 출입구인데 귓구멍이 좁아지면 두개골의 측두골과 접형골도 압력을 받게 되어 이곳에 있는 구멍들도 좁아지는 것입니다. 12개의 뇌신경 중 9개가 이 구멍을 통해 지나가기 때문에 잠을 옆으로 자게 되면 외이도가 좁아지고 뇌신경의 출입구들이 좁아져 결국 뇌신경 장애를 일으킬 수 있습니다.

이명(벌레, 바람, 기계, 휘파람, 맥박)

이명이란 귀에서 벌레소리, 바람소리, 기계소리, 휘파람부는 소리, 맥박뛰는 소리가 들리는 현상인데, 미국 전체 인구의 17%를 차지할 정도로 그 수가 많습니다.

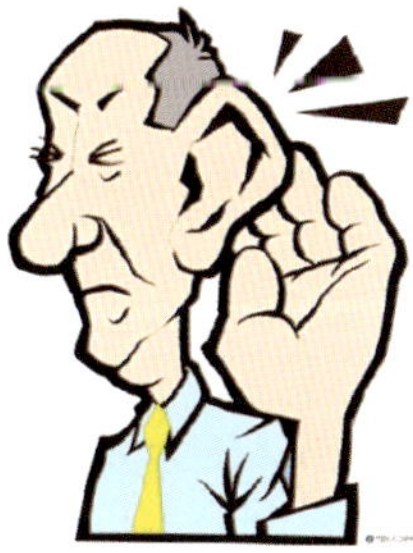

그런데 4%만이 병원을 찾는 실정입니다. 이유는 살아가는데 큰 지장이 없기 때문입니다. 그러나 그것은 병을 더 키우는 것입니다. 턱디스크 치료를 통해 청신경에 가해지는 압박을 풀어주면 간단히 치료될 수 있는 병입니다.

두통, 편두통

두통이나 편두통은 두경부에서 나타나는 통증으로 혈관성 두통, 근긴장성 두통, 견인성 두통, 염증성 두통, 신경통 5가지 원인이 있습니다.

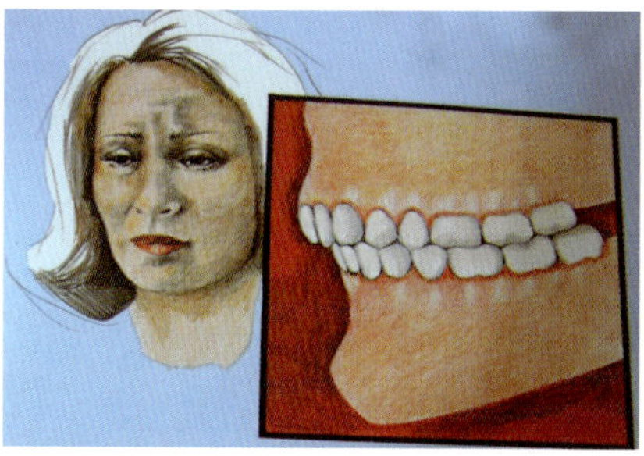

이 5가지 원인 중 근육 긴장성 두통이 90%를 차지하는 것으로 알려져 있습니다. 근육 긴장성 두통은 아래턱이 뒤로 위로 이동하면서 뒷목 근육을 수축시켜 신경에 압박을 가하여 일어나는 통증을 말합니다. 이것 역시 턱디스크 치료로 치료될 수 있습니다.

호흡기(비염, 인후통, 편도선염)

호흡기 계통에서는 만성감기,
코 뒤로 뭔가가 흐르는 느낌,
인후통, 편도선염, 기관지 천식이
나타납니다.

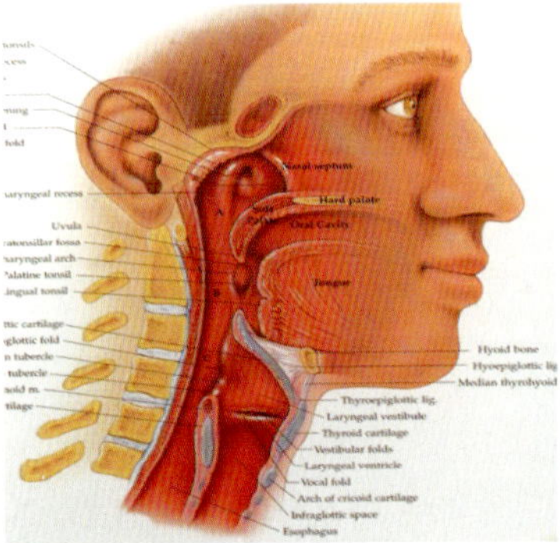

이런 증상들은 턱디스크로
아래턱이 후, 상방으로
이동하여 목 부위의
해부학적 기관들이
압박을 받아 나타나는
증상들입니다.

눈 : 염증, 안압, 빛예민, 침침, 떨림

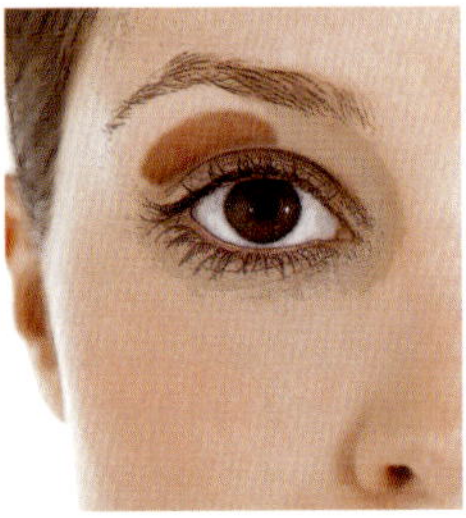

눈에서는 염증, 안압의 상승.
빛에 예민한 반응, 눈의 침침함,
가려움증, 안검이 떨리는 증상,
안구의 건조등이 있습니다.

이러한 증상들은 아래턱이 후, 상방으로 이동되면서 두개골 일부를 틀어지게 할 때 안구도 무게중심을 잃게 됩니다. 그때 안구로 통하는 혈관, 신경이 압박을 받을 때 안압이 높아지기도 하고 염증도 생기고 건조하게 되고 빛에 예빈해지기도 합니다. 소아 턱디스크 환자의 경우 사시나 난시는 잠자세와 직결됩니다.

시력저하, 난시, 사시

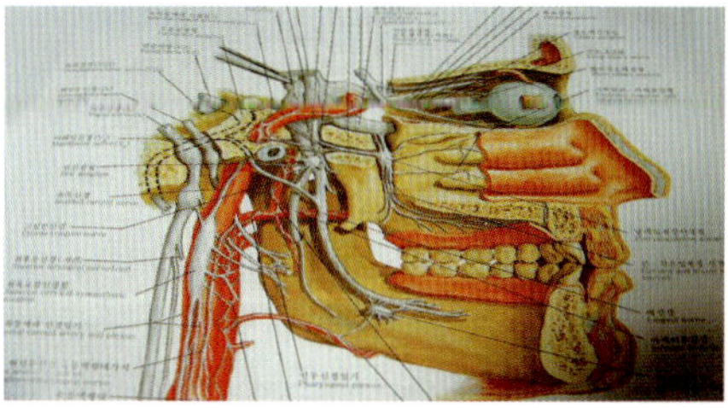

안구로 통하는 혈관과 신경의 그림입니다. 어떤 이유로 시신경과 안구로 가는 혈관의 통로가 좁아지면 시력 저하, 난시가 생기고 안구의 무게중심이 틀어지면 안구를 움직이는 근육들의 불균형 때문에 사시가 발생합니다. 사시인 경우엔 안과 치료와 턱디스크 치료 그리고 반듯하게 자는 습관으로 바로 잡을 수 있습니다.

피부, 모발 : 발진, 피부염, 여드름, 피부건조증, 비듬, 탈모증

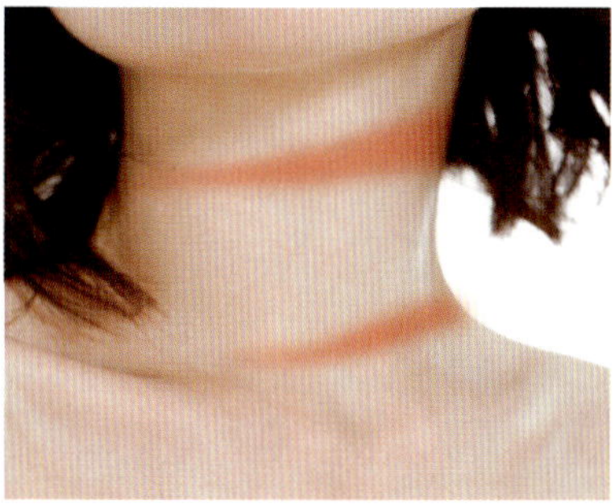

피부, 모발에서 나타나는 증상은 발진, 피부염, 아토피, 여드름, 건조증, 비듬, 탈모증 등이 있습니다.

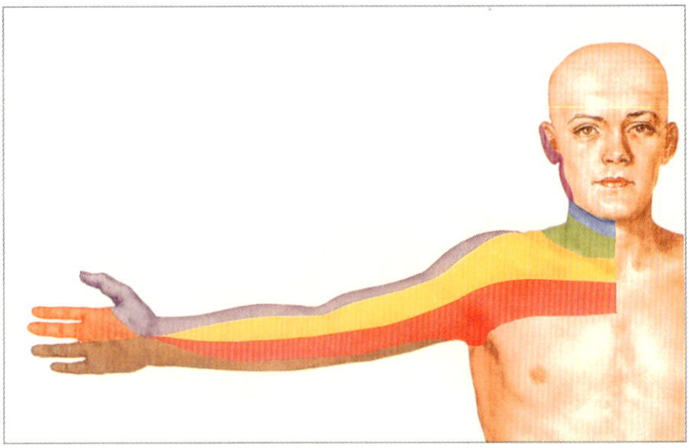

이 그림은 목 신경과 피부와의 관계를 보여 주고 있습니다. 이 그림에서 예를 들어 엄지손가락 피부에 이상이 있으면 목신경 6번에 문제가 있기 때문입니다. 그쪽이 좋아지려면 목뼈가 압박을 받지 않도록 고치는 것이 근본 치료가 될 것입니다. 목뼈 압박의 원인은 바로 아래턱의 이동입니다.

모발 : 탈모, 비듬, 가는 모발

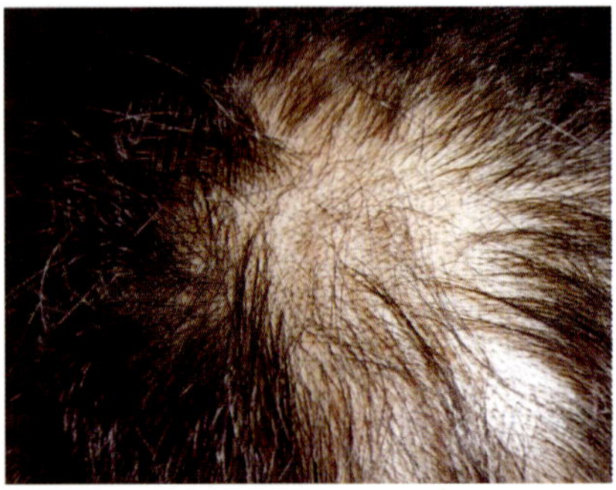

탈모가 된 환자의 모습입니다, 그런데 이런 환자도 턱디스크 교정으로 두피와 머리카락 모낭으로 가는 혈액을 증가시키니 머리카락이 덜 빠지고 두꺼워지고 윤기가 나면서 새로 나기 시작합니다.

모발 : 눈썹이 안 남

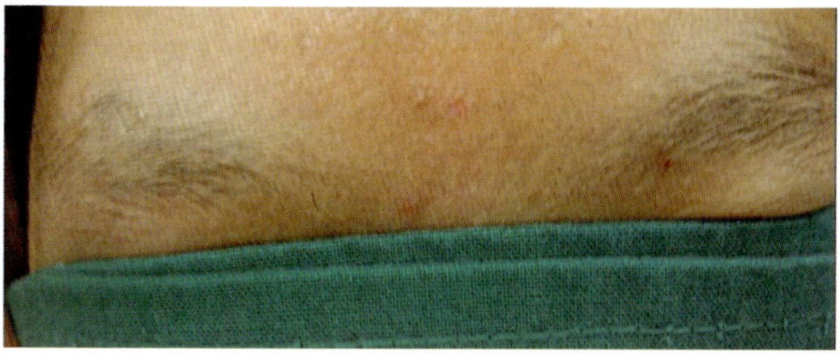

어려서부터 눈썹이 없었던 중학교 여학생입니다. 그런데 턱디스크 치료를 받은지 6개월 후에 호르몬 균형으로 사진과 같이 눈썹이 나게 되었습니다.

피부

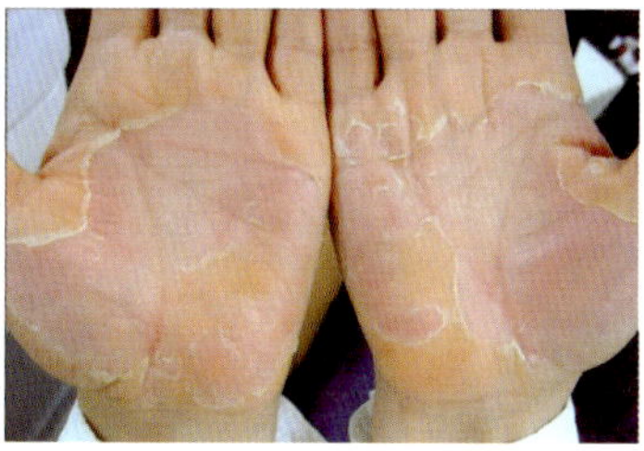

치과 첫 내원시의 어느 주부의 손바닥 피부입니다.
이 환자는 윗 치아가 아래 치아를 거의 덮고 있는 과개교합 환자였습니다. 전형적인 턱디스크 교합으로 아래턱이 뒤로, 위로 이동하고 그 보상작용으로 머리가 앞으로 나가니 머리를 받치고 있는 목뼈들도 틀어져 목신경 6, 7, 8번 신경에 기능 이상이 생겨 습진이 생긴 것입니다. 습진은 교정 2주 후에 말끔히 사라졌습니다.

내장계통 : 속쓰림, 메스꺼움, 방광염

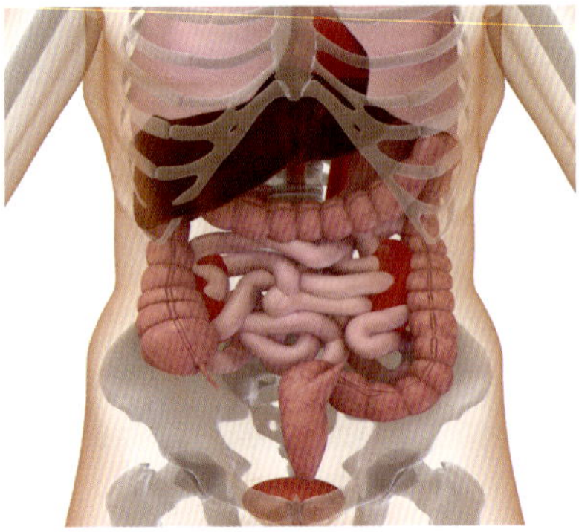

내장계통에서는 속쓰림증, 매스꺼움,배탈, 변비, 방광염, 신장염이 나타납니다. 내장 기관에 관여하는 신경은 12개 뇌 신경중 10번째인 미주신경과 천골신경입니다.

턱디스크 교정으로 척추가 이완되면 미주 신경과 천골신경이 압박을 받지않아 기능이상이 사라지게 됩니다.

여성 : 생리통, 주기불규칙, 유산, 불임

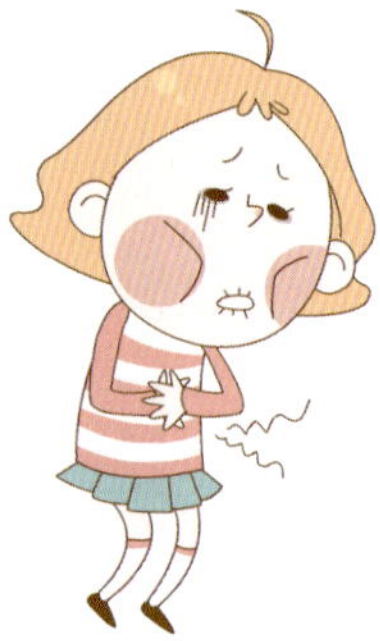

생리통의 증상은 150여 가지가 있는데 개인별로 다소 차이는 있지만 10가지 정도를 가진다고 합니다.

여성의 95%가 생리통으로 고생하는데 이중 10%는 정상생활을 할 수 없을 정도라고 합니다. 턱디스크 교정으로 호르몬 분비가 잘되게 하고 자궁근육을 지배하는 신경에 가해지는 압력을 해소시키면 생리통이나 자궁의 이상이 치료될 수 있는 것입니다.

자세: 머리의 기움, 척추의 틀어짐

자세에 나타나는 턱디스크 증상은 척추의 틀어짐, 머리의 기움, 골반의 틀어짐으로 다리길이가 달라지는 것입니다. 턱디스크로 아래턱이 뒤로 위로 이동하면 그 보상작용으로 머리가 앞으로 나가고 이어서 목뼈도 틀어집니다.

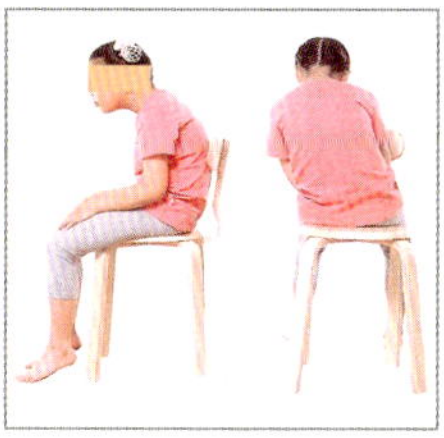

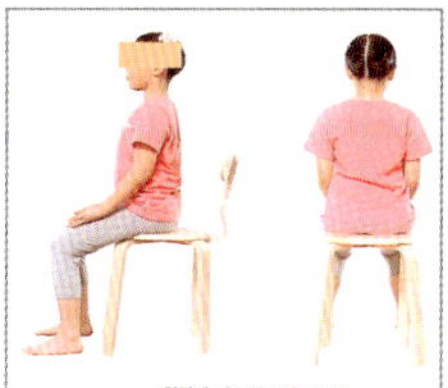

의자에 바르게 앉은 자세

척추는 하나이니 목뼈 틀어짐은 그 밑의 가슴뼈,허리뼈, 천골,꼬리뼈도 차례로 틀어지고 눌리게 되는 것입니다. 이렇게 되면 호흡법도 구호흡(입호흡), 흉식호흡으로 얕아져 몸은 악조건에 놓이게 됩니다.
턱디스크 교정 후엔 맨 먼저 호흡이 깊어지고 잠을 반듯하게 잘 수 있게 되면서 척추가 이완되어 모든 것이 정상으로 회복될 수 있게 됩니다. 바른자세 세트에서 자면 잠자세도 좋아지고 고관절이 안정되어 전반적인 자세가 좋아집니다.

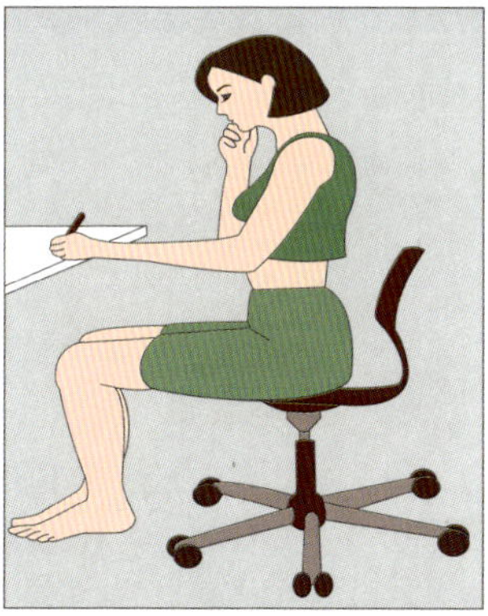

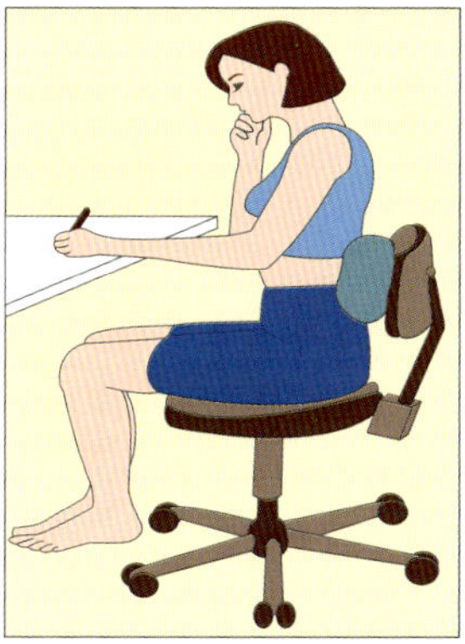

의자에 앉아 있을 때의 바람직한 자세입니다. 오른쪽 의자는 바람직한 자세로 앉게끔 처음부터 디자인 된 것입니다.

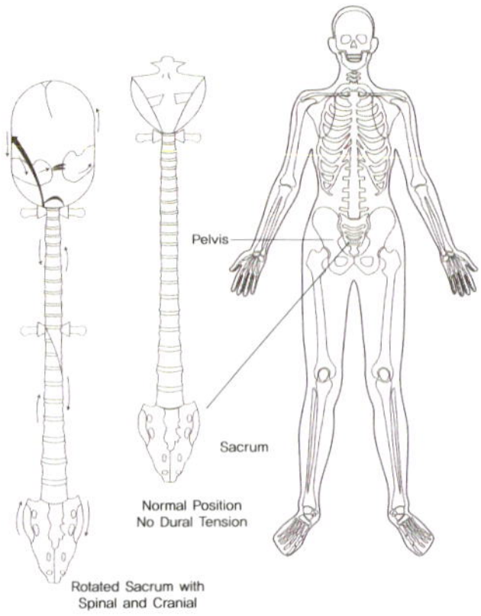

턱디스크로 측두골이 틀어져 그 부위의 경막이 움직이면, 그 장력으로 천골 2번도 틀어집니다. 두개골 내부에는 두껍고 질기고 탄력성이 없는 경막이라는 막이 있어 뇌가 두개골 내에 붙어 있게 되어 있습니다. 이 경막은 뇌에서 내려와 목뼈 1, 2, 3번에 부착되었다가 느슨한 칼집 모양으로 천골 2번까지 내려가서 다시 부착되며 미골의 근막에서 흡수됩니다. 두개골은 1분에 6번 내지 12번 미세한 움직임을 보이는 데 숨을 들이 쉴 때는 두개골이 양쪽으로 벌어지고 내쉴 때는 반대로 머리의 크기가 줄어듭니다.

이러한 두개골의 움직임으로 뇌척수액의 순환이 일어납니다. 뇌척수액은 뇌에 가해지는 충격을 흡수하는 작용, 신경계통에 영양을 공급하고 노폐물을 제거하는 작용, 뇌에서 생성된 엔도르핀을 운반하고 뇌하수체 호르몬을 각 해당 기관에 전달하는 역할을 합니다. 그런데 턱디스크로 측두골이 삐뚤어져 경막이 움직이면 그 장력으로 제 2천골도 삐뚤어집니다. 그래서 골반에 회전이 일어나게 되고 여기에 붙어 있는 고관절의 좌, 우 높이가 달라져 다리 길이가 달라지게 되는 것입니다.

골반회전되면 다리길이가 달라짐. 골반내부 비뇨생식기에 기능이상.

골반의 트러짐

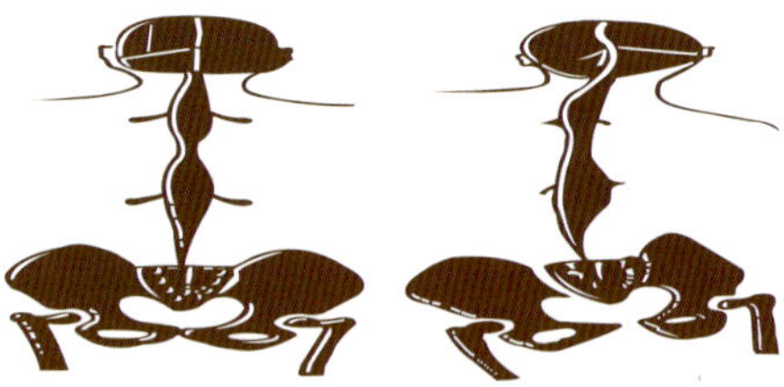

그래서 골반에 회전이 일어나게 되고 다리 길이가 달라지게 되는 것입니다. 골반에 회전이 일어나게 되고 다리 길이가 달라지게 되면 골반내부의 장기 즉 비뇨 생식기에 비 생리적인 물리적 압박을 가해져서 기능의 이상과 통증이 나타납니다. 턱디스크 교정으로 다리 길이를 같게 해주고 천골 신경과 미골 신경의 경로를 정상화 시켜 하혈과 불임, 전립선 비대 방광염, 요실금 등 비뇨생식기의 기능 이상을 정상화 시킬 수 있습니다.

무릎관절통

골반이 틀어지면 여기에 부착한 넙다리 빗근(Sartorius)과 넓적다리 안쪽근(Gracilis)에 긴장이 일어나 그 근육의 끝 부위에 있는 힘줄 같은 건(tendon)이 무릎관절을 당겨 무릎에 통증이나 이상증상을 나타나게 합니다.

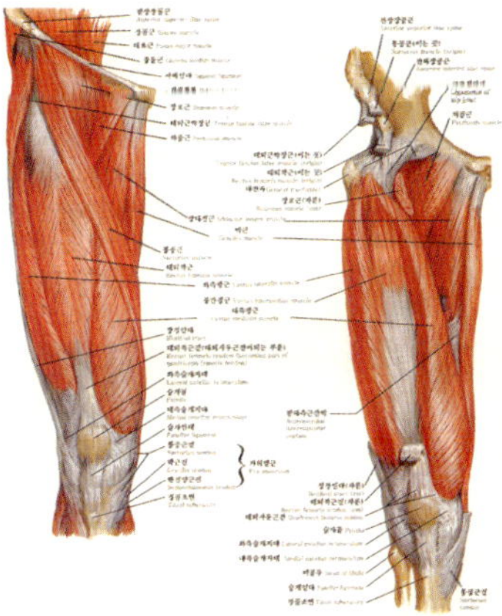

정신적 증상들 : 만성피로, 우울증, 불면증, 신경과민

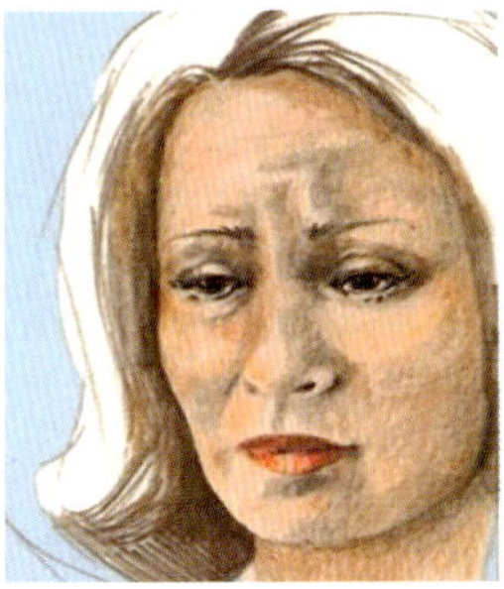

정신적인 증상들로는 만성피로, 우울증, 불면증, 신경의 과민 등이 있습니다. 이러한 증상은 뇌로 가는 혈액의 순환에 이상이 생겨 뇌하수체 기능 이상 및 뇌척수액 순환에 이상이 생겨 나타나는 것으로 봅니다. 턱디스크 교정 치료는 이러한 정신적 증상에 탁월한 효과가 있습니다.

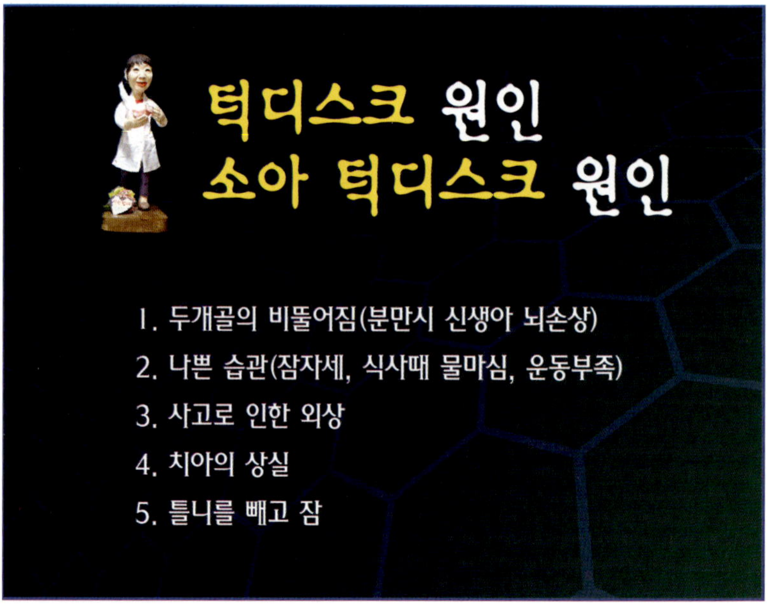

원인 1. 분만시 신생아 뇌손상

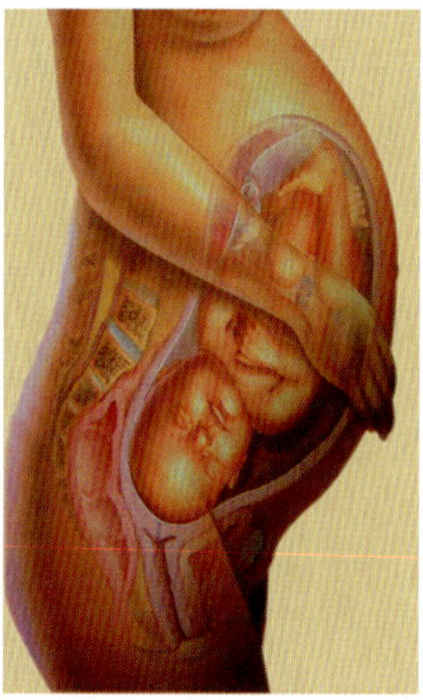

많은 신생아들이 분만 중에 머리뼈에 외상을 입습니다.
난산의 경우와 기구의 과도한 힘으로 머리뼈가 틀어져 머리뼈 운동이 잘 안 될 수 있습니다. 그러면 젖을 잘 못 빨고, 잘 토하거나 깊은 잠을 못 자고, 잠버릇이 나빠지고, 심장기능이상이 생길 수 있습니다.
성인이 되어도 이러한 상태를 그대로 방치한다면 만성 두통, 호르몬 불균형, 신경성 질환을 일으킬 수 있습니다.

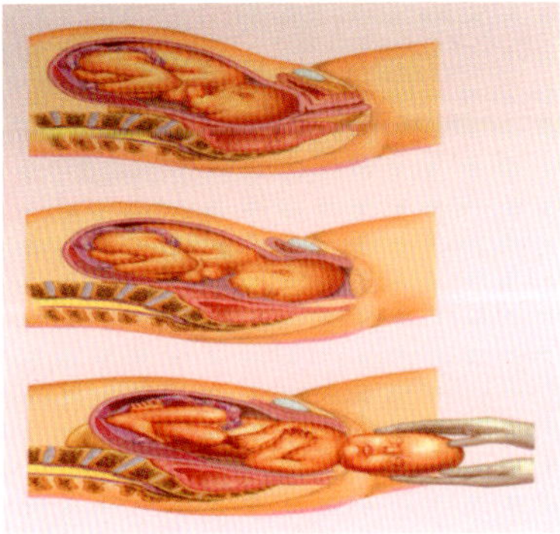

사람은 태어날 때 대부분 왼쪽 머리로 밀고 나오게 됩니다.

뇌를 싸고 있는 뇌경막은 70 파운드 까지는 문제가 없으나 75 파운드 이상의 힘이 가해지면 문제가 생길 수 있다고 합니다.

분만 시 난산의 경우 집게를 이용하여 분만을 유도하게 될 때 신생아의 머리뼈에 가해지는 힘은 80-85 파운드라고 합니다.

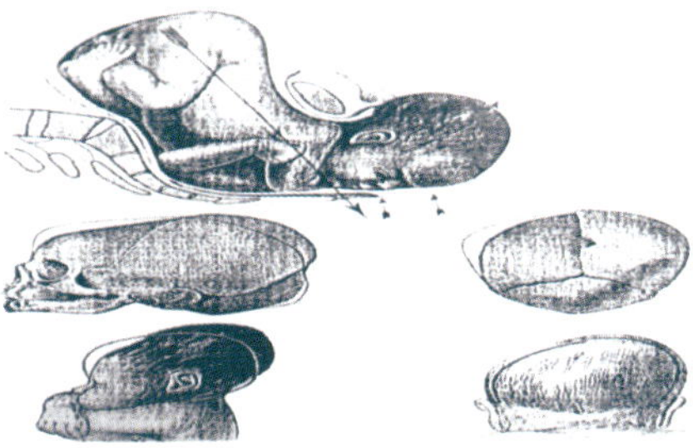

신생아의 머리뼈입니다.
왼쪽 머리뼈가 함몰된 상태로 되어 있습니다. 이런 경우 모유를 먹여 근육 운동을 시키고 입안을 자주 닦아 주고 자주 크게 울게 하고 잠을 바로 자게하면 머리뼈는 빠른 시일 내에 바로 잡힙니다.

원인 2. 나쁜 습관

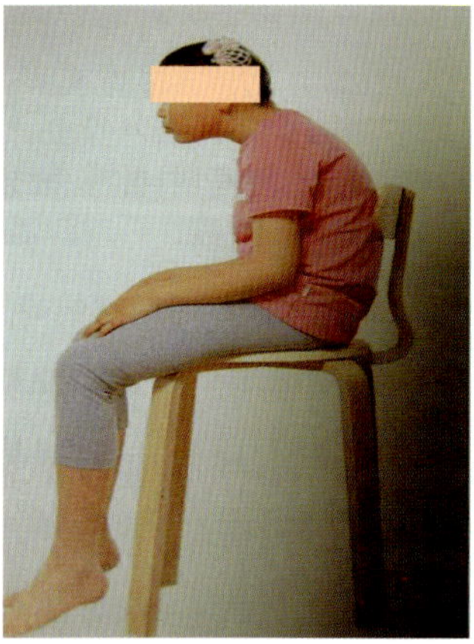

두번째로는 반복적인 나쁜 자세의 습관을 들 수 있습니다.

원인 3. 사고로 인한 외상

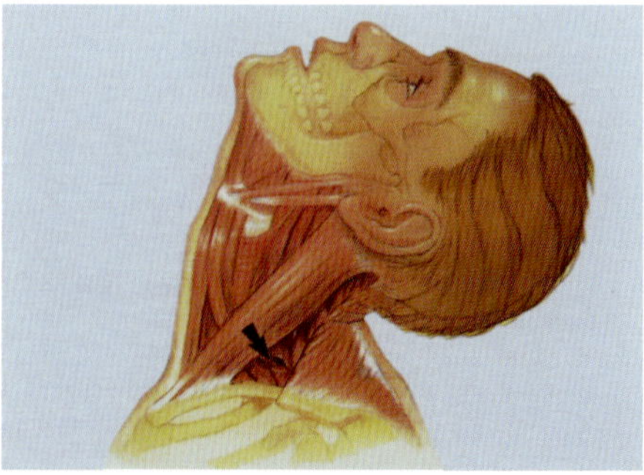

세 번째 원인으로는 사고로 인한 외상입니다.
무슨 사고든지 사고를 당하면 순간적으로 놀라며 턱관절이 충격을 받게 되는 것입니다. 이것을 채찍 외상(whiplash trauma)라고 합니다.

원인 4. 충치, 발치

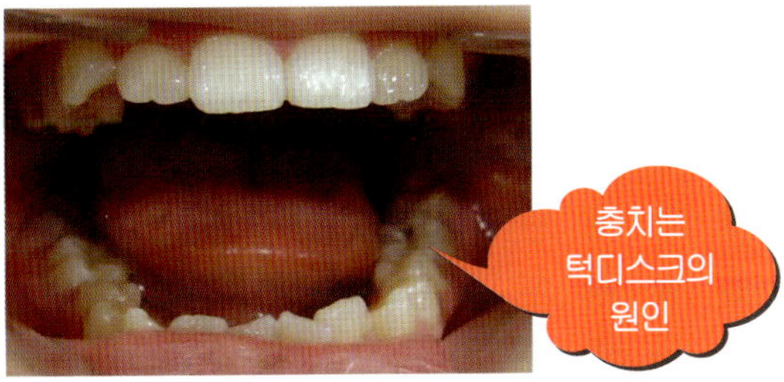

네 번째로는 충치입니다.
식사할 때 물을 마시면 침이 희석이 되어 위산이 많이 나와 치아의 겉 층을 녹여 충치가 잘 생깁니다. 충치로 교합고경이 감소되어 턱관절의 디스크가 얇아지게 되는 것입니다. 평소 죽염가루로 치아를 닦으면 충치예방에 효과가 있습니다.

원인 5. 치아의 상실

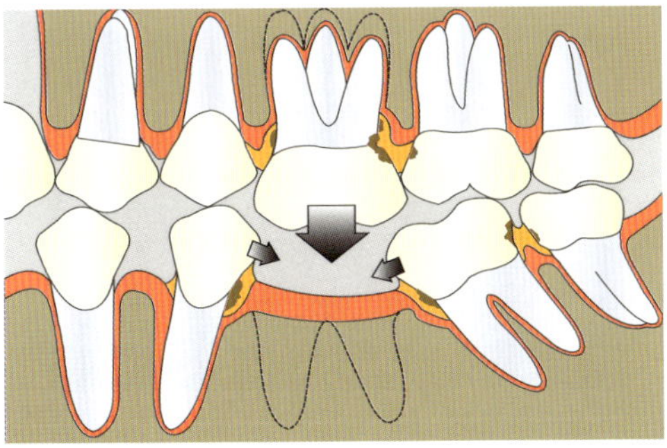

또한 어떤 원인으로 해서
치아가 빠졌을 때도 교합의 고경이 낮아져 디스크가 얇아 집니다.

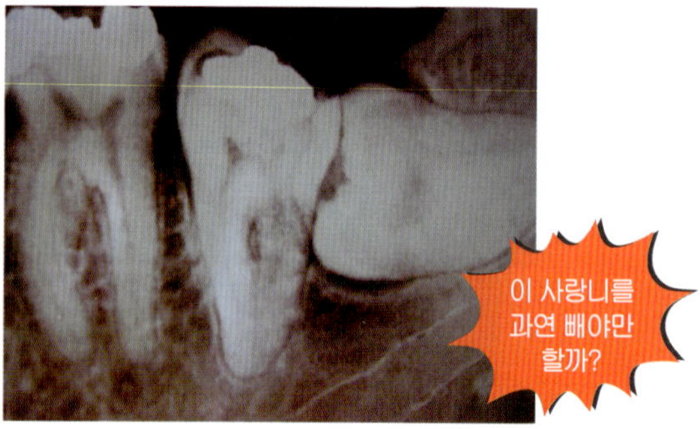

아래 턱의 사랑니를 뺀 후엔 근육의 위축으로 아래 턱이 뒤로 위로 이동하게 됩니다. 가급적이면 아래 턱의 사랑니는 빼지 않는 것이 좋습니다.
사랑니 통증의 원인이 충치나 치아 동요가 아닐 때는 반드시 턱디스크 교정으로 치료를 하는 것이 건강에 좋습니다.

원인 6. 틀니를 빼고 자는 경우

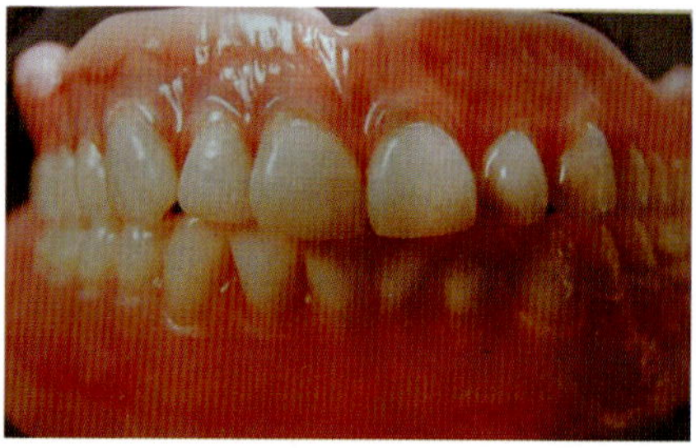

의치를 빼고 주무시면 교합고경이 감소되어 입이 마르고 허리통증이 생깁니다. 또한 뇌로 혈액공급이 감소되어 뇌졸증과 치매의 원인이 될 수 있으니 꼭 의치를 장착하고 주무셔야 합니다.

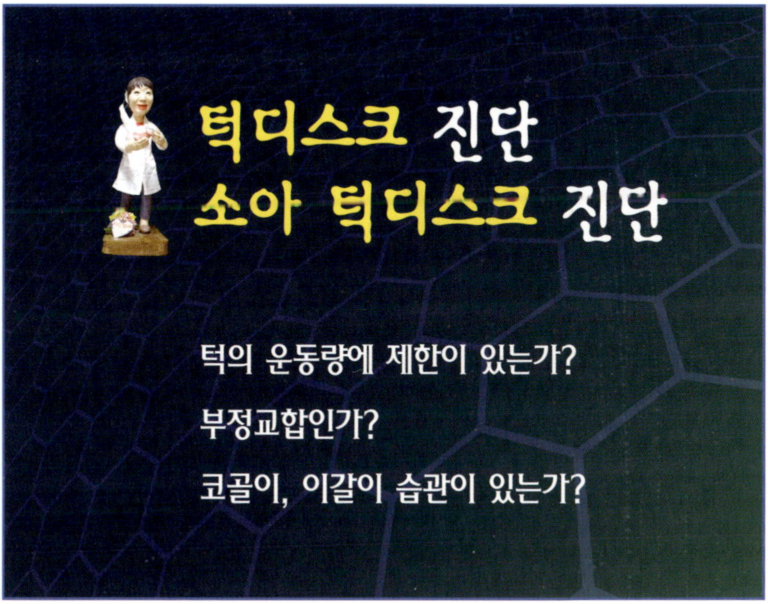

진단 1. 손가락 3개가 들랑날랑 해야죠

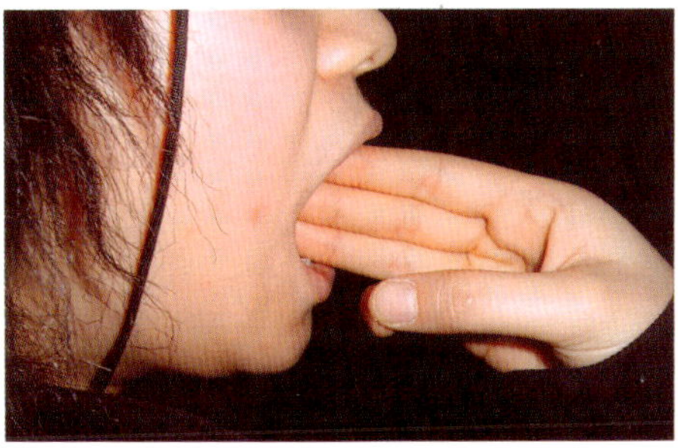

입은 수직으로는 48-60mm, 수평으로는 15mm 움직이는 것이 정상입니다. 쉽게는 본인 손가락 3개를 세워서 자유롭게 들랑날랑 하면 정상입니다.

진단 2 : 폐구시 아래앞니가 보여야 해요

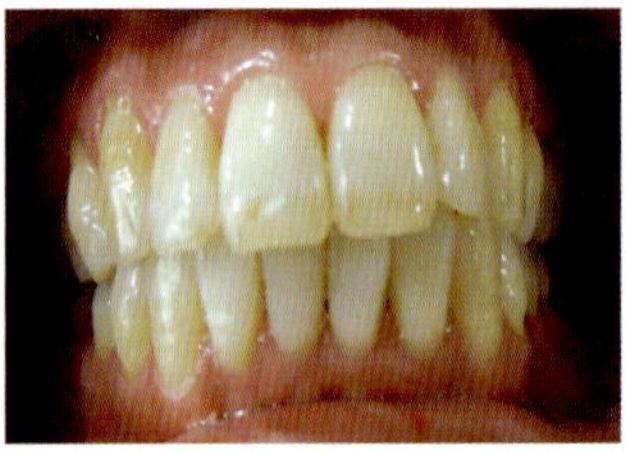

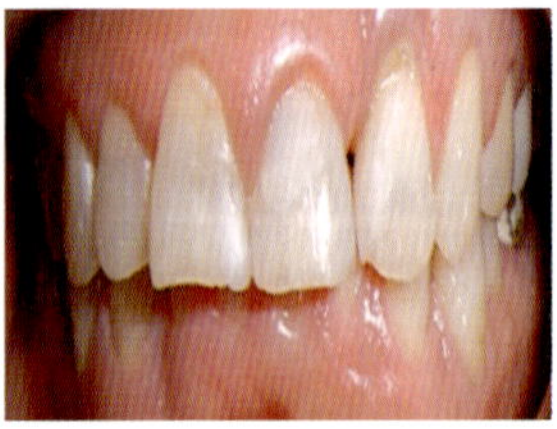

입을 다물었을 때 위 앞니가 아래 앞니를 0.5-1mm 덮어야 정상입니다. 그리고 옆에서 봤을 때 위 앞니와 아래 앞니사이가 1mm 정도여야 정상입니다. 왼쪽 교합을 과개교합이라고 합니다. 이러한 경우 턱디스크 치료로 오른쪽처럼 아래 앞니들이 0.5mm 정도 덮히도록 교정하는 것입니다.

진단 3 : 이갈이를 하는가

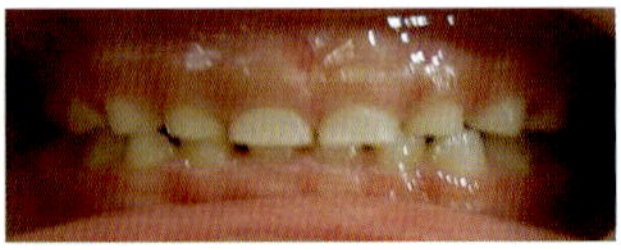

어린이의 경우 2-5세 어린이는 78%가 이를 간다고 합니다.
잘 때 턱디스크가 얇으면 아래턱이 귀쪽으로 밀려가면서 잠자는 이개측두신경을 자극하게 되어 씹는 근육이 수축을 하게 되어 이를 갈게 되는 것입니다. 이갈이를 없애려면 잘 때 아래턱이 전, 하방으로 이동하여 신경을 자극시키지 않도록 하면 되는 것입니다. 이를 갈 때의 힘은 저작력의 약 200배이므로 이 힘이 치아와 치주조직, 씹는 근육, 턱관절에 나쁜 영향을 줄 수 있습니다. 위와같은 소아턱디스크 환자들은 상, 하악 유구치 8개에 보철물을 장착시키면 바로 정상교합으로 됩니다.

진단 4. 코골이를 하는가

코골이의 주된 원인은
혀가 과도하게 이완되어
기도를 좁히기 때문입니다.

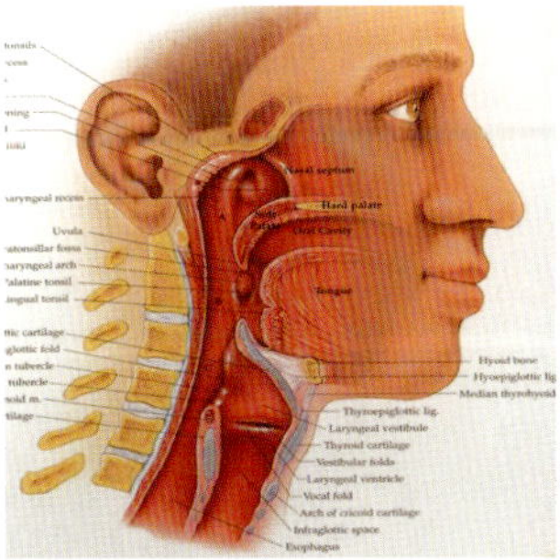

이외 구멍이 좁아져 있거나 충혈된 경우, 편도가 큰 경우, 잘 때 목젖이 처지는 경우 턱이 작거나 뒤로 가 있는 경우, 인후부위에 지방이 많은 경우, 후두부 근육노화로 기관지를 막을 때 코를 곱니다. 코골이가 있으신 분들은 교정 후에도 하루에 20분씩 뛰어서 지방을 산화시키는 것이 꼭 필요합니다.

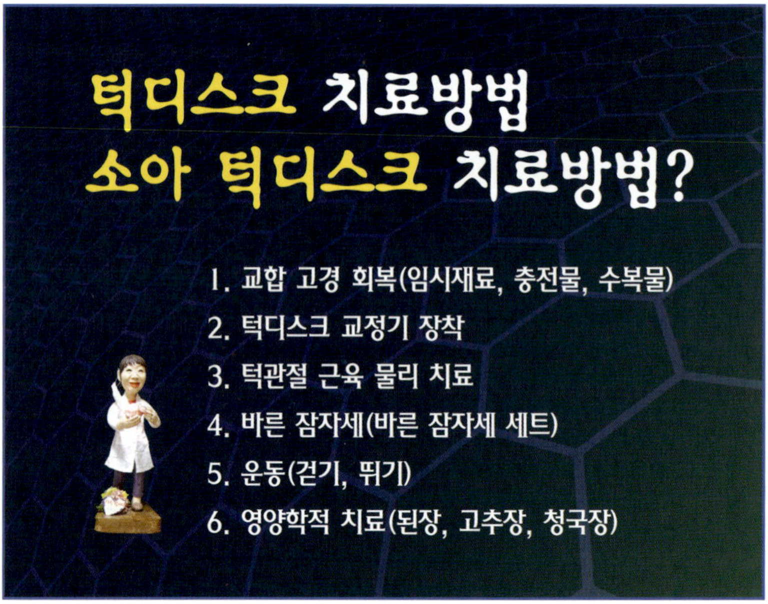

머리뼈를 밑에서 본 모습입니다.
뇌를 밥상이라 한다면 밥상 다리 바닥면은 4개입니다. 앞바닥 면은 상, 하악 큰어금니들끼리 맞물리는 면이고, 뒷바닥 면은 그림 33번으로 경추 1번이 닿는 두 곳입니다.
밥상의 뒷다리 길이는 여간해서는 변하지 않습니다.

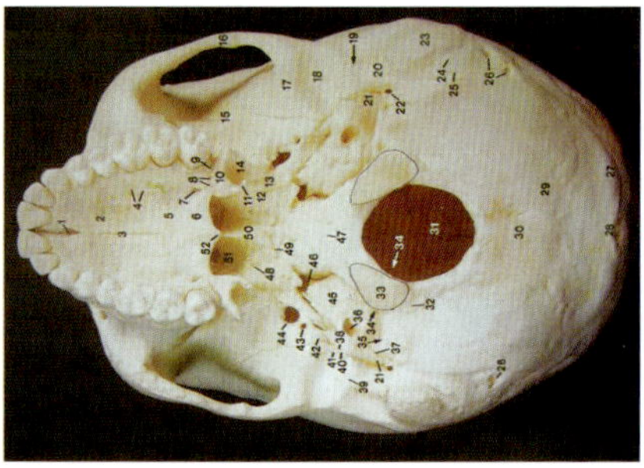

반면에 앞다리 길이는 어금니가 빠질경우 쉽게 짧아질 수 있어서 따라서 밥상은 앞으로 쉽게 기울게 됩니다. 즉 어금니가 닳아 지거나 빠지면, 뇌는 무게 중심을 잃어 앞쪽으로 기울게 됩니다. 이 때 그림의 18번 턱관절은 앞 뒷다리의 보조 장치 역할을 합니다.

교합 교경 회복

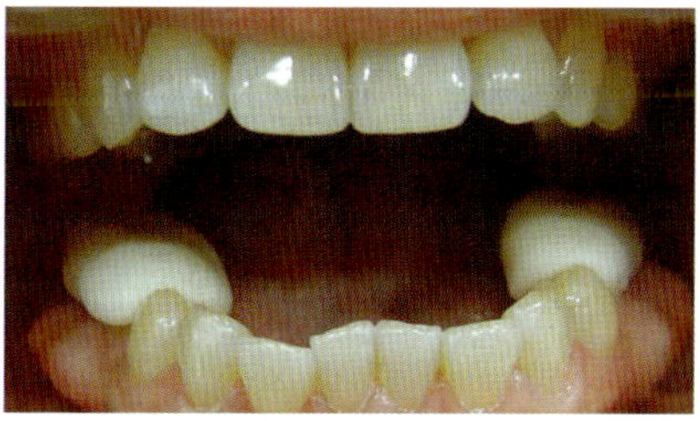

아래 어금니 위에 임시 치아를 만듭니다. 이렇게 하면 턱관절의 무게 중심이 전방으로 이동하여 뇌는 후방으로 이동하게 됩니다.
재료는 임시치아를 만드는 재료입니다. 단 거친면이 없도록 연마한 후 치아에 부착해야 합니다.

임시 치아 제작

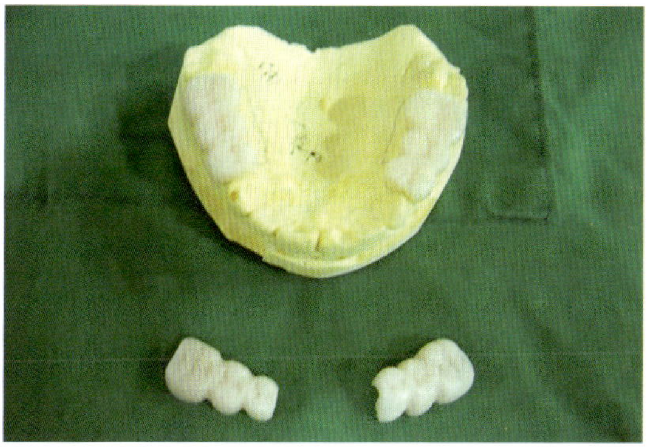

임시 재료

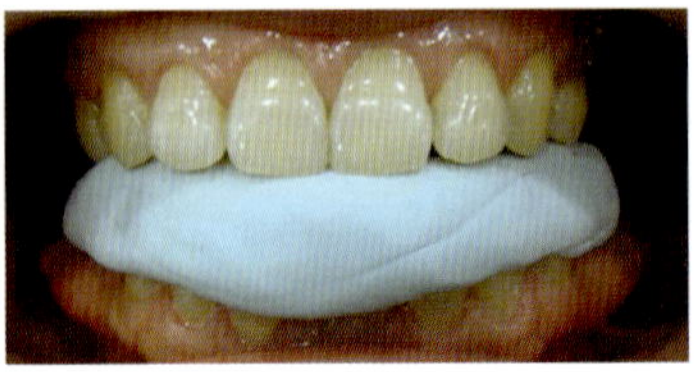

고무 인상재를 이용하는 경우도 있습니다.

충전물

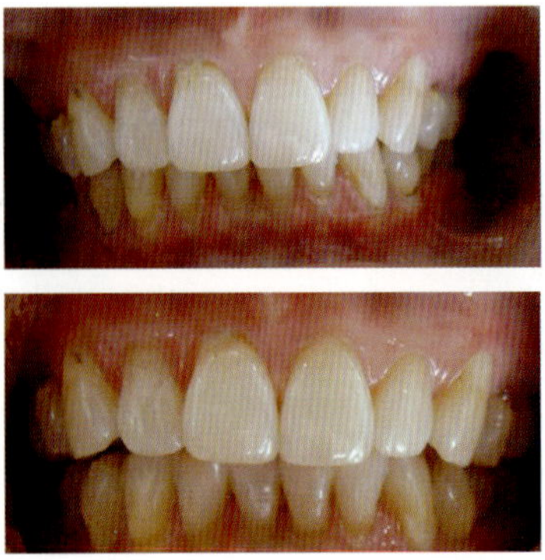

레진을 교합평면에 충전하여 교합고경을 회복한 경우임.

보철물

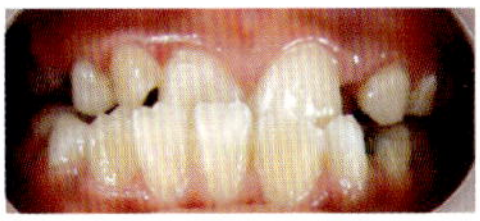

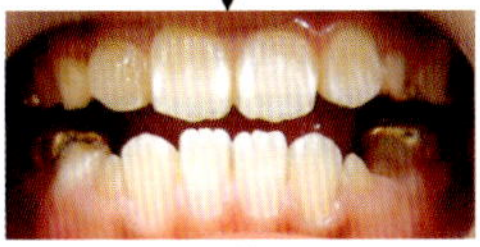

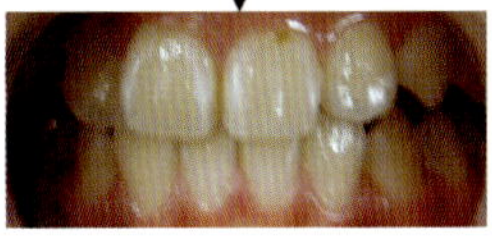

치료의 원리는
어금니를 성형하여
턱관절 공간을 확보한 후
아래 턱을 이동시키는 것 입니다.

보철물

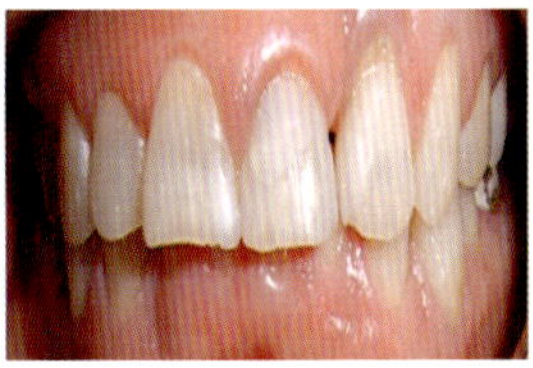

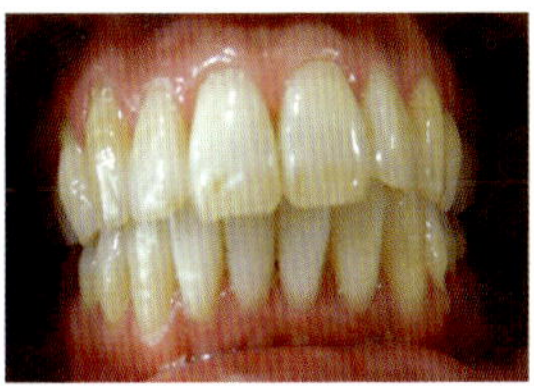

입을 다물었을 때 위 앞니가 아래 앞니를 0.5-1mm 덮어야 정상입니다.
그리고 옆에서 봤을 때 위 앞니와 아래 앞니사이가 1mm 정도로 거의 같은 평면에 있어야 합니다.
턱디스크 치료의 목적은 보철물과 교정기로 아래턱을 이러한 위치로 이동시키는 것입니다.

보철물 (Hellena crowns)

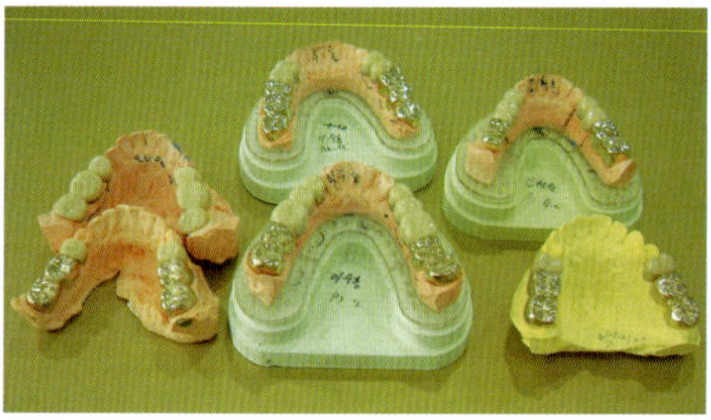

오버레이 보철물들 입니다. 임시치아를 장착하고 있다가 정식 보철물이 부착되면 환자들은 편안해 합니다. 그러나 교합이 거상되었고 저작패턴이 달라졌기 때문에 어딘지 모르게 어색합니다. 그래도 근육통이나 비정상적인 증상때문에 고생하는 것 보다는 낫기에 모두들 잘 견딥니다. 오버레이 보철물 제작 시 마취는 전혀 없고 치질도 거의 삭제하지 않습니다.

교합고경 감소기간은 1년이내

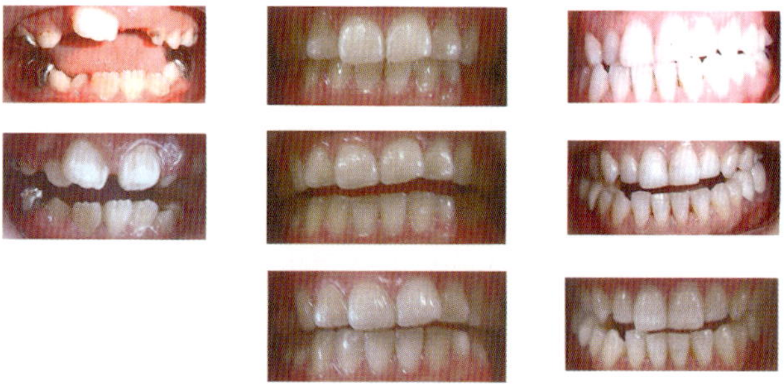

소아 턱디스크 치료에서는 레진 충전물이나 오버레이 보철물을 한 후 2-6개월 사이에 앞니 사이 공간은 거의 사라집니다. 성인의 경우엔 1년 정도 기간이 지나면 정상교합으로 됩니다. 이것은 두 경부 근육의 자연스러운 수축현상으로 인한 것으로 사료됩니다.

턱디스크 교정기

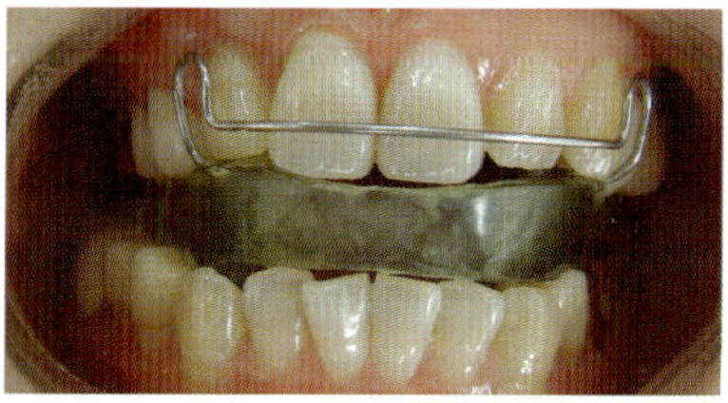

부정교합일 경우 아래 턱이 뒤로 위로 이동하여 턱디스크가 발생하였으므로 아래 턱을 아래로 앞으로 이동시키는 것이 턱디스크 교정기의 목적입니다. 어금니 성형이 끝난 후 구강내에서 인상을 채득해서 턱디스크 교정기를 제작합니다. 교정기는 잠 잘 때만 끼고 자면 됩니다.

턱디스크 교정기

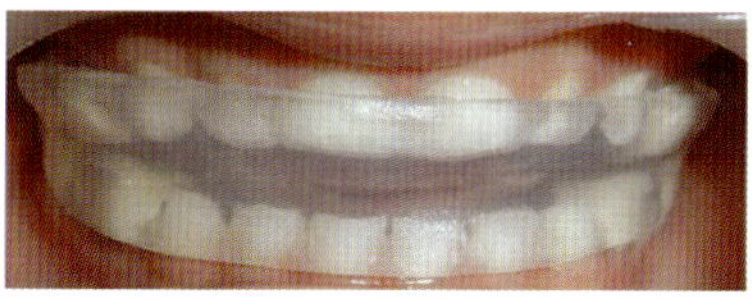

헤레나 턱디스크 교정기입니다.
환자가 예민하거나 어린이인 경우에 낍니다.

턱디스크 교정기

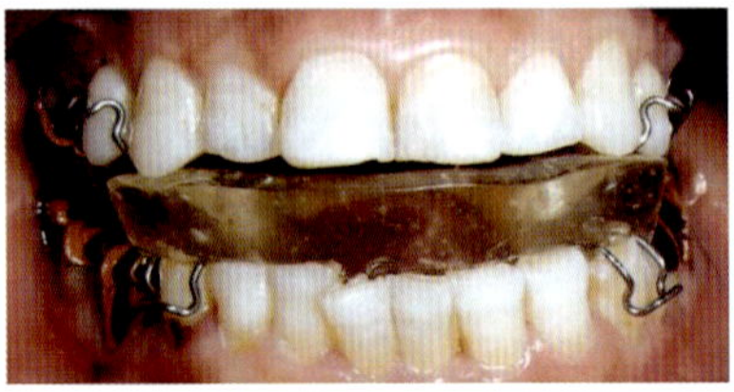

같은 목적을 지닌 투인 블록 턱디스크 교정기입니다.
어금니 성형이 끝난 후 교정기는 잠잘 때만 낍니다. 의치를 사용하는 분이나 잠을 반듯하게 못 자는 분에게 주로 권합니다.

턱 관절 근육 물리치료

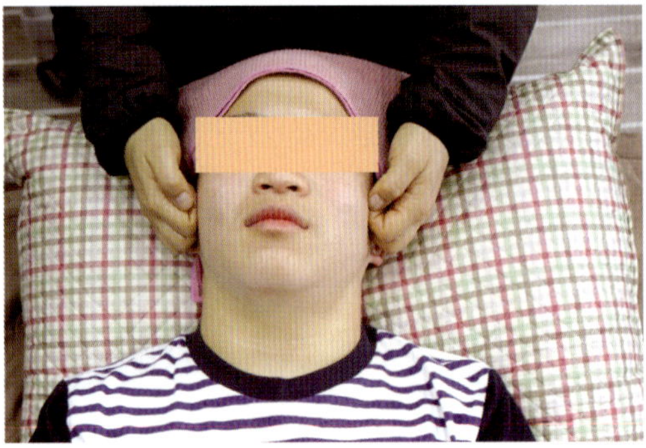

두피 근육과 턱관절 근육에 난황유를 침투시켜 근육을 이완시킵니다.

난황유

- 난황에는 사람의 지방산 조성과 아주 흡사한 난황지질이 함유되어 있음
- 난황유에는 지방, 탄수화물, 단백질, 비타민, 무기질 5가지 영양분이 함유되어 있음
- 근이완치료시 난황유를 피부에 침투시키면 피부의 신진대사가 왕성해져 근이완과 혈액순환이 잘됨.

난황유

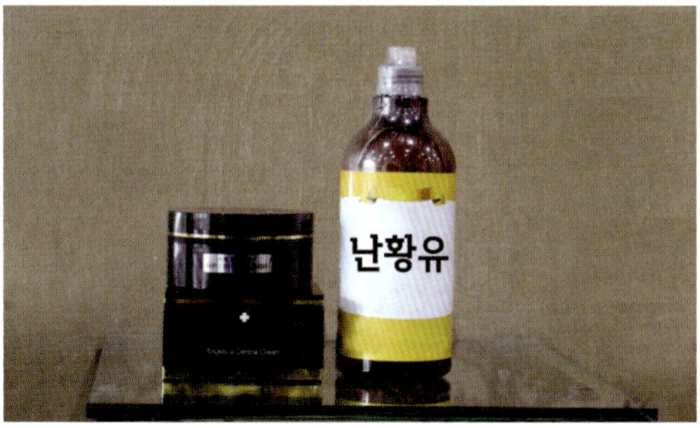

근육 물리 치료시 난황유를 피부에 침투시키면 피부의 신진대사가 왕성해져 근육이완과 혈액순환이 잘됩니다.

- 두피 근육과 저작근육에 난황유를 침투시켜 이완시킴.
- 뇌와 턱관절 근육에 공급되는 혈류량을 증가시켜 마음 긴장과 근 긴장을 완화시킴.

근 이완의 이론적 근거

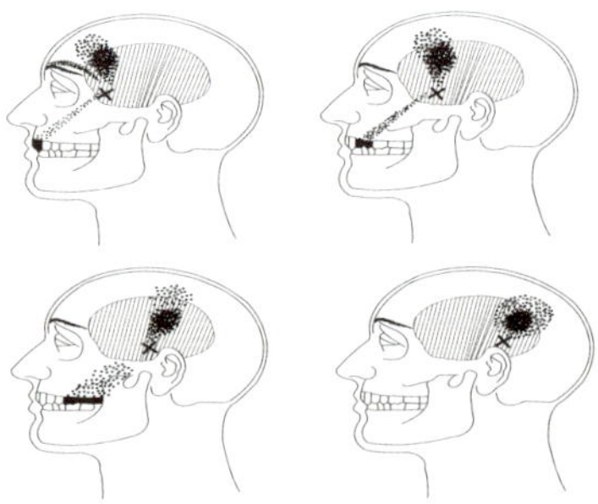

치통의 원인이 충치가 아닐땐 바로 턱디스크 근육통임을 인지하고 해당 근육을 이완시키면 통증이 사라집니다. 예를 들어 상악 구치부가 아플땐 같은 쪽 눈썹과 귀사이의 관자놀이 근육을 눌러주면 통증이 감소하게 됩니다(그림 X 표시된 곳).

근 이완의 이론적 근거

턱관절이 빡빡해진 원인은 그림에서 광대뼈 아래에서 뒤로 뻗은 내측익돌근의 긴장때문임.
이때 내측익돌근을 발통점, 턱관절부위통증을 연관통이라고 함.

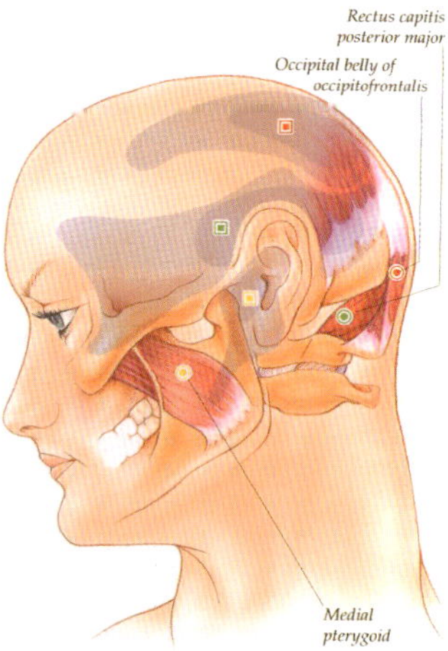

턱디스크 근이완 치료

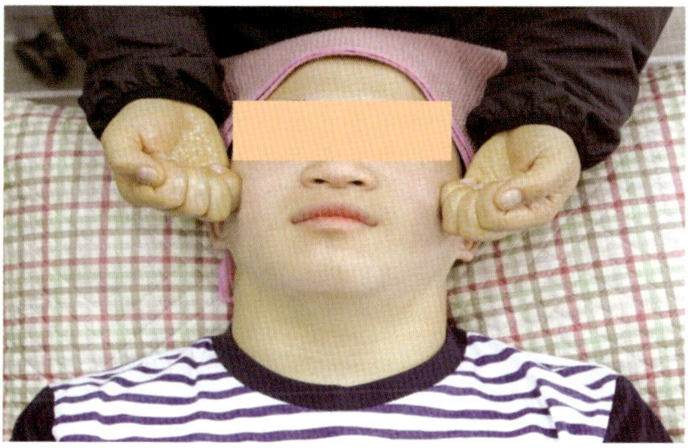

뇌와 턱관절 근육에 공급되는 혈류량을 증가시켜 마음긴장과 근육긴장을 풀어줍니다.

턱디스크 근육이완치료

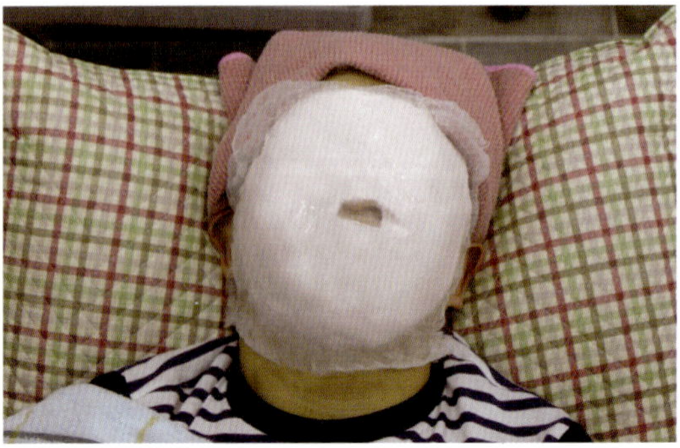

난황유로 턱관절 근육을 이완시키고 또 피부조직에 영양공급을 시킨 후 핫팩으로 완벽히 근육의 긴장을 해소시킵니다.

100세 시대에 건강하게 사는 비법!

1. 턱관절, 고관절의 건강을 위해서 바른 자세 세트에서 잡니다.(면역강화목적)
2. 운동을 합니다.
   하루에 계단 50층을 오르내리기 합니다.
   (심장펌핑근육강화목적)
3. 치아를 잘 닦습니다.
   손가락에 죽염을 묻혀 닦고, 헹군후
   낀 음식물을 맨 칫솔로 거울을 보면서 살살 빼냅니다.
   (치경부마모예방목적)
4. 수면시 종이테잎으로
   입술을 붙이고 잡니다.(복식호흡유도목적)

턱디스크 치료는 완전의술!

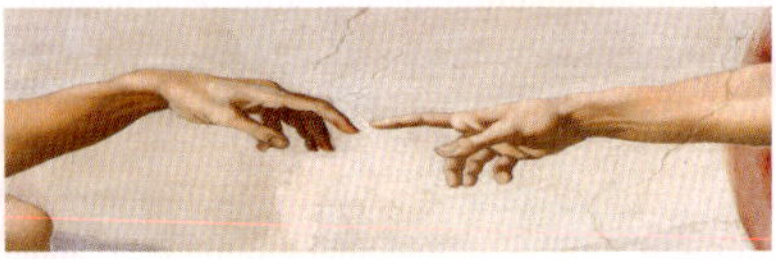

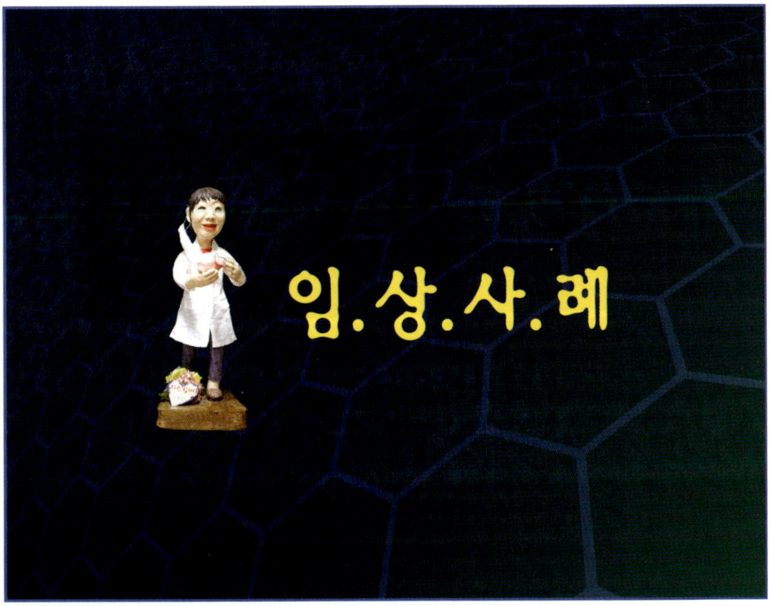

임상 사례

턱디스크 교정으로 좋아지게 된 사례입니다. 여기에 기록하지 않은 질환도 많이 있습니다. 질환은 각기 다르지만 모두 침샘에서 나오는 침과 뇌하수체에서 분비되는 호르몬으로 자생력이 좋아져서 회복되었다고 생각합니다.

주걱턱, 무턱, 치주질환, 구내염, 치아시림, 사랑니통증, 성대결절, 루푸스, 백반증, 목쉰소리, 이갈이, 코골이, 턱관절 통증, 관절통, 편두통, 두통, 어지럼증, 비염, 기관지확장증, 잦은 코피, 이명, 중이염, 난청, 안압상승, 사시, 시력저하, 안구 건조증, 입마름, 어깨통증, 목과 허리의 통증, 팔다리통증, 꽁무니뼈 통증, 골다공증, 근육통, 생리통, 안면마비, 오줌싸개, 집중력 저하, 기억력 감퇴, 의용상실, 편도선염, 불면증, 우울증, 불안증, 아토피, 여드름, 위산과다, 위염, 잦은구토, 변비, 설사, 치질, 복통, 당뇨병, 성기능장애, 부종, 탈모증, 안면 홍조증, 불임증, 갑상선질환, 뇌졸중, 고혈압, 저혈압, 감기, 천식, 저체중, 과체중, 키의 저성장, 주의산만, 행동장애, 조울증, 만성피로, 백혈병, 베체트씨병, 크론씨병, 강직성 척추염, 알코올 중독, 각종 증후군, 자율신경 실조증, 자가면역질환, 원인불면증.

부정교합

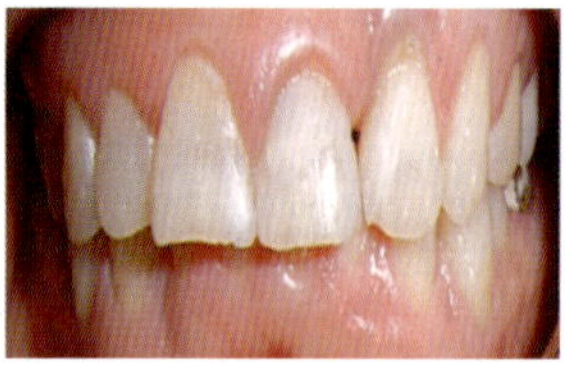
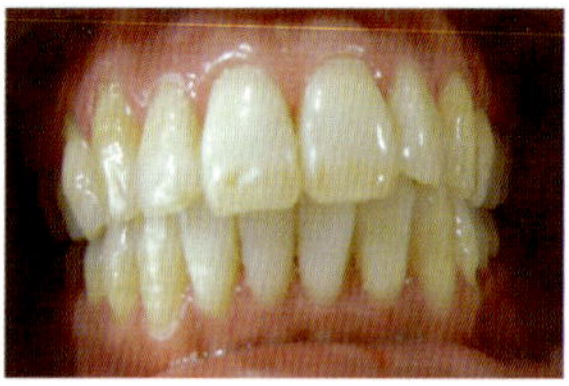

항시 치료전 아래 앞니가 위 앞니에의해 덮혀 있으면 우선 아래 앞치아를 보이게 하는 것이 대원칙입니다.
주변 사람들의 치아를 확인해 보세요. 위 사진에서는 아래 앞니가 안보입니다. 어금니를 성형하여 교합 고경을 높혀 오른쪽 사진처럼 입을 다물었을 때 아래 앞니가 보이도록 교정하는 것입니다. 부정교합 환자들은 턱관절과 고관절이 함께 좋지 않기 때문에 턱디스크 교정과 바른자세 세트에서 잠자는 것을 동시에 해야 교정이 됩니다.

간질

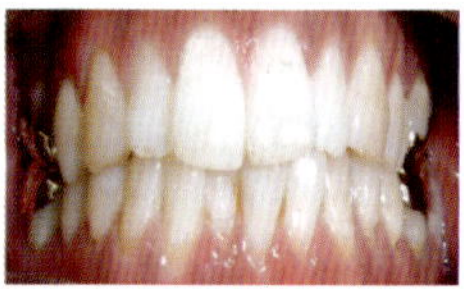
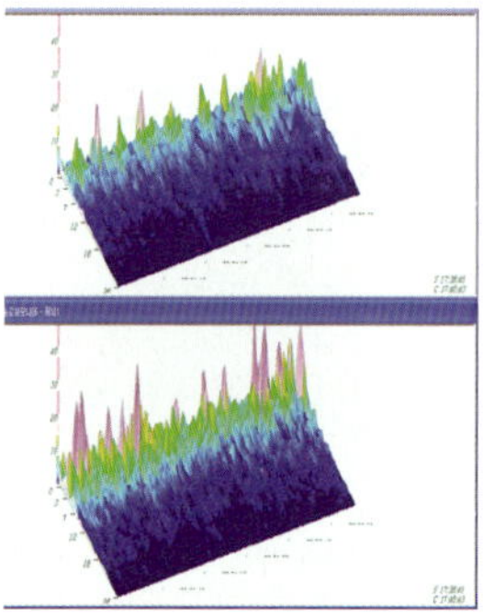

처음에 어금니를 성형하였을땐 위, 아래 앞니도 벌어져 있었고 발음이나 식사시 불편했었지만 1년 후엔 정상교합이 되었습니다.

간암, 시력상실

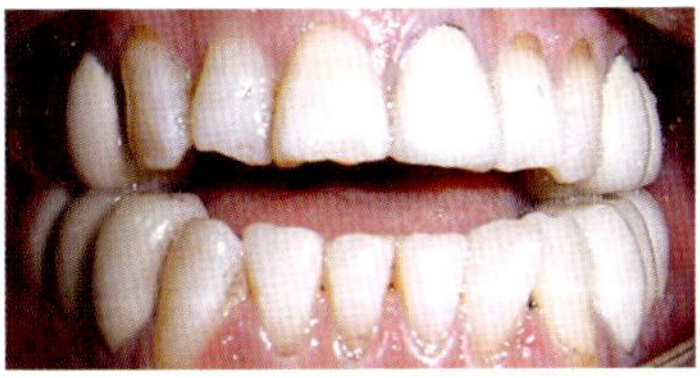

간암 환자이며 앞을 보실 수 없는 분입니다. 교정 후 안색이 좋아지고 몸의 피부 빛깔이 밝아져 희망을 잃지 않고 기쁘게 사시게 되었습니다.
가장 강력한 항암제가 침이기 때문에 시간이 지날수록 이분은 그동안 부족했던 침이 많아져 회복되리라고 확신하고 있습니다.

갑상샘 항암치료 후

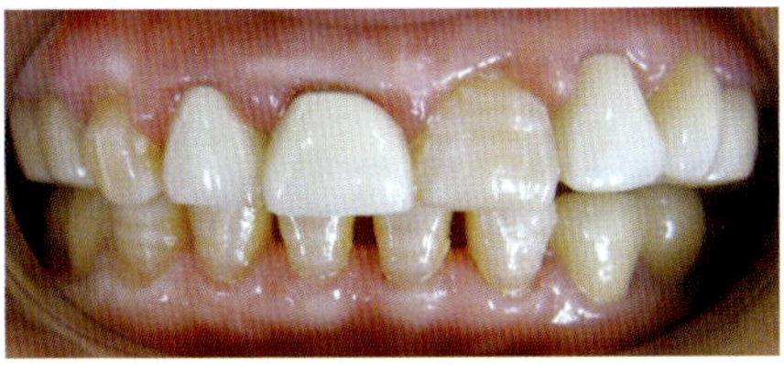

갑상샘 암 수술과 항암치료를 받고 나서 투약하는 기간에 치과에 내원한 환자입니다. 턱디스크 교정으로 수면제 없이 잠을 자게 되고 지겨웠던 입마름이 사라지게 되었습니다. 하루에 6번씩 죽염가루로 치아를 닦고 바른자세 세트에서 잠을 자게 되면서 호르몬약을 끊게 되었습니다.

갑상선 기능 저하증

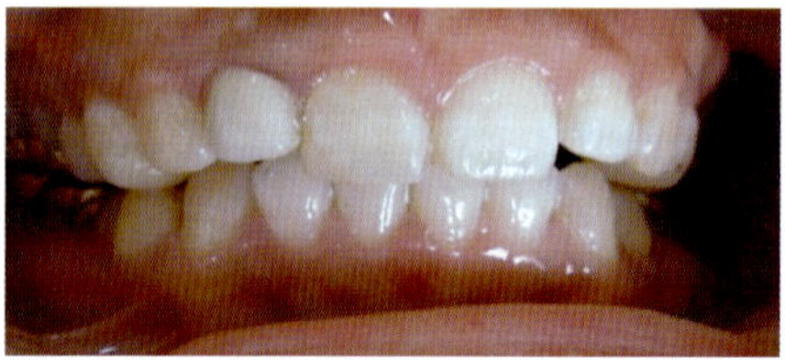

매사에 의욕이 없고 쉽게 피로를 느끼며 근육통과 경련이 일어나서 내원한 환자입니다. 턱디스크 교정 2개월만에 갑상선 수치가 정상으로 돌아와 이제는 어떠한 약도 복용하지 않고 직장생활을 즐겁게 한다고 합니다.

갑상선 기능항진증

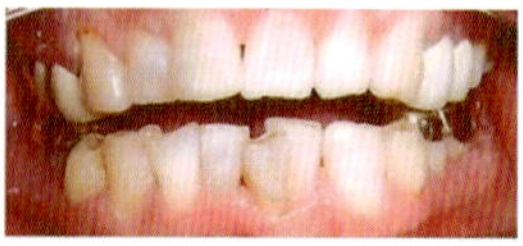

보철물을 장착하고 교정기를 끼고 자면서 호흡이 좋아졌다고 합니다. 2년 후부터는 교정기를 장착하지 않고 자더라도 코골이가 없어졌습니다. 그리고 갑상선 기능항진증 약도 끊었습니다.

갑상선 질환

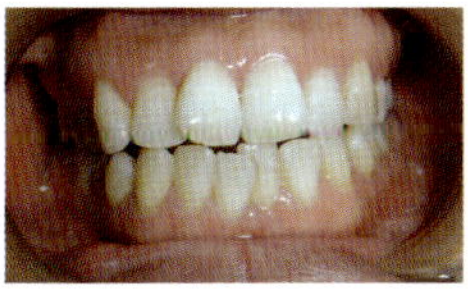
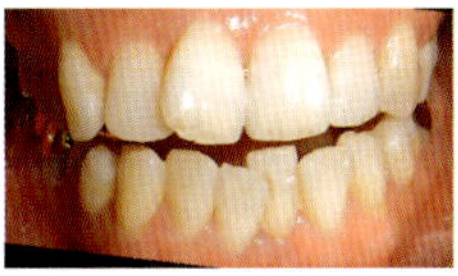
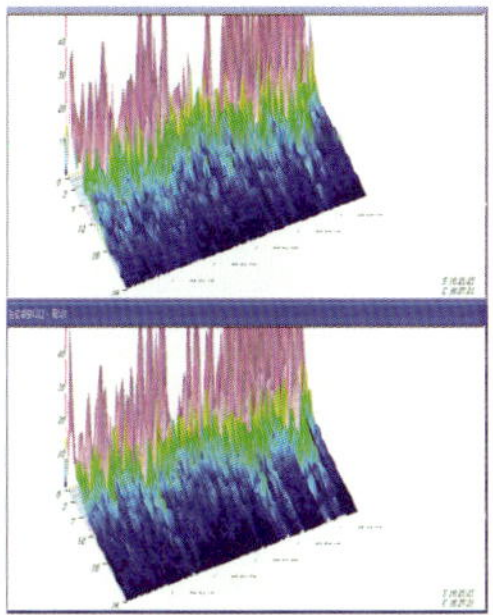

갑상선 기능저하, 만성피로, 두통, 어깨결림, 허리통증을 나타냈던 환자였는데 1년 후 아주 활동적인 성격이 되었습니다. 치료전의 뇌파 소견은 근육이 긴장 상태로 이완이 잘 이루어 지지 않고 있습니다.

갑상선암

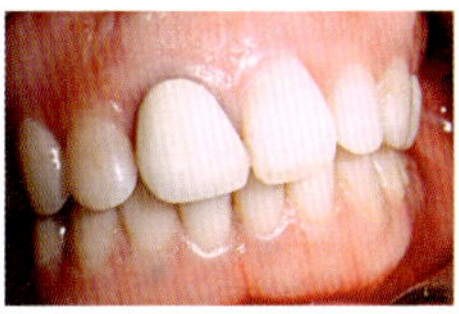
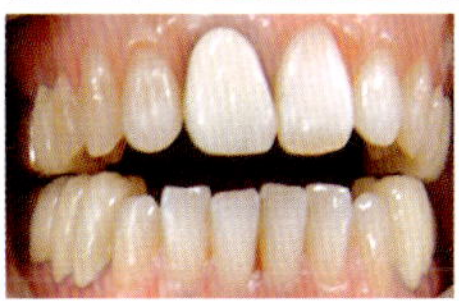
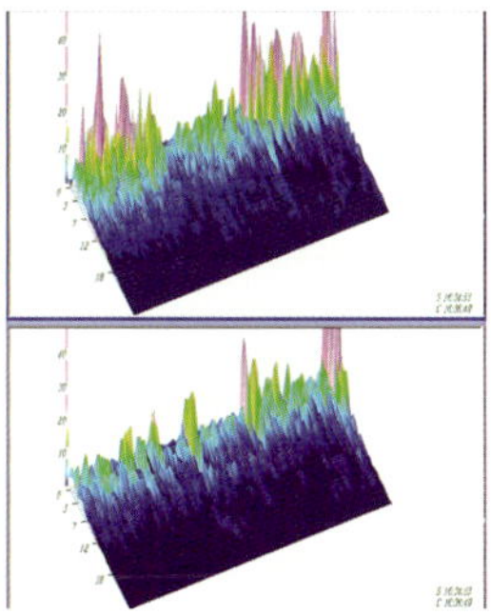

갑상선암 환자입니다. 교정 후 기초 체력이 좋아져서 식사도 잘 하게되고 운동도 할 수 있게 된 환자입니다. 당연히 상당한 양의 약도 끊게 되었습니다.

강직성 척수염

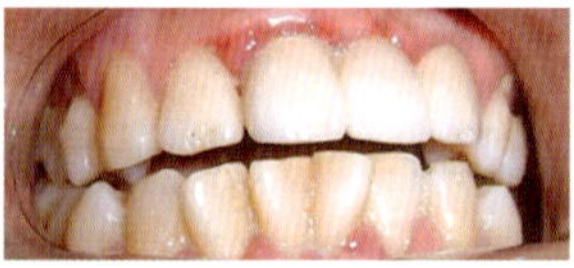

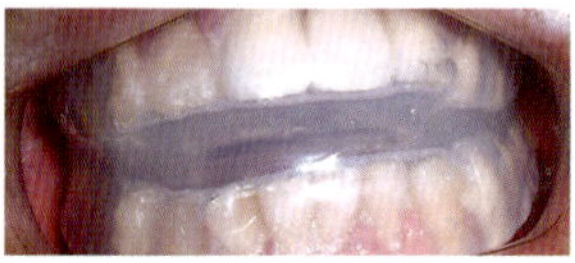

처음 내원할 때 부터 치아의 중심선이 맞질 않고 부정교합이었습니다. 그리고 잠을 반듯하게 못 자는 분입니다. 어금니 보철장착과 헤레나 교정기를 평소에도 장착하게끔 지시해서 열심히 규칙을 지켜 회복된 분입니다.

고혈압

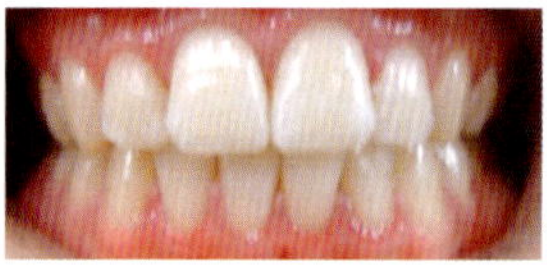

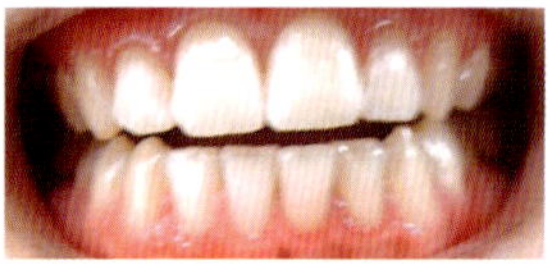

일본의 마에하라 박사는 고혈압 환자의 어금니를 2mm 높혀 설인신경을 압박하지 않음으로써 고혈압을 정상혈압으로 유도합니다. 이때 필수적인 일은 매일 20분 헉헉거릴 정도의 운동을 하여 혈관벽에 탄성이 생기도록 하는 것입니다. 이 환자는 10년 간 복용한 고혈압약을 턱디스크 치료 1달 만에 끊게 되었습니다. 물론 무기력하거나 가슴이 답답한 명현반응이 있었지만 턱디스크 이론을 믿고 입에서 나오는 침이 혈압약이다 하고 생각하고 침을 자꾸 삼키면서 이겨 냈다고 합니다.

고혈압, 당뇨병

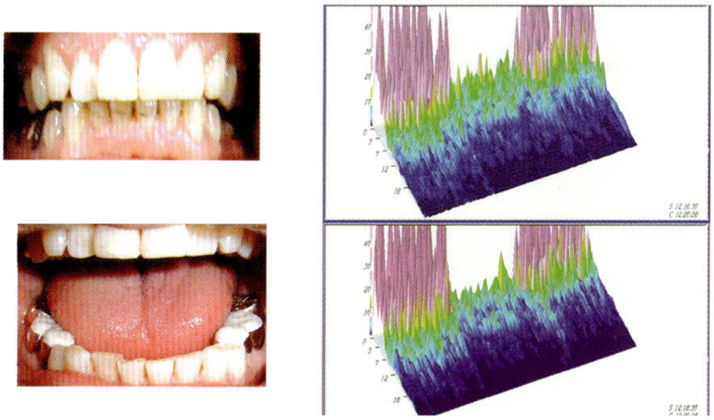

고혈압 당뇨병이 완치된 환자입니다.

곧잘 멍들어요

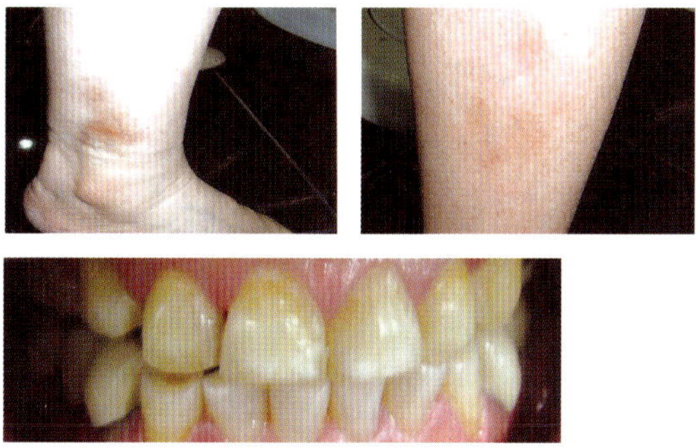

평소 생활중에 조금만 부딪히더라도 팔 다리 피부에 멍이 든다고 표현을 하시던 분이 치료 후 고혈압 약을 끊은 후부터 멍이 드는 횟수가 눈에 띄게 줄었다고 즐겁게 이야기 합니다.

공황장애

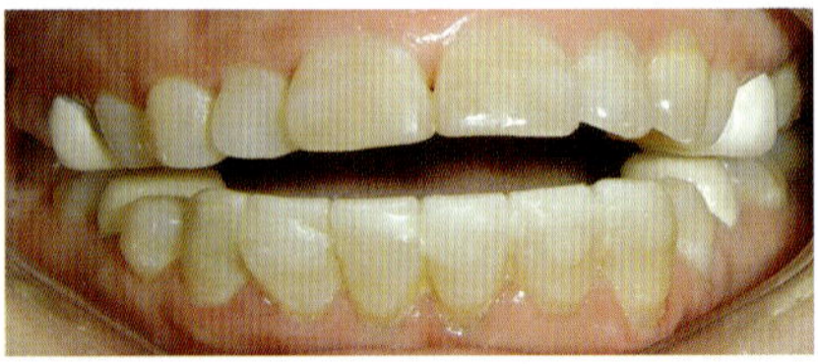

공황장애의 치료약인 항우울제와 항불안제를 장기 복용함으로써 고혈압과 호흡장애까지 나타난 환자입니다. 상하악 어금니 보철과 레진 충전 그리고 턱디스크 교정장치를 24시간 장착하여 안정감이 생기고 심호흡이 되면서 6개월 후 모든 약을 끊고 편안하게 생활하게 되었습니다.

과잉행동장애 (소아턱디스크)

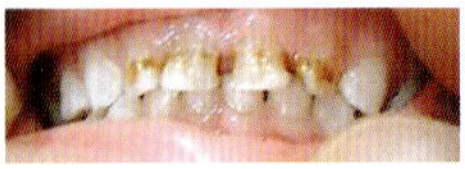

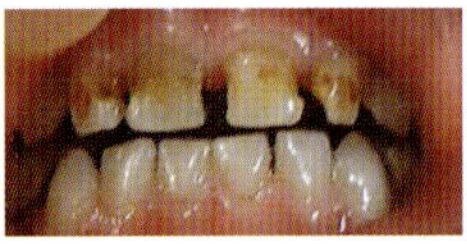

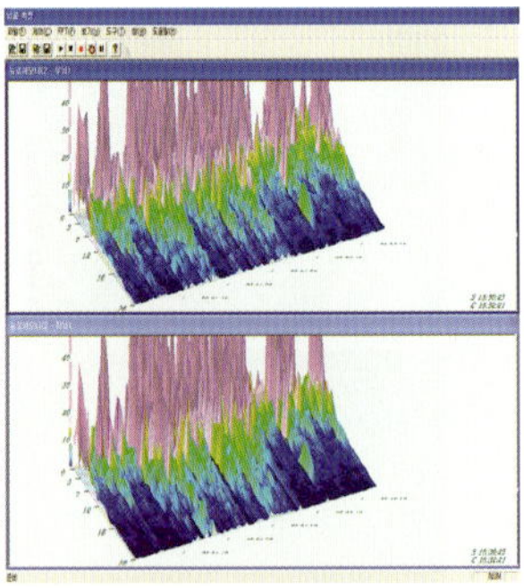

이렇게 사진 찍기도 힘든 어린이가 교정 후 6개월 쯤 지나면 차분해 지게 됩니다. 그것은 뇌쪽의 혈액순환이 좋아짐으로써 중추와 말초의 신경지배가 정상적으로 되기 때문이라고 생각합니다.

교통사고 후유증

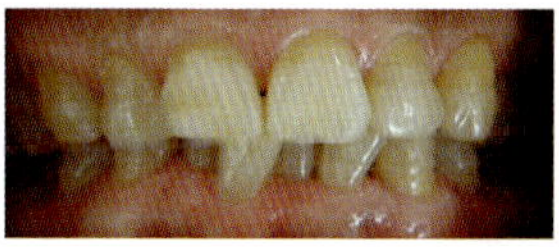

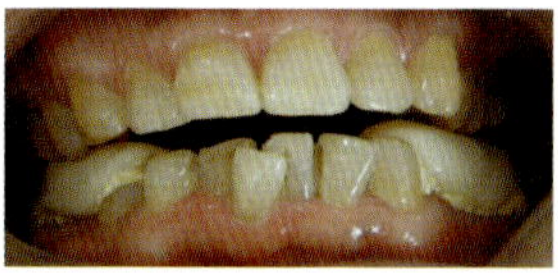

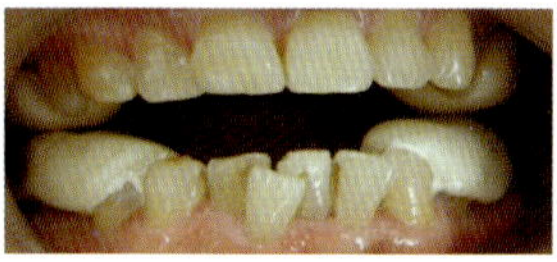

교통사고 후 목과 어깨 통증이 심했는데 임시치아만으로도 목이 자유로와졌습니다. 하악 구치와 상악 구치들을 임시재료를 이용하여 고경을 높혔습니다. 임시치아에서 통증이 사라짐을 느꼈기 때문에 마음을 놓고 턱디스크 교정치료를 기꺼이 받게 됩니다.

구강 건조증

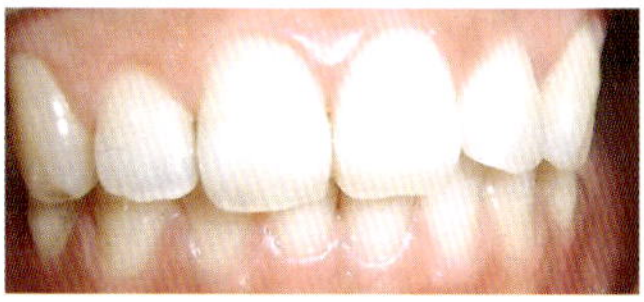

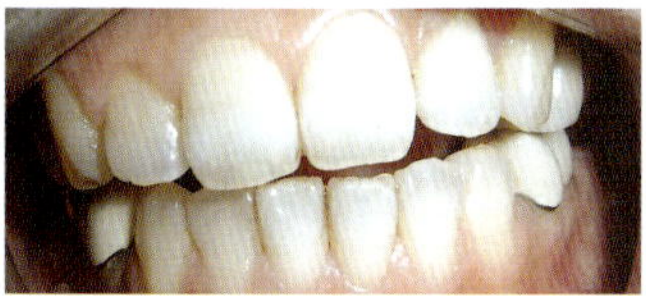

이 분은 평소 입 안이 자주 헐고 목이 칼칼하고 늘 입이 마른다고 하였습니다. 그런데 턱디스크 임시 장치를 하고 간 그날 차속에서 부터 침이 샘물처럼 솟아나 자기가 이 치료를 받으면 살아날 것이라는 확신을 하게 되었다고 하였습니다.

귀울림(이명)

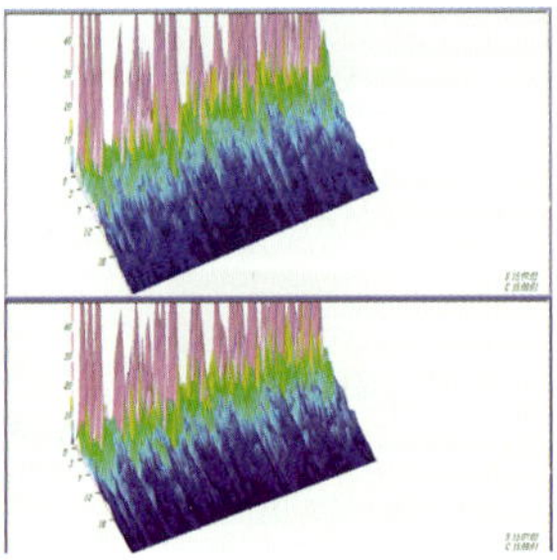

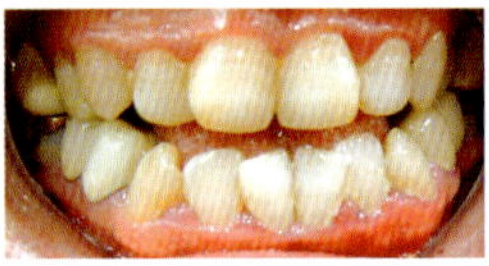

귀울림으로 고생한 환자인데 완치되었습니다. 턱디스크 치료를 시작할 때 치아고경을 높이고 구강내 물리치료 한 번으로 이명이 사라진 환자들이 많이 있습니다.

기관지 확장증

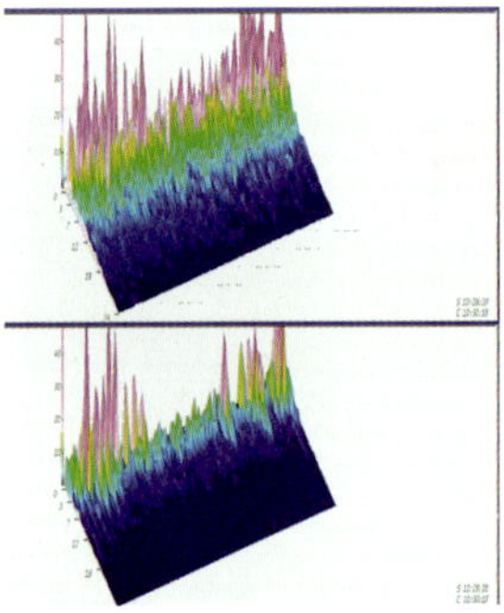

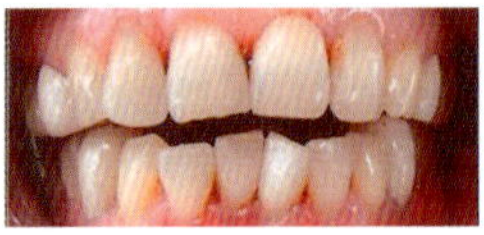

더 이상 기관지 확장증 약을 먹지 않아도 될 만큼 회복되었습니다.

난 시

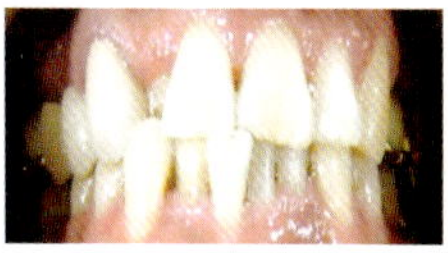
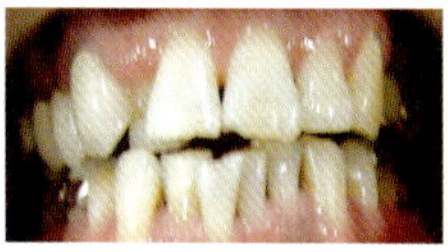
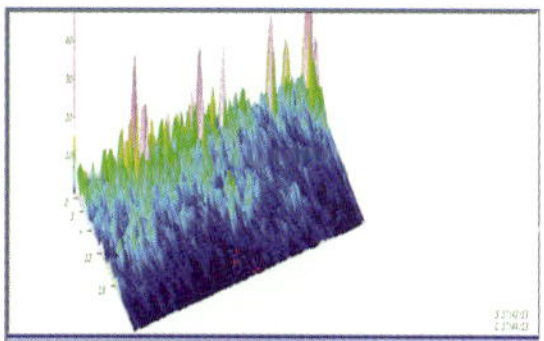
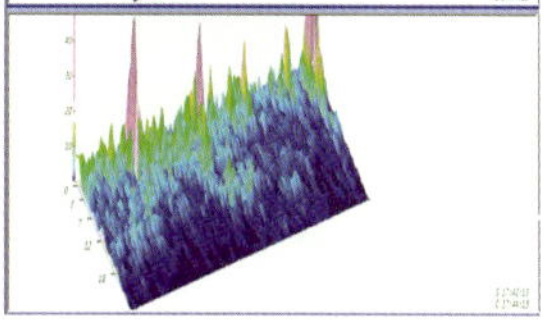

두통과 난시로 고생한 환자였는데 어금니 성형으로 좋아졌습니다. 두통의 원인은 바로 전치부 교합간섭입니다. 위 앞니에서 안으로 들어간 치아가 수면시 근 긴장을 일으킵니다.

뇌졸중

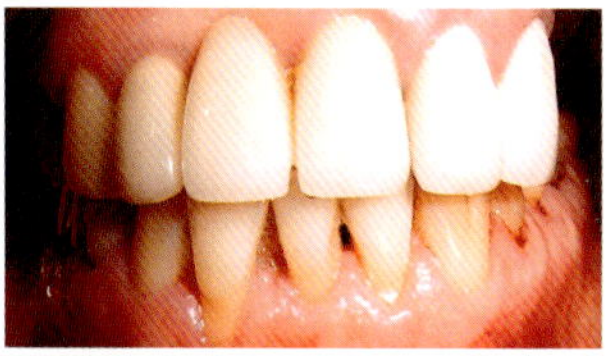
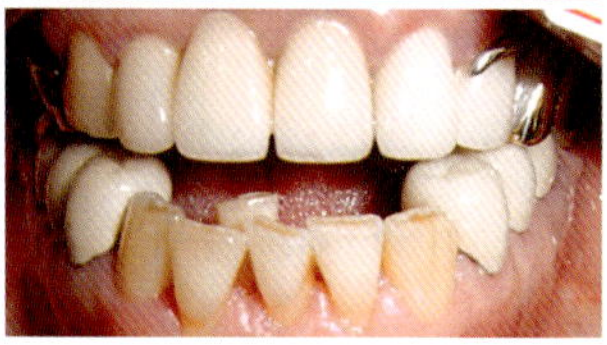

뇌졸중과 코골이 증상이 있었던 환자입니다. 앞니 사이의 공간이 처음엔 부담스럽지만 1년 정도 지나면 누구나 공간이 사라집니다.

뇌경색

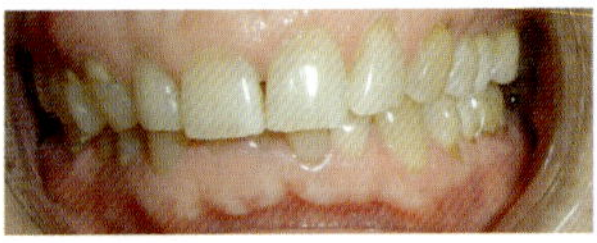

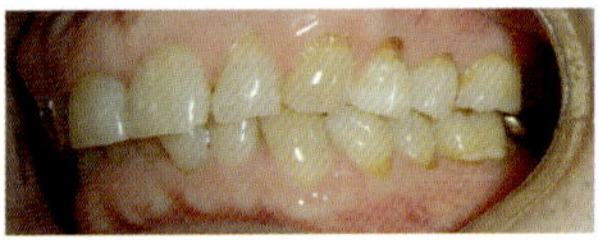

고혈압 약을 10년 이상 복용해 오던 환자가 뇌경색을 일으켜 병원에 입원하였다가 퇴원해서 치과에 온 환자입니다. 치료 1년 후부터 고혈압약과 아스피린 등 일체의 약을 복용하지 않고 건강하게 생활하고 있습니다.

눈썹이 새로 남

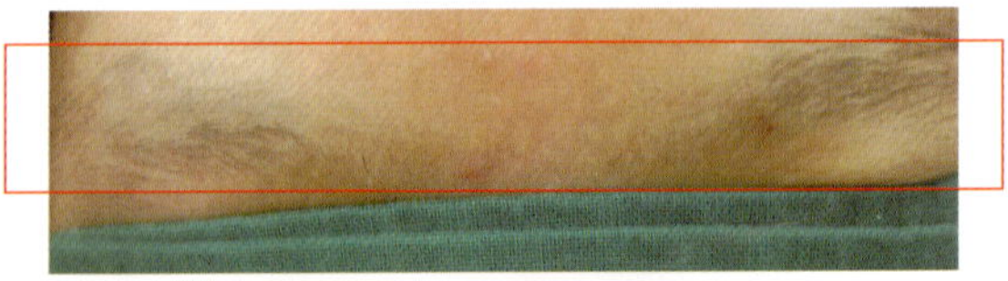

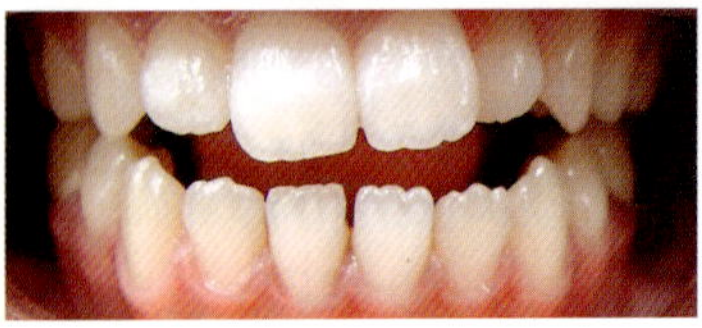

눈썹이 없었던 여중생이 턱디스크 치료후 호르몬불균형이 치료되자 눈썹이 나게 되었습니다.

다크 써클

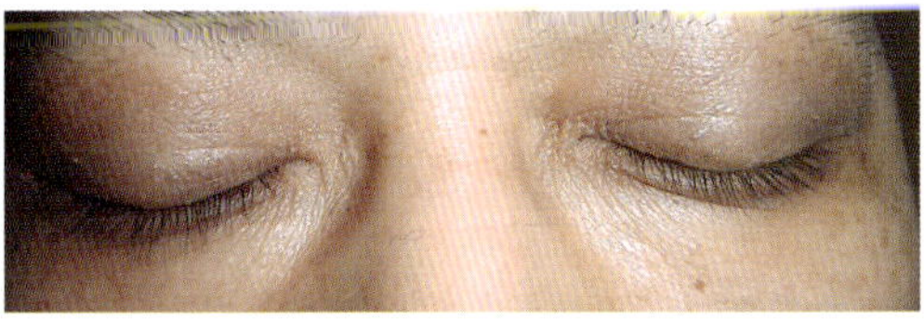

임시치아 장착 후 1주일 후에 내원한 환자입니다. 현재 눈 아래 검은 부분이 사라졌습니다. 환자들의 경우 아무리 심한 다크 서클이라도 한달이면 모두 사라집니다.

당뇨병

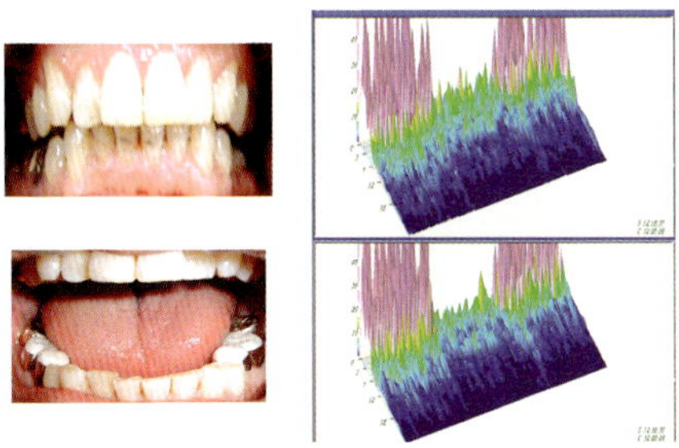

비만, 코골이, 당뇨병으로 고생하던 환자였는데 2년 후 완치되었습니다. 원래 과개교합환자여서 어금니를 높혀도 전치부에 공간이 생기질 않았습니다. 이렇게 고경을 높이면 침 분비가 왕성해지는데 이 침이 췌장의 기능을 도와 당뇨병을 이겨내게 한 것입니다.

당뇨병

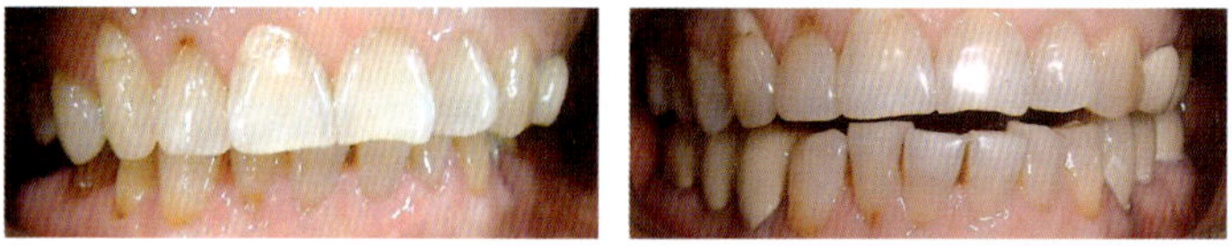

11년 째 당뇨약을 복용하고 허리 디스크 수술을 받은 환자입니다. 턱디스크 치료로 침이 많이 분비되어 췌장기능이 회복되고 척추의 압박이 완화되어 콩팥으로 혈액 공급이 잘 되어 혈액이 맑아져서 당뇨병에서 해방이 되었습니다. 다니던 내과에서 이제 그만 약을 먹어도 된다는 진단을 받고 치과에 와서 기쁜 소식을 알려준 환자입니다.

두 통

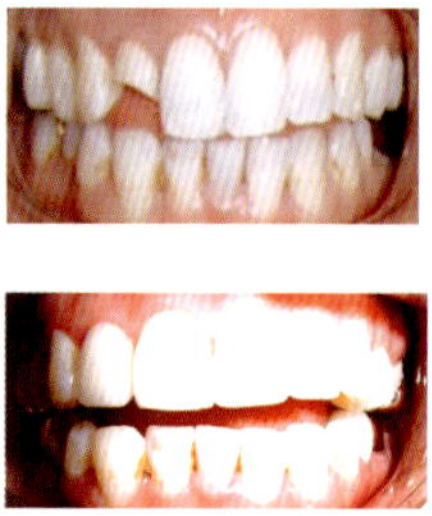

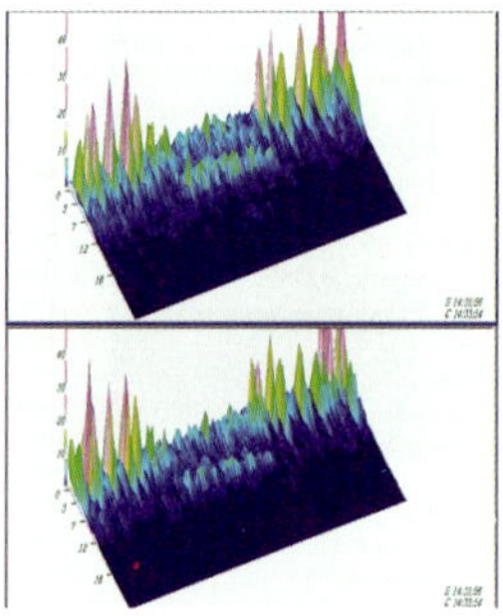

두통이 사라지게 된 환자이고 치료 후 뇌파 소견은 50대의 평균적으로 나오는 뇌파보다 안정적이고 이완이 잘 되었습니다.

말기 암 환자 (췌장암)

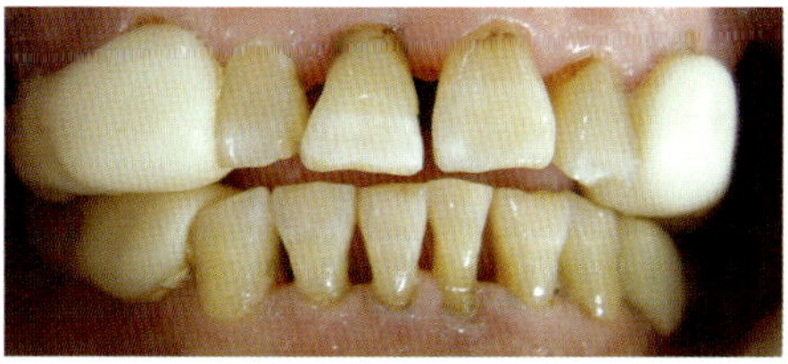

췌장암 수술을 받고 하느님과 약속을 한 환자라고 합니다. 살아나면 일주일에 4일은 전도를 하겠다고. 그래서 그러한 생활을 실천하는 환자인데 임시장치를 장착하고 나서 부터는 침이 많이 나와 소화가 잘되고 생활자체가 피곤하지 않다고 이야기합니다.

머리카락이 새로나고 굵어짐

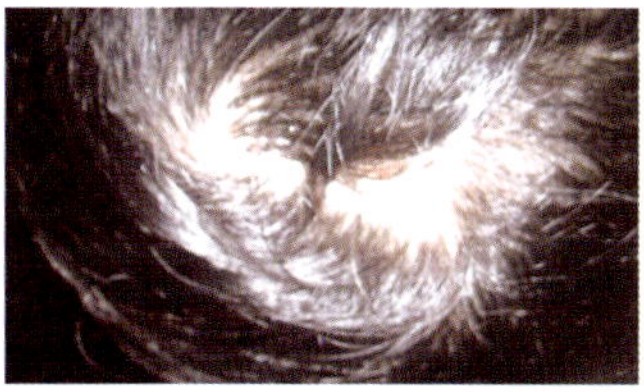

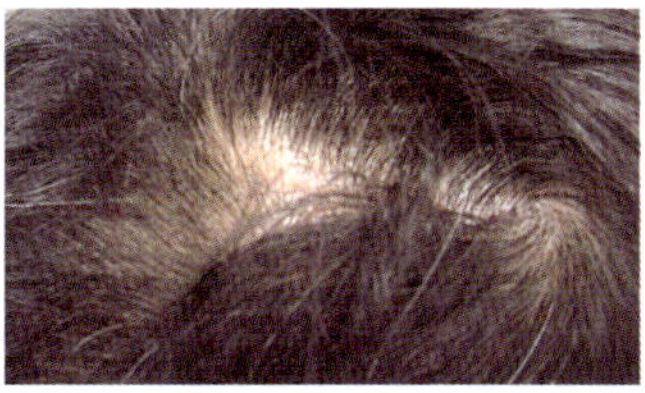

머리를 감을 때 빠지던 머리카락이 줄어 들고 두피가 깨끗해지고 새순이 나듯 솜털같은 머리카락이 많이 나온다고 합니다. 그리고 머리카락 자체가 굵어져서 모발이 건강해진 느낌이 든다고 합니다.

무 턱

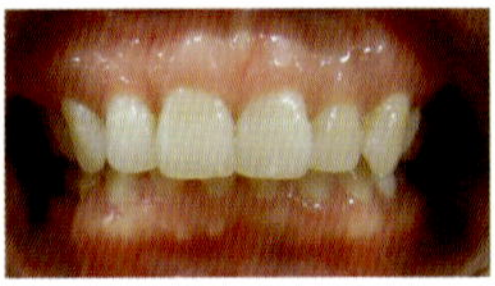

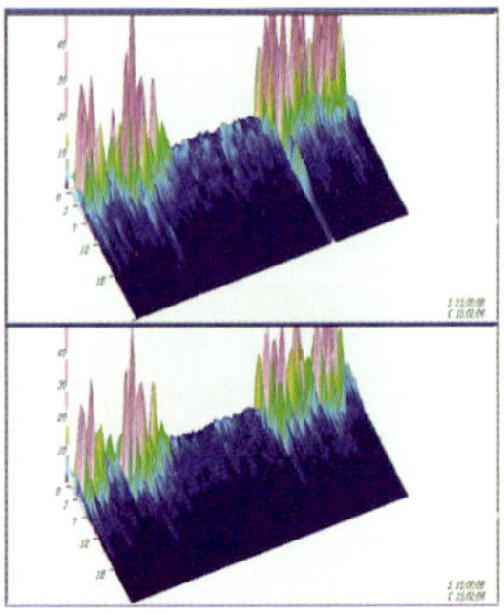

아래 턱이 뒤로 위로 들어간 환자로 어금니 성형 후 교정기를 장착하여 아래 턱을 앞으로 빼냈습니다.
이때 꼭 지켜야 할 일은 운동과 바른자세 세트에서 잠자기 입니다.

무릎통증

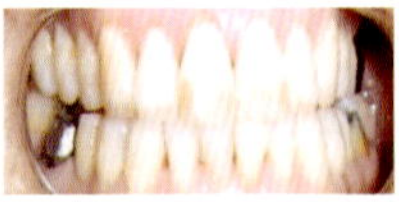

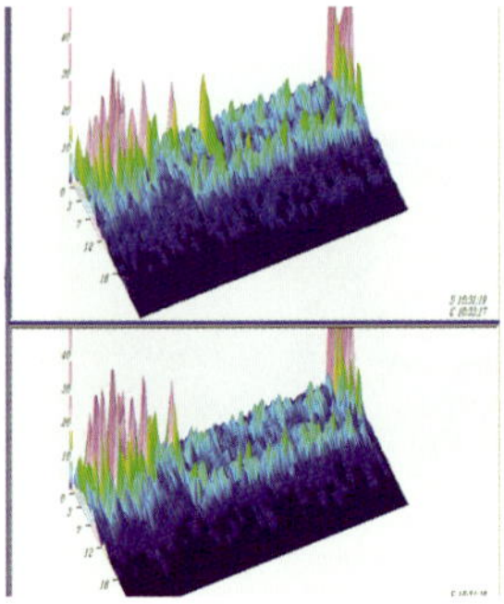

교정 후 잠자리 세트에서 자면서 고관절이 좋아져 무릎 통증이 사라진 환자입니다.

무좀

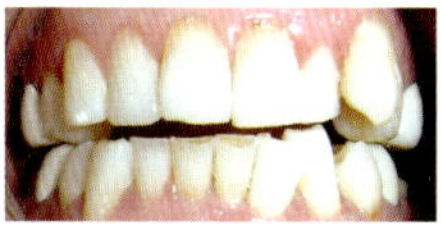

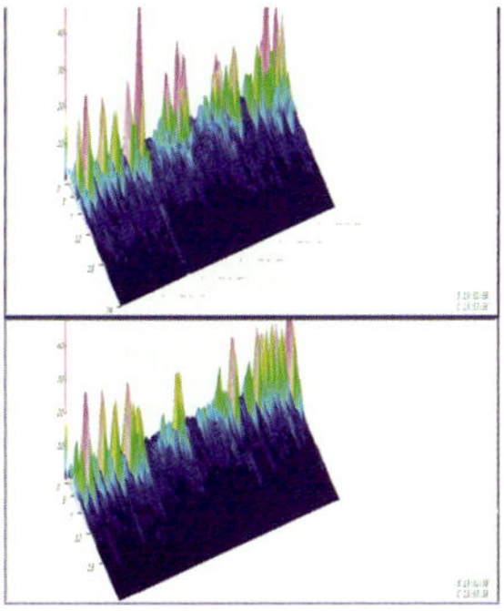

무좀환자 역시 어금니를 성형한 후 교정기를 장착하여 허리뼈와 꼬리뼈의 압박을 풀어주니 혈액 순환이 좋아져 무좀이 완치되었습니다. 죽염, 게르마 크림, 난황유, 바른자세 세트가 필수입니다.

반대 교합(소아턱디스크)

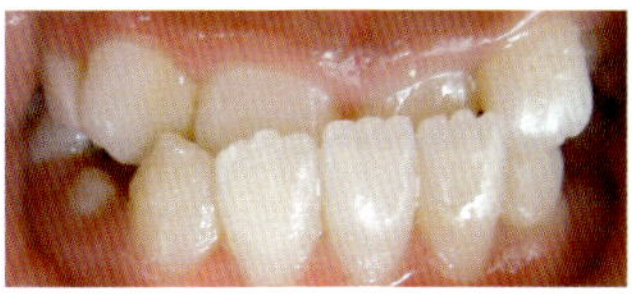

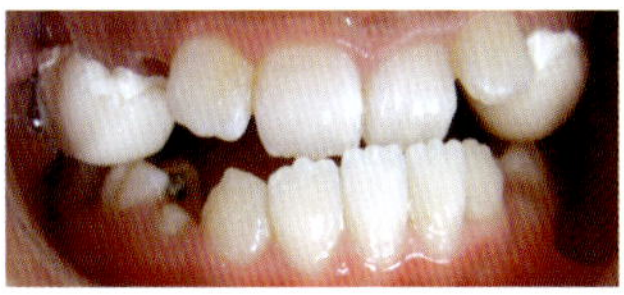

초등학교 3학년 학생으로 초진시 임시치아 장착한 모습. 소아 턱디스크가 반대교합으로 존재할 경우엔 비염과 아토피를 반드시 동반하고 있음.

반응성 애착 장애

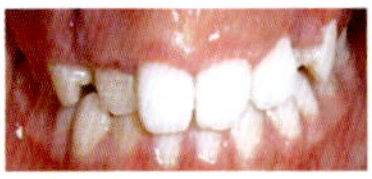

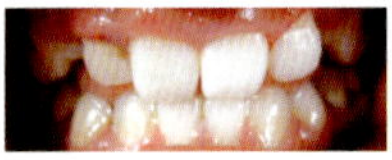

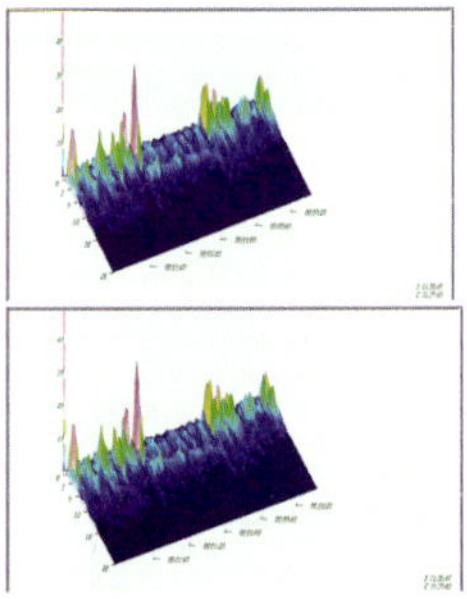

왼쪽 위의 치료전의 모습을 보시면 위 앞니 치아가 아래 앞니 치아를 덮고 있습니다. 교정 후 아이가 운동을 할 정도로 의욕이 생기고 자기 표현 능력도 좋아졌습니다. 그리고 침과 호르몬 분비의 증가로 정신적인 여유와 육체적인 성장이 좋아졌습니다.

발기부전

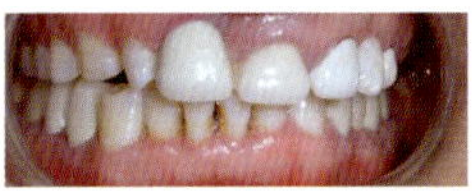

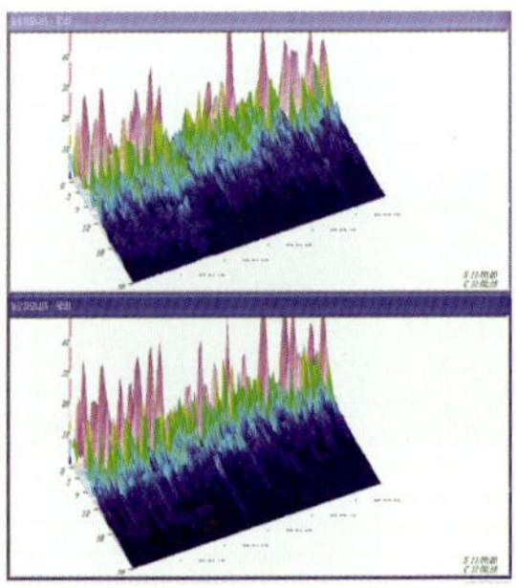

시골 아저씨의 발기 부전을 고쳐 드린 후 그 동네에서 제가 유명해진 적이 있습니다.

그러나 제가 한것은 그분의 어금니 1mm 높인 것 밖에는 한 일이 없었습니다. 허리와 천골 미골의 신경 통로의 압박이 풀리니 장기들의 기능이 정상으로 회복된 것입니다.

방광염

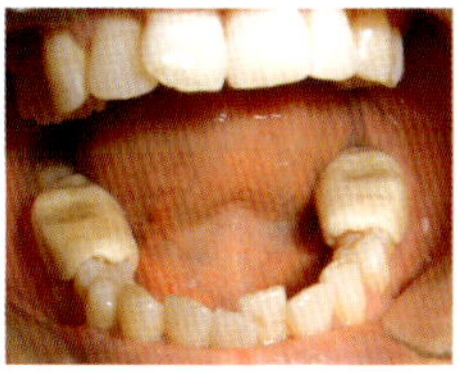

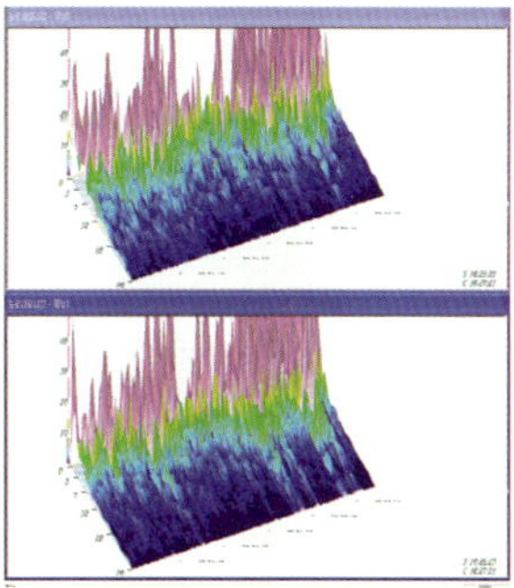

방광염의 경우 어금니를 성형하여 허리뼈를 이완시킵니다. 그러면 방광에 가해지는 압력이 줄어 방광으로 가는 혈액 순환과 신경 지배가 정상적으로 됨으로써 방광의 기능이 좋아지게 됩니다.

백내장

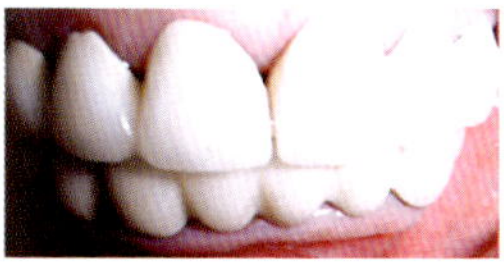

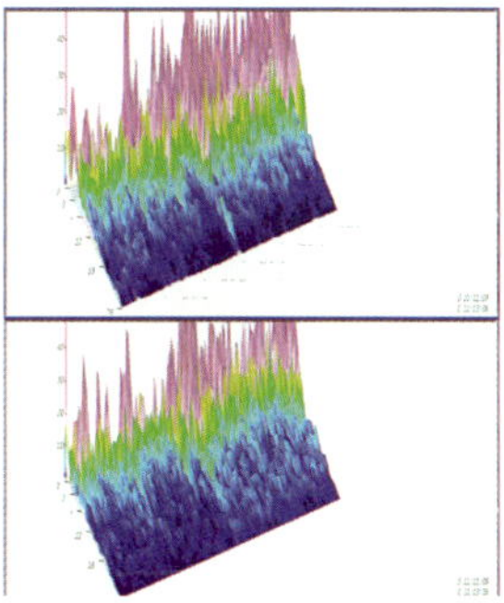

어금니를 성형하고 턱디스크 교정기를 장착하고 자면 안구가 무게 중심을 회복하게 되고 혈액 순환이 잘 되어 안압이 낮아져 안과 질환이 좋아 지게 됩니다. 80세에 치료를 시작했습니다.

백 반 증

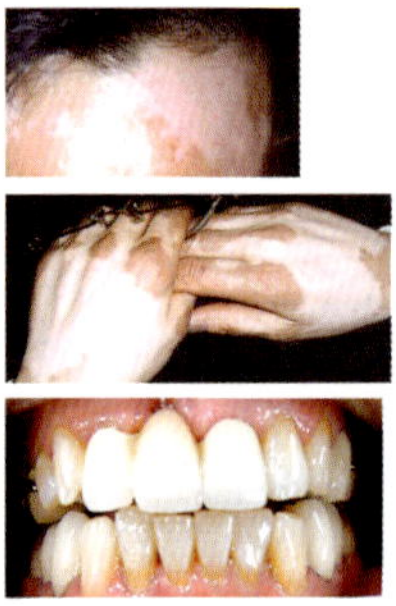

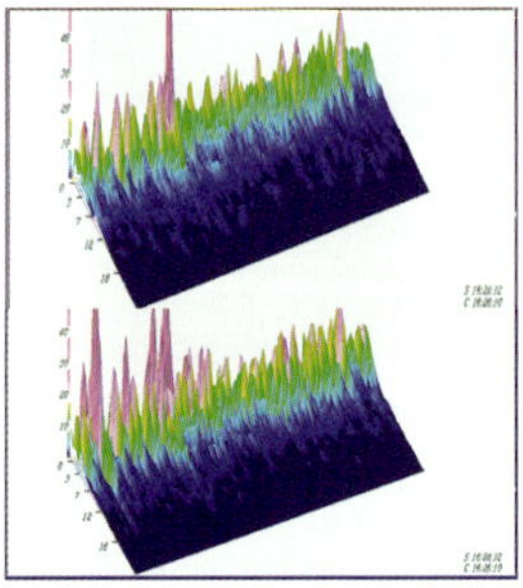

우연히 택시를 탔다가 신세를 한탄하시는 기사님을 만나 치료를 하게 된 케이스입니다.
치료전엔 피부가 윤기가 없고 백반색이 창백했는데 교정 후 한달후엔 백반부위가 핑크빛으로 되어 저희 직원들도 깜짝 놀랄 정도였습니다.

베체트씨 병

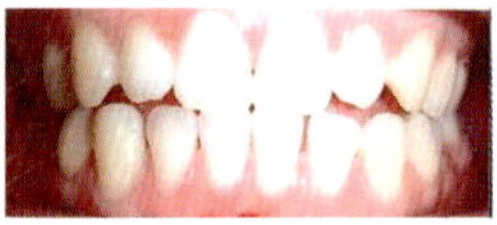

어느날 자매가 치과에 내원하였는데 언니가 베체트씨병이었습니다. 동생의 허리통증을 치료하다가 제가 가만히 보니까 언니도 눈이 너무 피로해 보이고 피부가 건조해서 제가 입이 마르지 않느냐고 물었습니다. 그랬더니 깜짝 놀라며 그런 증상이 있어서 병원에 갔더니 큰병원에 가라고 해서 검사한 결과 베체트씨병 진단을 받았다고 합니다. 1년 후 모든 증상은 사라지고 늘 등산을 다니고 건강하게 살고 있습니다.

변비

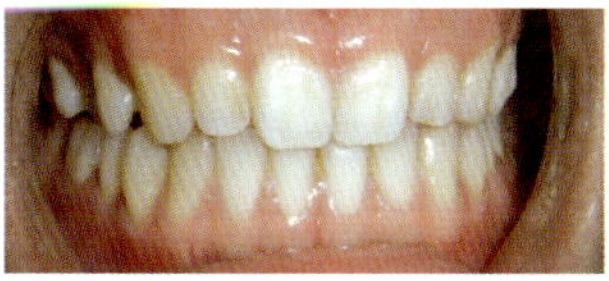

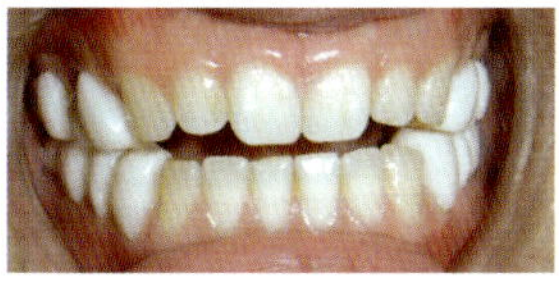

임시 치아만으로 만성 변비를 해결한 환자입니다. 변비는 기질성 변비가 아닌 경우엔 허리뼈 하방이 압력을 받아 장운동을 관여하는 신경이 제 기능을 못해서 생기는 것입니다. 임시 치아로 허리뼈와 꼬리뼈에 가해지는 압력을 풀어주면 미주신경, 천골신경이 정상화되어 변비와 설사는 치료됩니다.

변비

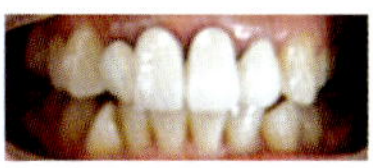

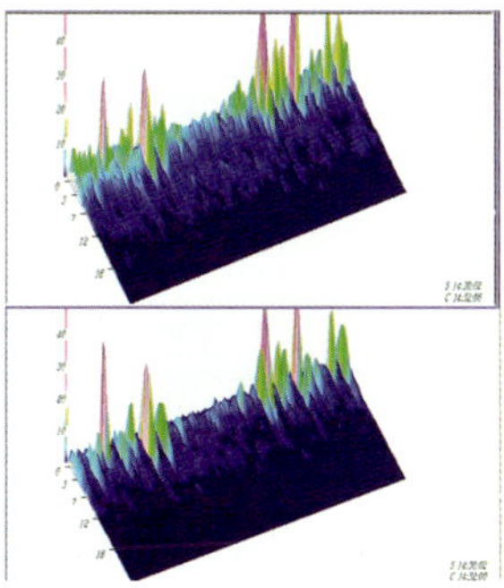

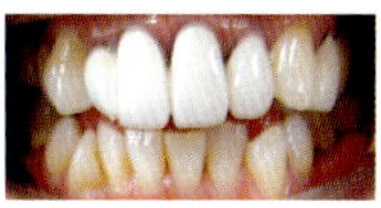

변비가 해결된 환자입니다. 교정과 하루 20분 달리기 그리고 숯 복용으로 변비가 해결되었습니다

부 종

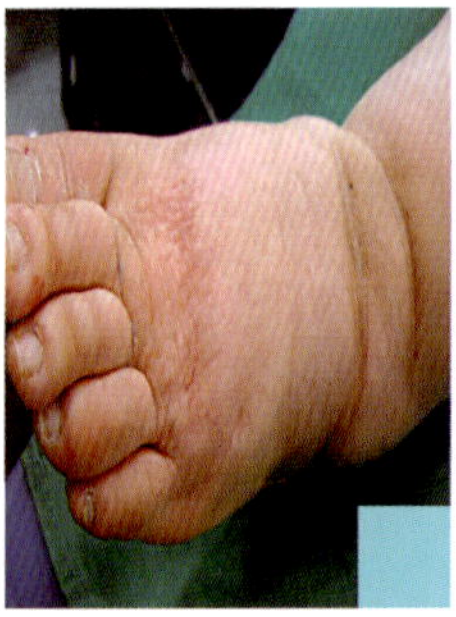

어른의 발입니다. 콩팥의 기능이 떨어져 있었기 때문에 어금니를 성형하여 흉추를 이완시켰더니 콩팥의 기능이 좋아져 부종이 진정이 되어가고 있습니다. 치료전엔 사진에서 보이는 피부 주름이 하나도 없었습니다.

부정교합(소아 턱디스크)

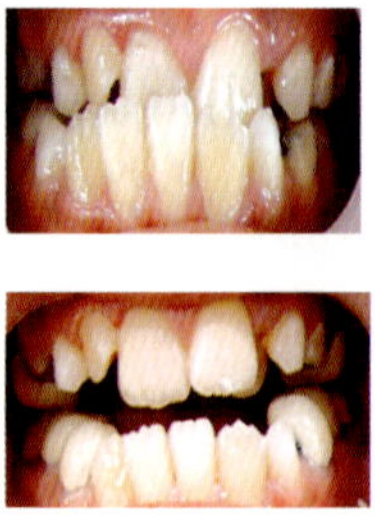

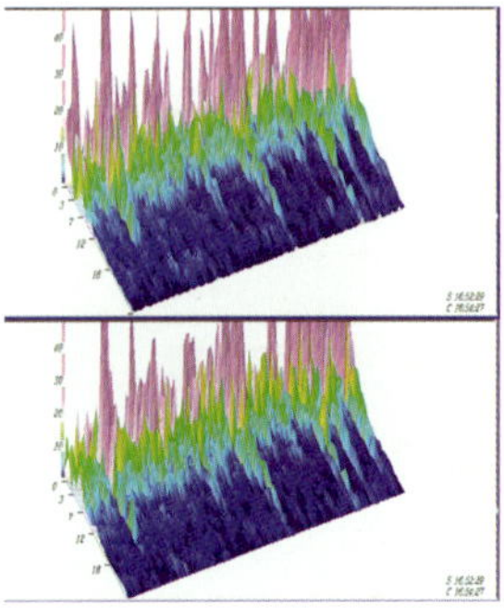

주걱턱인 아이의 입 모습이 어금니 성형 후 몰라보게 좋아지게 됩니다. 이러한 경우 교정 중에 허리뼈에 가해지는 압력이 감소되어 변비나 설사같은 장의 이상도 함께 좋아지게 됩니다.

불 면 증

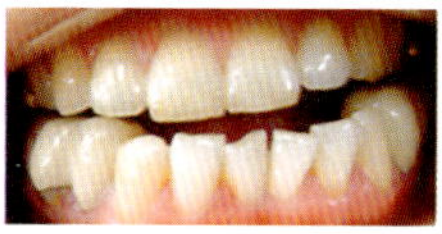
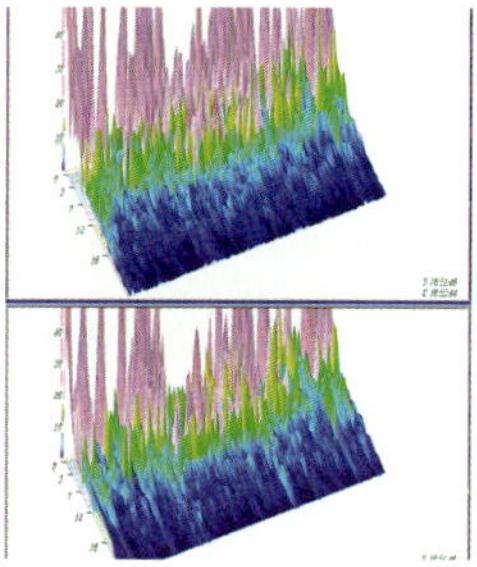

10년 동안 불면증과 소화불량으로 고생하던 환자입니다. 어금니 성형으로 틀어진 목뼈 1번을 잡아 주니 불면증이 사라지게 되고 침이 많이 분비되니 소화력도 회복되었습니다. 뇌파도 근육에 긴장이 많이 있게 나오고 뇌도 수면부족을 나타내고 있었습니다.

비 만

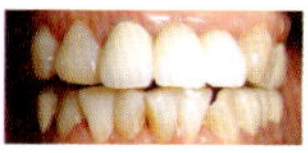
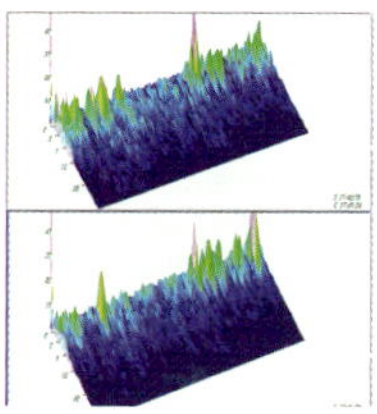

자! 비만입니다. 어금니를 성형해 놓으니 누군 들 잘 씹겠습니까? 못씹어서도 살이 빠지겠지요 그러나 그것보다는 어금니 성형 후 목뼈에 가해지는 압력이 줄어 틀어진 뇌간이 정상으로 회복되어 식욕중추에 안정이 찾아와서 평균 8-14kg까지 체중이 감소되는 것으로 생각됩니다.

뇌파소견은 상당히 안정적이며 나이에 비해 뇌 활동이 좋게 되었습니다. 턱디스크 교정과 각종 다이어트 식품등을 병행하면 뇌의 조절능력으로 다이어트에 성공하게 됩니다. 모든 다이어트 방법은 옳습니다. 단 음식을 대하는 태도가 바뀌어야 다이어트는 성공하는데 그것은 바로 뇌 의 건강에 달려있는 것입니다.

비만

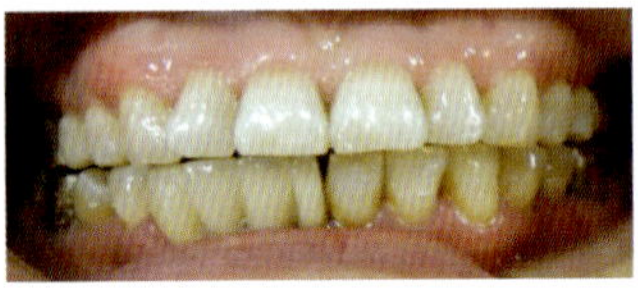
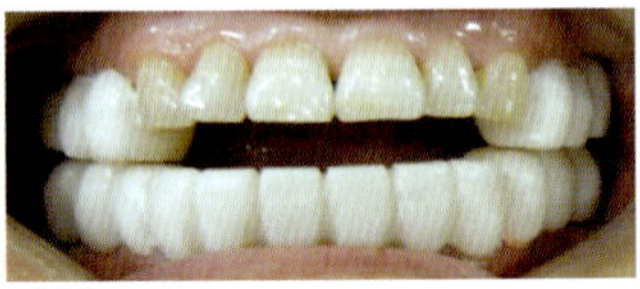

관절에 무리가 갈 정도로 심한 비만증세를 보였던 환자에게 임시치아와 턱디스크 교정기로 체중을 감량시켰던 환자입니다.

비염

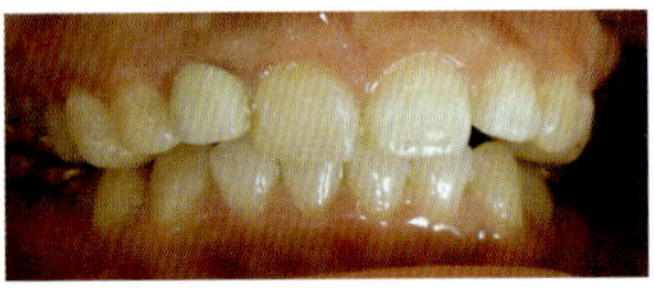
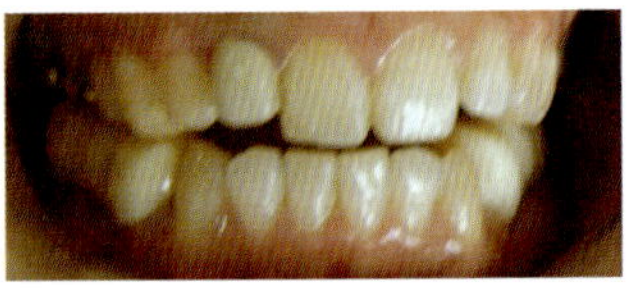

턱디스크 치료 6년 후 교합 고경이 다시 감소하여 비염이 재발하여 내원한 환자입니다. 아래 어금니에 임시 치아를 제작해서 교합 고경을 높이자 마자 비염이 사라지게 되었고 호흡이 편해졌다고 합니다. 현재 위, 아래 중심선이 일치하지 않기 때문에 1년 정도는 턱디스크 교정기를 수면시 장착해야 합니다. 어금니를 높혔을 때 앞니에 생기는 공간은 2-6개월이면 없어집니다.

비염

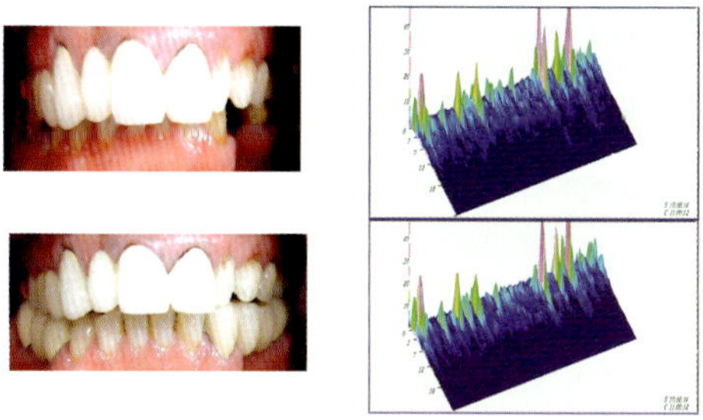

왼쪽 위 치료전의 모습을 보세요 위 앞니 치아가 아래 앞니를 거의 덮고 있지요? 아래 앞니가 보이도록 어금니를 성형했더니 턱관절이 열려 수면시 코의 비중격에 가해지는 압력이 줄어 비염은 언제 그랬냐는 듯이 사라지게 됩니다. 수십년을 고생하시던 분들도 어금니와 턱의 각도를 바꿔주니 해결이 되는 것입니다.

생리통

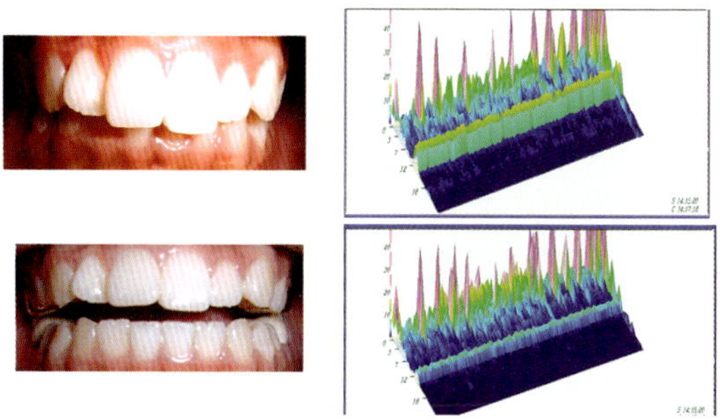

40대 환자입니다. 아래 앞니가 많이 덮혀 있지요? 옆의 뇌파에 통증파가 나타납니다.

생리통

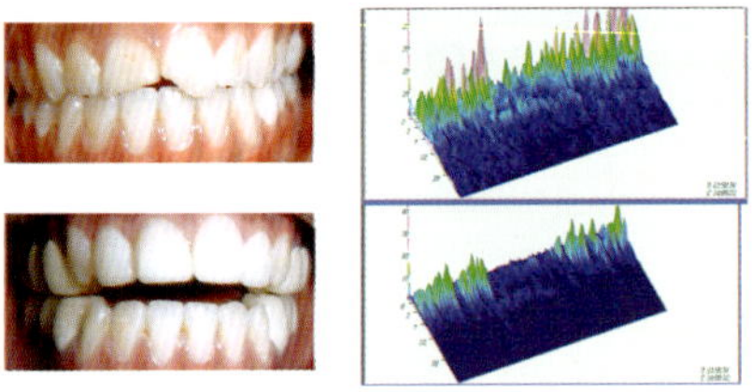

여중생입니다. 생리통과 뇌의 불균형은 늘 같이 나타난다는 것을 알게 되었습니다. 즉 옆으로 잠을 자다 보면 목뼈와 골반이 틀어지는데 목뼈틀어짐으로 뇌경막이 틀어져 뇌가 틀어지게되고 골반이 틀어져 자궁내막을 지배하는 신경이 압박을 받아 생리통이 생기게 됩니다. 생리통은 쉽게 좋아 질 수 있습니다. 진통제나 보약이 아닌 어금니 모양이 생리통을 사라지게 하는 것입니다. 약은 약 효과가 있을 때만 근육의 긴장을 해소시켜 통증을 가라앉힐 뿐 약 효과가 사라지면 근육이 수축되어 또 통증이 나타나게 되는 것입니다.

설사

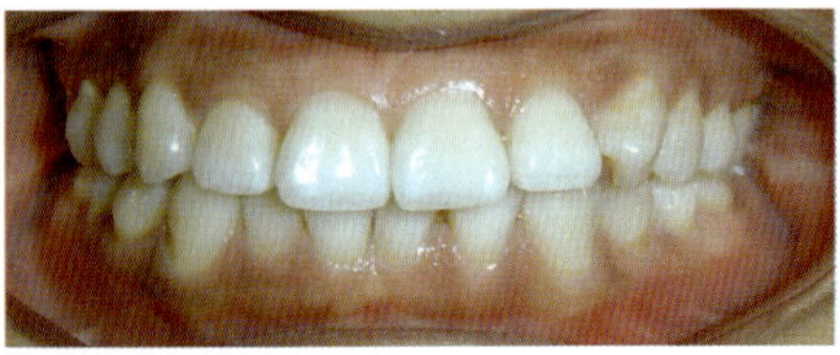

치료전의 모습으로써 임시 치아 장착과 숯 생약 부착으로 만성 설사가 멈춘 환자임.

성대 결절

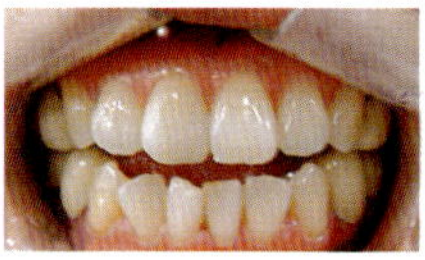
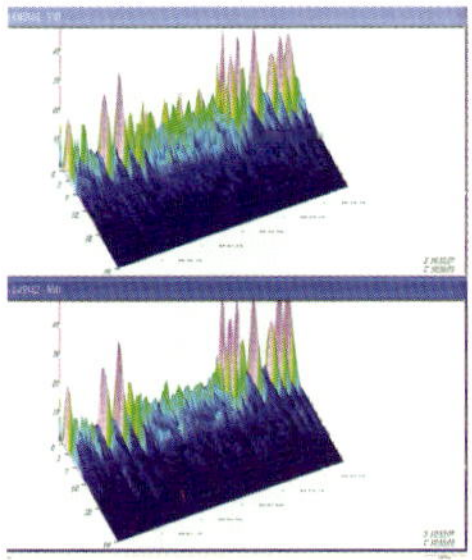

성대에 결절이 있어서 목소리가 안 나와 종이에 글을 써서 표현을 했던 환자입니다. 교정 후 다시 말을 하게 되어 이비인후과 선생님께 턱디스크 교정을 전파한 환자입니다. 뇌파 소견으로는 베타파의 활성이 잘 안되어 있지만 안정적이고 이완도 잘 되며 휴식도 잘 되는 뇌파입니다.

소화불량

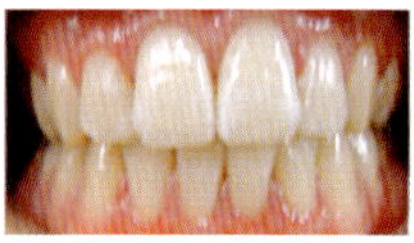
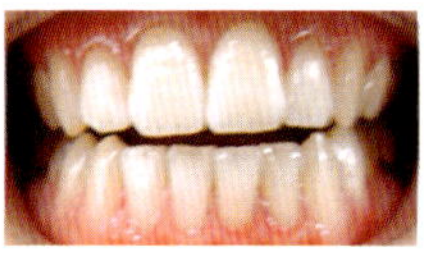
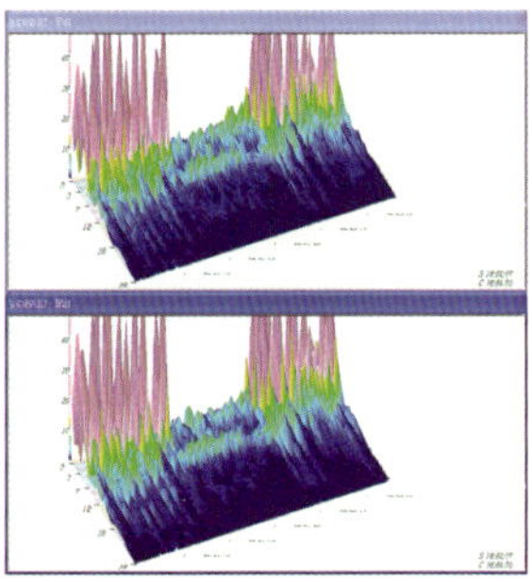

늘 소화불량으로 고생하던 환자인데 어금니 성형 후 뇌압이 줄고 침이 잘 나오면서 소화불량증상이 사라졌습니다.

습 진

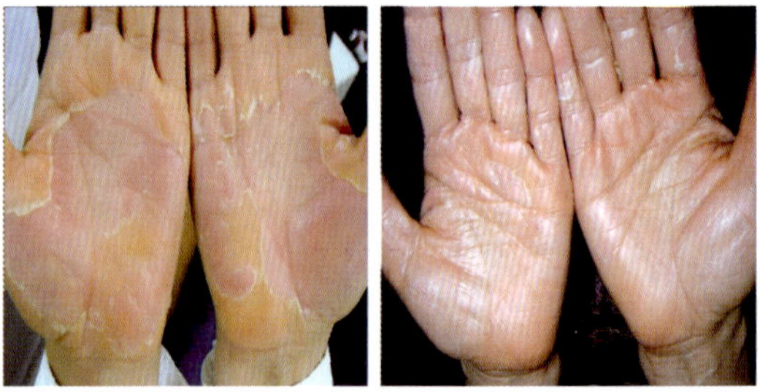

손바닥피부에 이상이 있는 경우는 목뼈 신경지배에 이상이 있는 것이므로 어금니 성형만 해줘도 목뼈의 긴장이 풀려 목신경 6, 7, 8번이 눌리지 않게 되어 손바닥 피부가 정상으로 회복되게 되는 것입니다. 치료 2주 후의 손바닥 피부사진입니다.

시력회복(소아 턱디스크)

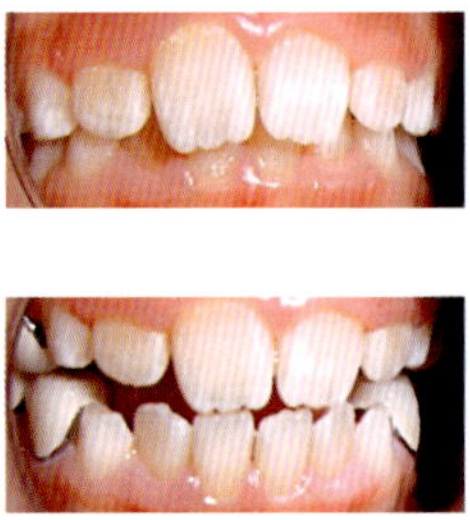

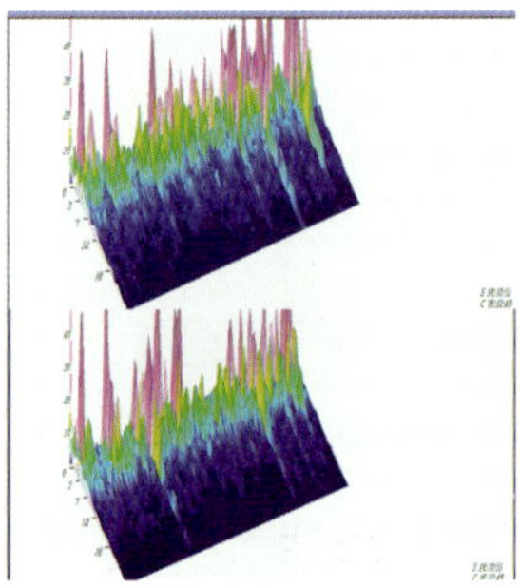

아래 앞니가 보이도록 어금니를 성형하였더니 안구와 뇌로 가는 혈액이 많아져 시력과 두통이 사라졌습니다. 뇌파엔 아직도 두통파가 조금 남아 있습니다.

식도염

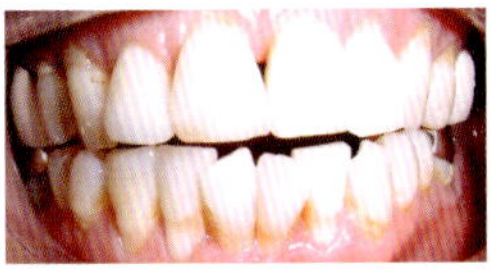

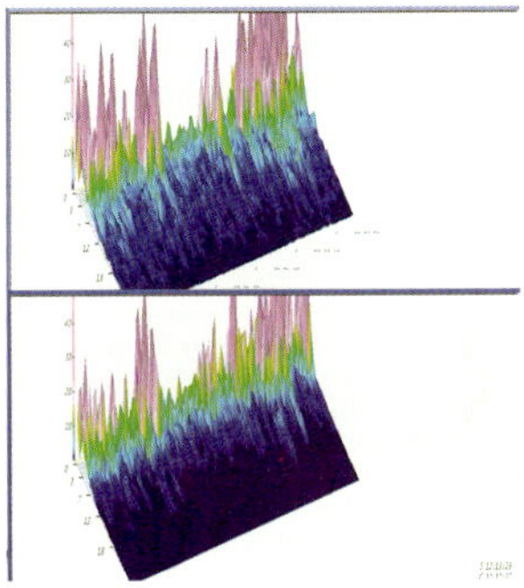

식도염으로 고생하던 환자의 치료후 모습입니다.

신부전증

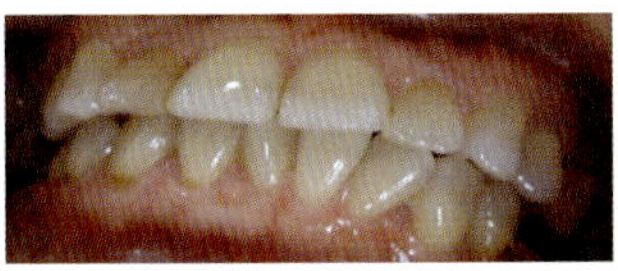

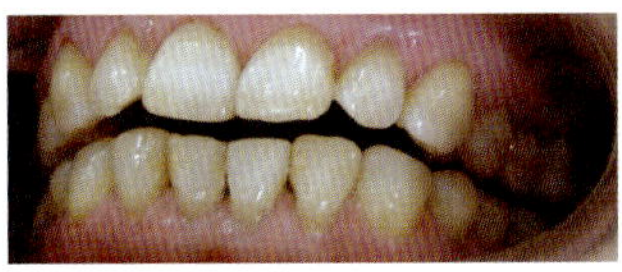

고혈압과 신부전증은 동전의 앞뒤면과 같은 관계입니다. 고혈압약을 장기간 복용하면서 혈액이 개선되지 않는 생활 습관을 가지면 그대로 신부전증이 나타나게 되고 훗날엔 신장투석까지 진행될 수 있습니다. 이 분은 턱디스크 치료로 새로 태어나기로 결심하고 생활습관을 정상적으로 바꾸어 6개월만에 모든 약들을 끊게 되었습니다.

신장투석

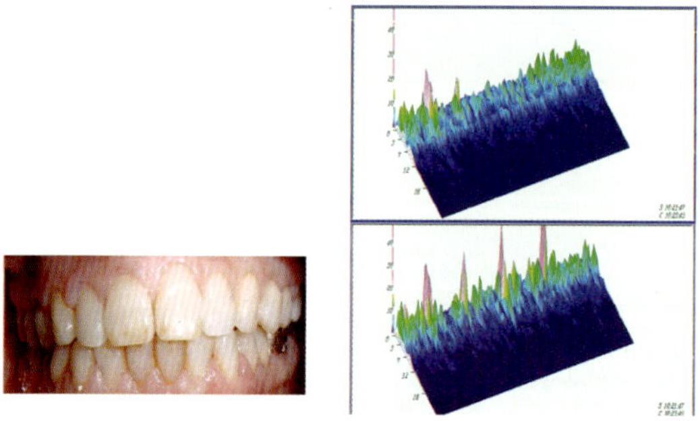

신장 투석을 하는 환자인데 어금니 성형후 소화력부터 회복하고 생기를 회복한 환자입니다. 이제는 투석을 하지 않고 대학병원에서 체크만 하고 건강하게 생활하고 있습니다.

심근경색

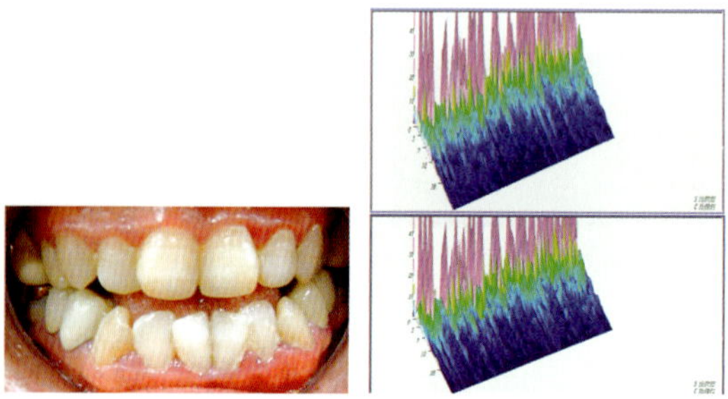

아래 어금니 성형으로만 심근 경색이 완치된 환자입니다. 다시 이명과 어지러움 때문에 위 어금니 성형을 하였습니다.

아토피(소아턱디스크)

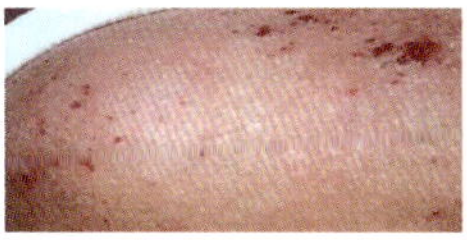

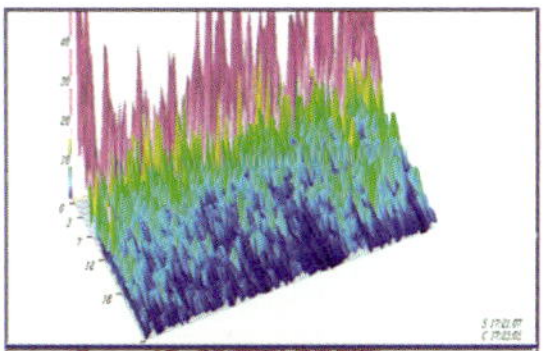

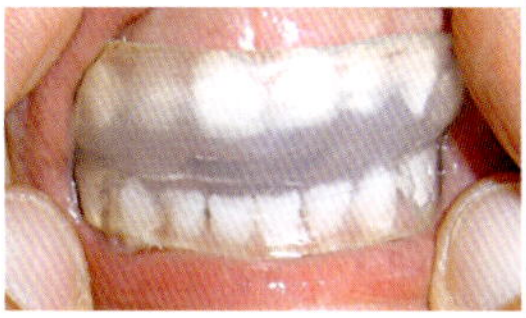

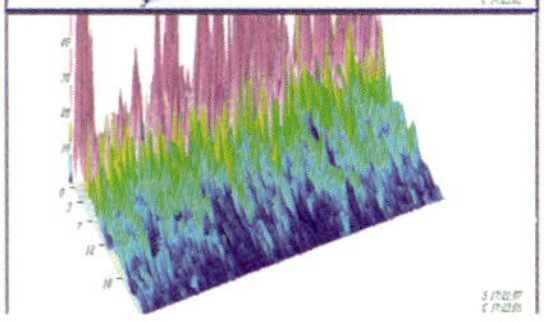

아토피 뿐만 아니라 잦은 감기, 두통, 식욕부진, 편도선염 증상이 있던 남자 어린이입니다. 유치 어금니를 성형하고 교정기를 잘때 끼게 하여 완치 시켰습니다.

안구건조증

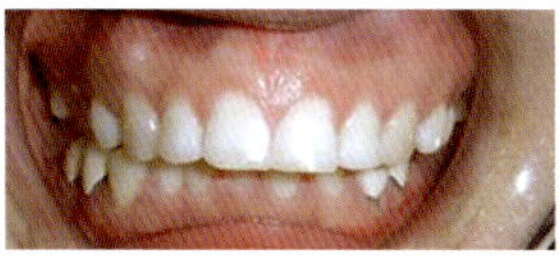

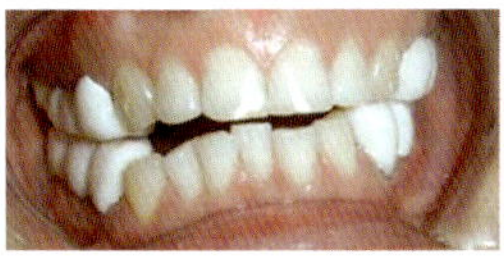

어디를 다니든지 인공 눈물을 늘 가지고 다닌다는 환자가 이젠 인공 눈물에서 자유롭게 되었습니다. 교합 고경이 높아지니 목뼈 1, 2번이 눌리지 않아 안구로 혈액이 잘 순환되면서 안구 건조증이 사라졌습니다.

안면 홍조

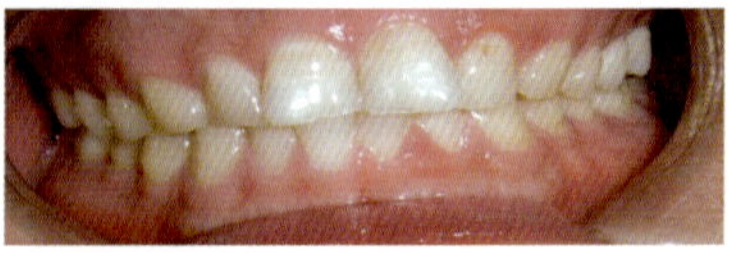

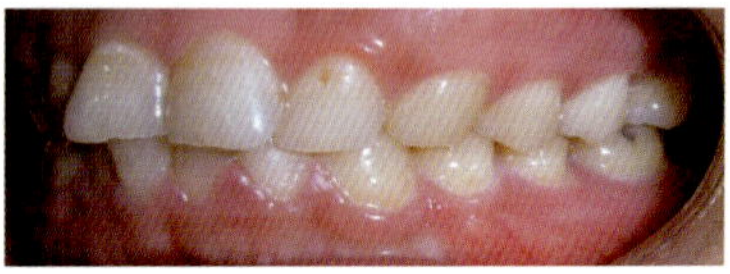

상, 하악 구치부에 레진과 보철물로 디스크 공간을 확보하고 하악의 위치를 잡아 주기 위해 턱디스크 교정기를 끼고 안면 홍조가 치료된 환자입니다.

안면마비

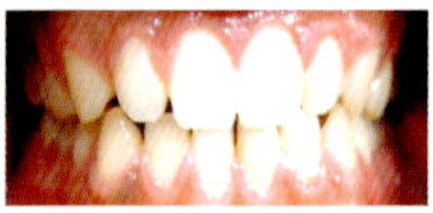

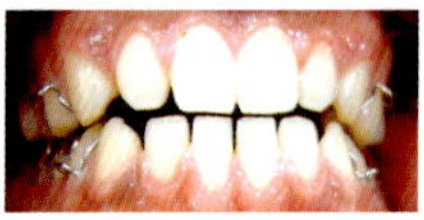

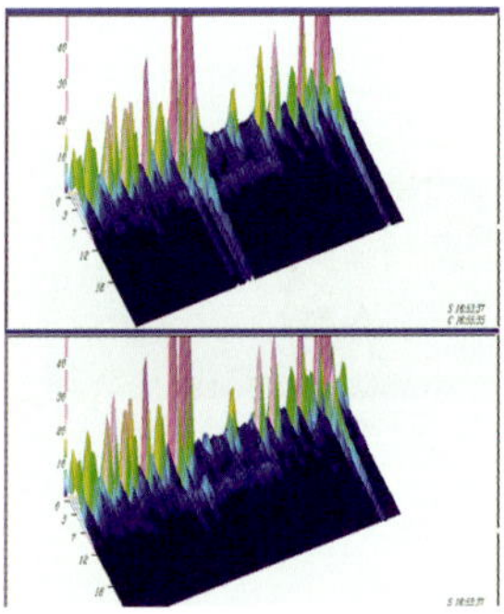

안면마비 환자인데 저도 현재 이러한 식으로 어금니를 성형 한 후 건강을 회복한 사람입니다.

알츠하이머병

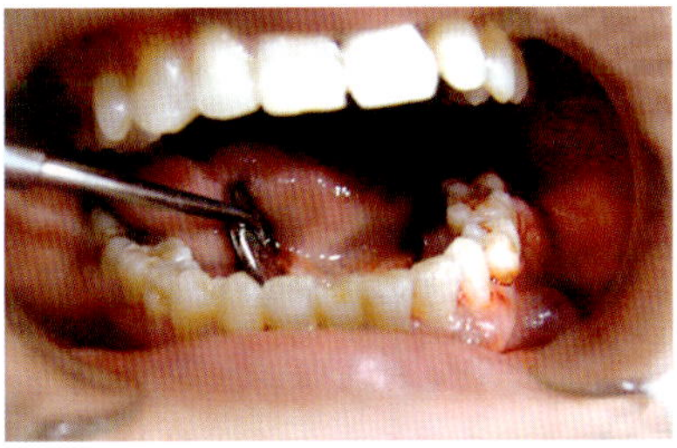

알츠하이머병으로 고생하시는 환자입니다. 치주질환과 발음장애를 가지고 있었고 자세 불안정이 있었지만 뇌의 혈액순환을 좋게 함으로써 발음이 점차 좋아지고 감기 같은 잔병치레가 없어졌습니다.

알코올 중독

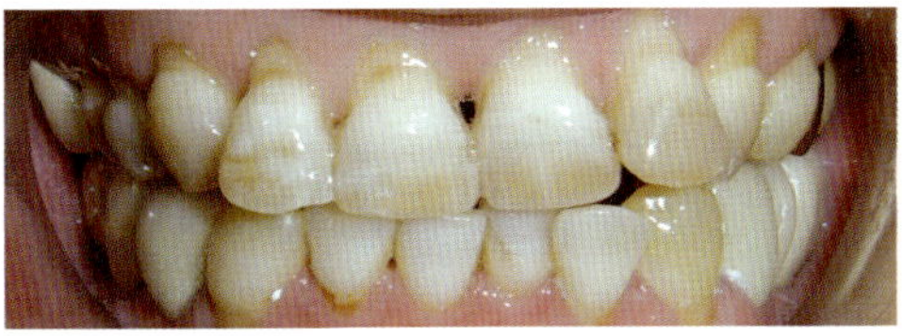

턱디스크 교정치료로 뇌의 전두엽과 변연계 그리고 뇌간으로 가는 혈액 양이 증가되어 자연스럽게 중독은 치유됩니다. 교정 치료후엔 환자들이 공통적으로 하는 말은 술이나 담배가 맛이 싱거워 졌다는 말을 합니다.

어깨통증

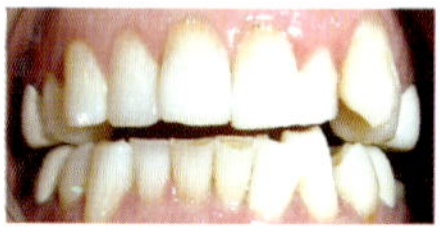

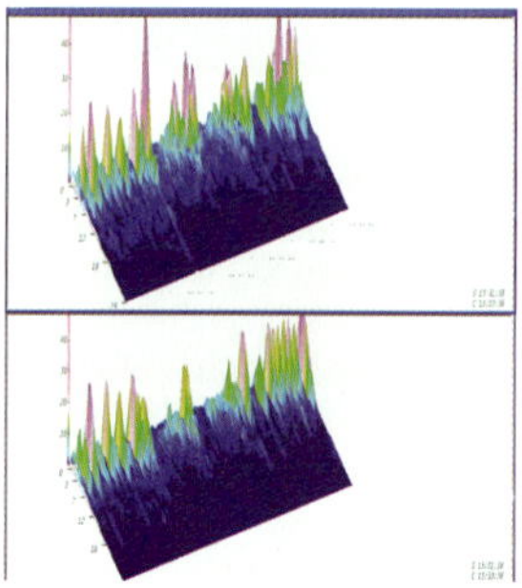

어깨 통증은 목뼈를 이완시켜 목 신경통로를 넓힘으로써 쉽게 치료할 수 있습니다. 이때 이중베개를 꼭 하고 자야하는 것이 중요합니다.

어깨통증, 코골이

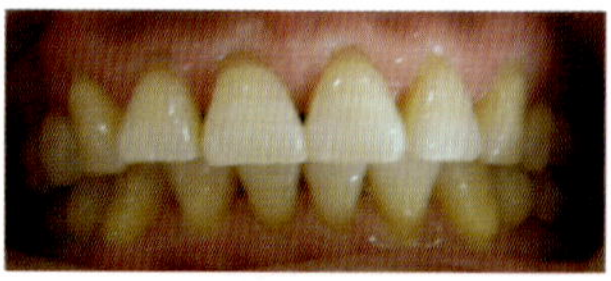

교통사고 후 어깨가 아프고 코골이가 심해진 환자입니다. 교합이 좋아서 임시장치만 제작해 주었습니다.

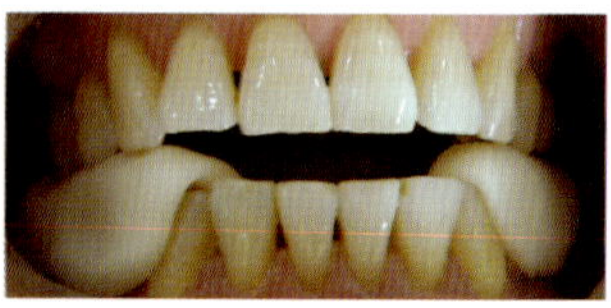

1주일 후 내원했을 때 어깨통증이 사라져 버렸고 코골이를 안 하고 깊이 자니까 오후가 되어도 피곤한 줄 모르겠다고 합니다. 이 환자는 12년 전에 이미 턱디스크 치료를 받은 적이 있었기 때문에 임시장치를 고정하지 않고 잘 때만 끼고 자라고 일러주었습니다.

어지럼증

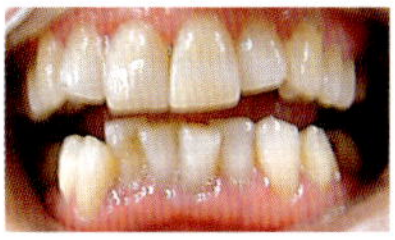

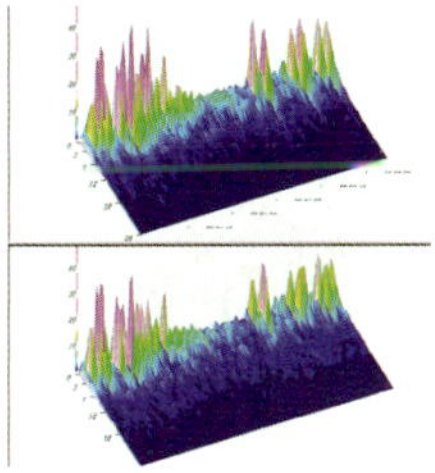

어지럼증은 무조건 목뼈가 틀어져 있으며 귀와 소뇌의 무게중심이 틀어져 있기 때문에 잘먹고 운동을 해야합니다. 어쨌든 어지럼증환자들에게는 저의 인내심이 많이 요구되었습니다.
왜냐하면 그 증상이 서서히 좋아지기 때문에 한번 씩 어지럼증이 나타날 때 실망감을 하소연하기 때문입니다. 그러나 끝까지 참으면 자신도 모르게 회복되어 있는 것을 깨닫게 된다고들 말씀하십니다.

오줌싸개

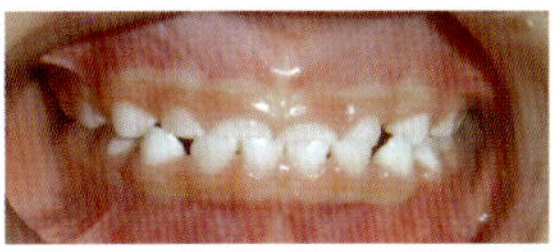

잠을 잘 때 방을 빙글빙글 돌아다니면서 자는 어린이 입니다.

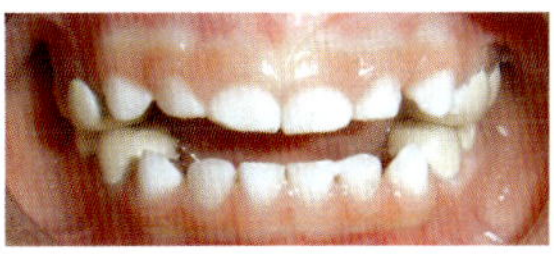

턱관절과 고관절 문제가 해결되면서 허리와 방광이 눌리질 않아 오줌싸개 별명도 사라지고 깊은 잠을 자게 되고 심리적으로 안정감도 찾았다고 합니다.

요 통

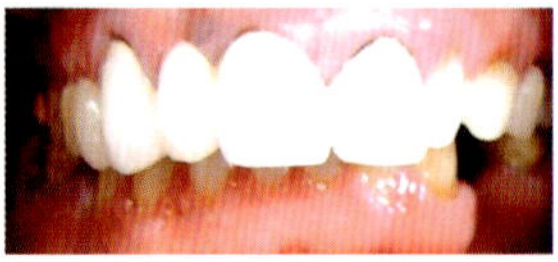

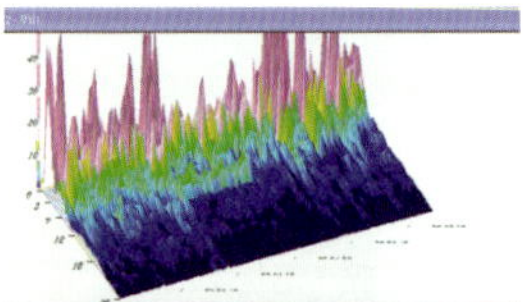

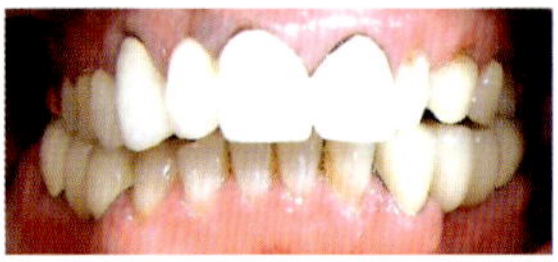

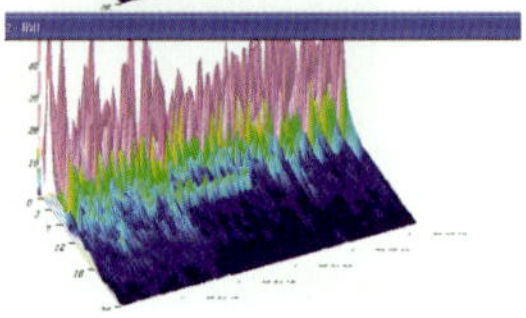

요통 환자의 뇌파 소견입니다. 일을 하지 않아도 뇌에는 스트레스를 많이 받고 있음을 보여줍니다. 이 환자는 어금니 성형후 아래 앞니가 보이게 함으로써 요통이 사라졌습니다.

요실금

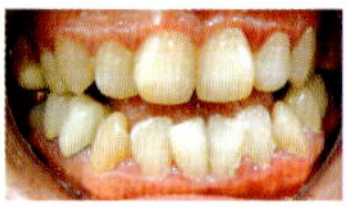

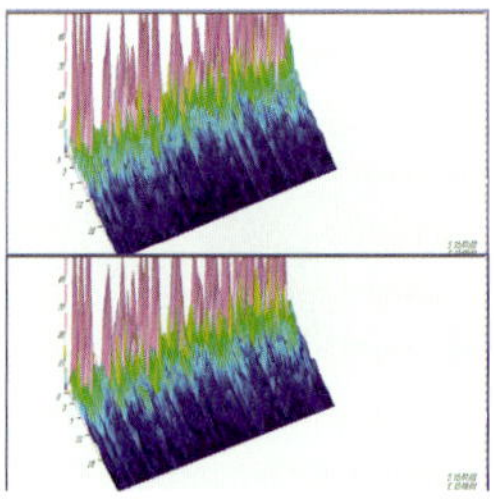

요실금도 어지럼증과 같이 치료기간이 많이 소요되는 질병입니다. 운동을 하여 근력을 키워야 하기 때문입니다. 어금니를 성형해 놓으면 운동을 하지 않아도 방광에 가해지는 압력이 줄어 증상은 좋아지지만 완치되려면 하루 20분씩 천천히 뛰어야 합니다.
무릎이 아파 못 뛸 땐 앉아서 엄지발가락을 마주치는 운동을 하루에 천 번씩 하면 됩니다. 그리고 가장 중요한 것은 반듯하게 자는 것입니다.

우울증

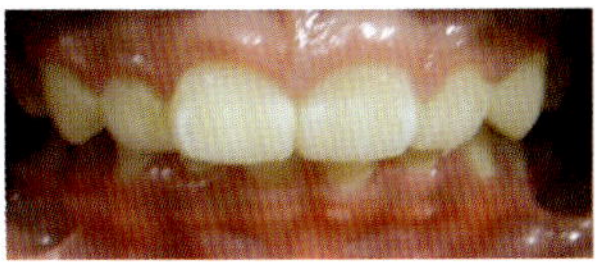

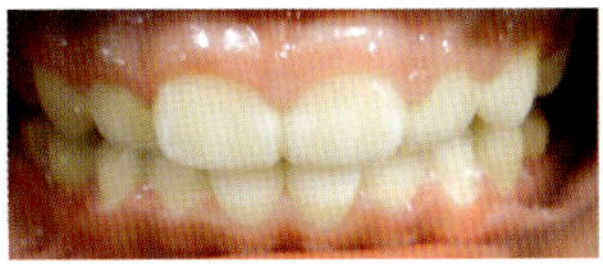

온갖 세상 걱정을 혼자 다 하는 환자입니다. 웃는 모습을 전혀 상상할 수도 없는 환자였는데 턱디스크 치료 한달 만에 질문도 하고 자신의 심정을 표현도 하게 되었습니다.

우울증

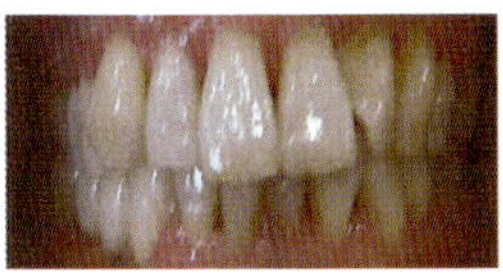

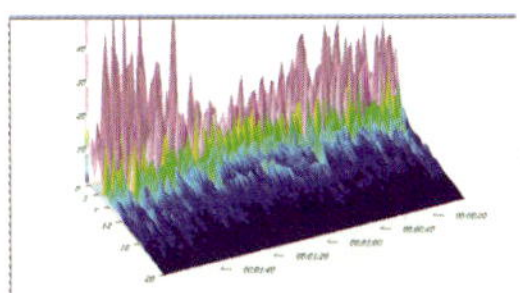

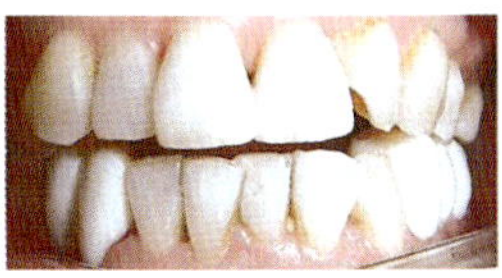

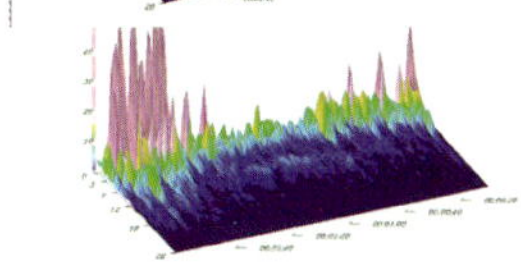

우울증이 완치된 환자입니다. 우울증 환자가 치과에 내원하면 저희 치과 직원들은 그날은 다 우울해집니다. 그 환자 입장이 되어 함께 이야기 하다 보면 우울해 질 수 밖에 없습니다. 그런날은 으레 닭튀김을 주문해서 먹고 힘을 낸 다음 퇴근을 합니다.

위산역류

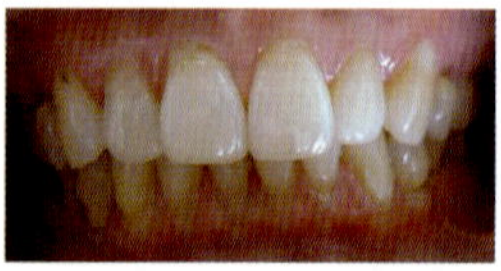

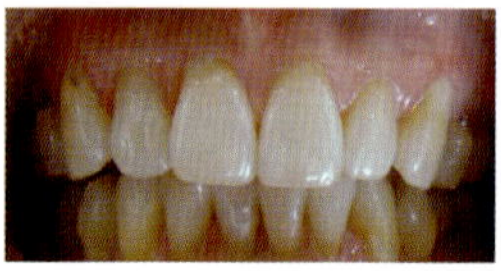

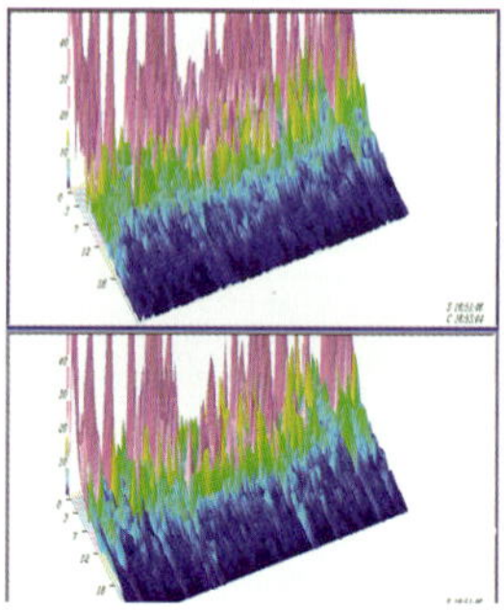

잠잘때 위가 눌리기 때문에 위산이 역류되므로 위가 눌리지 않게 하는 것이 중요합니다. 이러한 경우엔 어금니 성형을 하면 금새 좋아집니다.

윌리암스 증후군

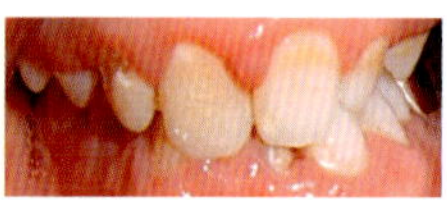

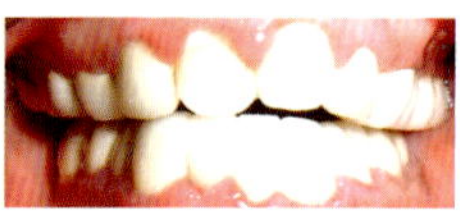

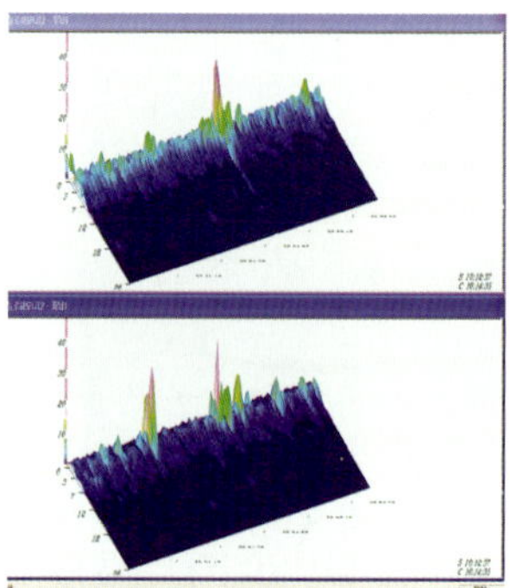

어금니 성형을 수직으로 4mm나 시행해서 걸을 수 있게 되었습니다.

유방암

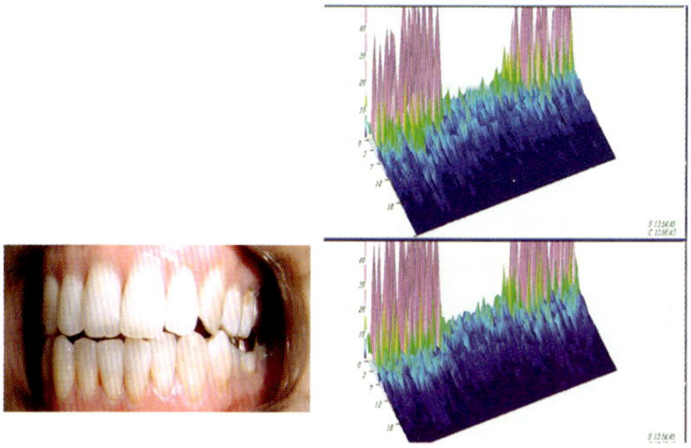

유방암으로 수술을 하였지만 후유증으로 고생한던 환자였는데 교정 후 통증에서 회복되었습니다.

이갈이

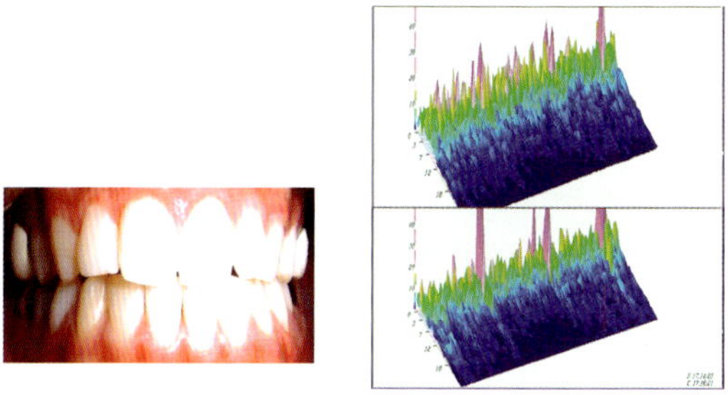

이갈이는 아래턱의 위치에 관계없이 턱관절의 디스크를 잡고 있는 인대의 힘이 약하면 나타나는 것으로 생각됩니다. 즉 근력이 좋은 사람은 아래 턱이 귀를 압박하지 않음으로 이개 측두신경이 눌리지 않아 이를 갈지 않습니다.
어쨌든 이갈이 환자는 일단 어금니를 성형하여 턱관절의 디스크 공간을 넓히면 됩니다. 그런 다음 운동을 병행합니다.

자궁 근종

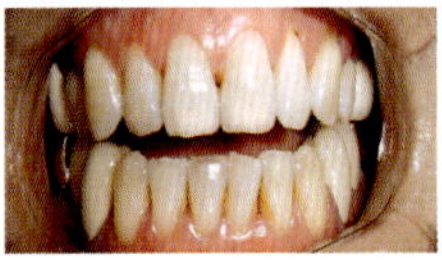

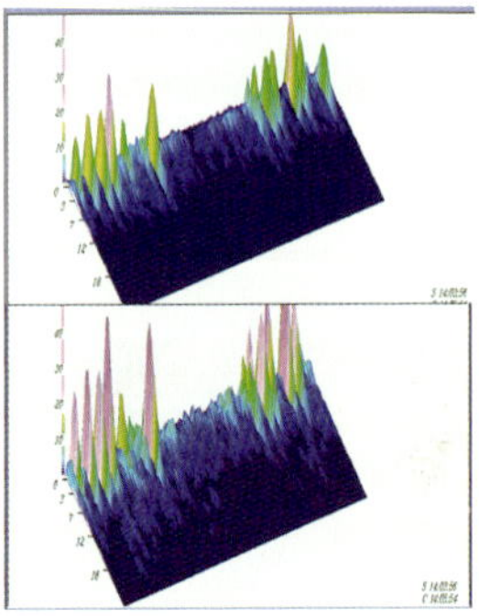

턱디스크 교정 후 저절로 자궁벽에서 근종 조직이 떨어졌습니다.

자궁 근종 조직

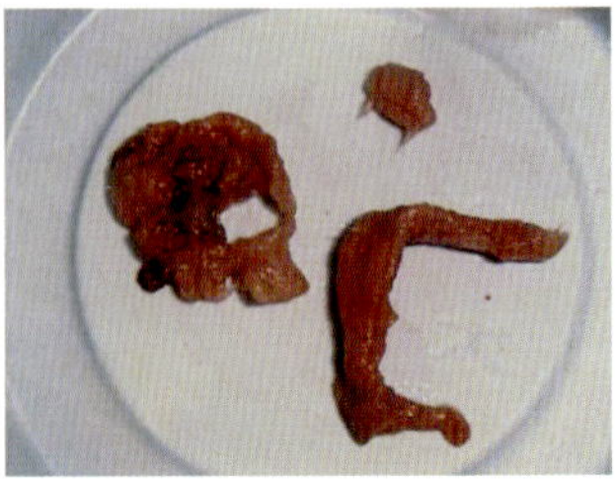

자세 교정

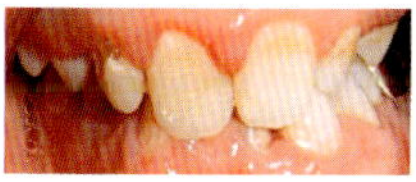

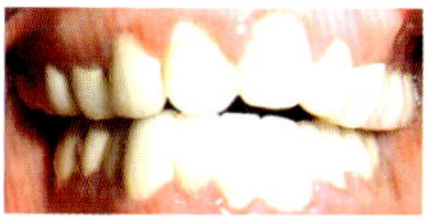

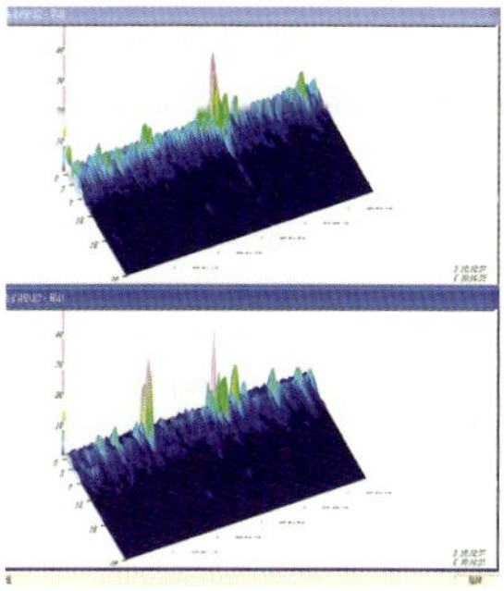

머리가 앞으로 나가 있고 고관절이 틀어져 있는 여고생인데 교정 후 제대로 걸을 수 있게 되었습니다.

자율신경 실조증

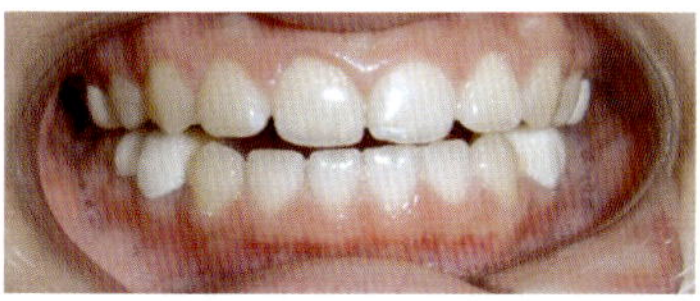

수면제 없이는 잠을 잘 수 없고 무기력증과 근육통을 호소하여 치과에 내원하게 된 환자입니다. 사람이 자율신경을 조절할 수 있는 것은 사실 호흡밖에 없습니다. 턱디스크 교정치료 후 무의식중에 심호흡이 되면서 서서히 의욕이 생기고 운동을 하게 되었습니다. 치료 3개월 후 부터 모든 약을 끊고 규칙적인 생활을 하게 되었습니다. 치료는 8개의 보철물과 8개의 레진 충전물 그리고 턱디스크교정기 장착이었습니다.

잦은 감기(소아 턱디스크)

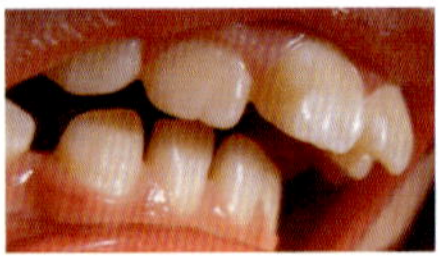

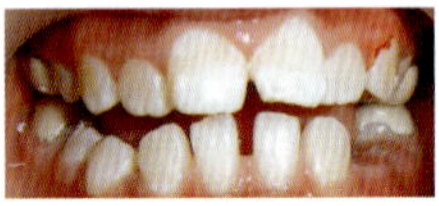

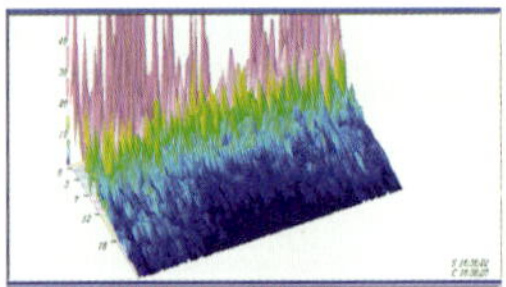

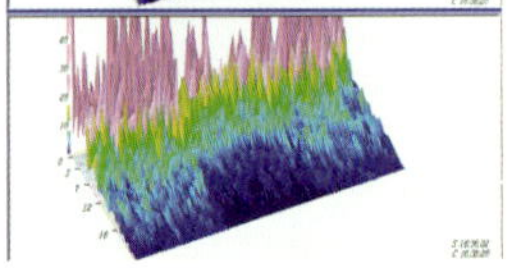

늘 감기에 시달리고 머리가 앞으로 나와 있고 시력도 나빴던 어린이 환자입니다. 왼쪽 위 사진은 치료전 상태로 아래 턱이 뒤로 많이 들어가 무턱 처럼 보입니다. 어금니를 성형하여 왼쪽 아래처럼 아래 앞니를 보이게 하였습니다. 3년이 지난 지금까지 감기 한번 걸리지 않았고 자세도 시력도 좋아졌습니다.

잦은 고열(소아 턱디스크)

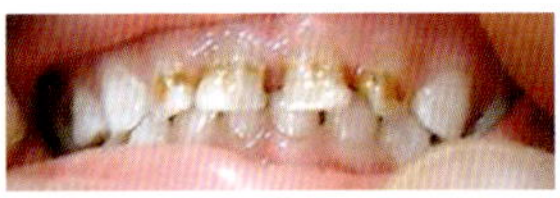

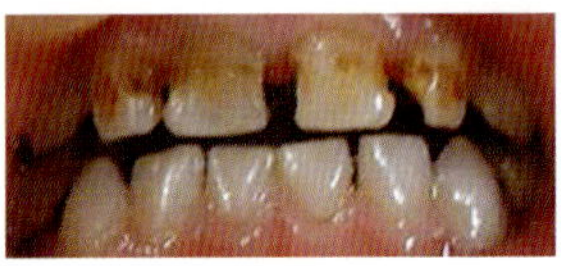

밤중에 열이 올라 응급실에 자주가는 어린이로 유치에 오버레이 보철물을 장착하고 늘 숯생약을 붙이고 있으면서 부터는 응급실을 가질 않게 되었다고 합니다.

잦은 구토(소아턱디스크)

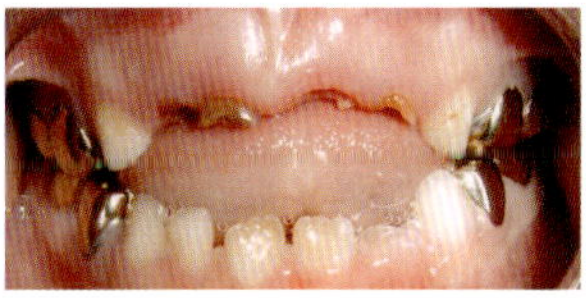

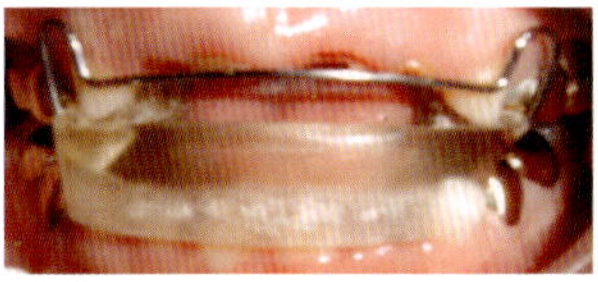

늘 토해서 엄마가 치과로 데려온 어린이 입니다. 교정 후엔 한번도 토하지 않다가 교정기를 잃어버렸는데 다시 토하게 되어 엄마가 교정기의 위력을 알게 되어 저희 치과의 열렬팬이 되었습니다.

잦은 바이러스 감염

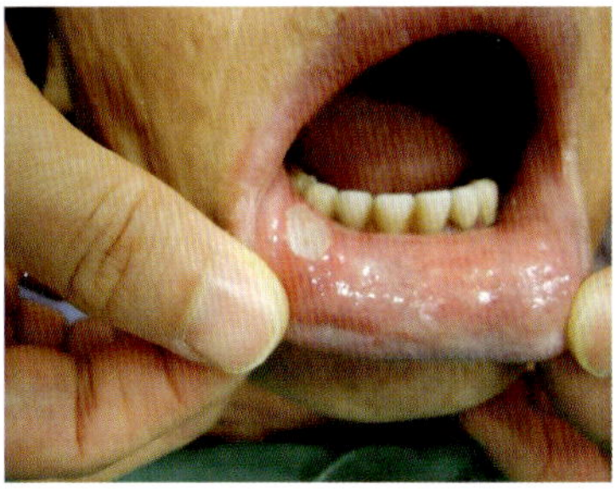

침의 양이 줄어들고 진해지면 몸 속의 면역 물질이 감소되어 바이러스 감염이 쉽게 됩니다. 입안이 잘 허는 경우엔 어금니를 성형하여 침분비를 증진시키면 해결됩니다.

잦은 코피(소아턱디스크)

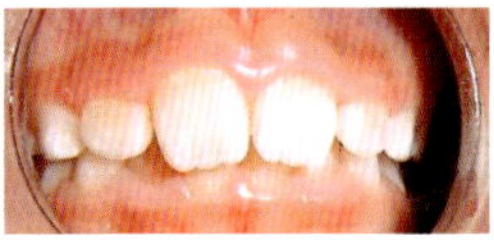

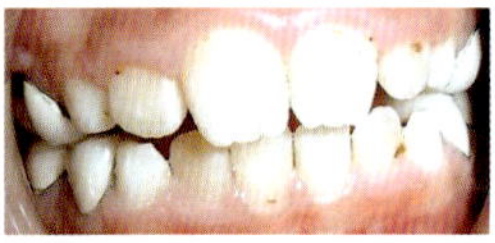

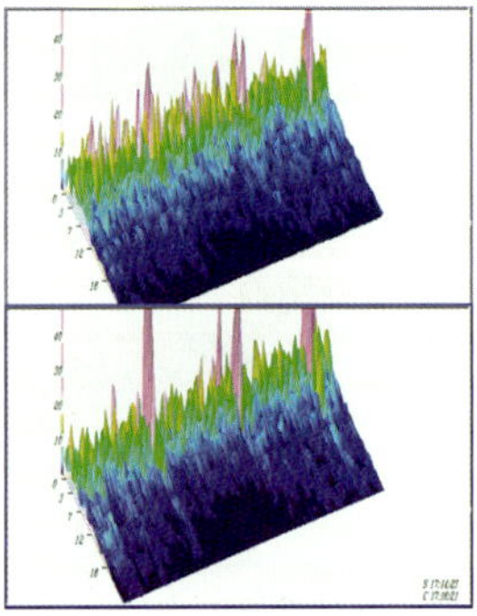

턱관절의 디스크가 얇으면 수면시 코의 비중격이 압축되어 미세한 혈관이 터져 코피가 나는데 어금니 성형으로 대부분 완치 됩니다.

저체중

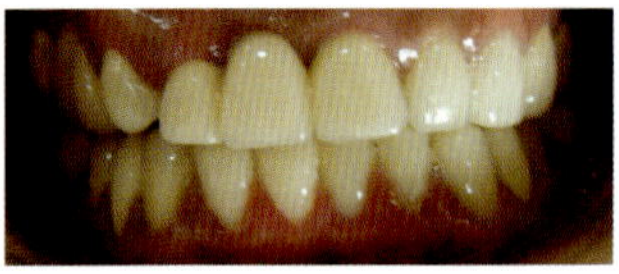

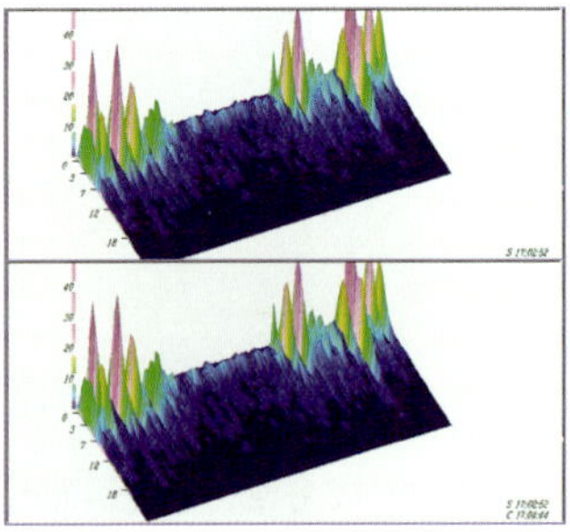

비만인 경우도 고민이 되지만 체중이 너무 가벼워도 고민이 됩니다.
입안의 모든 치아를 성형하였는데 그 후 석달 뒤 체중이 10kg 증가한 환자입니다.

전립선 비대

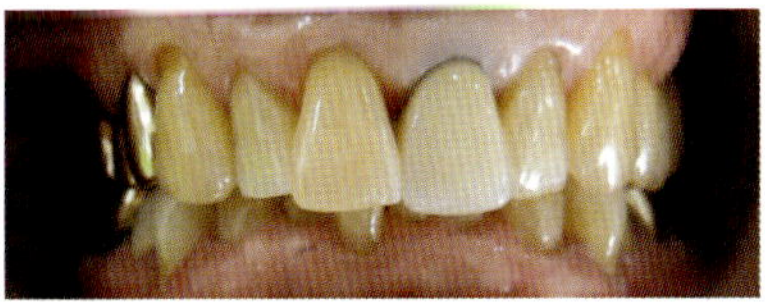

임시 턱디스크 장치 장착만으로 전립선 약을 끊고 소변장애가 사라졌음.
위의 사진을 잘 보세요. 환자의 초기 구강내 모습입니다. 이러한 양상을 갖는 사람은 허리뼈 4, 5번과 고관절이 아주 많이 압축을 받습니다. 그러한 상황이 오래 지속되면 전립선이 비대해져 뇨관을 눌러 소변장애가 나타납니다.

전립선 비대

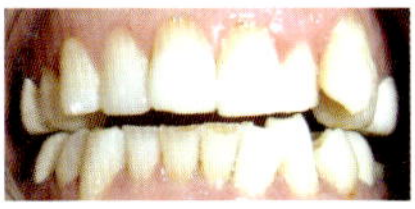

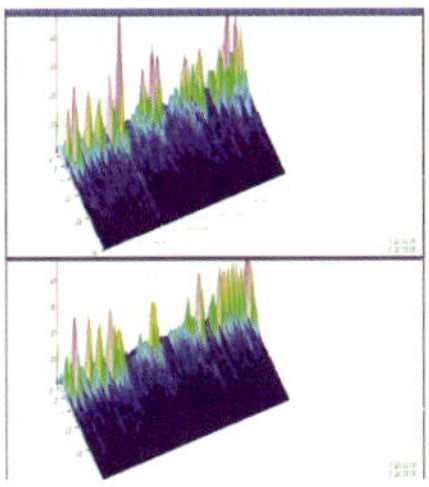

전립선이 커져있는 경우엔 어금니를 성형하여 허리뼈에 가해지는 압박을 풀어 줍니다. 그러면 방광과 요로 그리고 전립선이 눌리지 않아 정상화 될 수 있습니다. 제가 말씀 드리려하는 것은 모든 질환은 압박으로 인해 혈관 신경이 눌려 생기는 것이므로 그 근본을 해결해야지 어느 장기가 커졌거나 염증이 있다고 해서 무조건 수술로 해결하려는 시도는 이제는 그만 해야 한다는 생각입니다. 순환만 잘 시키면 우리 몸은 비정상이 정상으로 회복되게 되어있기 때문입니다.

전신의 아토피

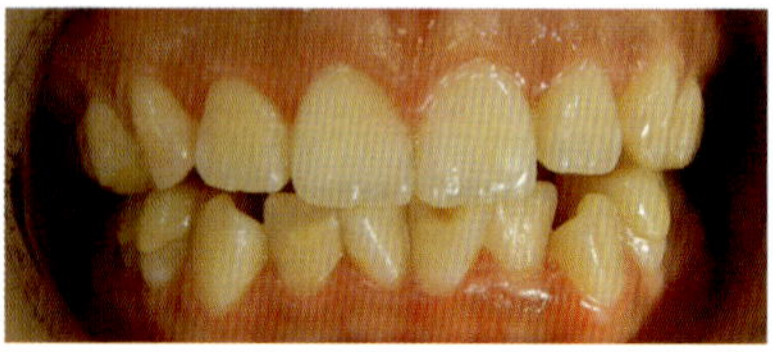

보철물 4개와 12개의 레진 충전물 그리고 턱디스크 교정기로 과개교합 부정교합에서 정상교합으로 교정되면서 전신의 아토피가 사라졌음.

정신 분열증

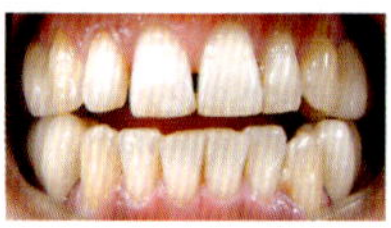

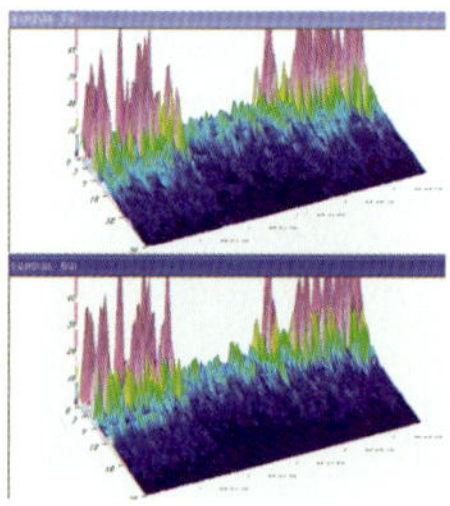

시청 공무원으로 1년간 휴직하고 정신과에 입원하고 있던 환자인데 동료 직원의 소개로 치과에 내원하게된 환자입니다. 지금은 직장에 복귀하게 되었고 정상 생활을 하게 되었지만 교정 전까지 얼마나 의심을 하는지 힘든 환자 였습니다. 그런데 이 환자의 어머니를 임시치아만 해드렸는데 그 어머니께서 침이 나오고 허리가 안 아프게 되자 확신을 가지고 치료를 하게 되었습니다.

주의 산만

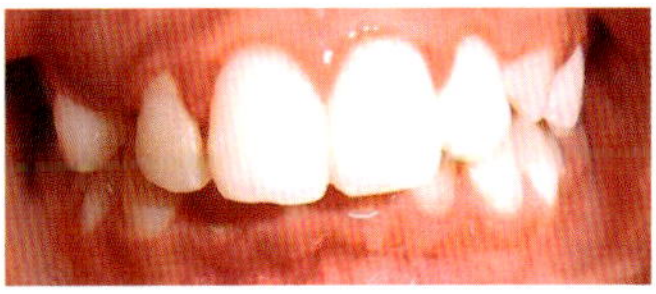

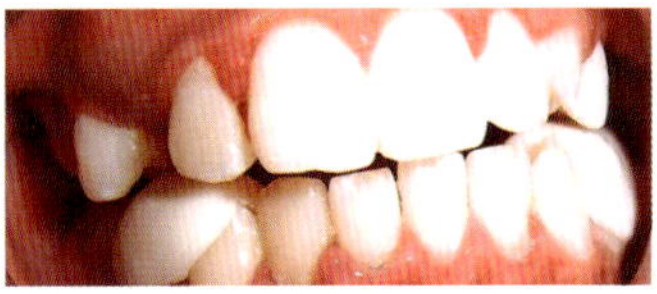

침과 호르몬이 부족하면 집중력이 떨어지는데 특히 분만시 두개골이 틀어진 경우 그대로 성장하면 주의산만형으로 될 수 있습니다.

주의력 결핍 과잉 행동장애

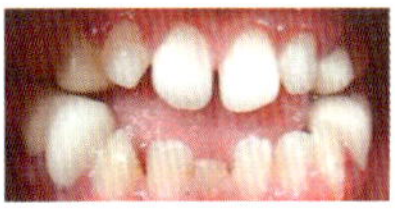

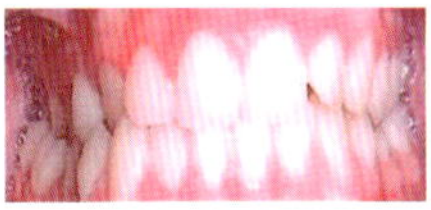

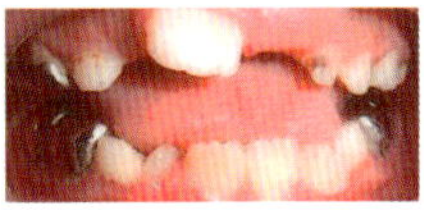

턱디스크 치료로 보람을 느끼는 경우가 환자의 부모님들이 감사의 인사를 할 때입니다. 부모님들과 저희들은 아이들의 힘든 때를 기억하고 있고 또 함께 이겨냈기 때문에 친척보다 더 친해질 수 밖에 없습니다. 처음 유치원생으로 만났는데 이제는 군대를 제대하기도 하고 고등학생, 중학생으로 나타나서 멋지게 웃어 줄 때 저는 기분이 날아갈 처럼 좋습니다.

중풍

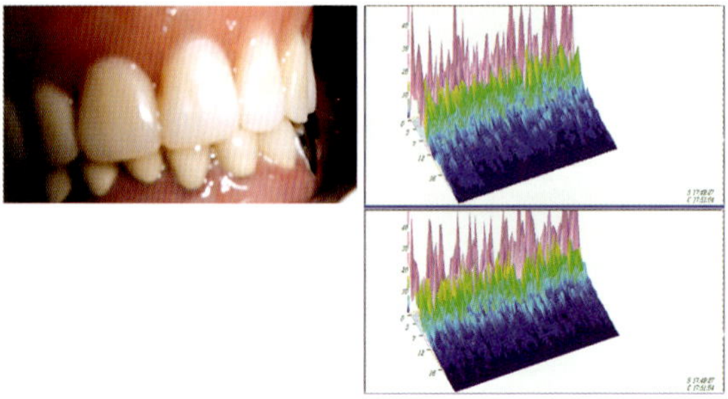

뇌출혈이 있었던 환자로 허리 통증이 심해서 턱디스크 교정을 시행하였습니다. 그런데 어둔했던 말이 많이 분명해졌습니다.

중이염

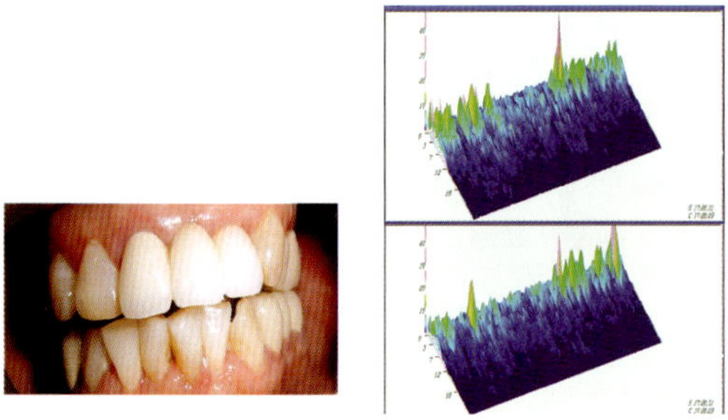

턱관절의 디스크 두께가 얇아지면 수면시 아래턱이 뒤로,위로 밀리면서 귀를 압박하게 되어 혈관통로가 좁아져 중이염이 생기게 됩니다. 턱디스크 교정기를 잘 때 끼고 자면 아래턱이 뒤로 위로 밀리지 않게되어 귀를 압박하지 않아 중이염이 사라지게 됩니다.

척추간 협착증

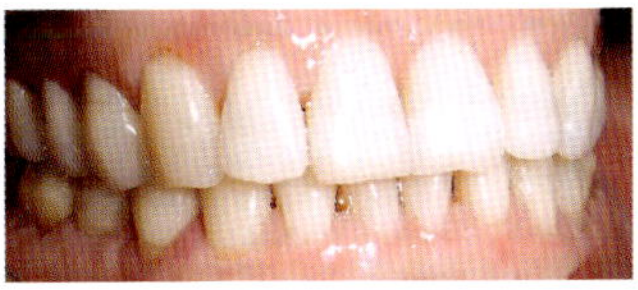

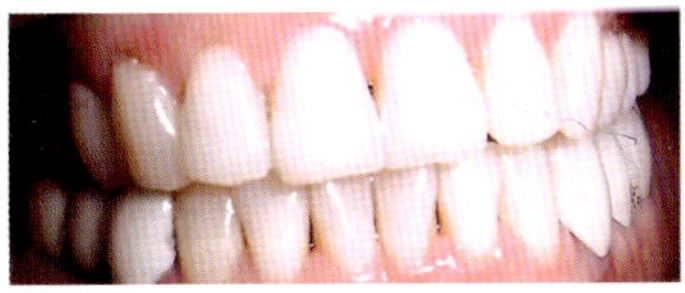

허리뼈 4, 5번의 협착증 통증으로 고생을 하던 환자였는데 아래 앞니가 완전히 보이도록 어금니에 오버레이 보철물을 부착하고 교정기를 끼고 자면서 6개월 후 부터는 통증에서 해방되었다고 합니다. 그리고 치료하면서 동시에 고혈압약을 끊었다고 합니다.

천 식

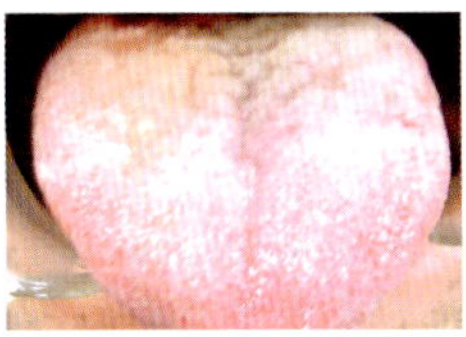

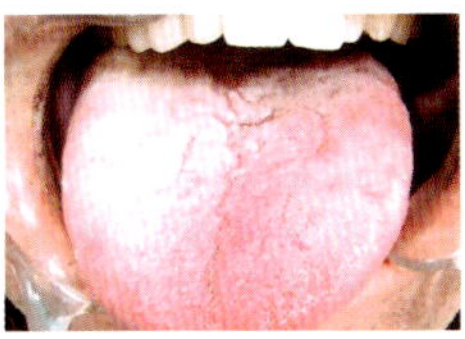

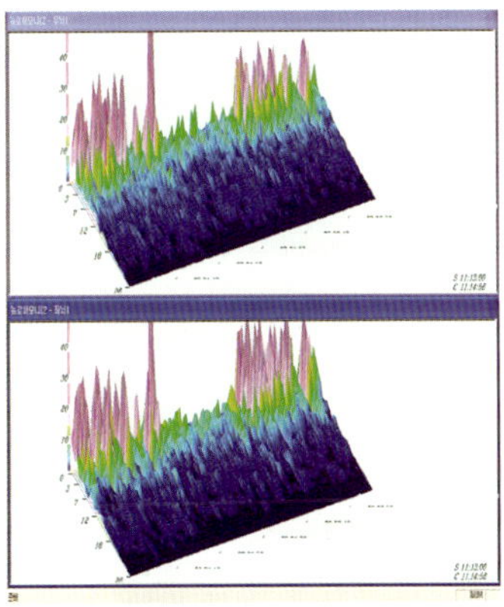

천식 환자의 혀의 백태가 없어지면서 약을 끊을 정도로 증상이 좋아졌습니다.

치아가 시림

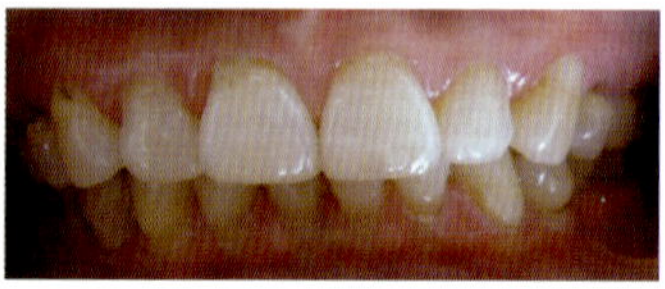

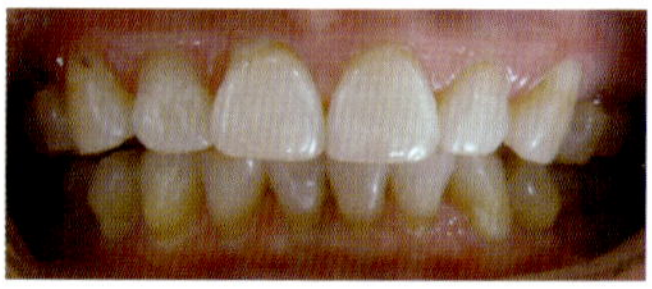

과도한 치솔질과 수면시 이를 꽉 물고 자는 습관때문에 치경부 마모가 심한 환자였습니다.위, 아래 구치부를 레진으로 충전하여 다물었을 때 아래 앞니들이 보이도록 했습니다. 그리고 죽염가루를 손가락에 묻혀 닦도록 교육해서 시린증상이 사람졌음.

치주질환(풍치, 치아동요)

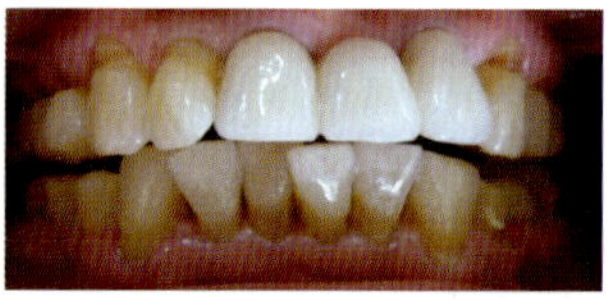

아래 어금니들이 심하게 흔들리고 음식물을 저작할 수 없게되자 치과에 내원한 환자입니다.

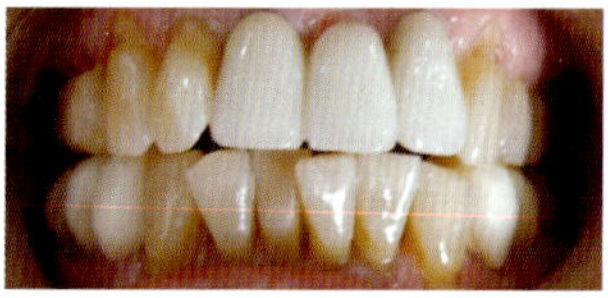

아래 어금니에 7개의 임시 치아를 장착하고 상악 어금니에 레진을 충전한 결과 바로 통증없이 저작이 가능케되었습니다. 임시치아를 하악 전방위치 시킨 상태에서 제작하여 효과가 빨랐습니다. 이때 바른자세 세트에서 잠을 자는 것이 필수요건입니다.

캔디다증

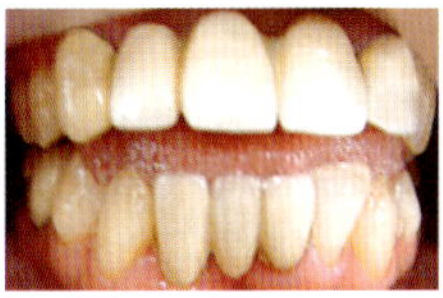

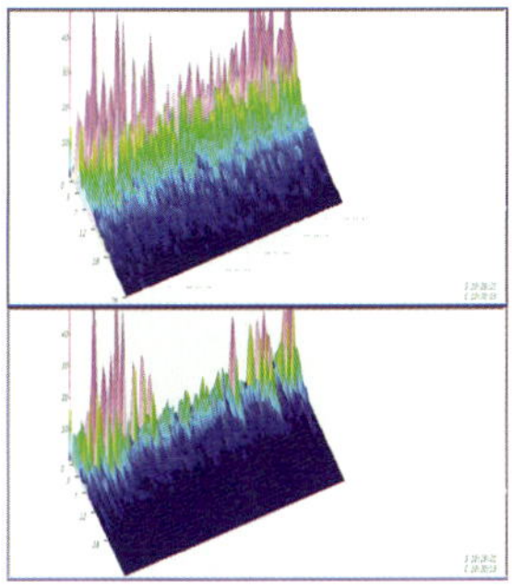

아주 심한 캔디다 증 환자인데 천골의 배열이 정상화 되면서 완치되었습니다.

코골이

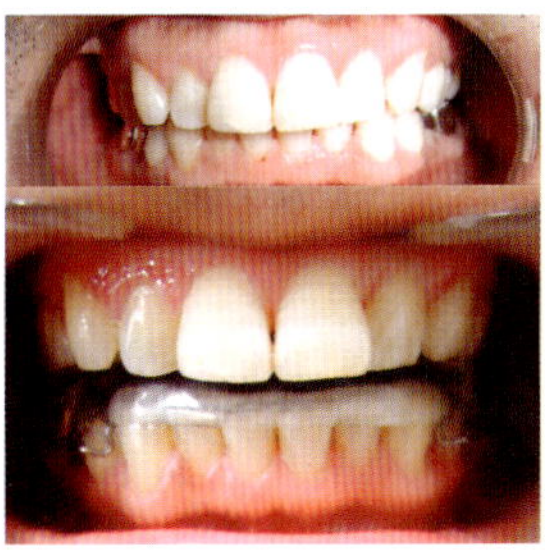

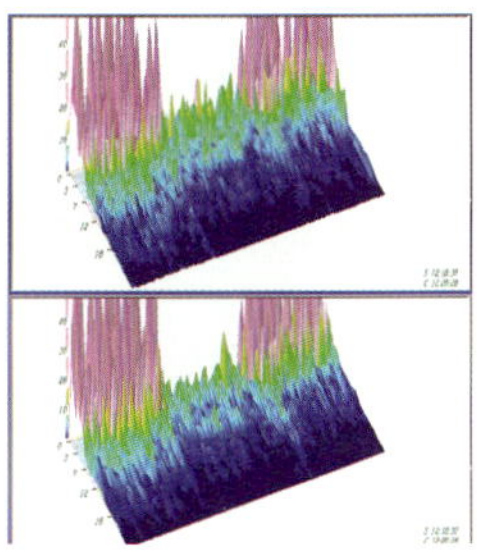

구강 공간을 넓혀줌으로써 간단하게 코골이가 해결됩니다. 코골이와 이갈이는 뇌의 건강에 치명적일 수 있으므로 증상이 있을 때 바로 잡아 주어야 합니다.

콜레스테롤 증가

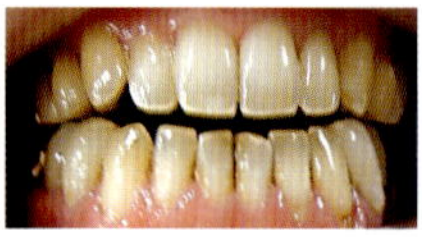

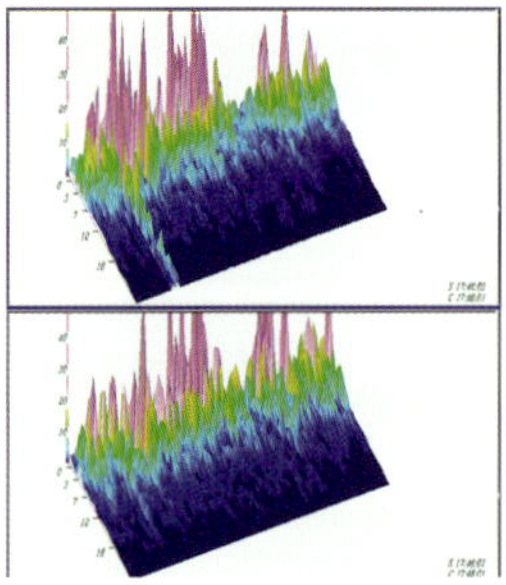

뇌압과 안압이 높을 때 콜레스테롤 수치가 높은 경우가 많았습니다. 턱디스크 교정으로 혈관과 신경의 통로가 원활하게 되면서 자연스레 콜레스테롤 수치가 정상으로 되었습니다. 앞니의 공간은 2개월이면 없어져서 정상교합이 됩니다.

크론씨병

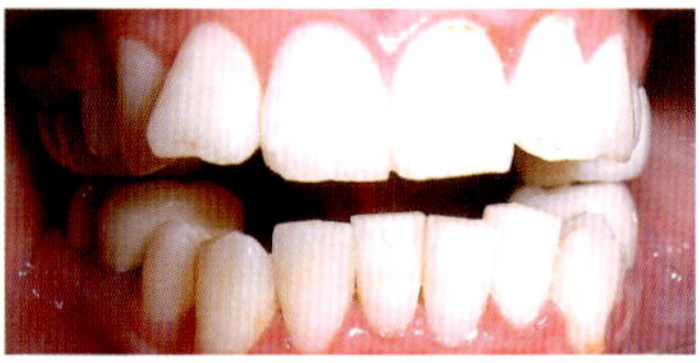

대변을 조절 못하는 것은 둘째 치고 등이 굽은 자세로 걷기 때문에 얼굴에 전혀 생기가 없었던 환자였습니다. 부정교합에 늘 옆으로 자면서 아래턱이 후, 상방으로 편위되고 운동은 전혀 하지 않았던 환자였다가 턱디스크 교정치료 후 표정도 밝아지고 자세도 반듯해져서 정상적인 사람이 되었습니다.

키의 신장

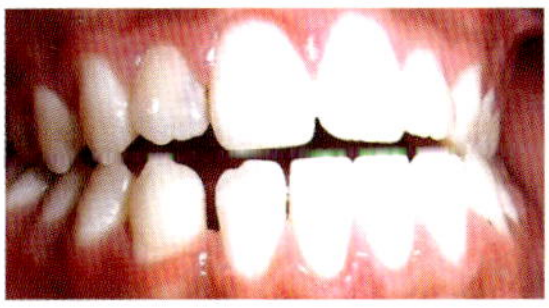
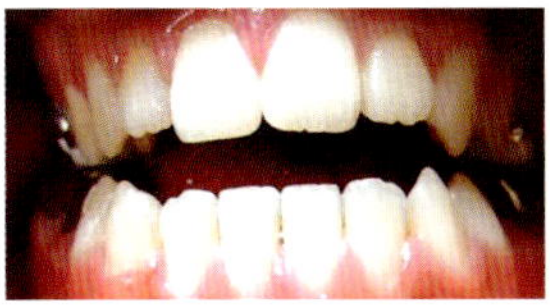
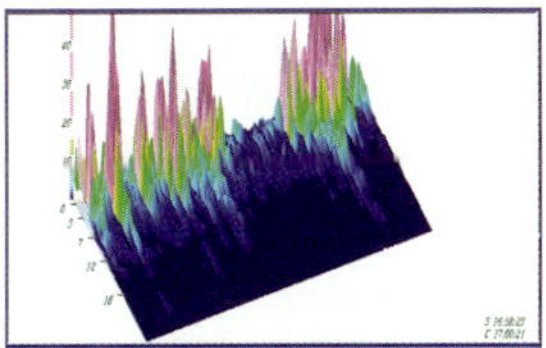
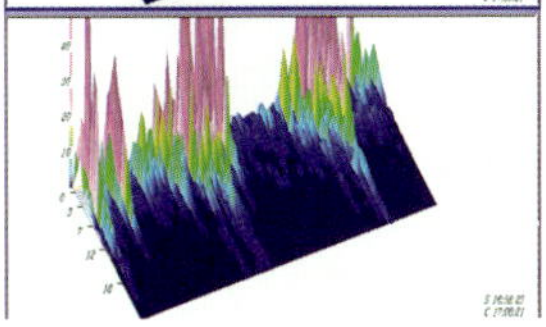

턱디스크 교정으로 뇌로가는 혈액 양이 증가하여 뇌하수체 호르몬이 정상화 되면서 못 컸던 키도 자라게 되는 것입니다. 반듯하게 자는 것이 필수적입니다. 틱증상

틱증상

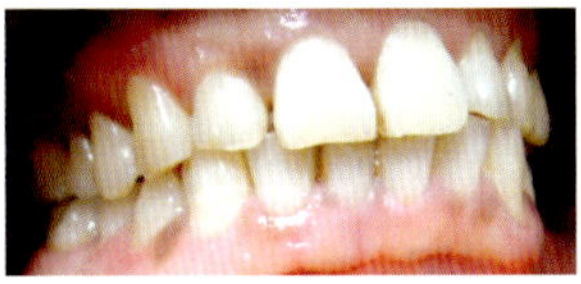
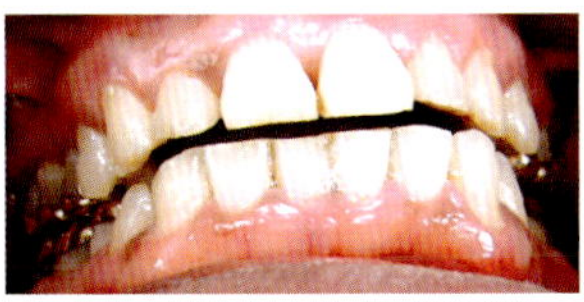

안면 신경의 통로가 눌려 씰룩거리던 환자였는데 완치되었고 등의 반점같은 것들이 사라져 피부도 함께 좋아진 환자입니다.

파킨슨 씨 병

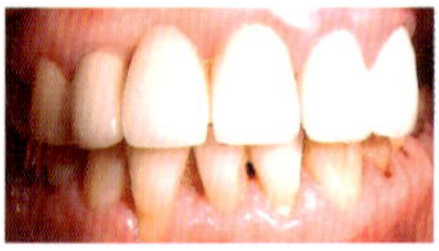 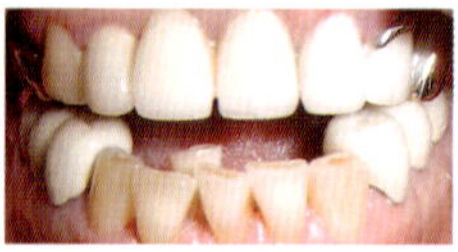 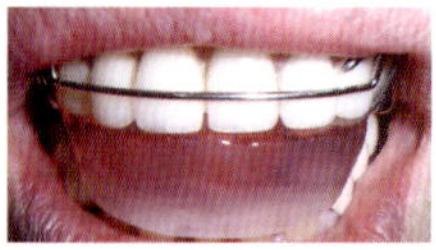

파킨슨씨병은 뇌의 흑색질 신경세포에 생긴 병변으로 도파민, 세로토닌이 감소하는 특징이 있으며 치료약도 특별히 없는 실정입니다. 미국에서는 최근 파킨슨씨병을 자가면역질환으로 분류를 한 바 있습니다. 턱디스크 치료후엔 도파민, 세로토닌이 정상수치를 찾게 되므로 희망이 있습니다.
두통약, 파킨슨약, 관절염약을 드시던 분이 1년 동안 열심히 규칙을 지키면서 모든 약을 끊게 되었습니다. 이 분은 식사시간 이외에는 언제나 교정기를 장착했는데 교정기를 끼고 있으면 손이 떨리지 않고 마음이 안정되어서 늘 장착했다고 합니다.

편도선염(소아턱디스크)

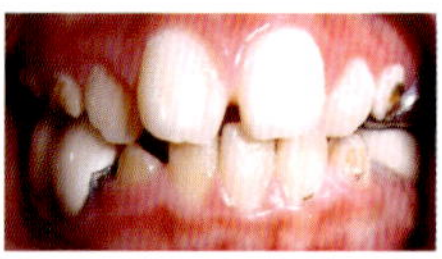 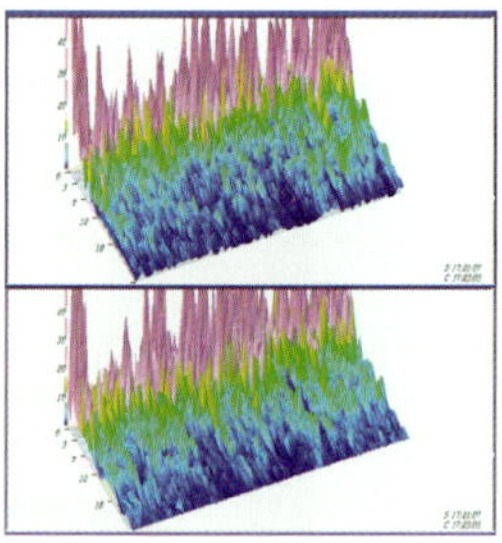

늘 감기가 걸리고 걸리면 편도선이 부어 고생하던 어린이 환자인데 젖니 어금니를 성형하여 편도가 줄어진 아이입니다.
편도선 수술보다는 어금니를 성형해서 아이의 목뼈를 정상화 시키는 것이 올바른 치료법이라고 생각합니다.

편두통(소아턱디스크)

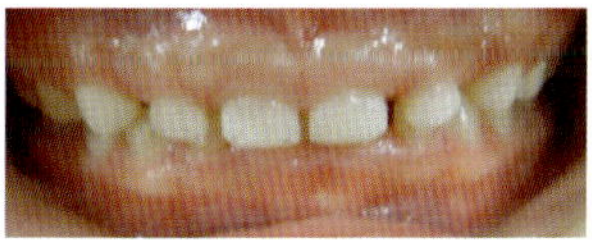

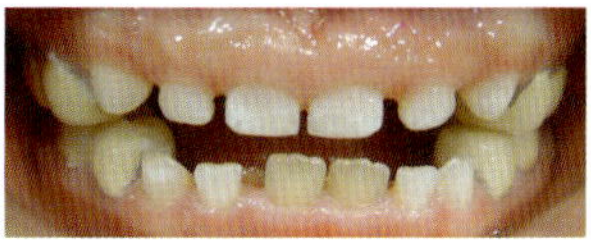

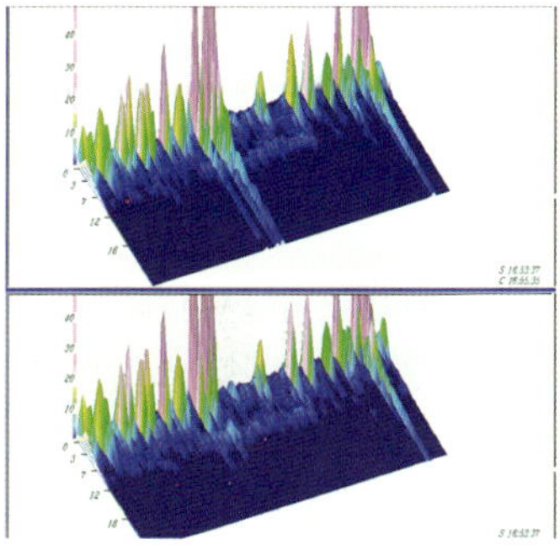

어금니 성형만으로도 편두통, 두통은 쉽게 치료됩니다.

풍치(만성 치주질환)

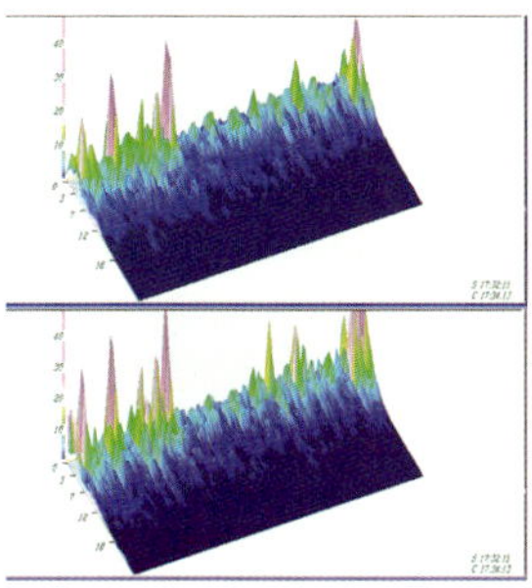

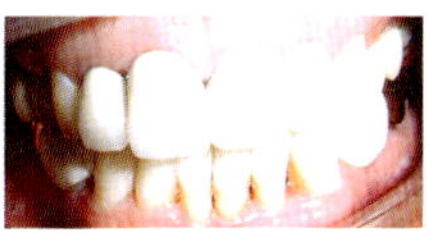

어금니로 가는 혈액순환을 좋게 하고 수면시 어금니를 띄우고 잠으로써 치아의 동요를 감소시킵니다.

하지정맥류

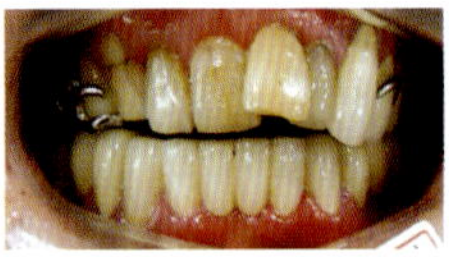

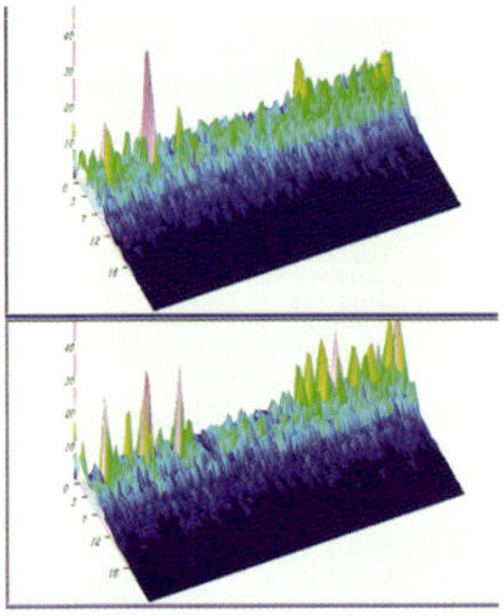

마찬가지로 정맥이 압박을 많이 받으면 충혈될 수 밖에 없죠 이럴땐 고관절의 디스크를 회복시키고 잠을 반듯하게 자야 합니다. 고관절이 좋아지려면 턱디스크가 고쳐져야 합니다.

학교성적향상, 허리측만증

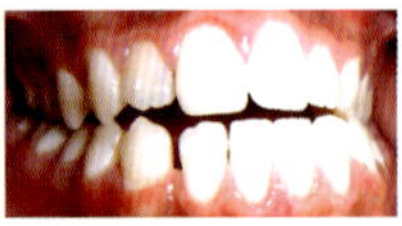

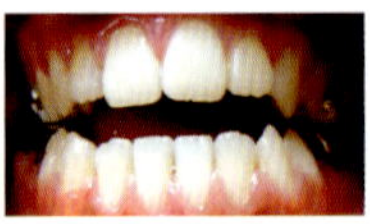

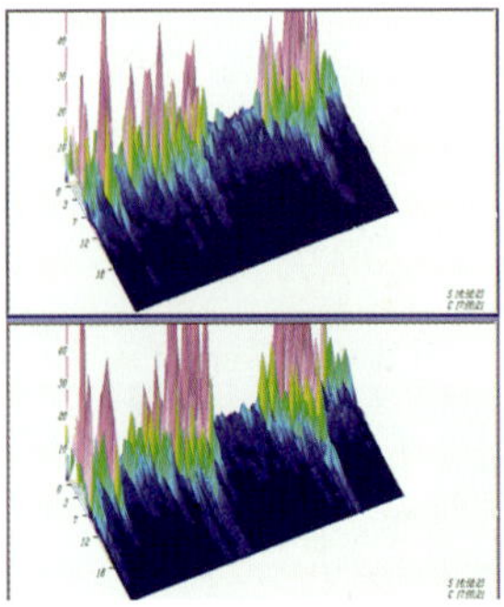

중학생이 측만증으로 내원하였는데 어금니 성형 후 정형외과 선생님께서 보고 깜짝 놀라 어떻게 된 일이냐고 물었다고 합니다. 치료 일주일만에 측만증이 사라졌고 학교성적이 눈에 띄게 향상되었다고 합니다.

학습장애 (소아턱디스크)

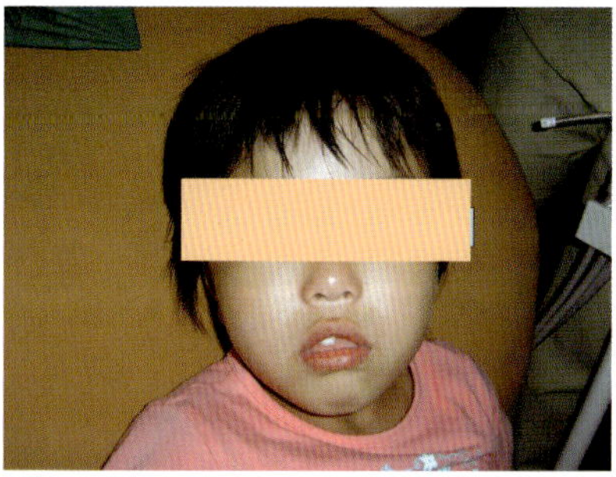

교정 2년 후부터 유치원학습에 적응하게 된 아이입니다. 보시다시피 입을 평소에도 다물지 않습니다. 구호흡을 비호흡으로 즉 코로 숨을 쉬도록 수면시 테이핑 요법을 하고 있습니다. 이 아이가 지금은 중학생입니다.

합죽한 입모습

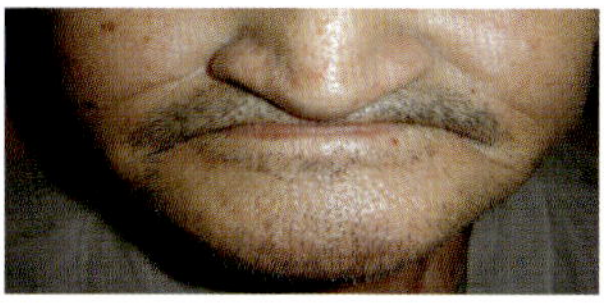

턱디스크 의치 장착전 전면

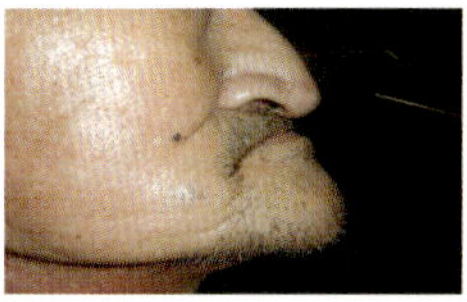

턱디스크 의치 장착전 측면

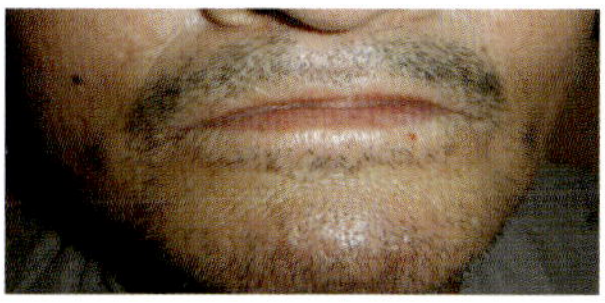

턱디스크 의치 장착중 전면

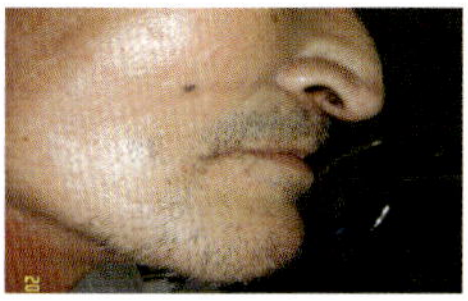

턱디스크 의치 장착중 측면

허리 디스크

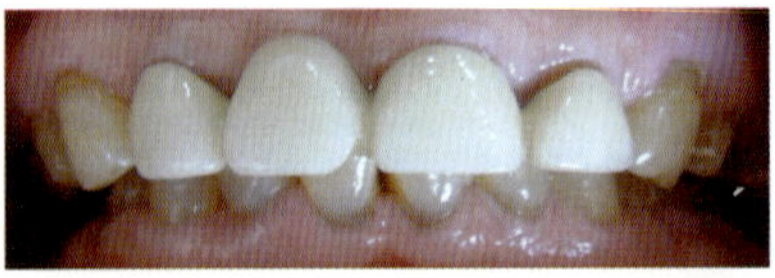

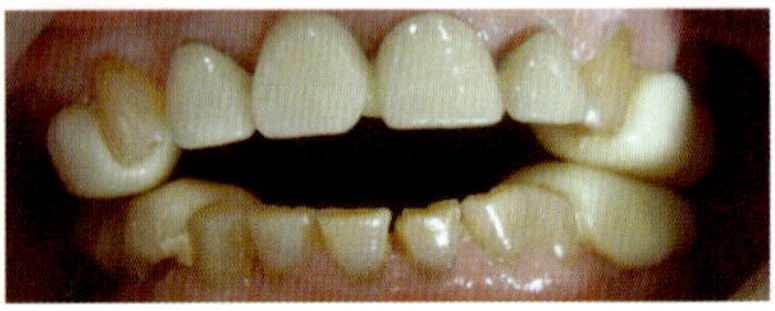

아래쪽 맨끝 어금니들이 없는 상태로 치과에 내원하였습니다. 요통이 너무 심하다기에 1주일간 임시치아를 장착하기로 했는데 아침에 자고 일어나도 허리 통증이 사라졌다고 합니다.

흡연

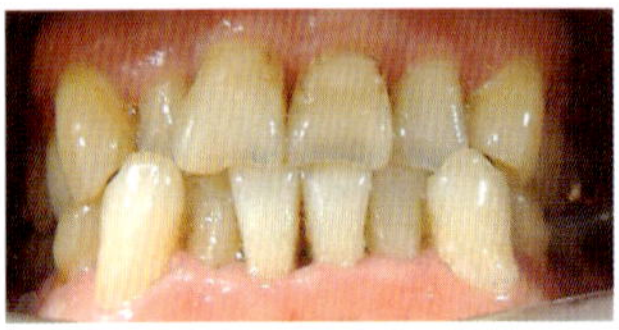

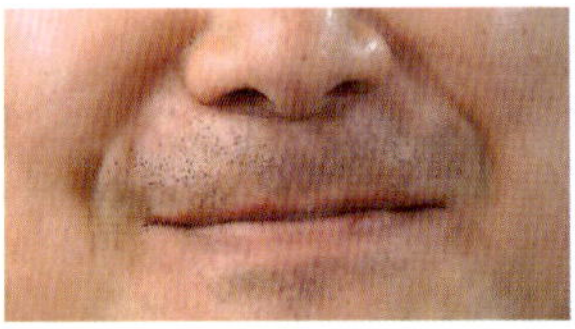

담배속의 니코틴은 각성효과가 있습니다. 그래서 니코틴때문에 흡연이 습관성으로 됩니다. 턱디스크 치료 후 왕성하게 분비되는 침이 담배의 맛을 바꿔버렸고 생각을 긍정적으로 하게 되어 금연 후 나타나는 금단현상도 거뜬히 이겨냈다고 자랑스럽게 이야기 하는 환자입니다.

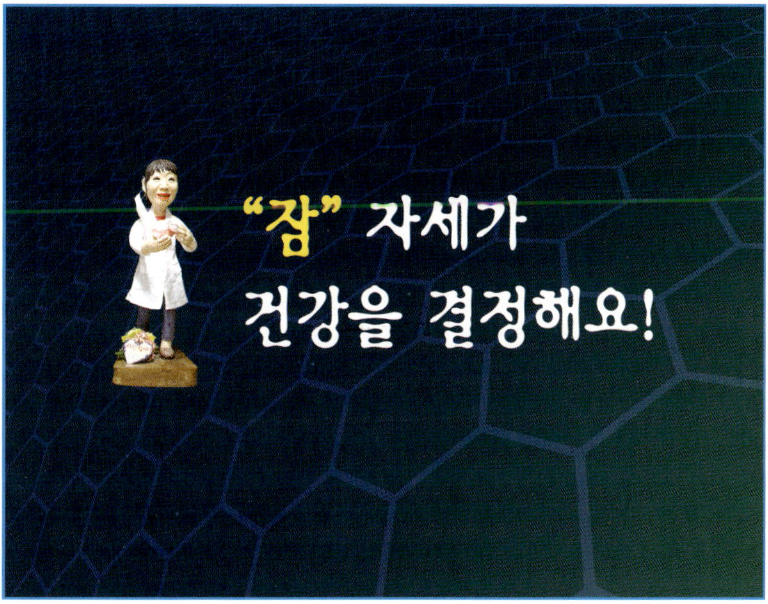

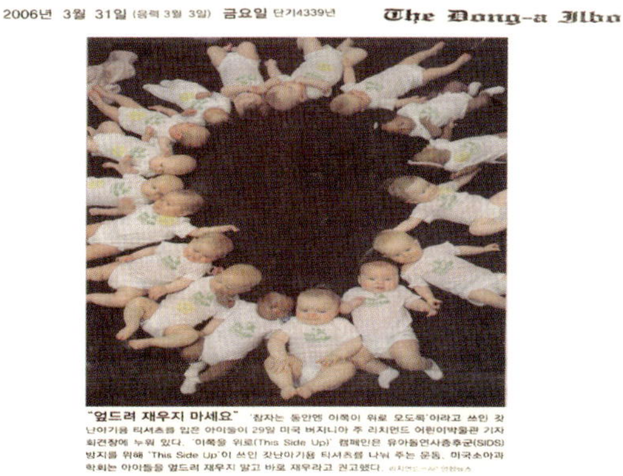
2006년 3월 31일 (음력 3월 3일) 금요일 단기4339년 The Dong-a Ilbo

"엎드려 재우지 마세요" '잠자는 동안엔 이쪽이 위로 오도록'이라고 쓰인 갓난아기용 티셔츠를 입은 아이들이 29일 미국 버지니아 주 리치먼드 어린이박물관 기자회견장에 누워 있다. '이쪽을 위로(This Side Up)' 캠페인은 유아돌연사증후군(SIDS) 방지를 위해 'This Side Up'이 쓰인 갓난아기용 티셔츠를 나눠 주는 운동. 미국소아과학회는 아이들을 엎드려 재우지 말고 바로 재우라고 권고했다.

2006년 3월 동아일보 기사입니다. 미국 소아과 학회는 유아 돌연사 증후군을 방지하기 위해 반듯하게 눕혀서 재우라는 캠페인을 벌였습니다. 우리의 선조들은 원래 알고 있던 사실입니다. 저 역시 임상에서 잠자세가 턱디스크 교정에 많은 영향을 미친다는 것을 경험했습니다.

바른 잠자세

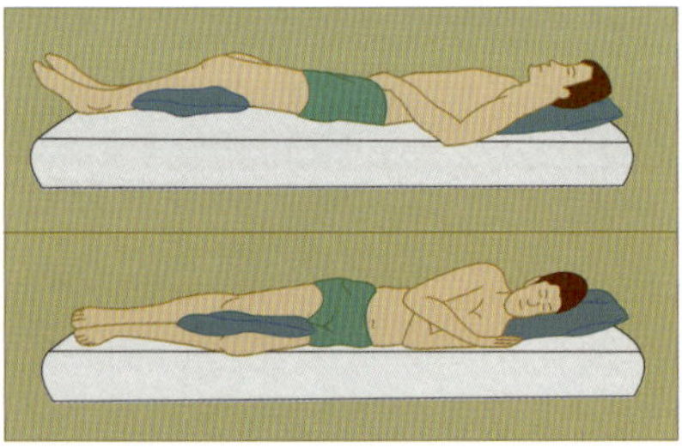

일반 병원에서 추천하는 잠자세 이지만 아침이면 베게들이 어디론가 가버리는 것을 많이 경험했을 것입니다.

바른 잠자세(엉덩이뼈, 고관절을 보호하기 위함)

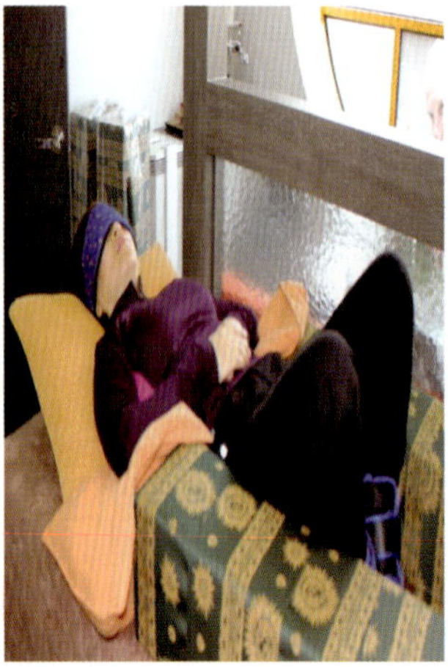

바른 자세 세트에 누워 있는 모습입니다. 잠들기 전에는 다리를 구부려야 안정감도 있고 허리가 바닥에 닿아 척추가 편안해집니다. 잠이 들면 본인도 모르게 다리를 펴게 됩니다.
팔 쿠션위에 팔을 얹습니다. 양 엉덩이를 보정벽으로 잡아줍니다. 보정벽이 있기 때문에 다리를 기댈수 있고 고관절이 편안해집니다. 발 목에는 2kg짜리 모래 주머니를 각각 찹니다. 그리고 숯 메트 위에서 잡니다.

바른 잠자세

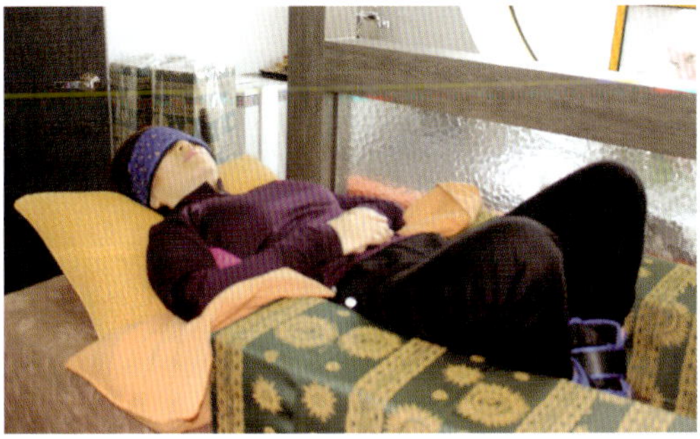

이중 베개는 어깨부터 베개를 벰으로써 가슴 뼈를 이완시키고 어깨를 펴주며 경추의 해부학적 곡선을 유도해줍니다.

숯 안대

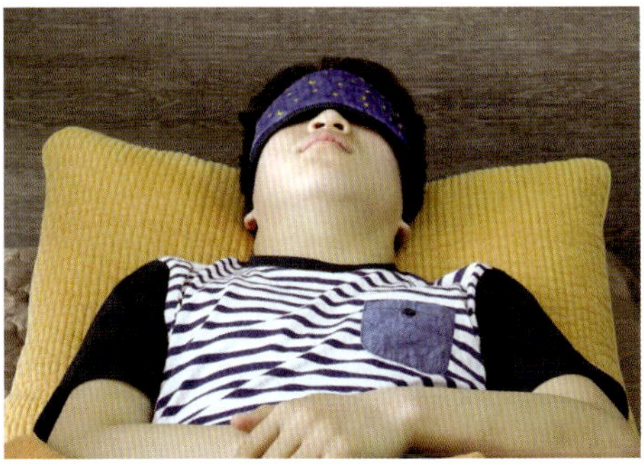

수면 시 숯 안대를 차고 자면 미세한 빛까지 차단 되어 멜라토닌 호르몬 분비에도 도움이 되고 숙면을 취할 수도 있습니다.

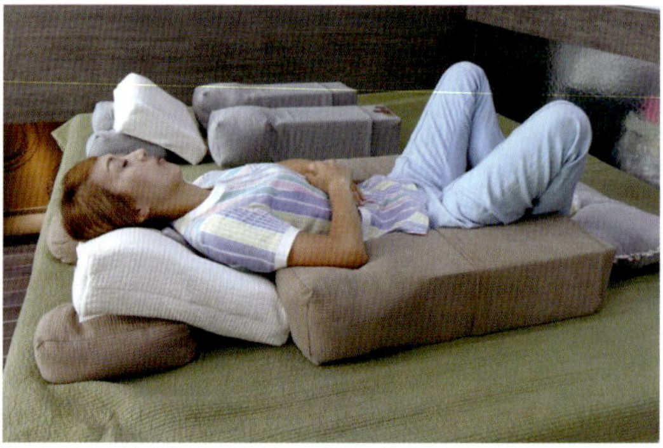

평면의 이부자리로는 이러한 다리 모양이 만들어 지지 않습니다. 이 보정벽은 본인의 치수에 맞게 고정되어 더 이상 양쪽으로 벌어지질 않아서 고관절을 잡아 줍니다.

기능성 베개

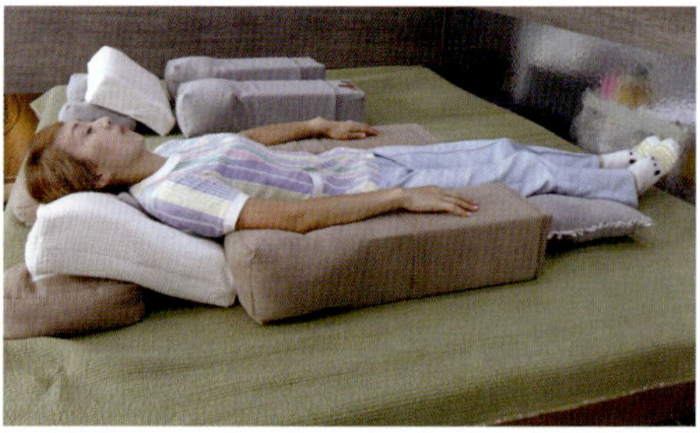

특수 베개가 밑면에 부착되어있는 기능성베개를 베고 자면 어깨근육부터 이완시키는 효과가 있습니다. 그리고 가슴이 펴지게 됩니다.
가슴이 펴지면 심장 앞에 놓인 1차 면역기관인 흉선이 회복되어 면역이 좋아지게 됩니다.

스트레칭 반복 훈련

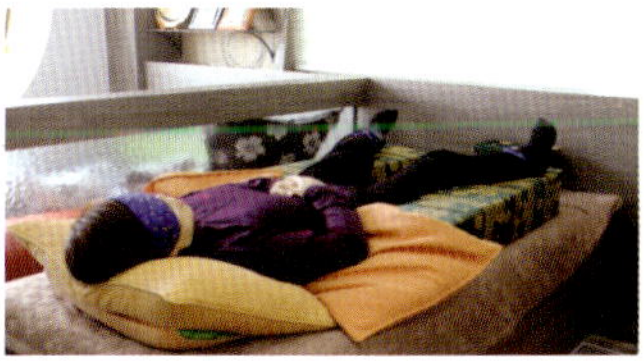
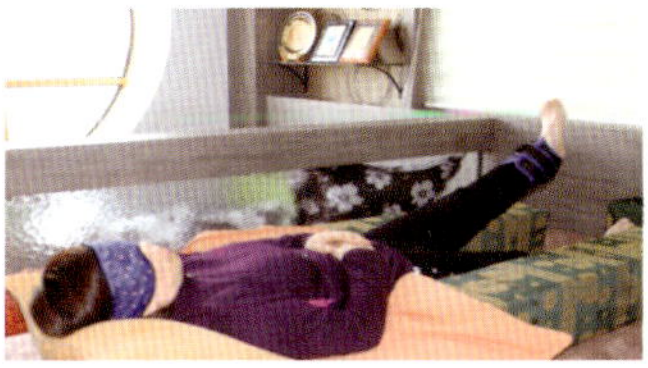
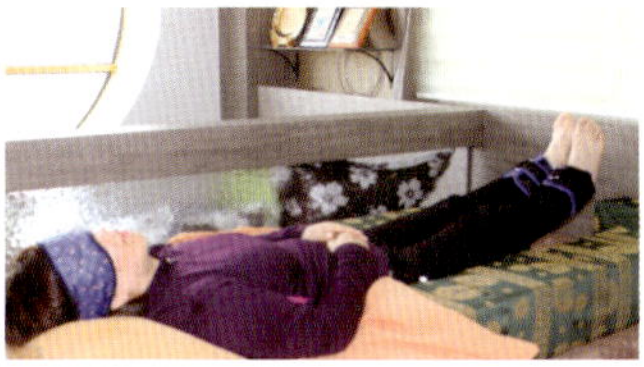
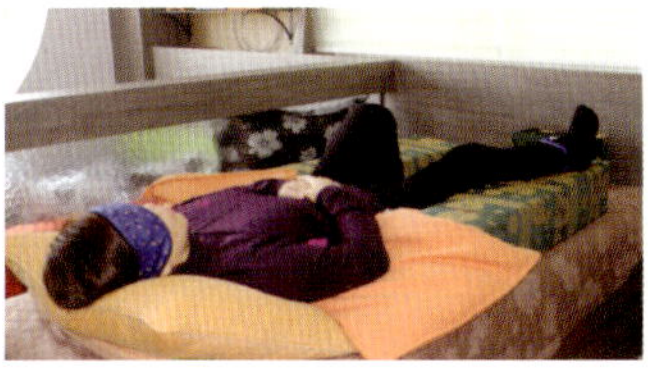

기능성 베개, 팔 쿠션

- 경추의 근육을 이완시켜 목, 어깨부위의 혈액순환유도
- 흉추의 근육을 이완시켜 깊은 호흡유도
- 가슴이 펴짐
- 바른 잠자세 유도

보정벽, 모래주머니(2kg씩)

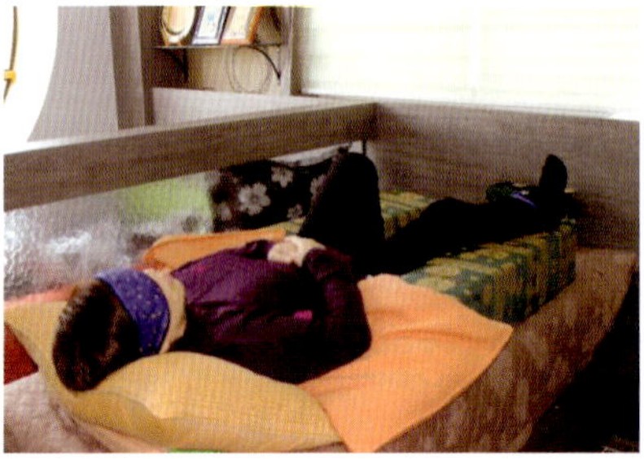

잠이 잘 안올때는 다리 하나를 보정벽 위에 올려 놓으면 마음이 편안해져 쉽게 잠이 듭니다. 이때 팔쿠션은 목뼈에서 양쪽 손가락 끝까지의 혈액순환이 잘되게 도와주는 기능을 합니다. 테니스 엘보우 통증개선에 탁월한 효과가 있습니다.

보정벽

- 엉덩이뼈를 양쪽에서 잡아줌으로써 고관절의 틀어짐을 막음
- 다리의 혈액 순환개선
- 바른 잠자세 유도

모래주머니, 한 쪽에 2kg씩

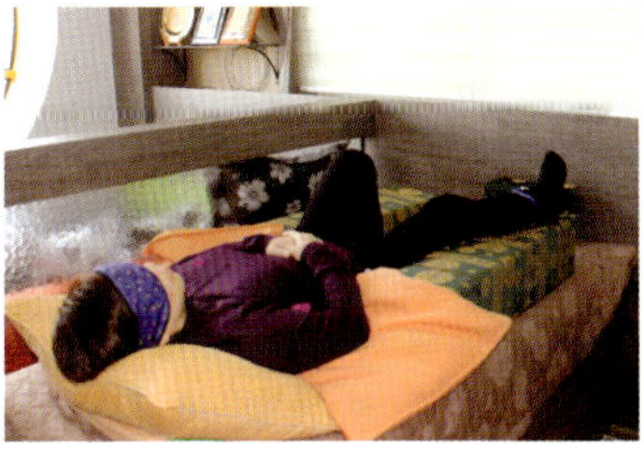

무의식 상태가 되면 다리를 뻗게 되고 모래 주머니의 무게로 몸이 이완되며 발목이 따뜻하게 됨으로써 혈액순환이 좋아집니다.

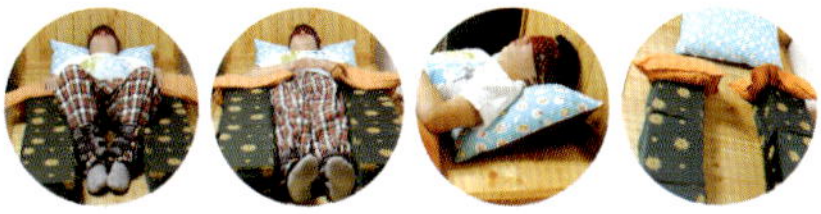

종이테잎 붙이고 잠 자기

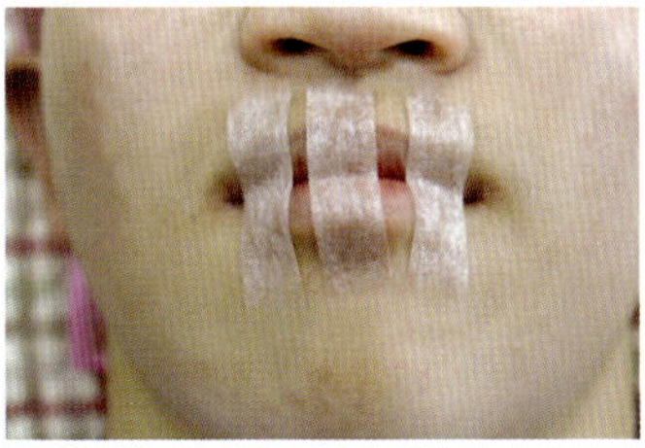

잘 때 입술을 종이 테이프로 붙이고 자면 코로 공기가 들어가고 코점막, 기관지점막에서 일산화질소가 생성되는데 그 질소가 혈관 확장제로 작용합니다. 또한 복식호흡도 됩니다.

숯 매트 : 전자파차단, 조습작용

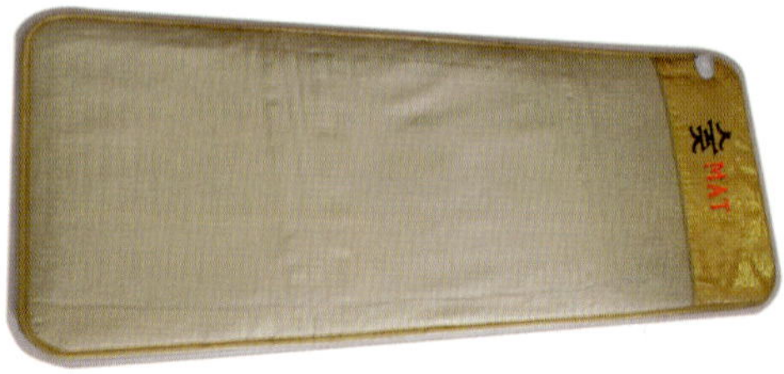

숯 매트를 깔고 자면 밤새 체온으로 숯이 따뜻해져 아침에 몸이 가벼워짐을 느끼게 됩니다. 숯 메트는 전자파를 차단 시켜 수면시 몸을 이완시켜 주며 습기가 많으면 흡습기능이 있고 건조하면 습도를 방출시키는 조습작용이 있어 기관지에 좋습니다. 단 어떠한 경우라도 전기를 꽂고 주무시면 안됩니다. 돌침대의 경우도 뜨끈하게 해놓고 코드를 빼고 주무십시요.

운동 : 근력향상, 산소공급

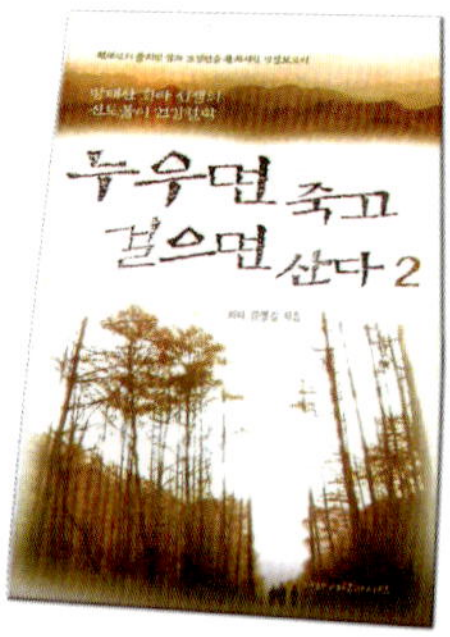

모든 뼈들은 인대와 근육에 의해 연결이 되어있습니다. 턱디스크 교정으로 아래 턱이 원하는 방향으로 이동하려면 근육의 힘이 좋아야 합니다. 그래서 턱디스크 치료에서 운동은 필수입니다.

하루의 운동 : 셋 중 한가지만 선택하세요.

1. 하루 20분 천천히 달리기(장소 : 야외)
   10분 뛰고 쉬었다가 다시 10분 뜀
   혹은 20분을 쉬지 않고 뜀
   (쉬지 않고 천천히 달리는 것이 중요.)

2. 하루 한 시간 빠른 걸음 걷기

3. 하루 30분 산 타기

1분 동안 요구되는 산소의 양이 잘 때는 0.1리터, 걸을 때는 0.6리터, 뛸 때는 1.6리터입니다. 본인의 상황에 맞게 적당한 운동 방법을 선택하시길 바랍니다.

밥 따로 생수 따로(생수는 식후 1시간부터 마심)

■ 이유

- 침이 희석되어 위산과다 야기,골약화
- 췌장액이 희석되어 소화력 저하시킴
- 충치, 치경부 마모야기
- 장내 가스 제공
- 구강 건조증 야기

식사 시 물을 마시면 침이 희석되어 위산과다,췌장기능 저하, 골다공증, 충치 유발, 치아마모증 등이 생깁니다. 갈증을 도저히 참을 수 없을 땐 싱건지 국이나 누룽지 주스 등을 마시면서 서서히 물 종류를 끊는 것이 좋습니다. 특히 어린이의 경우 식사 시 물을 끊는 것이 아주 중요합니다. 그러기 위해서는 어른들의 모범이 필요합니다.

공복의 생수-하루 6컵

물을 억지로 마시면 우울증 생김
공복의 생수는 혈액과 침, 호르몬의 원료
기운이 없을 경우 공복에 매실액기스나
천연설탕가루를 생수에 타서 마시면 좋음.
죽염은 물에 타지 말고 공복에 가루만 복용

식후 1시간 후에 마시는 생수는 보약입니다. 정수기보다는 생수를 사 드시는 것이 좋습니다. 혹은 수돗물을 항아리에 받은 후 1시간 정도 가라 앉혀서 냉장고에 넣어 두고 마십니다.
중요한 것은 물이 좋다고 갈증도 나지 않는데 물을 마시면 소화불량이나 우울증상이 나타날 수 있으니 몸을 일부러라도 움직여서 목이 마르게 한다음 생수를 마십니다.

영양학적 치료

- **미네랄 때문(Mg, Ca, Zn, K, Mn, Fe, Cu, F, Li)**
- **칼륨의 역할**
  - 근육과 신경의 기능에 관여
  - 부족시
    - 마비현상
    - 고혈압
    - 심장장애
    - 만성변비
    - 저혈당증
    - 부종

건강하려면 우리 몸에 꼭 필요한 필수 영양소인 비타민, 필수아미노산, 지방산, 미네랄 등을 섭취해야 합니다. 그 중 턱디스크 치료 시 디스크가 회복되려면 미네랄이 꼭 필요합니다. 그 중 칼륨이 부족 시엔 마비현상이나 고혈압, 심장장애, 변비, 저혈당증이 나타나므로 꼭 보충되어야 합니다.

숯(신선한 힘이라는 뜻의 순우리말)

기능 : 흡착, 에너지 상승, 뇌파안정, 숙면

숯은 먹는 숯과 못 먹는 숯으로 나눕니다. 숯은 80%가 탄소, 20%가 미네랄로 이루어집니다. 수많은 기공을 가짐으로써 이 탄소는 부패를 막는 환원작용과 에너지 상승작용이 있습니다.

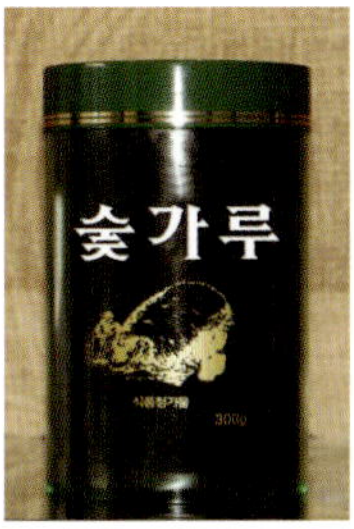

1. 흡수, 흡습, 흡취효능. 식용 시 인체에 유익한 성분은 그대로 두고 인체내의 유해 바이러스, 박테리아 독소 등을 집중적으로 흡착해낸다.
2. 음이온을 발산하여 뇌파를 안정
3. 원적외선을 내뿜어 혈액순환을 돕고 세포기능을 활성화. 숙면을 취하도록 도와준다.
4. 전자파를 차단, 냄새를 제거
5. 수질을 정화 시킴
6. 습기가 많으면 흡수, 건조 시엔 수분을 방출하는 조습효과

된장(간기능강화, 지능발달, 치매예방, 감염예방, 항우울, 혈압정상유도)

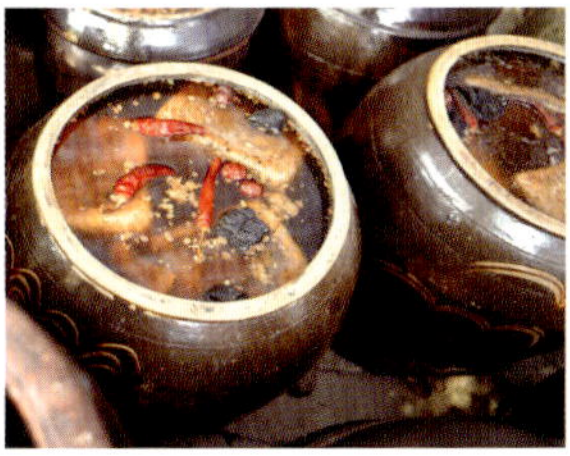

콩에는 탄수화물, 단백질, 지방, 각종 필수 아미노산을 함유하고 있습니다.
특히 리신은 식물성단백질에서는 섭취 하기 힘든 필수 아미노산인데 콩에는 이것이 많이 들어있습니다. 또한 된장에 있는 지방은 대부분 불포화지방산으로써 혈중 콜레스테롤 수치를 저하시켜 비만 및 각종 성인병예방에 효과적입니다. 그리고 된장에는 필수 지방산이 많아 신경세포를 성장시키기 때문에 성장기 어린이의 지능발달에도 매우 중요한 역할을 합니다.
콩단백질 중 이소플라본은 여성호르몬과 유사한 작용을 하여 갱년기 이후에 발생하는 우울증, 골다공증 등 여성질환을 막아줍니다. 또한 된장은 대장암이나 유방암의 치료에도 효과적이고, 남성 전립선비대나 전립선암을 예방하는 기능을 가집니다.

된장(밭에서 나는 고기)

하루에 반 수저(방법은 자유)

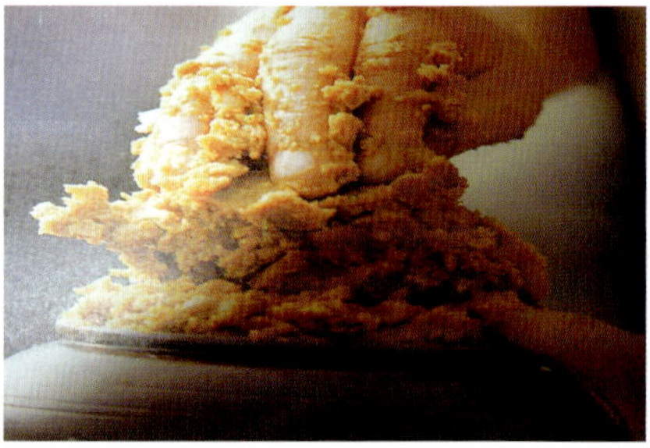

식사 시 식탁에 늘 놓여 있게 하여 야채를 곁들여 하루 반 수저씩 드시는 것이 좋습니다.

청국장 : 최고의 고단백질 식품항(우울,노화,변비,당뇨,고혈압,부종)

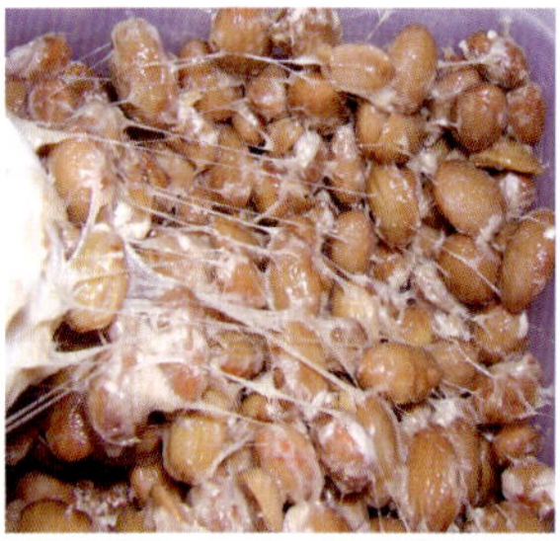

하루에 한 수저

청국장은 발효과정을 통해 단백질을 분해하는 효소가 만들어지는 최고의 고단백질 식품입니다. 청국장의 단백질에서 만들어지는 아미노산에는 인체가 스스로 만들어내지 못하고 식품을 통해서만 섭취할 수 있는 8가지 필수 아미노산이 함유되어있습니다. 그 중 페닐 알라닌은 기분을 좋게하고 통증을 완화시키고 정신을 맑게하며 리신은 골다공증과 피부질환의 치료에 효과가 있습니다. 그리고 노화억제, 우울증억제 배설원활, 간의 해독, 당뇨개선 효과가 있습니다. 일본은 1994년부터 7월 10일을 낫또의 날로 지정할 정도로 발효된 콩의 우수성을 인정하고 있습니다. 그런데 우리의 청국장이 낫또보다 혈전용해능력이 3-4 배나 높고, 전통된장보다 10배나 높다고 합니다.

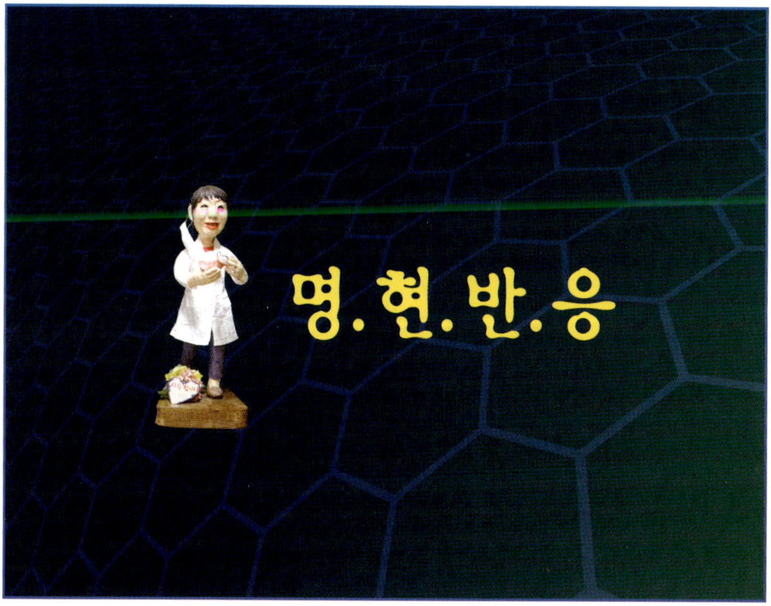

명현반응(어두울명, 나타날현)

건강이 개선되는 과정에서 체내의 다량의 독이나 노폐물이 제거되기 시작하면서 일시적으로 나타나는 불쾌한 증상 산성체질 – 졸림, 목과 혀의 건조증, 복부팽만감

고혈압 – 머리 무거움, 어지러움, 무기력
위궤양 – 갑갑증
위하수 – 구토
장질환 – 잦은 설사

턱디스크 치료를 하면서 계속 하품을 하는 환자가 있다면 그 분은 산성 체질이기 때문입니다.

- 간기능 쇠약 – 구토,간지러움,물집
- 간경화 – 혈변
- 신장병 – 얼굴, 다리에 부종
- 당뇨병 – 당뇨증가, 무기력, 팔다리부종
- 치질 – 피배설
- 여드름 – 초기에 증가 하나 곧 없어짐
- 만성기관지염 – 갈증, 구토, 어지러움
- 신경계질환 – 불면증

또한 치료 시 피부가 가려워 지는 경우는 간기능이 약한 환자에서 나타나는 반응입니다. 이 반응이 사라지면 간기능이 회복되어지는 것입니다.

대상포진

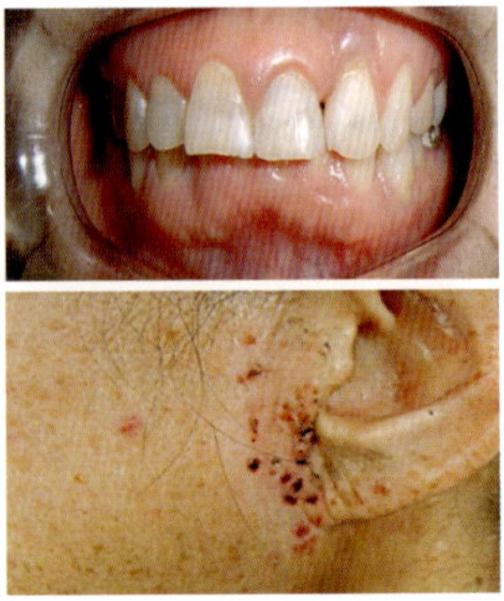

위의 사진은 치료 전의 상태입니다. 교정후 8개월째 대상포진이 나타났으나 아무 투약 없이 사라졌습니다.

대상포진

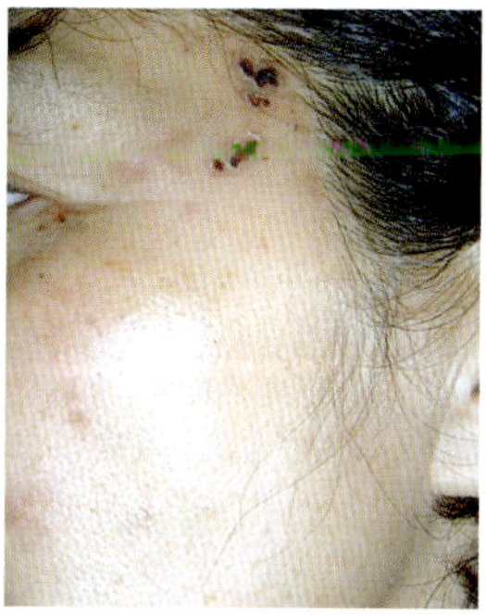

다른 환자의 경우에서도 치료중에 대상포진이 나타났다가 사라졌습니다.
이것은 혈관 내에 있던 바이러스가 혈액 순환이 잘되면서 자연치유능력으로 밀려 나온 것입니다.

수포

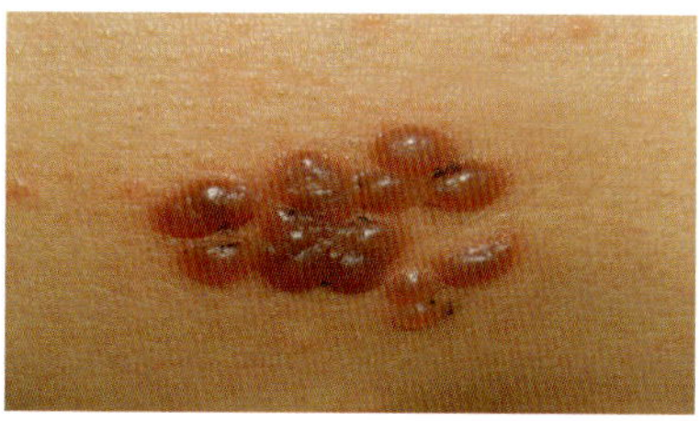

바른 자세 세트에서 자고 일어 났더니 등쪽 피부에 아무런 통증없이 수포가 생겼음. 고관절이 반듯하게 교정되면서 명현반응 나타남

빨간 반점

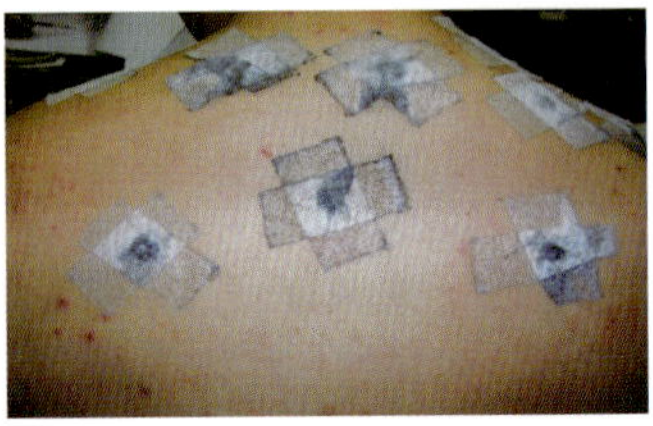

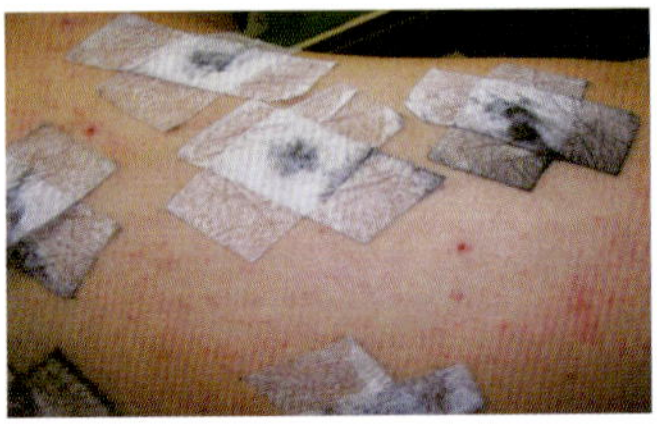

턱디스크 교정 후 고열과 근육통, 그리고 피부에 빨간 반점이 생겼습니다.
이러한 반응은 간기능이 약한 환자에서 나타나는 명현반응입니다.
이러한 빨간 반점이 열흘간 지속되며 서서히 사라지더니 그 후엔 심한 기침으로 고생하였습니다. 기관지 기능이 회복되는 과정입니다.

종 기

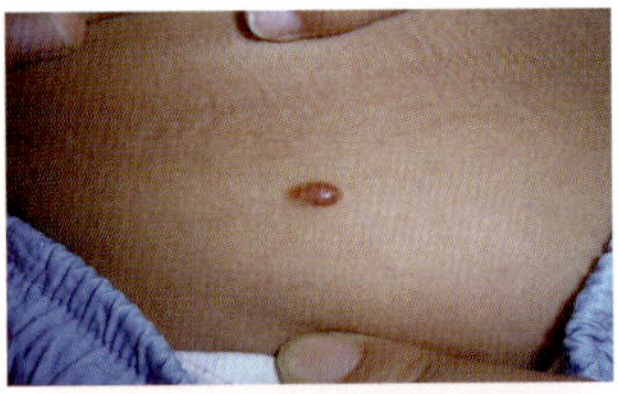

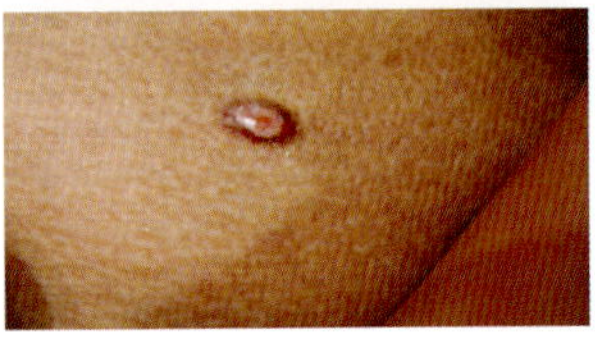

턱디스크 교정 후 복부에 저절로 생긴 종기가 6개월 후 아래 사진처럼 서서히 흔적이 사라져 갑니다.

치면의 색소침착

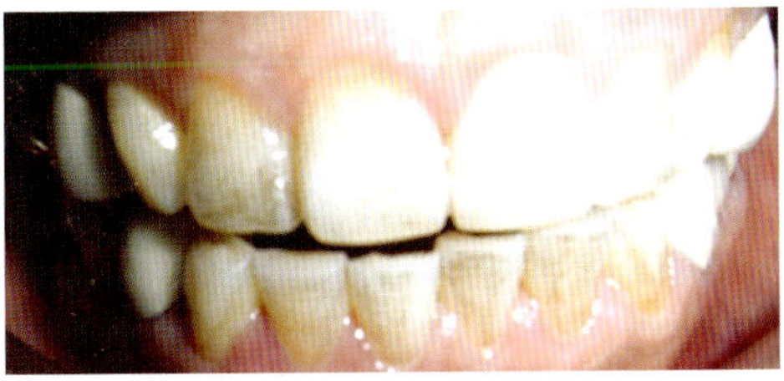

기관지, 폐기능이 나빴던 환자는 치료 후 1년 부터 2년 사이에 심한 색소가 나와 치아표면에 붙습니다. 그 후엔 더 이상 나오지 않습니다.

설 사

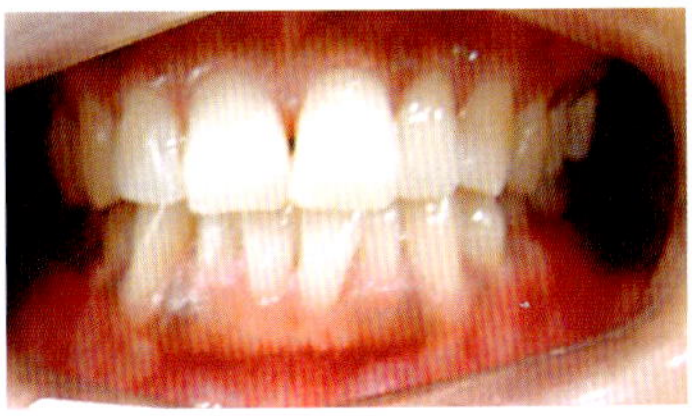

치료 후 계속 2주간 설사를 한 환자의 치료전 사진입니다.
그 후엔 다시는 설사를 하지 않습니다.

기 침

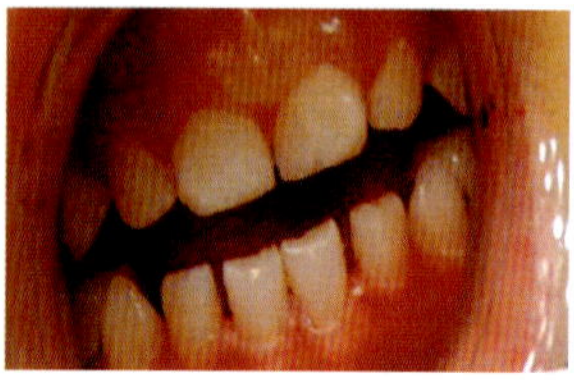

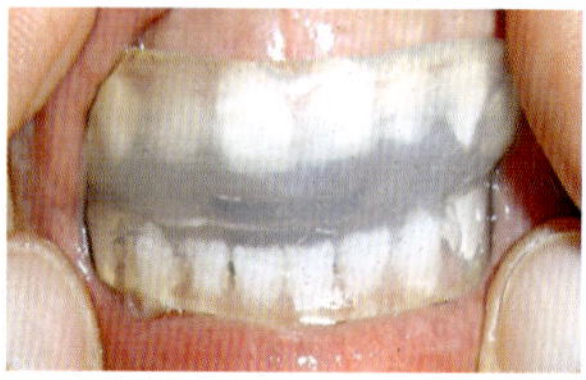

유치 교정 후 두 달 후부터 석 달 동안 계속 기침을 하였습니다.

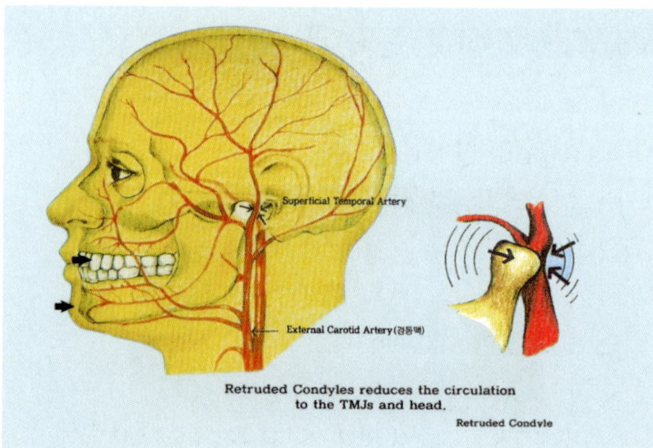

지금까지 설명 드린 것은 뇌로 통하는 혈액 공급을 좋게 하기 위한 방법들이었습니다. 턱디스크 치료로 턱관절을 정상화시키고 바른자세 세트로 고관절을 회복시키면 뇌 혈액공급이 왕성해져서 어떠한 사태에서도 인체는 항상성을 유지하여 건강할 수 있습니다.

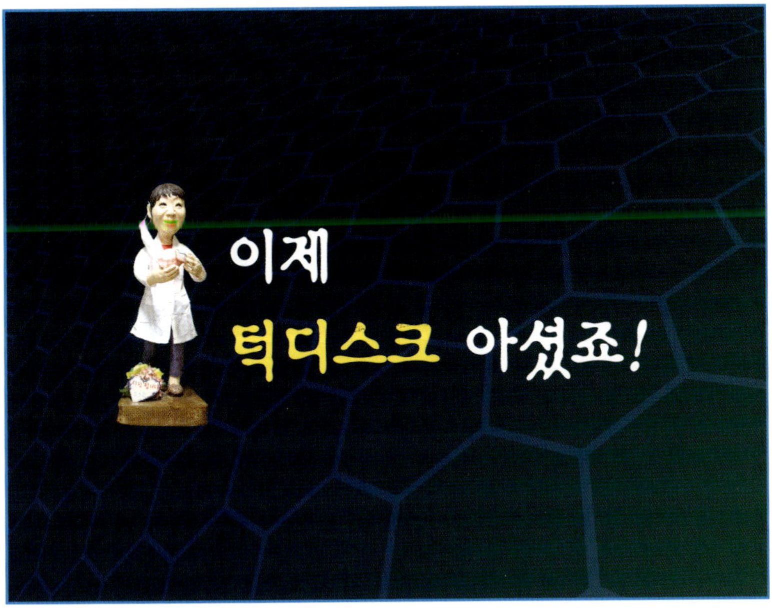

약 력

전주 성심여고 졸업(1981)
전북대학교 치대 졸업(1987)
전북대학교 치대 인턴, 보철과 레지던트 수료
대한치과 보철학회 신인 학술상 수상
치의학 박사 학위 취득(1995)
전북대학교 치대 보철과 외래교수
미국 하버드대학교 보철과 임프란트 교실연수
미국 보스톤대학교 보철과 임프란트 센터 수료
국제 기능 교정 및 TMJ연구회 정회원
현재 조주온 헤레나 치과의원 원장

맺는말

맺는말

지금까지 25년동안 치과 진료를 해 오면서 가장 행복했던 순간은 진천에서 온 백혈병 꼬마환자가 턱디스크치료 후 병이 완치되어 강남성모병원에서 금메달을 받았다는 전화를 받았을 때 였습니다. 난치병이 완치되면 병원에서 금메달을 선물한다는 이야기를 그때 처음 알았습니다. 지금도 그 아이는 그 어떠한 투약 없이 건강하게 학교에 잘 다니고 있습니다.

그 후로 저는 각종 난치병 환자 분들을 치료할 때 병명을 잊고 오직 턱디스크 제거치료에만 몰두하게 되었습니다.

턱디스크 치료로 백혈병, 크론씨병, 베체트병, 윌리암스 증후군, 파킨스씨병, 각종 암, 각종 중독질환, 각종 통증, 어지럼증, 고혈압, 당뇨병, 심근경색, 조울증, 천식, 기억력감퇴, 성조숙증, 저성장, 백반증, 원인불명증, 아토피, 자율신경 실조증, 등을 좋아지게 할 수 있었던 것은 어금니가 짧거나 닳아지거나 빠져 구강공간이 적은 환자를 치과 보철물로 어금니 크기를 성형하여 구강 공간을 넓게 확보한 덕택입니다.

구강 공간이 넓어지면 턱관절에 가해지는 압력이 감소하고 머리와 목 부위의 근육 136개가 이완되어 뇌와 척추로 가는 혈액 순환이 원만해지고 호흡이 좋아집니다. 이러한 조건에서 인체는 침과 뇌신경전달물질(호르몬)이 잘 분비되어 면역력이 향상됩니다.

침과 뇌신경전달물질 분비 기능이 좋아지면 모든 세포는 하나가 되어 뇌의 중추신경 지배에 순종하는 건강체가 됩니다!

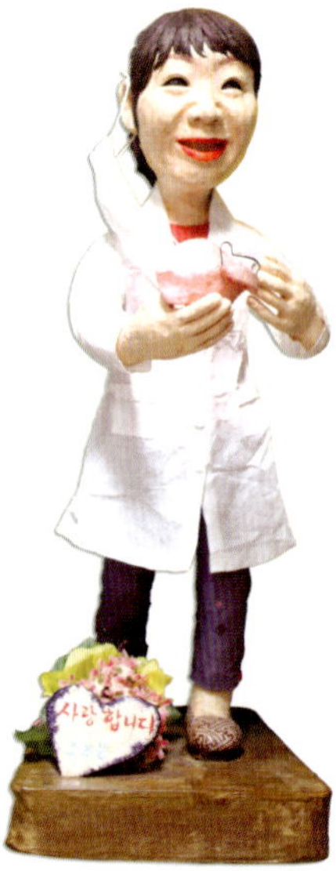

그래도 못다한 이야기

01. 치아와 척추, 신체 장기와의 관계
02. 턱디스크가 예방되는 생활습관의 실천
03. 바른자세 수면세트
04. 건강 체크업

❙ 치아와 척추, 신체 장기와의 관계 ❙

치아와 뼈, 척추와의 관계

앞니 : 경추 1, 2번 / 코, 뇌의 접형골, 안면동 / 요추 2, 3번
송곳니 : 경추 1, 2번 / 흉추 8, 9, 10번 / 뇌의 접형동, 엉덩이
작은어금니 : 코, 엄지발가락 / 경추 1, 2, 5, 6, 7번 / 흉추 3, 4번 / 요추 4, 5번
큰어금니 : 턱, 엉덩이 앞부위, 무릎앞쪽, 발목복사뼈 / 경추 1, 2번 / 흉추 11, 12번
사랑니 : 어깨, 팔목, 손, 발, 발가락, 경추 1, 2, 7번, 고관절

치아와 신체 장기와의 관계

앞치아 : 신장, 자궁, 방궁, 요도, 전립선
송곳니 : 간, 눈, 뇌하수체
상악 **작은어금니**와 하악 큰어금니 : 폐, 대장, 흉선, 혀
상악 큰어금니 : 갑상선, 유방, 위 · 췌장, 혀
하악 **작은어금니** : 위 · 췌장, 흉선
사랑니 : 심장, 소장, 뇌하수체, 귀

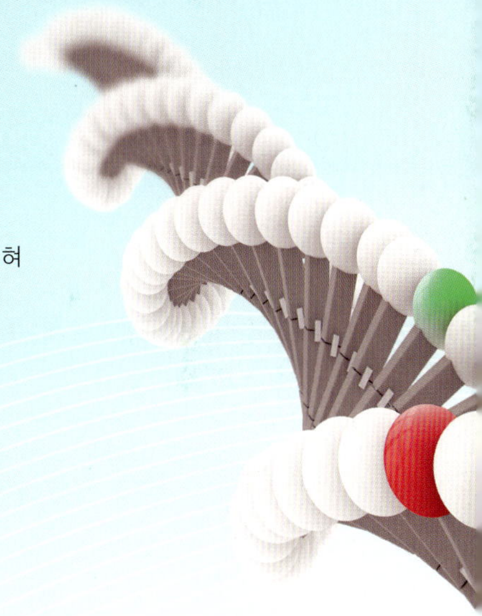

턱디스크가 예방되는 생활습관의 실천

사소한습관이 병을 예방한다!

이렇게 시작 하자고요!

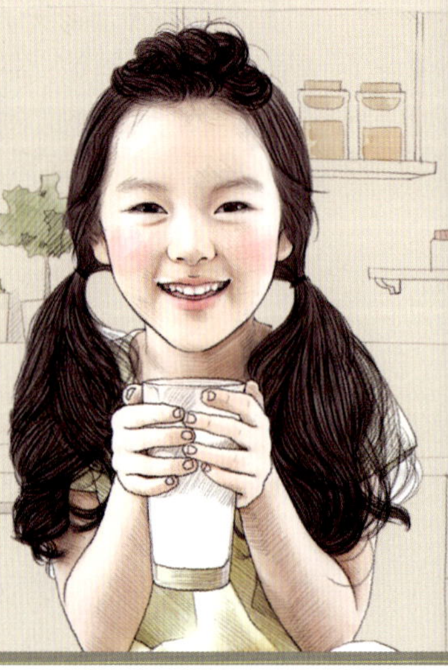

1 천정을 보고 바르게 주무세요.

잠을 옆으로 자거나 엎드려 자면 아래턱이 틀어지면서 턱관절을 짓눌러 뼈에 이상이 생깁니다. 잠 자세가 나빠 턱관절이 잘 때 지속적으로 눌리면 귀와 소뇌가 압박을 받아 평형감각과 근육운동조절 기능이 저하됩니다.
바르게 자기위해 모래주머니와 보정벽 그리고 이중베개와 팔쿠션을 구비하시면 좋습니다.

2 식사 때 생수 마시지 마세요.

입안에 음식물이 들어오면 침샘에서 침이 분비되어 음식물에 섞이게 됩니다. 이때 생수를 마시게 되면 분비되는 침이 희석되어 소화기능이 저하됩니다. 침에는 항생제, 소화효소, 면역물질, 잇몸질환 예방물질, 살균제, 항바이러스제, 노화억제제가 함유되어 있습니다. 생수없이 도저히 식사를 할 수 없다고 느낄때는 싱건지나 숭늉, 쥬스를 마시다가 서서히 건조식으로 바꿔가세요. 생수는 식후 1시간 후부터 마시면 좋습니다.

3 공복에 생수를 마셔요.

인체의 수분은 침과 혈액과 호르몬의 원료가 됩니다. 인체내의 수분양이 정상인 사람은 아침에 일어났을 때 생수를 마시고자 합니다. 수분이 부족할 때 구강 내에서 나타나는 증상은 구강건조, 잇몸질환, 구취, 치아변색, 혀의 작열감등이 있습니다.
생수의 하루 권장량은 사람마다 다르니 억지로 생수를 마시면 오히려 해가 됩니다. 운동후나 공복에 갈증 날 때 생수를 마시는 것이 가장 좋습니다.

4 하루 20분 평지를 달리세요.

유산소 운동은 운동시 충분한 산소가 공급되면서 산소를 사용해 에너지원을 발생하는 운동을 말하는데 달리기, 빨리 걷기 등이 해당됩니다.
유산소 운동은 혈관의 수축과 이완을 원활하게 해줌으로써 엔돌핀 생성을 활성화 시키고 스트레스 해소 효과와 심장 근육을 강화하고 심박동수를 낮추어주고 온몸의 뼈와 관절을 튼튼하게 해줍니다. 달리기가 힘드신 분은 1시간을 아주 빨리 걸어야 20분 뛰는 효과를 얻을 수 있습니다.

5 바르게 칫솔질 하세요.

칫솔질 방법으로 하루 3번, 식후 3분이내에 3분이상 닦는 양치법이 있습니다.
칫솔질을 할 때 손목에 힘이 들어가면 치아와 잇몸 경계 부위의 치아면에 홈이 파여 치경부 마모증 질환이 생겨 찬바람이나 신과일에도 치아가 시리게 됩니다.
어금니가 시릴 때는 위 · 아래 어금니들의 바깥면을 손가락으로 닦으세요. 이때 죽염가루로 닦으시면 시린 증상이 사라집니다.

6 무릎끈이나 엉덩이 벨트하세요.

허리, 무릎, 다리에 통증이 있는 분은 골반과 고관절에 이상이 있는 경우가 많은데 무릎끈이나 엉덩이 벨트를 하면,
- 좌우 골반의 높이를 같게하여 허리뼈가 틀어지지 않습니다.
- 고관절에 가해지는 압박을 감소시켜 고관절 통증과 허리 · 다리통증을 감소시킵니다.
- 장시간 차를 타거나 앉아 있어도 허리뼈에 무리가 가지 않습니다.
- 척추교정에 도움이 됩니다.
- 정서적으로 안정이 오고 집중력에 도움이 됩니다.

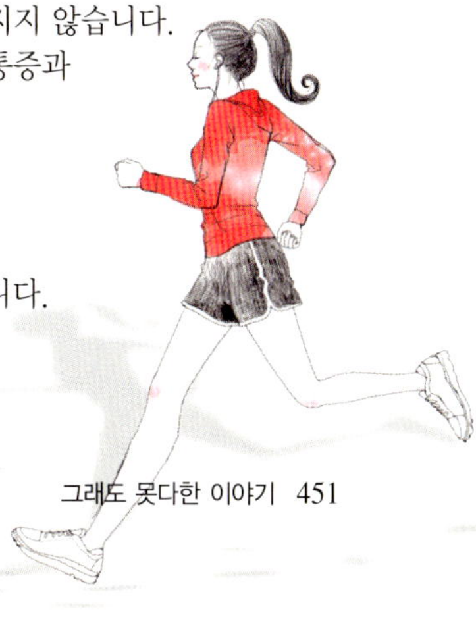

바른자세 수면세트

**수면시 턱이 눌리면 목, 어깨, 허리, 고관절, 무릎에 통증이 옵니다.
바른자세 세트는 턱관절과 고관절을 보호하는
최고의 수면세트입니다.**

바른 자세 세트란?

- 바른 자세 세트에 누워있는 모습입니다. 경추가 편안해지는 기능성 베개를 벱니다.
- 팔 쿠션위에 팔을 얹습니다. 양 엉덩이를 보정벽으로 잡아줍니다. 그리고 다리를 구부리고 잠을 청합니다.
- 기능성 베개는 어깨부터 베개를 벰으로써 가슴뼈를 이완시키고 어깨를 펴주며 경추의 해부학적 곡선을 유도해줍니다.
- 집에 있는 소도구를 이용해서 이러한 각도를 만들어도 됩니다.
- 잠들게 되면 다리를 뻗게 되고 척추가 이완되어 혈액순환이 좋아집니다.

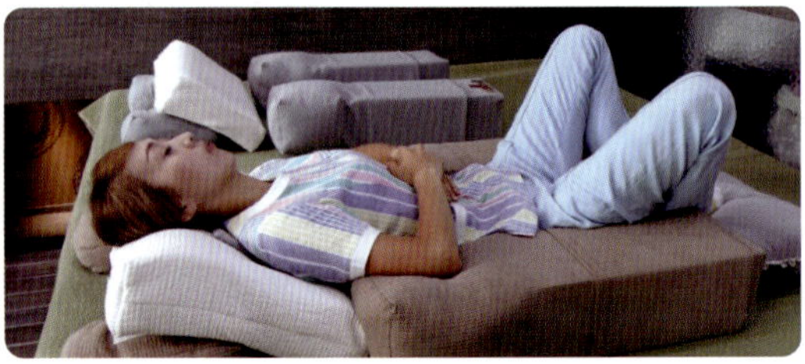

바른 자세 세트의 효능

- 고관절을 보정벽이 양쪽에서 잡아줌으로써 허리뼈 · 꼬리뼈가 안정됨
- 다리의 혈액 순환개선
- 숙면 유도

바른 자세 수면세트의 종류

숯 안대

수면시 숯 안대를 착용하고 자면 미세한 빛까지 차단되어 멜라토닌 호르몬 분비에도 도움이 되고 숙면을 취할 수 있습니다.

기능성 베개

기능성 베개를 베고 자면 어깨부터 베개를 베는 효과가 있어 가슴이 펴지게 됩니다. 가슴이 펴지면 심장앞에 놓인 흉선이 회복되어 면역이 좋아지게 됩니다.

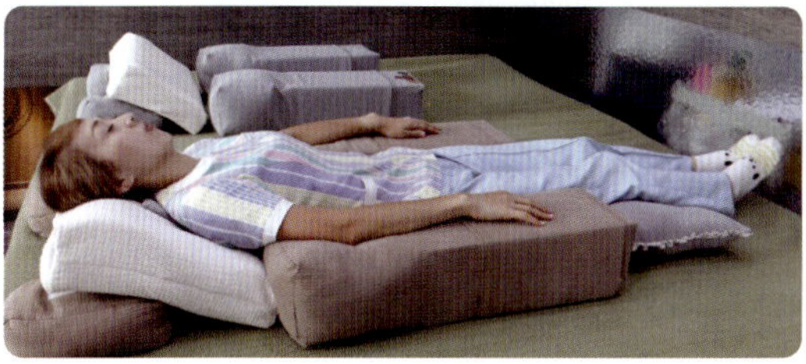

보정벽

잠이 안 올때는 다리 하나를 보정벽 위에 올려놓으면 마음이 편안해져 쉽게 잠이 듭니다.

보통의 이부자리에서 옆으로 자게 되면 위쪽을 향하는 신체 부위가 바닥에 닿는 신체 부위를 압박하지만 보정벽 위에 다리를 걸치고 옆으로 자면 고관절이 틀어지지 않아 허리에도 좋고 다리쪽의 혈액순환도 지장이 없습니다.

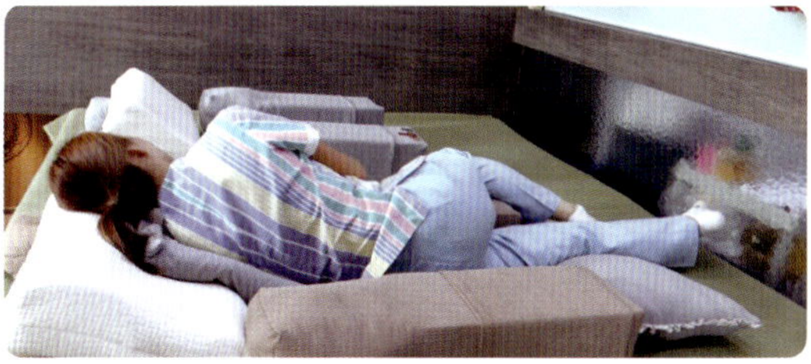

종이 테이프

잘 때 입술을 종이테이프로 붙이고 자면 코로 숨을 쉼으로써 복식호흡을 하게 됩니다. 또한 수면시 코점막, 기관지 점막에서 일산화질소(NO)가 생성되어 생성된 질소는 혈관확장제 역할을 하여 심장에 좋고 치주질환에도 탁월한 효과가 있습니다.

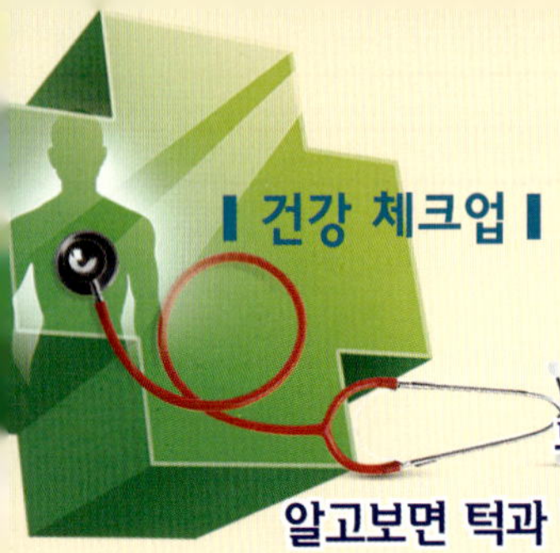

❙ 건강 체크업 ❙

무심코 지나쳤던 수많은 질병들!
알고보면 턱과 밀접한 관계를 가지고 나타나는 증상들입니다.
일반적인 증상들을 원인과 함께 턱치료 방법에 대해 살펴봅니다.

턱디스크와 두통과의 관계

❙ 종류 ❙

두통은 두경부에서 나타나는 통증으로 혈관성 두통, 근긴장성 두통, 견인성 두통, 염증성 두통, 신경통의 5가지 원인이 있는데 근긴장성 두통이 전체 두통의 90%를 차지합니다.

❙ 원인 ❙

근긴장성 두통성은 치아교합이 문제가 있을때 아래턱이 후·상방으로 이동하면서 머리가 앞으로 나가게 되는데 앞으로 나가 있는 머리를 받쳐주기 위해서 목덜미와 양어깨근육이 긴장하게 되어 목뼈에 왜곡이 생깁니다. 그래서 뇌에 연결되는 신경이나 혈관에 압력이 가해지고 혈류량이 변화되고 신경이 자극됩니다.

❙ 턱디스크 치료후엔 ❙

아래턱을 재위치 시키면 두경부 근육이 긴장이 풀리고 목뼈가 안정이 됩니다. 그로인해 뇌로 공급되는 혈류량이 증가하여 근긴장성 두통이 사라지게 됩니다.

턱디스크와 비염과의 관계

❙ 종류 ❙

비염은 급성, 만성, 위축성 비염으로 나뉩니다.

❙ 원인 ❙

항원 회피요법과 항히스타민제, 국소 스테로이드제재 그리고 고주파나 레이저를 이용한 수술요법으로 치료를 해도 호전이 되지 않고 지속되는 이유는 콧물 기능과 연관이 있는 신경 즉 우리몸의 자율 신경의 혼란을 바로 잡지 않았기 때문입니다.

❙ 턱디스크 치료후엔 ❙

아래턱의 위치가 교정되어 자율신경 기능이 정상화됩니다. 즉, 턱관절의 압박을 풀어 턱관절 뒤에 위치한 안면신경을 정상화시켜 여러종류의 비염증상이 치료됩니다.

턱디스크와 어깨통증과의 관계

❙ 원인 ❙

잠을 옆으로 자거나 엎드려 자면 아

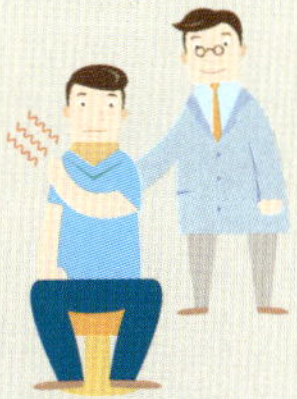

래턱이 후 · 상방으로 이동하여 턱관절에 압박을 가하게 됩니다.
그 힘은 경추 1, 2번을 눌러 경추 배열에 이상을 야기시킵니다. 이때 경추를 통해서 나가는 목 신경이 압박을 받으면 목 신경이 지배하는 어깨에 통증을 느끼게 됩니다.

❙ 턱디스크 치료후엔 ❙

그 어떠한 수술이나 화학적 약품을 복용하지 않고 목뼈에 가해지는 압력이 해소되어 어깨통증이 사라집니다.

턱디스크와 어지럼증 · 이명과의 관계

❙ 원인 ❙

턱관절에 있는 디스크나 인대가 면역저하나 나쁜 수면 습관 그리고 운동부족으로 압박을 받으면 턱관절과 직접 통하는 귀의 내이라는 부분이 압박을 받게 됩니다.

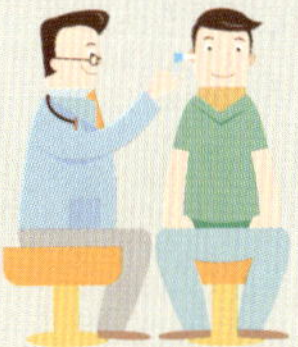

그러면 이통이나 이명, 중이염, 청각장애, 어지럼증, 현기증 증상이 나타나게 됩니다.

❙ 턱디스크 치료후엔 ❙

이통과 중이염은 턱디스크 Type 1 치료로 좋아지며 현기증은 Type 2 치료로, 청각장애와 어지럼증은 Type 3 치료로 치료됩니다.

턱디스크와 요통과의 관계

❙ 원인 ❙

발치나 이갈이 등으로 좌우 어느 한 쪽의 치아교합면의 높이가 낮아지면 그 쪽으로 머리가 기울어지고 머리와 골반뼈가 덩달아 기울어지고 다리 길이도 좌우가 달라지게 됩니다. 이렇게 되면 척추가 휘게 되고 허리에도 문제가 야기됩니다.

❙ 턱디스크 치료후엔 ❙

목뼈 1번은 허리뼈 5번과, 목뼈 2번은 허리뼈 4번과 연관이 있습니다. 즉 제 1경추가 틀어지면 제 5요추가 틀어지게 되고 제 2경추가 틀어지면 제 4요추가 틀어지게 됩니다. 턱디스크 교정으로 경추의 틀어짐을 바로 잡아줌으로써 요추를 정상위치 시켜 요통을 치료합니다.

턱디스크와 고관절통 · 무릎통증과의 관계

❙ 원인 ❙

두개골 내부에는 두껍고 질긴 탄력성이 없는 경막이라는 막이 있어서 뇌를 두개골 내부에 단단히 붙어있도록 해줍니다. 이 경막은 뇌에서 내려와 목뼈 1, 2, 3번에 부착되었다가 느슨한 칼집모양으로 척추 아래로 내려가 제 2천골에 부착하여 꼬리뼈에 흡수

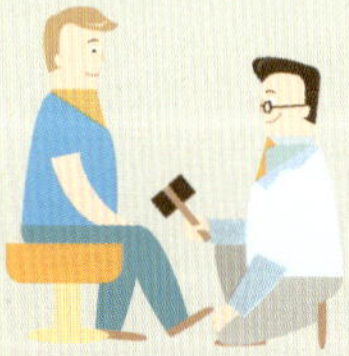

되어 사라집니다.
턱디스크 두개골의 측두골이 틀어져 경막이 당겨지면 그 장력으로 제 2천골도 틀어지게 됩니다.
천골이 틀어지면 여기에 연결된 골반이 틀어져 고관절에 압박을 가해 통증이 나타납니다. 또한 천골과 골반이 틀어지면 이곳에 붙어서 무릎까지 내려가는 근육이 당겨져 무릎 통증을 일으킵니다.
틀어진 골반은 비뇨생식기에 압박을 가해 전립선 비대나 생리통 같은 기능 이상과 통증을 일으킵니다.

| 턱디스크 치료후엔 |

턱디스크 치료로 두개골의 측두골을 바로 잡아주면 뇌경막이 안정화되어 제 2천골이 더이상 틀어지지 않습니다. 틀어진 천골과 골반은 턱디스크 교정기를 장착하고 바른자세 세트에서 자면 정상화됩니다. 그러면 고관절에서 무릎까지 주행하는 근육에 당기는 힘이 사라져서 더이상 고관절과 무릎에 통증이 나타나지 않습니다. 또한 고관절통 · 무릎통증이 있다면 바닥이 딱딱한 곳과 바른자세 셀트에서 자는 것이 좋습니다.

턱디스크와 뇌기능과의 관계

| 원인 |

치아는 머리뼈의 움직임에 상당히 중요한 역할을 합니다. 즉, 씹을 때의 힘, 하루에 2천번 침을 삼킬때마다 치아가 닿는 힘, 말을 할때나 입을 움직일 때마다 움직이는 저작근 등 여러 근육의 움직임을 개선시켜 신경과 정신을 안정시킵니다.

| 턱디스크 치료후엔 |

닳아진 치아나 정상보다 짧은 치아 혹은 탈락된 치아를 턱관절에 유리한 형태로 성형되고 수면시 턱관절 근육을 안정화되어 머리뼈의 움직임이 탁월하게 좋아져 뇌신경기능이 회복됩니다.

턱디스크와 자율신경계와의 관계

| 이상증상 |

두경부에서는 불면증, 뇌발작, 불안증, 구강 및 눈 이비인후계의 분비 이상, 가슴 두근거림, 숨이 참, 천식, 쉽게 피로해지는 증상, 혈압이상 미주신경계에서는 저혈압 서맥, 소화기계 질환 골반장기에서는 생리불순, 생리통, 설사, 변비

| 턱디스크 치료후엔 |

목뼈 1, 2, 3, 4번에 가해지는 압박이 풀려 목뼈 움직임이 좋아집니다. 목뼈 1, 2, 3, 4번은 뇌경막이 부착되는 부분으로써 이 부위가 압박을 받으면 머리뼈 움직임을 방해하여 자율신경계에 교란이 나타날 수 있는데 턱디스크 교정으로 이 부위가 정상화되면서 자율신경계에 안정이 옵니다.

《 참고문헌 》

1. 정훈 · 권종진 : 악관절증(턱관절디스크)은 두렵지 않다. 군자출판사. 2000
2. 정성찬 외 공역(저자 : JEFFREY P. OKESON.) : 악관절 장애와 교합. 군자출판사. 1999
3. JOHN W. WiTZIG/TERRANGE J. SPAHI. : 임상 악안면 기능교정학. 국제 기능교정, 악관절 연구회. 1993
4. 강동완 외 3인 : Craniomandibular complex의 진단과 치료. 도서출판 웰. 2005
5. FRANK H. NETTER. : ATLAS of Human Anatomy. 도서출판 정담. 1999
6. CIBA원색도해의학총서 편찬위원회 : CIBA원색도해의학총서. 도서출판 정담. 2000
7. 잘난 턱 예쁜 턱. 도서출판 빵봉투. 2004
8. 정한신 외 15인 : 기능해부학. 퍼시픽 북스. 2009
9. 황영구 : 치과가 종합병원?. 삶과 꿈. 1999
10. A.C. Fonder : 치아의 스트레스 원인 증후군, 치아성 스트레스 증후군. 1992
11. 마에하라 : 전신개선 템플리트 요법. 기능교정 및 악관절 연구회.

어느 여자치과의사의 턱디스크이야기

인 쇄 1쇄 2014년 5월 26일
2쇄 2015년 11월 30일
발 행 2015년 12월 10일
지은이 조 주 온
발행인 안 영 택
편 집 황 진 선
발행처 명문출판사
등 록 제 6-0212호
서울시 동대문구 답십리로 63길 90번지
전 화 (02) 2248-7586, 2246-7804 팩 스 (02) 2248-0598
http://www.teethbook.co.kr

ISBN 978-89-6808-110-1

정가 : 24,000원